Nosologie und Therapie

der

C a c h e x i e n.

Von

J. D. Brandis, M. D.

Königl. Dänischem Leibarzte, Conferenzrathe, Commandeur vom Danebrog und Danebrogsmann, mehrerer gelehrten Gesellschaften Mitgliede.

Zweiter Band.

Berlin,

bei G. Reimer.

1839.

Inhalt.

Seite

Einleitung 1

Buch VI.

Cachexie der Nerven.

Capitel 1.

§. 1. Function der Nerven im Allgemeinen 8
- 2. Sensibilität und Irritabilität 8
- 3. Erste Differentiirung des Nervenmarks 9
- 4. Gehirn 10
- 5. Vereinigung aller Perceptionen und Ursprung aller Locomotivität in denselben 10
- 6. Das dem absoluten Leben Angeeignete ist unveränderlich (Gedächtniss) 11
- 7. Unabhängig von der Bildung und Mischung des Organismus 12
- 8. Auch von der der Nerven 13
- 9. Nervenmark ist die höchste Stufe der Vegetation . . 13
- 10. Jede Alogotrophie in denselben kann sich nur durch abnorme Cohäsion seiner Theile und dadurch als Zunahme oder Abnahme manifestiren 14
- 11. Auch in den einzelnen Nervenästen 15

Capitel 2.

Alogotrophie des Gehirns.

§. 12. In der Marksubstanz und in der Rindensubstanz . . 16
- 13. Wasser im Gehirn als Wirkung, nicht als Ursache der abnormen Thätigkeiten 17
- 14. Das Mark des Gehirns bringt nicht unmittelbar für sich allein anomale Bewegungen hervor, die Alogotrophien desselben stören oder erschweren nur die Perceptionen und können lange ohne gefährliche Symptome ertragen werden 19

Seite

§. 15. Die ältern Aerzte nannten die Mifsbildungen des Gehirns *Monstra*, und erwähnten ihrer nicht als Krankheiten 19
- 16. Im Nervenmark kann keine Entzündung statt finden . 20
- 17. Hypertrophie und *Analosis*, Hyperemie 20
- 18. *Status humidus* und *siccus*, *calidus* und *frigidus*; *Galens* Beschreibung dieser Zustände 20
- 19. Veränderungen der Marksubstanz durch Reitze . . 23
- 20. *Hippocrates* Ausspruch bestätigt 24
- 21. Gehirnorgane 24
- 22. Einwirkung auf die Function der übrigen Organe. Diagnose und Cur der localen Reitzung des Nervenmarks 25

Capitel 3.

Aeufsere Form des Kopfes.

§ 23. 24. Aufmerksamkeit der ältern Physiologen auf die Form des Kopfes . . . . 31 u. 32
- 25. Wechselverhältnifs zwischen Schädel und Gehirn . . 34
- 26. Ursachen der verschiedenen Kopfformen 35
- 27. Semiotik der Kopfbildung 36
- 28. Sensorieller Zustand der hypertrophischen Köpfe . . 39
- 29. Zustand ihrer innern Sinne 40
- 30. Ursachen. Erzeugung der Empfängnifs 41
- 31. Bei Erwachsenen 42
- 32. Verschiedene Grade der Hypertrophie und Modification durch das absolute Leben, verschiedene Einwirkung auf die Vegetation des Organismus. Verhältnifs zwischen Kopf und Zeugungstheilen 43

Capitel 4.

Cur der Hypertrophie des Kopfes.

§. 33. Erziehung der Kranken als Hauptmittel 44
- 34. Innere Arzneimittel, Quecksilber 46
- 35. Aeufsere Mittel 47

Capitel 5.

Atrophia cerebri, Cretinismus, *Analosis Hippocr.*

§. 36. Meist in der Erzeugung begründet 49
- 37. Organische Merkmale 50

Seite

§. 38. Symptom im sensoriellen Leben 51
- 39. In den Sinnesorganen 52
- 40. Schilddrüsen und Zeugungsorgane 53
- 41. Merkwürdiges Gedächtnifs 55
- 42. Gemüth 56
- 43. Verschiedene Stufen des Zustandes 56
- 44. Zu den Tuberkeln in den einzelnen Organen sind sie geneigter als die wasserköpfigen 56
- 45. Fortpflanzung der Krankheit von Geschlecht zu Geschlecht 57
- 46. Entstehung im höhern Alter 57
- 47. Heftige Einwirkungen auf das Leben können ihn heilen 58
- 48. Die Kranken können ein hohes Alter erreichen. Das Uebel pflanzt sich mehr durch den Vater als durch die Mutter fort. Gestaltung der Extremitäten nach *Foderé* 58
- 49. Cur der Krankheit 59

Capitel 6.

Hydrorhachis und Analosis des Rückenmarks.

§. 50. Begriff der Krankheit 60
- 51. Kann nicht immer in den Rückenwirbeln gesucht werden, aus welchen die kranken Organe ihre Nerven erhalten 63
- 52. Kann sich vom peripherischen Ende eines Nerven bis zum Rückenmark und Gehirn fortpflanzen . . . 63
- 53. Krankheiten, die in den das Nervenmarks einschliessenden Knochen erscheinen 64
- 54. *Hernia cerebri* 64
- 55. Gefährliche Verwechselung mit der Blutgeschwulst neugeborner Kinder 66
- 56. *Spina bifida* 66
- 57. Sitz der Krankheit und Cur 67
- 58. Oeffnen der Geschwulst 69
- 59. Verbildung des Rückgraths und der Glieder . . . 70
- 60. Orthopädie 72
- 61. Begriff der Krankheit 73

Capitel 7.

Phrenicula.

		Seite
§. 62. 63.	Name derselben	74
- 64.	Anlage zu dieser Krankheit	76
- 65.	Oft Familienkrankheit	77
- 66.	Entsteht oft nach sehr leichten äußern Verletzungen und durch Gemüthsbewegungen	77
- 67.	Sind oft endemisch	78
- 68.	Oft das Erbtheil übergebildeter verzärtelter Familien	78
- 69.	Auch epidemische Krankheiten erregen sie	78
- 70.	Sie entstehen in den ersten Entwickelungsperioden der Kinder im 2ten und 7ten Jahr	79
- 71.	Symptome der Krankheit	79
	1) Schmerz im Hinterhaupte	79
- 72.	2) Unwillkührliche Bewegung der Augen (Schielen)	79
- 73.	Gestörte Respiration	80
- 74.	Zuckungen	81
- 75.	Zahnausbruch	81
- 76.	Ist dieser Zustand der Rindensubstanz Entzündung zu nennen?	82
- 77.	Die *Phrenicula* kann consensuelles Symptom von Pneumonie und andere epidemische Krankheit seyn	83
- 78.	Verlauf der Krankheit; *Stadia* sind in ihr nicht zu bestimmen	84
- 79.	Nähert sich bald mehr, bald weniger der Hypertrophie, und demnach ist die Hoffnung auf Crisen zu bestimmen	84
- 80.	Der Antheil des arteriellen Systems bestimmt zum Theil die Gefahr	84
- 81.	Das absolute Leben hilft sich zuweilen selbst durch wäßrige Absonderungen, aber selten und wohl nie durch blutige Ausleerungen	85
- 82.	Cur der *Phrenicula*. Vergleichung mit Erysipelas. Blutausleerungen	87
- 83.	Art und Maaß der Blutausleerungen	89
- 84.	Anwendung der Kälte	90
- 85.	Reitzmittel	91
- 86. 87.	Krampfstillende Mittel	92

Capitel 8.

Schlagfluss.

		Seite
§. 88.	Druck auf das Gehirn und seine Folgen	93
- 89.	Nosologische Bestimmung des Namens	95
- 90.	Mit der *phrenicula* verglichen	95
- 91.	Apoplectische Anlage	96
- 92.	Leichenbefund	96
- 93.	Blutiger und seröser Schlagflufs	97
- 94.	Der Druck auf das Gehirn ist nicht die nächste Ursache	99
- 95.	Bestimmung der leidenden Organe	100
- 96.	*Apoplexia meningea.* Symptome derselben. *a)* Erschwerte Sprache	101
- 97. 98.	Verminderte Perception der Aussenwelt und verminderte Thätigkeit der Sinne: *sopor*, Athmen, Drang des Bluts nach der Oberfläche	104
- 99.	Folgereihe dieser Symptome	105
- 100.	Jedes Alter ist ihr unterworfen; das weibliche mehr	107
- 101.	*Apoplexia cerebralis*	107
- 102.	Was in Cadavern bestimmbar ist? Nicht die Hirnorgane, aber ihre Functionen. In der	108
- 103.	Apoplexie	109
- 104.	In der Ohnmacht	109
- 105.	Epilepsie	110
- 106.	Veitstanz und Somnambulismus, Traum . . .	111
- 107.	Erregung des Traums	112
- 108.	Elemente des Traums	114
- 109.	Schlaf und Ohnmacht, Muskelkrämpfe und Somnambulismus	114
- 110.	Erscheinungen des thierischen Magnetismus . . .	115
- 111.	Apoplexie durch Ohnmacht, Epilepsie und Somnambulismus heilbar	116
- 112.	Prognosen der Apoplexie nach dem Vorherrschen der Ohnmacht	116
- 113.	Die Verbindung mit Epilepsie	116
- 114. u. 115.	Hoffnungsloser Zustand	117
- 116.	Ob Fieber Schlagflufs heilt? Prognosen . . .	118
- 117.	Nahe Vorboten	119
- 118.	Cur der Apoplexie	119
- 119.	Behandlung des Anfalls	120

Seite
§. 120. Blutausleerungen 121
- 121. Wichtige Bestimmung der Menge der Blutausleerung . 122
- 122. Kalte Kopfaufschläge und warme Bäder . . . 123
- 123. Erregung der Sinne 124
- 124. Brechmittel 125
- 125. Lähmung nach Schlagflufs. Badereisen 126
- 126. Innere Arzneymittel 126

Capitel 9.

Epilepsie, Veitstanz und Somnambulismus.

§. 127. Mannigfaltige Ursachen derselben 128
- 128. Das kräftigste Mittel ist, durch andere Perceptionen die kranke Rückerinnerung (ὑπομνησιν des *Arctaeus*) vergessen zu machen 128
- 129. Physische Heilmittel 129
- 130. *Antepileptica Radix Paeonia* 131
- 131. *Viscum quernum* 132
- 132. *Valeriana* 133
- 133. *Nux vomica* 134
- 134. *Artemisia vulgaris* 135
- 135. *Folia Aurantiorum* 135
- 136. *Galium Mollugo* 135
- 137. *Oleum Therebinthinae* 136
- 138. *Cuprum Ammoniacum* 136
- 139. *Sacharum saturni* 137
- 140. *Argentum nitricum* 138
- 141. Andre metallische Mittel 138
- 142. *Galvanismus* 138
- 143. Kälte 140
- 144. Materielle Ursachen 140
- 145. *Epilepsia pedi synepileptica* oder *Aura epileptica* . 142
- 146. *Galens* und Anderer Mittel dagegen 143
- 147. Veitstanz und Nachtwandler 144
- 148. Arzneymittel 145
- 149. Krämpfe in einzelnen Organen 147
- 150. Anomale Perceptionen 148
- 151. *Cephalalgia nervosa* 148
- 152. *Prosopalgia* 150

Seite
§. 153. Materielle Ursachen desselben. Cariöser Zahn, *febris intermittens* 152
- 154. Cur der Prosopalgie 153

Buch VII.

Cachexien der Respirationsorgane.

Capitel 1.

Verhältnifs der Respiration und des Kreislaufs zur Einheit des ganzen Organismus.

§. 155. Im Brustkasten wird der Microcosmus mit dem Macrocosmo indifferentiirt (in Harmonie gesetzt) . . 157
- 156. Unterschied des Lebens dieser Organe mit dem Gehirnleben 157
- 157. Verhältnifs der Lungenrespiration zum ganzen Lebensprocess 159

Capitel 2.

- 158. Bildung des Brustkastens 160
- 159. Alogotrophien und Congestionen in der Brust . . 162

Capitel 3.

Dyspnöe.

§. 160. Nosologie der Brust nach den einzelnen Organen betrachtet 163
- 161. Individuelles Verhältnifs des Athmens zum Leben . 164
- 162. Wechselthätigkeit zwischen Lungen und Haut. Verminderte Respiration bei vermehrtem animalen Leben. Phthisische Respiration 164
- 163. Cachectische Respiration 165
- 164. Mannigfaltige Abstufungen beider Arten der Respiration 166
- 165. — — in den Sinnesorganen . . 167
- 166. Bedingungen, unter welchen Dyspnöe entsteht . . 168

Capitel 4.

Catarrh und Asthma.

Seite

§. 167. Catarrh im Allgemeinen 169
- 168. Cachectischer Catarrh 170

Capitel 5.

§. 169. Cur des chronischen Catarrhs 170
- 170. Flanellhemd 171
- 171. Kühle und kalte Bäder 171

Capitel 6.

Schleimschwindsucht.

§. 172. Rücksicht auf die Verdauungsorgane 173
- 173. Ableitungsmittel 174
- 174. Catarrh bei jungen Kindern 174

Capitel 7.

§. 175. Asthma 175

Capitel 8.

§. 176. Heilmittel beim Asthma 178

Capitel 9.

§. 177. Congestionen auf den innern Organen der Brust . . 182
- 178. Desorganisation der Lungen und des Brustkastens . 184
- 179. Hindernisse der Respiration 184
- 180. Die Symptome der innern Dyspnöe hängen ab von der schnellern oder langsamern Bildung der Alogotrophie und vom Gemeingefühl 187
- 181. Theilnahme des Gemeingefühls 188
- 182. Brustschmerz 188
- 183. Beängstigung 189
- 184. Herzensangst 190

Capitel 10.

Seite
§. 185. Hindernisse des Kreislaufes im Herzen 191
- 186. Hindernisse im linken Herzen 193
- 187. *Angina pectoris*, Brustbräune 193
- 188. Puls als Symptom der Herzkrankheiten . . . 194
- 189. Athemlosigkeit 195
- 190. Husten und Erbrechen 198
- 191. Blutige Congestionen in den Ausführungsgängen . . 199
- 192. Haut 199
- 193. Fettbereitung 201
- 194. Wäſsrige Geschwulst 201
- 195. Hautfarbe 202
- 196. *Cyanosis*, Blausucht 202

Capitel 11.

§. 197. Brustwassersucht 204
- 198. Entstehung derselben 205

Capitel 12.

§. 199. Cur der chronischen Brustwassersucht 208
- 200. Cur der acuten Anfüllung des Brustkastens mit Wasser oder Eiter 211

Capitel 13.

§. 201. Herzkrankheiten 215
- 202. Unsicherheit der Diagnose der Herzkrankheiten . . 218
- 203. Allgemeine Cur 219

Capitel 14.

Diathetische Krankheiten der Lungen.

§. 204. Verhältniſs der Lungen zum allgemeinen Lebensprocess 220
- 205. Merkmale der gestörten Function der Lungen . . 221
- 206. Wechselwirkung der Lungen mit der Haut . . . 223

Capitel 15.

Lungenschwindsucht.

		Seite
§. 207.	Allgemeine Begriffe von Lungenschwindsucht	225
- 208.	Durch Congestion auf die Bronchien	226
- 209.	Merkmale dieser Congestionen in Rücksicht der critischen Organe	227
- 210.	In Rücksicht des Verlaufs der critischen Anstrengungen	227
- 211.	Einfacher Brustcatarrh	228
- 212.	Stickfluſs, *Catarrhus suffocativus*	228
- 213.	Verschieden nach der Ansprache (*Diathesis*)	229
- 214.	Speckhaut auf dem Blute	230
- 215.	Cacochymie	231
- 216.	Kehlkopfschwindsucht	232
- 217.	*Phthisis trachealis*	234
- 218.	Lungengeschwüre, *Vomica*	234
- 219.	*Pleuritis* und *Peripneumonie*	235

Capitel 16.

Cachexie der Lungen.

§. 220.	Begriff der Cachexie der Lungen	237
- 221.	Function der Lungen, durch das absolute Leben in seinen kleinsten Theilen bestimmt	237
- 222.	Tuberkeln und Hepatisirung der Lungen	238
- 223.	*Phthisis tuberculosa*	239
- 224.	*Hydatiden*	242
- 225.	Tuberkeln sind Alogotrophien der peripherischen Nervenzweige	243
- 226.	Chronische Entzündung, Vorherrschen der Venosität. Hepatisirung. Blutschwamm	245
- 227.	Tuberkeln und chronische Entzündung, Hepatisation u. s. w. sind nicht absolut von einander getrennte nosologische Erscheinungen	247
- 228.	Cur nach dem Vorherrschen des tuberkulösen oder entzündlichen Zustandes	249
- 229.	*Juvantia et nocentia*	250
- 230.	Tuberkulöse Schwindsucht	250

Seite

§. 231. Verräth ihren mehr vegetativen Character durch das Periodische 251
- 232. Cur ist die allgemeine der Cachexien 252
- 233. Specifische Heilmittel 253
- 234. 235. *Phthisis calculosa* 255

Buch VIII.

Cachexie der Ernährungsorgane.

Capitel 1.

Allgemeiner Begriff der Ernährung.

§. 236. Gehirn zur idealen Aufnahme der Aussenwelt in das absolute Leben. Brustorgane zur Indifferentiirung des durch das Leben veränderten Realen. Ernährungssystem zur Indifferentiirung (Assimilation) der realen Aussenwelt mit dem eigenen realen Organismo 257
- 237. Vegetative Ernährung 257
- 238. Animale Ernährung der niedrigern Thierclassen . . 258
- 239. Der höhern Thierclassen 259
- 240. Aufnahme des fremden Realen 260
- 241. Thätigeres, die Aussenwelt in ihrer idealen Seite sich aneignendes (indifferentiirendes), absolutes Leben (Idee) der Thiere 261
- 242. Realisation des Idealen im Organismo 263
- 243. Erste Differentiirung des absoluten Lebens in Empfindungs- und Bewegungsnerven 264
- 244. Differentiirung des absoluten Lebens zur Erhaltung des vegetativen Organismus in dem vordern und hintern Strang des Rückenmarks 265
- 245. Blutbereitung 267
- 246. Unterschied der idealen und realen Assimilation . . 267
- 247. 248. Vergleichung des Assimilationsprocesses der Ernährungs- und der Sinnesorgane 268
- 249. Das Leben ist nicht begrenzt, es manifestirt sich durch Begrenzung 270

Seite

§. 250. Absonderung eines Flüssigen, als reales Product jedes Polaritätswechsels im Organismo 271

Capitel 2.

Anastomosensystem.

§. 251. Zwei Hauptsysteme der Ernährungsorgane, Organ zur Aufnahme des Fremden (Verdauungsorgane) und Organe, um dem Verdauten eine allgemeine Polarität zu geben, Anastomosensystem 272
- 252. Aufnahme des Fremden in den Organismum . . . 273
- 253. Verschiedenheit der in die Blutmasse aufgenommenen Säfte 276
- 354. Indifferentiirung der verschiedenen Säfte im venösen Blute, Anastomosen und Blutbehältern . . . 278
- 255. Unterschied der Mischungsapparate (Anastomosen-Apparate) *a)* In den Sinnesorganen 279
- 256. *b)* In den Verdauungswerkzeugen 280

Capitel 3.

Aufnahme des bereits Flüssigen und seine Assimilation in der Milz.

§. 257. *Hippocrates* Ansicht über die Aufnahme des Flüssigen im Magen bestätigt. Milz als Anastomosenapparat . 281
- 258. Doppelter Lebensprocefs in derselben 282
- 259. Die Milz ist kein absonderndes, sondern ein assimilirendes Anastomosenorgan 284
- 260. Die Milz im Fötus und jungen Thieren thätiger . . 285
- 261. Amputation der Milz 286
- 262. Malpighis, weifse Körner in der Milz 286
- 263. Verhältnifs des vegetativen Lebens zum animalen . . 287
- 264. Leber, als Anastomosenapparat für den Darmcanal . 288
- 265. Inniger Zusammenhang des thierischen Lebens (Sinnenlebens) mit der Leber 288
- 266. Circulation des Bluts durch die Leber im Fötus . . 289
- 267. Absonderung der Galle 291
- 268. Haut als Ernährungs- und blutbereitendes Organ . . 293
- 269. Als ernährendes Organ im Fötus 293

Seite
§. 270. Als blutbereitendes Organ nach der Geburt . . . 296
- 271. Wechselverhältnifs der Haut und des Darmcanals . 297
- 272. Deutlicher, je mehr der Organismus im jugendlichen Alter ist 298
- 273. Sinnesorgane als bestimmend für die Ernährung . . 298

Capitel 4.

Sanguification und Assimilation.

§. 274. Chemisch - organische Bestimmung der Bestandtheile des Bluts 301
- 275. Locomotivität des Organismus 304
- 276. Durch Expansion und Contraction manifestirt sich das Wesen der Körper als die reale Seite des Lebens . 305
- 277. Im vegetativen Organismo 305
- 278. Sinnesorgane mangeln der Pflanze 306
- 279. Machen den wesentlichen Character des Thieres, wodurch es die Einzelheiten der Aussenwelt apercipiren und Raum und Zahl unterscheiden kann . . 307
- 280. Nothwendige Bestimmung des Raumverhältnisses in dem Sinnesorgane übereinstimmend mit dem der Aussenwelt, um Perception der Localität hervorzubringen . 307
- 281. Einwirkung der Aussenwelt ohne Localität heifst Empfindung 308
- 282. Perception und Empfindung können nicht bleibend seyn . 308
- 283. Nothwendiger realer Mittler zur Bestimmung der Localität 308
- 284. Vom absoluten Leben realisirt 309
- 285. Analogie mit Präcipitation aus Auflösungen durch *Galvanische* Polarität 309
- 286. Muskelfaser und Blutkügelchen bestehen aus einem eigenen Stoff, Faserstoff 310
- 287—289. Die Blutkügelchen werden mit hellrother Farbe dem Organismo zugeführt und kehren mit dunkler Farbe aus demselben zurück 311
- 290. Vegetative Organe des thierischen Körpers, Nervenmark 311
- 291. Ernährung der weifsen Organe und Uebergang der Arterien in seröse Gefäfse und demnächst in Venen . 312
- 292. Verhalten des Bluts als Product des absoluten Lebens . 314
- 293. Indifferentiirung der Theile des Bluts in den Anastomosen und Bluthaltern unter sich und in den Lungen mit dem Macrocosmus 315

Capitel 5.

Assimilation von der idealen Seite.

S.

§. 294. Erfordernifs zur Assimilation . . . . . .
- 295. Assimilation in den Sinnesorganen . . . . .
- 296. Lebensmanifestation in den Sinnesorganen durch Imponderabilien erregt, z. B. im Auge . . . .
- 297. Einwirkung auf das Reale . . . . . .
- 298. Auf das Ideale . . . .
- 299. Localität des Objects im Glaskörper . . . .
- 300. Veränderung im Realen. Mögliche Erforschung derselben
- 301. Dem unbegrenzten Leben kann nichts hinzugefügt oder abgenommen werden. Es kann aber in sich Ideen schaffen . . . .
- 302. Humanes Leben . . . .

Capitel 6.

Assimilation des Realen.

§. 303. Gemeingefühl . . . .
- 304. Störungen desselben . . . .
- 305. Der Digestionsprocefs hängt ab 1) Von der Kraft des absoluten Lebens ευθυμια . . . .
- 306. In den lymphatischen Drüsen ist nur vegetatives Leben (Nerven in den lymphatischen Drüsen?) . . . .
- 307. Venöses Blut und Lymphe müssen in den Lungen mit dem Macrocosmus indifferentiirt werden. Verhältnifs der Respiration zur Digestion . . . . .
- 308. Secretion . . . .
- 309. Aufnahme des Flüssigen in die Digestionsorgane, des reinen Wassers . . . .
- 310. Im Wasser aufgelösete Substanzen . . . . .
- 311. Aufnahme des nicht Flüssigen . . . . . .
- 312. In den lymphatischen Drüsen ist keine Spur vom organischen Schaffen (Absonderung), sondern nur Anastomosenwechsel . . . .
- 313. In dem Blutsafte finden sich keine deutlichen Blutkügelchen; aber auf der Keimhaut des werdenden Thiers

Seite

§. 314. Ausserhalb des lebendigen Organismus steht die Neigung der Selbstbegrenzung des Blutsafts mit dem absoluten Leben, durch welchen er bereitet ist, im Verhältnifs 330
- 315. In den Augen und Gehörorganen sowohl als in den übrigen Sinnesorganen kann das Leben die Selbstbegrenzung wieder aufheben und das Begrenzte wieder flüssig machen 330
- 316. In der Feuchtigkeit des Glaskörpers sind noch weniger begrenzte Theile als im Chylus oder dem Serum . 331
- 317. Aus demselben Blutsafte ist Glasfeuchtigkeit und Crystalllinse durch Selbstbegrenzung gebildet . . . 331
- 318. Gemeinschaftliche Eigenschaften der Muskelfasern und der Blutkügelchen 331

Capitel 7.

Störungen des Lebens durch die Sanguification.

§. 319. Krankheiten sind in der idealen und realen Seite des Lebens zugleich begründet 332
- 320. Auf zweierlei Arten kann das Leben unmittelbar, ohne sinnliche Perception afficirt werden. Latende Periode der Krankheiten 333
- 321. Einimpfung von Krankheiten und einige Fragen darüber 334
- 322. Fieber, allgemeines und locales 336
- 323. Bestimmung des Anastomosensystems dabei . . . 337
- 324. Plötzliche Einwirkung der Contagien auf das absolute Leben 337
- 325. Epidemischer Einfluss 338
- 326. Merkmale des cachectischen Zustandes in acuten Krankheiten 338
- 327. *Hippocrates* Benennungen der verschieedenen allgemeinen Lebensthätigkeiten, Schleim und Galle. Status frigidus et calidus, αϑυμια und ευϑυμια . . . 341
- 328. Contagien, Perceptionen und Vorstellungen . . . 342
- 329. Reale Seite der Contagien 342
- 330. Wechselwirkung des Sinnenlebens und der Digestion . 343
- 331. Appetit, Durst und Hunger 344
- 332. Einflufs des vermehrten Lebens in einzelnen Organen auf den Appetit 345

**

Seite

§. 333. Abnahme des Hungers und Zunahme des Durstes in Fiebern 346
- 334. Zustand der Assimilation im cachectischen Zustande . 346
- 335. Crisen in Cachexien 349
- 336. *Hippocrates* Ansicht von der Function der Milz bestätigt 349
- 337. Geschmack und Appetit 350
- 338. Ekel und Erbrechen im idealen. *Hunters* Durchlöcherung des Magens nach plötzlichem Tode . . 351
. 339. Schwindel, Ohnmacht, plötzlicher Tod sind verschiedene Gradationen der Reaction des absoluten Lebens 353
- 340. Bedingungen, unter welchen das Fremde Reaction im absoluten Leben erweckt 353
- 341. Unsichere Bestimmung des Schädlichen 355
- 342. Mineraliche Substanzen 356
- 343. Verschiedene Polarität der einzelnen Pflanzentheile . 357
- 344. Gährungsprocefs der Pflanzentheile 358
- 345. Thierische Substanzen können nicht gähren . . . 361
- 346. Einwirkung der gegohrenen Substanzen auf das thierische Leben 361
- 347. Folgen derselben im Cadaver beobachtet . . . 363
- 348. Weingeist 363
- 349. Bittere Substanzen 366
- 350. Gerbstoff 368
- 351. Riechbare Substanzen, flüchtige und fixe Oele und Fett 369
- 352. Satzmehl *(Amylum)* und Pflanzenleim und durch Gährung Brodt 371

Capitel 8.

Lebersystem.

§. 353. Organische Bildsamkeit des Bluts 373
- 354. Kann nicht durch die Thätigkeit einzelner Organe bewirkt werden 374
- 355. Verhältnifs der Nerven in dieser Rücksicht . . . 376
- 356. Absondernde Drüsen in den Verdauungsorganen, Speicheldrüsen, Pancreas u. s. w. 377
- 357. Verhältnifs der Verdauungsorgane zu dem noch nicht Assimilirten 377
- 358. Leber als Anastomosenorgan des Darmcanals . . 379

Seite

§. 359. In den Anastomosenorganen wird kein individueller Stoff bereitet 380

- 360. Veränderte Thätigkeit des Lebersystems bei veränder-tem Sinnenleben 380

- 361. Kreislauf des Bluts durch die Leber beim Embryo und Wechselverhältnifs der Haut mit der Leber . . 381

- 362. Ausbreitung der empfindenden Nerven auf Flächen des Darmcanals, der locomotiven Nerven (harten Nerven) in den Gefäfsnerven und in den Häuten . . 383

- 363. Gemeinschaftliche Function von beiden 384

- 364. Dieselbe auch bei andern Lebensacten, wo Perception entstehen soll, im Realen als Verwandlung des arteriellen Bluts in venöses erscheinend 386

- 365. Zur Perception wird negative Polarität (Wollen) erfordert 387

- 366. Zu idealer Perception wird Seyn und Wollen, der positive und negative Pol erfordert 388

- 367. Bei vermindertem Wollen nimmt die Empfindlichkeit der weichen Nerven in ihrer idealen Manifestation und die Expansion in ihrer Realisation zu, sie werden hypertrophisch 389

- 368. Der Character der negativen Polarität im Allgemeinen ist Contraction und so äufsert sich derselbe auch in den harten Nerven 390

- 369. Ueber Embryonen. Sie haben keine Sinnesorgane . 391

- 370. Auch keine willkürliche Bewegung 392

- 371. Auch keine Respirations- und Digestionsorgane . . 393

- 372. Cysticerci in den Nieren und im Unterleibe . . 394

- 373. Sie haben keine erweisliche Zeugungsorgane . . 395

- 374. Ihr Fundort vorzüglich in den absondernden Organen, wo das arterielle Leben (die negative Polarität) vorherrscht 396

- 375. Epizoen 397

- 376. Dünne Gedärme und ihre Locomotivität . . . 399

- 377. Hysterismus und Ventriloquacität 401

- 378. *Ileus* 402

- 379. Unterleibsbeschwerung von *Hippocrates* auch *Ileus* genannt mit verschiedener positiver oder negativer Polarität. Schleimigter Puls, gallichter, blutiger, dicker Krankheiten u. s. w. 407

- 380. Resultate der *Hippocratischen* Lehre 412

Capitel 9.

Einzelne Krankheiten des Darmcanals.

1. *Dyspepsia*, Unverdaulichkeit.

Seite

§. 381. 382. Thätigkeit der Milz bei der ersten Assimilation . 413
- 383. 2. Magenerweichung, *Malacia* 417
- 384. Bei Neugebornen und jungen Kindern. *Atrophia ablactatorum* 418
- 385. Heilmittel dagegen 419
- 386. Bei Erwachsenen 420
- 387. Aehnlichkeit der Krankheit mit Lungentuberkeln . . 422
- 388. Alogotrophie der Milz 423
- 389. 390. Magenkrampf 424
- 391. Blutbrechen, *Vomitus cruentus* 425
- 392. Schwämmchen im Munde, *Aphthae* 427
- 393. 394. *Hippocrates* allgemeine Benennung und Cur dieser Krankheitssymptome 428
- 395. *Delirium tremens*, Symptom und Ursache desselben . 431
- 396. Veranlassungen, welche die Crisen hervorbringen . 433
- 397. Heilmittel dagegen 435
- 398. Cachexien des untern Darmcanals 437
- 399. Hämorrhoiden 440
- 400. Einwirkung auf das Sinnenleben 441

Capitel 10.

Gestörte Assimilation beim Fötus und Neugebornen.

§. 401. Wechselverhältnifs der Haut und des Darmcanals bei Neugeborenen 444
- 402. Einzige Erregung seines Lebens durch das Fruchtwasser und seine den Pflanzen ähnliche Assimilation. Störungen dieser Assimilation durch das Fruchtwasser oder durch die Erzeugung 444
- 403. Krankheiten des Neugebornen 446
  1) Durch den Wechsel der Function der Haut. Plötzlicher Tod 446
  2) Durch die Trennung der Nabelschnur, Kinnbackenkrampf 446

Seite

§. 404. Verhärtung des Zellgewebes 447
Convulsionen beim Zahnausbruch 448
- 405. Schreischärken 448
- 406. Asphyxie der Neugebornen 449
- 407. Gestörtes Verlangen nach Nahrung bei Neugebornen . 450
- 408. Gestörte Assimilation und Ausleerung im Darmcanal, Gelbsucht, weifsfarbige Ausleerungen, Mangel an Leibesöffnung 451

Capitel 11.

Cachexie des lymphatischen Systems.

§. 409. Absorption des dem Lebensprocefs gedienten Venenbluts und des durch Polaritätswechsel bereiteten Chylus 1) Venen 452
- 410. Puls 453
- 411. Lymphatische Gefäfse 454
- 412. Als allgemeine Organe ihre Aehnlichkeit in den Nerven 455
- 413. Mangel des Pulses im lymphatischen System . . 455
- 414. Sie werden durch das absolute Leben unmittelbar zur Thätigkeit erregt 456
- 415. Wie die Nerven können sie auf zweierlei Art in ihren Functionen gestört werden 457
- 416. Rheuma, Schleim, Galle im *Hippocratischen* Sinne. Versetzungen, αποςασεις, von Krankheiten . . 458
- 417. Skrofeln, χοιραδες 459
- 418. Ursache der Skrofeln 460
- 419. Sind in allen Cachexien den Versetzungen unterworfen 461
- 420. Product der Hypertrophie der Drüsen 462
- 421. Sogenannte scrofulöse Krankheiten sind Cachexien . 464
- 422. Angeborne Anlage zu dieser Krankheit 465
- 423. Aeufsert sich bei Neugebornen meist in der Form des Kopfes 465
- 424. Einwirkung der Aufsenwelt auf dieselbe 466
- 425. In den ersten Jahren erscheinen keine Skrofeln, aber Anschwellungen der lymphatischen Drüsen im *mesenterio* finden sich bei jungen Kindern häufig . . 467
- 426. Erst mit zunehmendem Geschmacksinn erscheinen die Drüsen am Halse 467
- 427. Die chronische Entzündung manifestirt sich in den Membranen (Organendecken) der Drüsen 468

Seite

§. 428. Bei den mannigfaltigen Formen und Gradationen der chronischen Entzündung bleibt die Drüse selbst unentzündet 469
- 429. Anwendung der *Hippocratischen* Lehre auf alle weifsen Gebilde 470
- 430. Der Darmcanal als Hauptquelle aller Apostasen . . 471
- 431. Diätetische Heilmittel 472
- 432. Nahrung 473
- 433. Zeitordnung in allen Functionen 475
- 434. Oeffnende und abführende Mittel 475
- 435. Auflösende Mittel 475
- 436. Halieutica 477
- 437. Narcotische Mittel, *Cicuta* 479
- 438. 439. Aeufserliche Heilmittel 479

Einleitung.

In meinem sieben und siebenzigsten Jahre darf ich ohne Anmassung sagen, ich lege dem denkenden ärztlichen Publicum das Resultat meiner sechzigjährigen geistigen Thätigkeit, um das Leben in seinen kranken· und gesunden Manifestationen zu erforschen, vor. Ich weiss, dass es mir nicht an Mitteln gefehlt hat, diesem Zwecke nachzustreben: mit Jugendkraft suchte ich die äussere Natur in ihren mannichfaltigen Bildungen kennen zu lernen, ich wählte *Aristoteles* zu meinem vorzüglichsten Geleitsmann, ohne in den spätern Systemen fremd zu bleiben *). Als mich mein

*) Im Jahre 1783, als ich die Academie in Göttingen zuerst besuchte, legte ich meinem verehrten Lehrer *Kaestner* eine Abhandlung vor über einige Insecten, welche *Aristoteles* genau beschreibt, von spätern Reisenden (*Forskål*) beobachtet, in die neuern Systeme von *Linné* und *Fabricius* nicht aufgenommen waren, um mich seiner Aufmerksamkeit werth zu machen. Er theilte dieselbe *Heyne* und *Lichtenberg* mit, und diese fanden sie werth, um in *Lichtenberg's* Göttingisches Magazin aufgenommen zu werden. Letzterer munterte mich zu mehreren Arbeiten für sein Magazin auf, und ich beschrieb bald nachher die Basaltgebirge bei Dronsfeld in geologischer und mineralogischer Rücksicht. Mineralogische und zoologische Beobachtungen habe ich gelegentlich in meinen Schriften, namentlich in der Vorrede zu des Domherrn von Beroldingen Beschreibung der Quecksilberminen im Badenschen, in der Uebersetzung *Malina's* Beschreibung von Chili, in *Darwin's* Zoonomie, und in meinem Buche über humanes Leben bekannt gemacht. Eine bedeutende zoologische Sammlung überliess ich der Academie in Göttingen, weil mir mein practischer Beruf weder erlaubte sie zu hüten, noch Neugierigen vorzuzeigen. Meine mineralogischen Sammlungen haben die Grundlage eines mineralogischen Cabinets in Kiel gebildet; eine grosse Pflanzensammlung schenkte ich einem Botaniker, weil ich das Resultat meiner Bemühungen lieber im Kopfe, als die Zeugen in

Beruf zur ausübenden Praxis führte, war ich ein glücklicher Arzt mit allgemeinem Zutrauen, weil ich die Krankkeit nicht als Wesen mit einem bestimmten Naturzweck systematisch benennen, und demnach Indicationen zu Heilmitteln in Tabellen und Registern aufsuchen, sondern mit Liebe für die Wissenschaft und den sich mir anvertrauenden Kranken zugleich die Individualität desselben erforschen wollte. *Hippocrates* wurde mir bald der geehrteste Geleitsmann, wobei ich mit den Neuern gern practisirte, d. h. ihre Beobachtungen gern mit den meinigen verglich. Mein Buch über die Lebenskraft, und demnächst über die Metastasen waren die ersten klaren Ideen, welche ich dem Publicum, nicht um Celebrität zu erlangen, vorlegte. Das Zutrauen meines eigentlichen Wirkungskreises, meines Publicums, war ohne literarische Celebrität begründet. Bei der Ausarbeitung meiner Pathologie ging mir die erste Ueberzeugung von Polaritätswechsel im lebendigen Organismus auf: ich habe meine Begriffe davon bei mehreren Gelegenheiten, namentlich im ersten Bande dieser Nosologie und später in einer kleinen aphoristischen Schrift: „über Leben und Polarität", weiter entwickelt auf das Leben des Macrocosmus auszubreiten und aufzuklären gesucht. Ich strebe nach keinem Ruhm, am wenigsten dem, der Θεωρος irgend einer Schule oder Secte zu sein. Wenn Philosophie die Erforschung des Zusammenhanges (der Einheit in der Mannichfaltigkeit der Ursache der Erscheinungen) heisst, so ist jeder Arzt Naturphilosoph, sobald er mehrere Erscheinungen des Lebens mit innerer Ueberzeugung unter eine Bestimmung (ein Gesetz, eine Benennung) bringt; er hört auf es zu seyn, wenn er die Erscheinungen nach fremden Systemen ordnet. *Linné* war Naturphilosoph, indem er das Streben der Ideen der Pflanzen, sich unvergänglich zu erhalten, zur Grundlage seines Sexualsystems machte. Wer wird die Trefflichen alle nennen, die in der

voluminösen Schränken bewahren wollte, ohne dass ich je den Werth des Sammelns verkannte.

Phytonomie andern allgemeinen Gesetzen des Lebens nachforschten? Wer kann aber den einen Naturphilosophen nennen, der sich mit Zählung der Staubfäden der Blumenkronen der Pflanzen, oder mit blosser Trennung ihrer Organe begnügt? Durch das Ordnen der Erscheinungen (der realen Welt) in Systeme hat die menschliche Sprache unendlich gewonnen; wir können die kleinste Pflanze, das kleinste Infusorium, selbst die antidiluvianischen Thiere, jeden Theil der Pflanze und des Thieres, jeden Theil der Erde und des Himmels, insofern er sich unsern Sinnen begrenzt, bestimmt bezeichnen, so dass jeder Systemkenner weiss, wovon die Rede ist. Der Arzt, der Physiolog, das Leben in dieser realen Welt erforschend, also dieser Sprache bedürfend, kann solche Bemühungen nur mit Ehrfurcht und Dank anerkennen, und sie in seinen Forschungen benutzen, aber sein Beruf ist es eben so wenig sie als einzige Basis seiner Ueberzeugungen anzuerkennen, als es des Rhetors Beruf ist, das Wörterbuch jeder Sprache auswendig zu wissen. Er forscht einem Unbegrenzten (dem Leben) nach, das sich in diesen Formen ihm offenbart, aber selbst ohne Form ist, also durch sinnliche Beobachtungen und Erfahrungen allein nicht zu unserer Kenntniss kommen, als Unbegrenztes nicht theilbar ist, also auch in Theilen nicht benannt, nicht gemessen werden kann. Wie dieses Leben (die Idee) jedes Dinges mit der Realität (der Begrenzung) in unzertrennlicher Verbindung, als Ursache und Wirkung, steht, und jedes Einzelne für sich wohl benannt, aber nicht erkannt, kein Reales ohne Idee, und keine Idee ohne Reales gedacht werden kann, so müssen auch die Forschungen des Physiologen und Arztes in unzertrennlicher Verbindung beides immer berücksichtigen; das Leben darf dem Realisten kein getrennter Begriff seyn, den er wie einen *Deum ex machina* im Fall der Noth herbeiruft, und als Beweis der Weisheit des Schöpfers fromm darstellt, und die Formen müssen dem Physiologen stets als Sprache dienen, wodurch allein er seine Ueberzeugungen (sein Wissen) aussprechen und bestätigen kann. Es ist freudig zu bemerken, wie treue Forscher der realen Seite des Wissens stets auf die wirklich ideale Betrachtung der Natur geleitet wurden, und so *Carl Friedrich Wolff* bei seinen sorgfältigen Nachforschungen über das bebrütete Ey zu der Ueberzeugung gelangte: ausser dem Realen, sinnlich Beobachtbaren, müsse noch etwas durch die Sinne nicht Erforschbares (die Idee) Einigung (Indifferentiirung) der Theile bestimmen, wie diese Ansicht des im Realen so treu forschenden Hallers ganze Bewunderung erwarb *), und *Bonnets* allein im Realen begründete Theorie widerlegte. Wie *Gall's* ideale Träumerei der Organenlehre die reale deutliche Anschauung von austretenden und rückkehrenden Nerven des Gehirns veranlasst, und die Untersuchungen von *Carl Bell* u. s. w. der empfindenden und locomotiven Nerven und ihre Trennung, die ideale Ueberzeugung von der Wechselwirkung des Seyns und Wollens (der Polaritäten des Lebens) begründeten, und diese Ueberzeugungen durch die scharfsinnigen psychologischen Betrachtungen von *P. W. Jessen* **), und durch die sorgfältigen microscopischen Nachforschungen von *F. Müller*, *Ehrenberg* u. s. w. immer mehr befestigt wurden, der Naturphilosoph immer mehr in den Stand gesetzt wurde, dem organischen Leben eine allgemeine Existenz ohne Begrenzung beizulegen, und nicht mehr mit *Sömmering* dem Sitze der Seele (dem Seelenorgane) nachzuforschen ***). Noch erfreulicher ist es aber, wenn wir die *Wolff*'schen Ansichten von *Hippocrates*, nicht etwa auf das bebrütete Ey allein, sondern auf die ganze reale Natur angewandt, mit der innigsten Ueberzeugung ausgesprochen finden, und als

---

*) *Halleri* bibliotheca anatomica T. II. p. 558.

**) Beiträge zur Erkenntniss des psychischen Lebens. I. B. Schleswig, 1831.

***) *Sömmering* erwarb sich durch die Ausgabe seiner Schrift das einzige wahre Verdienst, dass er *Kant's* Brief über dieselbe mit abdrucken liess

Grundlage seiner physiologischen und selbst practischen Lehren anerkennen müssen, wenn wir die Lehre von empfindenden und locomotiven Nerven in *Galen* wenigstens geahndet lesen. Wir bewundern die Kraft und Wahrheit der griechischen Redner und Dichter, ohne dass wir ihnen den Reichthum in der Sprache als etwas Erlerntes beilegen konnten; sie schufen die Sprache, um ihren idealen Ueberzeugungen eine reale Form zu geben, — die Sprache schuf sie nicht. Ob manche spätere Rhetoren und Dichter nicht umgekehrt durch die Sprache geschaffen sind? — *Hippocrates* und *Plato* besassen nicht den Sprachreichthum, wodurch wir jetzt die realisirte Natur bezeichnen, und doch muss Jeder, der sie ernstlich zu verstehen strebt, wünschen, dass ihre Ansichten als Grundlage der Physiologie benutzt werden möchten, vor allen Andern muss aber Jeder wünschen, dass der Naturforscher sich Naturphilosophen nenne, ohne mit einer Art von Eifersucht von der realen Seite zur idealen, oder mit ohnmächtigem Stolz von dieser auf jene hinzublicken. Wir finden diese Eifersucht in der Geschichte der Philosophie immer wiederholt, und kurz vor unserer Zeit sagte noch ein geschätzter Philosoph von den blinden Vertheidigern der Cartesianischen Theorie: *ignorantia inflat*, während *Leibnitz* und *Spinoza* den *de Cartes* wirklich hochschätzten. Denn dem, welcher nur die Betrachtung der Formen, und nicht der sie schaffenden Kraft als Gegenstand der Naturforschung betrachtet, nicht die absolute Einheit der Kraft und des Seyns in jedem Begrenzten anerkennend, geht es, wie einem Kunstrichter, der die Schönheit jeder Art nur aus seinen Fenstern beobachtet. Wir können die Natur und in ihr Gott mit unsern begrenzten Sinnen anschauen, aber nicht begreifen.

Ein Verdienst möchte ich mir gern zueignen — der Disciplin des menschlichen Wissens, welche wir Chemie und zum Theil Physik nennen, in ihrem bisherigen Zustande, das Stimmrecht in der Physiologie der organischen Körper, streitig zu machen, insofern sie sich mit der sinnlichen Anschauung der Körper beschäftigt., welche durch ein anderes Leben (eine andere Idee), durch andere Polaritäten ihre Begrenzung erlangt haben. Der Physiologe verdankt ihnen, eben so wie dem Botaniker oder Zoologen, die genaue Unterscheidung der Individualitäten, — das wie? diese fremden Individualitäten aber auf das individuelle organische Leben wirken, darf er nicht von ihnen lernen, darf den Organismus nicht zu einem Mischungsapparat, die Sinne nicht zu Maschienen machen, worin die Gemeinschaft des Macrocosmus mit dem Microcosmus durch Raumverhältniss, Impuls und Repuls, Schwingungen, Leitung von Flüssigkeiten u. s. w. bewirkt wird. — Ein höheres Verhältniss wurde von den idealen Physiologen der Vorwelt unter dem Namen πνεῦμα geahndet, unter verschiedenen Benennungen von *Stahl*, *Thomas Bartholinus* *) und vie-

*) *Thomas Bartholinus* ist jedem Physiologen als kräftiger Aufklärer des Blutumlaufs und der Verbreitung der lymphatischen Gefässe historisch bekannt. *Haller* sagt von ihm: suo aevo non aliud nomen celebrius fuit. Seine Beobachtungen sind seit der Zeit weiter verfolgt, vieles darüber aufgeklärt, und wir wenden uns selten an ihn, um den begrenzten Organismus kennen zu lernen. Wer aber den Mann näher in seinen Schriften kennen lernt, muss diesen Namen mit hoher Ehrfurcht omni aevo celeberrimum nennen. Von der frühesten Jugend classisch gebildet, von *Plato*, *Aristoteles* u. s. w. gründlich belehrt, mit dem lebendigsten Eifer der Wahrheit nachzuforschen, soweit es unser begrenztes Leben zulässt, und zu dem Zweck die Beobachtungen jedes Zeitalters sich aneignend, ohne den Ruhm des Beobachters als den Hauptzweck anzusehn, kann er in jedem Zeitalter Bewunderung erwerben. Viele seiner kleinern und grössern Schriften athmen den *Platonischen* Geist, durch welchen er die Beobachtungen zu prüfen strebte. Sein erster Versuch war sein Buch de lumine hominum et brutorum libr. III, welches er zuerst in Leiden 1647 und später in Kopenhagen 1669 bekannt machte. *Göthen* ist dieses Buch nicht bekannt geworden, er hätte sonst viele seiner scharfsinnigen Beobachtungen auf kürzern Wegen gefunden, und die Aufzählung anderer Meinungen im 2ten Bande erspart. *Bartholin* forschte nicht nach den Meinungen, sondern nach den Thatsachen und ihren Combinationen mit frommem Gemüthe. —

len Andern anerkannt, durch *Goethe's*, *Chladni's* u. a. Experimente erläutert, und es ist dadurch die Bahn eröffnet, auf welcher auch in dieser Rücksicht alles menschliche Wissen mehr vereinigt, und nur eine Naturphilosophie den forschenden Geist leiten kann. Mit Freuden sehe ich, dass auch ein scharfsinniger französischer Naturforscher *Biot* dieses Recht der gegenwärtigen Chemie gleichfalls streitig macht. Meines Buchs über die Lebenskraft erwähnte einst der treffliche *Sprengel* *) auf eine mir höchst schmeichelhafte Art: es sei das wichtigste in diesem Fache des letzten Jahrzehends, machte mir aber den Vorwurf, dass ich nicht hinlängliche chemische Kenntnisse angewandt habe. Ich hätte mich mit einer von der Göttinger Academie gekrönten Preisschrift chemischen Inhalts legitimiren können; jetzt würde ich mir selbst den Vorwurf machen, dass ich in allen meinen frühern Schriften, namentlich in der über die Wirkung der Eisenmittel, zu viel Chemie angewandt habe. —

Wenn ich nun meine sieben und siebenzig Jahre als Legitimation dargestellt habe, in dem geistigen Vereine aller Naturphilosophen das Wort zu verlangen, so mag dieser unzertrennliche, mit dem menschlichen Denken gleichzeitige, unzerstörbare Verein auch diese Jahre als meine Lehrmeisterin von dem Begrenztseyn des menschlichen Wissens ansehen.

---

*) Kritische Uebersicht des Zustandes der Arzneikunde in dem letzten Jahrzehend S. 220.

Buch VI.

Cachexie der Nerven.

Cap. 1.

Function der Nerven im Allgemeinen.

§. 1.

Das Nervenmark ist die reale Seite des absoluten Lebens, ist also das unbedingte Seyn des Thieres, wie das Pflanzenmark die Realisation des absoluten Lebens der Pflanze ist.

Durch Reitz wird das Leben veranlasst, sich zu differentiiren, um die Einheit zu erhalten. Diese Differentiirung geschieht im Mark. Veränderung der Stoffe ist die Erscheinung der Indifferentiirung im Parenchyma, wie Veränderung der Stoffe das Resultat jeder Differentiirung ist.

Nicht durch Fäden, Röhren oder Kugeln wird dieses absolute, unbegrenzte Leben von einem Organ zum andern geleitet, sondern es ist in jedem Atom dieses homogenen Nervenmarks ganz und ungetheilt, wie jede Polarität in ihrem Leiter nicht örtlich, sondern ganz und ungetheilt ist, und das Streben, die Einheit (organische Zweckmässigkeit) des Organismus zu erhalten, veranlasst das absolute Leben, sich in den einzelnen Organen zu differentiiren, und durch entgegengesetzte Polarität Veränderungen im Begrenzten hervorzubringen.

§. 2.

Wir können das Nervenmark das Positive des Organismus nennen, welches durch Reitze in seiner positiven Polarität verändert, das Leben zur vertheidigenden Differentiirung auffordert. Diese Fähigkeit, durch Reitze in seinem absoluten Leben verändert zu werden, nennen wir Empfindlichkeit (*sensibilitas*), die Einwirkung auf das absolute Leben Percèption. Diese Perception wird durch die Relation des Individuums mit der Aussenwelt bestimmt, d. h. das, was dem Individuum zu seiner vollkommenen Entwickelung förderlich oder hinderlich seyn kann, wird percipirt und ist Reitz zu benennen. Die Fähigkeit des Parenchyma's durch das Leben veranlasste Indifferentiirungen aufzunehmen, dadurch Form- und Mischungsveränderungen zu bewirken, nennen wir Erregbarkeit (*Irritabilitas*). Jeder Nerv ist folglich empfindlich, das Parenchyma aber nach seiner verschiedenen Organisation nur insofern irritabel, als in ihm das Leben eine zweckmässige Differentiirung hervorbringen kann.

§. 3.

Je mehrere Relationen das Individuum mit der Aussenwelt hat, je mannigfaltiger sein Leben also die Aussenwelt empfindet (percipirt), desto nothwendiger ist die Vereinigung und Vergleichung dieser Perceptionen, um für die Einheit zweckmässige Differentiirungen hervorzubringen. Zu dieser Vereinigung bildet sich das Gehirn, und für einzelne Organe Ganglien. Aus dem Gehirn gehen einfache Fortsetzungen der Marksubstanz in die Sinnesorgane; eine andere Fortsetzung des Gehirns geht als hintere Rückenmarksäule auf ähnliche Art als Sinnesnerve in die Rückenmarkshöhle, um sie mit allen Perceptionen, welche im innern Organism entstehen können, zu verbinden; und ein dritter, als mittlerer Strang giebt den Respirationsnerven den Ursprung und die unmittelbare Abhängigkeit vom absoluten Leben, wendet sich als realisirtes absolutes Seyn der Aussenwelt zu, und indifferentiirt vermittelst der Luft die Veränderungen im Individuum mit derselben. Zu dem Zweck bestimmt es vorzüglich die Organe, welche zur Respiration beitragen.

§. 4.

Im Verhältniss der mannigfaltigeren Relationen des Thieres mit der Aussenwelt, also der mannigfaltigeren Perceptionen, deren dasselbe fähig ist, verbreiten sich diese Sinnesnerven in einer grössern oder geringern Fläche, welche zusammengefaltet die Hemisphäre des grossen Gehirnes bildet. In dieser Gehirnmasse sind wir nicht im Stande eine Begrenzung von diesen einzelnen Sinnesnerven zu entdecken.

Aus dieser Gehirnmasse treten aber Nerven aus, die sich von den Sinnesnerven dadurch unterscheiden: dass sie

a) mit mehrern Wurzeln, die sich tiefer in die Gehirnmasse verfolgen lassen und sich erst ausserhalb der Gehirnmasse in einzelne Nerven vereinigen, aus dem Gehirn und seiner Fortsetzung, dem vordern Strange des Rückenmarks entspringen.

b) Dass sie sich in mannigfaltigen Verzweigungen und Vereinigungen mit andern Zweigen in die locomotiven Organe der Sinnesorgane und des übrigen Organismus verbreiten.

c) Dass sie alle von dem *crus cerebri* an bis in die *cauda equina* in einer Linie entspringen.

d) Dass sie mit den aus der hintern Rückenmarkssäule entspringenden Sinnesnerven Ganglien bilden, so dass alsdann für jedes Organ, in welches sich die Rückenmarksnerven verbreiten, die Sinnesnerven und die locomotiven Nerven in diesen Ganglien (in diesem kleinern mit Rindensubstanz vermischten Gehirne) vereinigt sind.

§. 5.

Aus allen diesen, durch die Nachforschungen der neueren Physiologen begründeten Thatsachen geht deutlich hervor:

1) Dass das Leben im Gehirn alle Empfindungen vereinigt, sowohl die, welche es durch die für die entferntere Aussenwelt unmittelbar bestimmten Sinnesnerven (Gesicht, Gehör und Geruch) erhält, als die, welche es durch die

für den eigenen Organismus bestimmten, den hintern Strang des Rückenmarks erhält.

2) Im Gefolg dieser Empfindungen sich im allgemeinen differentiirt, in die locomotiven Nerven der Sinnesorgane und in den vordern Strang des Rückenmarks.

3) Je mannigfaltiger und correspondirender die Locomotionen seyn müssen, um die Einheit des Organismus zu erhalten, desto weniger können diese allgemeinen Differentiirungen (im Wollen und Seyn) hinreichen; für jedes Organensystem werden mannigfaltige Thätigkeiten erfordert und dieses Erforderniss wieder durch Gemeinwirkung anderer Organensysteme befriedigt. In dem Nervenmark ist überall das absolute Leben! Sobald der locomotive Nerve wieder mit dem Empfindungsnerven zusammentritt, ohne sich mit ihm zu vermischen, entsteht ein kleines Gehirn, in welchem ähnliche Differentiirungen wie im grossen Gehirn vorgehen, worin der eigene Organismus selbst percipirt wird, und das absolute Leben Differentiirungen macht, um die Einheit des eigenen Organismus zu erhalten. Daher treten die locomotiven (Willens) Nerven des vordern Stranges des Rückenmarks sogleich mit den Empfindungsnerven des hintern Stranges zusammen in ein Ganglion, kleine Gehirn, aus welchem sich Empfindungs- und Bewegungsnerven in die einzelnen Organe verbreiten, durch welche das absolute Leben die Veränderungen in demselben percipiren, und Bewegungen hervorbringen kann, um die Einheit sowohl des Einzelnen, als des Ganzen zu erhalten. So behält das Nervenmark überall seinen Character der Realisation des ganzen absoluten Lebens, wenn es sich auch im Gefolge der Reitze momentan differentiirt, negative und positive Polarität hervorbringt, und dadurch das Lebensphänomen im Parenchyma zweckmässig manifestirt.

§. 6.

Was dem absoluten Leben durch die Erzeugung mitgegeben wird, was es durch lange Gewohnheit erlangt, oder durch eine fremde Ansprache (Ansteckung) aufnimmt, ohne es durch Thätigkeit (Crisen) ausgleichen zu können, ist in ihm bleibend, und kann in dem Nervenmark realisirt werden; wenn andere Perceptionen diese Realisation gestatten. So wenig aber bei der Mannigfaltigkeit der Reitze jeder derselben zur Perception kömmt, selbst die heftigsten, der ganzen Individualität gefährliche Reitze nicht percipirt werden, wenn andere das Leben stärker ansprechen, eben so können auch angeborne, durch öftere Wiederholung erworbene oder durch fremde Ansprache aufgenommene Reitze Jahre lang unpercipirt und unrealisirt bleiben, bis eine Concurrenz von äussern und innern Veranlassungen sie verwirklicht, auf dieselbe Art, wie Gegenstände des Gedächtnisses Jahre lang vergessen seyn können, und bei einer Gelegenheit um so lebhafter erwachen. Das ist die Erscheinung aller Nerventhätigkeit und aller Nervenkrankheiten und ihrer genauen Verbindung mit allen Cachexien: Das Bedürfniss einer andern Gestaltung des Organismus (der Thierpflanze) ist dem Leben durch die Erzeugung, durch Lebensart oder Ansteckung mitgetheilt, aber andere Lebensthätigkeiten lassen es nicht zur Perception kommen, bis Umstände dieselbe begünstigen, so wie der ganze Act eigener Metamorphosen, durch äussere Reitze zurückgehalten, ganz unterdrückt, oder beschleunigt werden können, z. B. die Entwickelung der Zeugungsorgane der Bienen. Daher sind alle Cachexien und Alogotrophien als Crisen anzusehen, und von practischen Aerzten so beobachtet, Rhachitis, Skrofeln, Wassersuchten, Herzkrankheiten u. s. w. haben Störungen in den Empfindungsorganen zu Vorläufern, oder wechseln mit ihnen ab.

§. 7.

Vergebens werden wir den Zusammenhang dieser Erscheinungen im Mischungsverhältniss der Säfte, in vermehrter oder verminderter Thätigkeit einzelner Organe, in Missbildungen derselben suchen, weil wir da stets die Ursache der Erscheinung in der Erscheinung selbst zu finden glauben. Aber auch in der Structur der Nerven selbst würden wir sie vergeblich suchen, wenn es uns auch gegeben wäre, diese im lebendigen Körper zu beobachten. Diese reale Seite des absoluten Lebens wird durch die verschiedenen Lebensmanifestationen eben so wenig verändert, als der Leiter anderer Imponderabilien; in dem Zwischenleiter im Parenchyma entsteht die Veränderung im Realen, die Form- und Mischungsveränderung.

§. 8.

So unbezweifelt jede Veränderung dieses Seyns durch Reitze sowohl im Realen, als im Idealen statt haben muss, so ist es uns selbst an dem unsern Beobachtungen am meisten offen liegenden Nerven, dem Sehnerven, noch nicht gegeben, auszuforschen, welche Veränderung die Action des Sehens in ihm hervorbringt; nur die Veränderung im Parrenchyma durch die Differentiirung dieses Seyns in die entgegengesetzten Polaritäten wird uns überall bemerklich, und wir müssen uns begnügen, die Reitze in der Aussenwelt und im eignen Organismus aufzusuchen, welche kranke oder gesunde Differentiirungen veranlassen. Der ganze Verlauf der Nerven wird übrigens vielleicht eben so wenig verändert, als der Leiter von Polaritäten in seinem ganzen Verlauf verändert wird.

§. 9.

Wir dürfen dieses Nervenmark zugleich die höchste Stufe der Vegetation nennen, worin das absolute Leben sich ohne individuelle Bestimmung realisirt, und es ist daher Alogotrophien zuerst und vorzüglich in dem Maass unterworfen, dass wir vielleicht nicht irren dürften, wenn wir den grössten Theil der Cachexien Nervenkrankheiten nennen wollten.

§. 10.

Wie sich aber das Nervenmark als reale Seite des absoluten Lebens dadurch von jedem andern Theile des Organismus wesentlich unterscheidet, dass es eine homogene Masse ist, nicht zu besonderm Zweck des Lebens gebildet, also nicht durch Fibern, Gefässe u. s. w. specielle Veränderungen einzelner Organe beschafft, keine Ab- und Aussonderungen macht, sondern als Conductor der Differenziirungen des Lebens die Polaritäten leitet, ohne selbst verändert zu werden; so müssen auch die Alogotrophien in demselben andere Erscheinungen geben, als in den Organen (Zellgewebe, Knochen, Knorpel, Rindensubstanz u. s. w.), welche selbst aus Parenchyma gebildet, die Polaritätswechsel-Veränderungen in Form und Mischung erleiden und hervorbringen. Ohne bestimmen zu können, auf welche Art dieses indifferente Nervenmark gebildet wird, können wir nicht zweifeln, dass bei den Manifestationen des Lebens *in ihm selbst* keine Form- und Mischungsveränderungen statt haben, also keine Ab- und Aussonderungen geschehen. Jede Alogotrophie in dem Marke selbst wird sich folglich ganz allein auf eine unverhältnissmässige Cohäsion der Theile und auf ein Zunehmen oder Abnehmen des Volumens desselben beschränken und als solche erscheint sie dem pathologischen Anatomen in allen Theilen des Nervensystems: Im Kopfe als Hypertrophie, selbst ohne Absonderung von Wasser*), oder Atrophie des ganzen Gehirns oder einzelner Stellen desselben als Knoten (*Tubercula*). Im Rückenmark bald als Erweichung der ganzen Rückenmarkssäule **) oder einzelner Theile desselben, bald als zusammengetrocknet ***). Mit den meisten dieser Alogotrophien, sowohl mit der Hypertrophie als Atrophie des Gehirns; ist aber zugleich eine grös-

*) *Laennec* Abh. für practische Aerzte. B. 24.

**) *Morgagni* Epist. XII.

***) So sah es *Salzmann* bei einer Lähmung der untern Extremitäten in den obern Lendenwirbeln. Act. nat Cur. T. II. obs. 102.

sere oder geringere Absonderung von Wasser verbunden; wir finden diese Wasseransammlung sowohl da, wo das Gehirn so gross ist, dass seine Windungen fast gänzlich verschwunden sind, als in den Hirnhöhlen *), alsda, wo dasselbe zu einer unbedeutenden Masse zusammengeschrumpft **) oder selbst ganz verschwunden ist, und können daraus den sichern Schluss machen: dass dieses Wasser kein Product des Nervenmarks, sondern eine zufällige Absonderung der das Mark umgebenden Gefässe ist, die aufgehört haben, von dem Gemeinleben des Ganzen bestimmt zu werden, also unabhängig für sich vegetiren und absondern.

§. 11.

Aehnliche Alogotrophien sehen wir in den Nervenästen ***), häufig auch mit einer Ergiessung von Feuchtigkeit in die Nervenhüllen. Es dürfte wohl mehr als Vermuthung seyn, wenn wir alle die Geschwülste, die wir unter dem Namen Knoten (*Tubera et Tubercula*) in allen Eingeweiden nach dem Tode beobachten, für ähnliche Alogotrophien der Nervenäste halten, die nach den Organen, in welchen sie sich befinden, nach ihrer verschiedenen Einwirkung auf das Parenchyma, nach den Störungen, welche sie in den Functionen des Organs veranlassen u. s. w. sehr verschiedene Erscheinungen machen und mancherlei Krankheitsnamen haben, aber den Alogotrophien des Gehirns und Rückenmarks darin ähnlich sind, dass sie:

a. Die vorzüglich aus Mark bestehende Structur haben.

b. Ihr Verhalten gegen Säuren und Lauge.

c. Ihren Ursprung, der wohl selten oder nie auf äussere Reitze zurückzubringen, sondern immer im absoluten Leben ([illegible]) gegründet ist ****).

---

*) *Morgagni* Epist. XII. Art. 6.

**) Ibid. Epist. XX. Art. 56.

***) *Cheselden* the anatomy of the human boddy. *Alexander* De tumoribus nervorum. L. B. 1800.

****) *Alexander* und andere glauben, dass die Nervengeschwulst *d.* Ihren Verlauf als Krankheit; der sehr langsam und ohne Theilnahme des ganzen Organismus seyn kann, aber auch schnell endigt, wenn entweder die Grösse der Alogotrophie die Fortdauer eines wichtigen Organs unmöglich macht, oder äussere Reitze das Verhältniss dieser Alogotrophie zum ganzen Organismus bedeutend verändern.

e. Dass sie an sich schmerzlos, wie jeder andere Nerv; aber die ganze Individualität zu erschütternden Schmerzen erregen, wenn sie äussern Reitzen ausgesetzt werden, und wenn sie das umgebende Parenchyma mit in die Alogotrophie gezogen haben.

Cap. 2.

Alogotrophie des Gehirns.

§. 12.

Die örtlichen Krankheiten des Gehirns treffen zwei in ihren Functionen ganz verschiedene Organensysteme, die Marksubstanz, als den Träger des absoluten Lebens, und die Rindensubstanz, in welcher die im Leben durch Reize veranlasste Differentiirungen und Indifferentiirungen geschehen, das eigentliche Parenchyma des Gehirns, beide Sy-

---

in den Nerven der Haut, vorzüglich durch Druck, Quetschung u. s. w. des Neurilems und dadurch veranlasste Entzündung entstehen. Abhandl. f. pr. Aerzte, B. 25. p. 75. Bei genauer Prüfung der von *Hippocrates* an (De articulis §. 36.) bis auf die von *Reich* mitgetheilten Fälle, findet sich kein Beweis davon. Ich habe diese Nervengeschwulst zweimal am Oberarme und einmal am Fuss beobachtet, hatte aber nie Veranlassung, sie einer äussern Verletzung zuzuschreiben. In den Ischias nervosa Cotunni, in so fern sie hierher gehört, noch weniger in den Nervenanschwellungen, die man an grössern innern Nervensträngen nicht selten beobachtet hat, (ausser vielen andern *Clarus* Abh. f. pr. Aerzte B. 25. p. 83.) ist eine äussere Ursache nachzuweisen, überall gehört die Erscheinung in die Classe der Cachexien und so auch die Tubera und Tubercula in den innern Eingeweiden.

steme verhalten sich also wie Nerve und Parenchyma im übrigen Körper, ersteres bestimmt, letzteres wird bestimmt; ersterer wird vom absoluten Leben allein in seiner Form und Mischung gebildet und verändert, letzteres wird durch individuelle Perceptionen, Vorstellungen und Willen vorzüglich in seinem Kreislauf, in der Verwandlung des arteriellen Bluts in venöses bestimmt. Bei der innigen Verwickelung dieser verschiedenen Organe in der Gehirnhöhle kann es nicht fehlen, dass diese Krankheiten in manchen Symptomen übereinkommen, oder selbst mit einander verbunden sind.

§. 13.

Vielleicht hat die Erscheinung, dass man bei manchen dieser Krankheiten in den Hirnhöhlen, auf den Hirnhäuten u. s. w. ausgetretenes Wasser, mehr oder weniger coagulirtes Serum u. s. w. nach dem Tode gefunden hat, veranlasst, dass schon Herodot, der Empiriker, einer Zahl von Kopfkrankheiten den Namen *Hydrocephalus* gab, welcher von Spätern (namentlich von *Robert Whytt*) nach Befund in Leichen, noch auf mehrere angewandt ist, wenn auch Andere den wesentlichen Unterschied empirisch bemerkten und denselben durch verschiedene Namen zu unterscheiden suchten.

Der wesentliche Unterschied dürfte wohl auf dem Unterschiede der beiden Organensysteme, des Gehirnmarks und der Rindensubstanz, bestehen.

1) Das Mark, als der vegetative Theil des Gehirns, wird vom absoluten Leben allein in seiner Form und Mischung bestimmt, *Reitze* leitet es zu der Werkstatt des animalen Lebens, der Rindensubstanz, ohne selbst dadurch verändert zu werden. Seine anomale Form und Mischungsveränderungen können also nur veranlasst werden

a. vorzüglich und in den meisten Fällen, durch Anlage im ersten Keime; entwickeln sich dann als Vegetationen nach und nach ohne Differentiirungen des absoluten Lebens.

b. Durch lange fortgesetzte Gewohnheit des Hirnlebens, vorzüglich deprimirende Affecten, Unthätigkeit nach vorhergegangenem thätigen Leben, Missbrauch narcotischer Mittel, besonders des Branntweins; so erscheinen manche Alogotrophien des Gehirnmarks und einzelner Theile desselben bei erwachsenen Personen, welche dann aber immer von der ersten Anlage noch mehr begünstigt sind.

c. Das Gehirnmark als vegetirender Körper erhält seine Nahrung durch Arterien, welche aber schon beim Eintritt ins Gehirn ihre animalische Natur abgelegt haben, nicht mehr durch specielle Nerven in ihrer Thätigkeit bestimmt werden, aber vielleicht um so mehr zu Congestionen jeder Art, sowohl blutigen als serösen, fähig sind. Congestionen sind daher die Ursachen der Hirnkrankheiten.

d. Vielleicht durch sehr heftige Ansprache (*diatheses* und *scheses*) Metastasen, Erschütterungen des Gehirns (*Commotio cerebri*), die aber meist mit kranker Thätigkeit in der Rindensubstanz verbunden sind.

2. Die Rindensubstanz als anomale Wirkung des absoluten Lebens kann nur zu anomaler Thätigkeit veranlasst werden

a. durch Reize, welche im Marke anomale Differentiirung veranlassen. Die häufigsten sind

α. Grosse Hitze, Sonnenstich.

β. Diathetische Ansprache, epidemische und contagiöse. Dabei müssen wir uns aber erinnern: dass das alogotrophische Gehirn solchen anomalen Differentiirungen am meisten unterworfen ist. Daher erscheinen diese Localkrankheiten der Rindensubstanz in sehr vielen Epidemien jeder Art, Scharlach, Masern, Blattern u. s. w., ungleich häufiger bei Individuen, welche Alogotrophie des Nervenmarks haben.

γ. Aeussere Verletzungen, wobei aber gleichfalls die individuelle Vegetation des Marks wesentlich mit bestimmt

§. 14.

1. Das Gehirnmark bringt nicht unmittelbar animale Bewegungen hervor, Alogotrophien desselben stören oder erschweren nur die Perceptionen und können so das ganze Leben durch ohne Einwirkung auf Locomotivität existiren. Anomalien in der Rindensubstanz hingegen haben anomale Lähmungen oder Convulsionen zur unmittelbaren Folge.

2. Die Alogotrophie des Marks ist keinem ununterbrochenen Fortschreiten unterworfen, Alogotrophien der ersten Erzeugung können ohne deutliche Zunahme Jahre lang fortdauern und erst zufällig durch Reize auf die Rindensubstanz schädlich wirken. Anomalien in der Rindensubstanz müssen eben so, wie alle andere Störungen, sich auf die übrigen Theile des Parenchyma's mittheilen (Erysipalatöse Entzündungen sind sie von der Schule genannt) und es geschieht in diesem Organensysteme um so leichter und oft um so unaufhaltsamer, da dasselbe dem Gemeingefühl am wenigsten unterworfen ist und das Leben daher am wenigsten Anstrengungen, critische Bewegungen (πράγματα κοινὰ nennt sie *Hippocrates*) macht, sie zu heben. Der Puls kann in diesen Krankheiten gestört, schwächer und stärker, langsamer und geschwinder intermittirend seyn, aber eigentliche Fieber, die Crisen bezwecken, sind nicht damit verbunden.

§. 15.

Bei den griechischen Aerzten finden wir keine genaue Beschreibung der mannichfaltigen Gestaltung dieser Alogotrophie des Gehirnmarks, weil sie die höhern angebornen Grade derselben (*Monstra*) nicht Krankheiten nannten *), die leichtern Missbildungen aber mehr als semiotische Anzeigen der Individualität betrachteten **).

*) *Galen* de usu partium. C. H. L. IX. c. 17.

**) Ex capite ossium natura aestimanda est, tum etiam nervorum, venarum, carnium, reliquorumque humorum, ac superiorum et inferiorum ventriculorum, mentisque et morum. *Hippocrates*: De morbis vulgar. LVI. sectio c. 26.

§. 16.

In dem Nervenmark kann keine Entzündung statt haben.

In der homogenen Substanz, ohne individuelle Organe, kann kein Polaritätswechsel zur Erhaltung der Einheit gedacht werden. Das absolute Leben manifestirt sich in dieser seiner realen Seite, wie in den Pflanzen, nur durch die grössere oder geringere Masse und durch grössere oder geringere Lebensfülle (*Turgor vitalis*), wobei aber stets das unbegrenzte Leben selbst (die *insitae virtutis robur* nennt es *Galen*) in jedem Momente die Bestimmung macht. Was noch die neuesten Anatomen von entzündlichem Zustande des Marks willkührlich vorausgesetzt haben, hat *Andral* durch Thatsachen in Leichen zum Theil zu berichtigen gesücht *); der physiologische Begriff ist dazu noch mehr im Stande, und den hielten die ältern Aerzte fest.

§. 17.

In Rücksicht der Masse können wir Uebermaass oder geringeres Volumen denken. Ersteres hat man mit dem Namen Hypertrophie bezeichnet, letzteres kann man mit *Hippocrates Analosin* **) nennen. Die Masse kann entweder durch eigentliche Vegetation gross seyn, das ist wahre Hypertrophie; oder durch Congestion können momentan mehrere Säfte, sowohl Blut als Serum, zugeführt werden. *Andral* nennt das Hyperemie ***).

§. 18.

In Rücksicht der lebendigen Cohäsion (des *Turgor vitalis*) kann die Substanz weicher (flüssiger) seyn (*status humidus*), oder härter (*status siccus*). In dieser weichern

*) *Andral* Clinique medicale ou observations recueilles a l'hopital de la Charité Tom. V. p. 387.

**) *Hippocrates* Epidem. L. VI. 1.

***) A. a. O. p. 595.

oder härtern Substanz bestimmt aber das Leben selbst (das Streben, die Einheit vollkommen zu erhalten) die Manifestation; das Mehr dieses Strebens heisst *status calidus*, das Weniger *status frigidus*.

Nach diesen Ansichten haben die älteren Aerzte, wie überhaupt die Lebenserscheinungen, so auch die, welche durch die Nerven geschehen, mit Scharfsinn beurtheilt, wobei sie weder an Thermometer noch Hygrometer gedacht haben, und *Galen* hat sie auf das Gehirn mit vieler Wahrheit angewandt und die Zeichen der verschiedenen Zustände bestimmt *).

1. „Warmes Gehirn. Alles, was zum Kopfe gehört, „ist röther und wärmer, die Venen im Auge sind sichtba„rer. Haarwuchs ist schon bei Neugebornen häufiger, und „wenn die Wärme sehr überwiegend ist, werden sie schwarz, „dick und gekräuselt, ist sie nicht so sehr überwiegend, „so sind sie Anfangs gelblich, werden nachher schwarz. „Bei zunehmenden Jahren entsteht leicht kahler Kopf, in „dem Verhältniss leichter, als die Wärme überwiegt. Die „Aussonderungen, welche durch den Gaumen, die Nase, „die Ohren und die Augen geschehen, sind weniger und ge„kochter, so lange die Individuen gesund sind; entstehen „aber Congestionen, welche durch mancherlei Ursachen, be„sonders aber durch Diätfehler, veranlasst werden, so sind „diese Excretionen zwar häufiger, aber nicht ungekocht. „Diese Congestionen und Schwere des Kopfs entstehen von „erhitzenden Speisen, Getränk, Gerüchen und allem, was „reizt, und so auch von der uns umgebenden Luft. Am häu„figsten aber, wenn die Individuen zugleich ein feuchteres „Gehirn haben. Diese Arten Temperatur können mit wenig „Schlaf befriedigt seyn und sie schlafen nicht sehr tief.“

2. „Das kalte Gehirn manifestirt sich durch häufige „Ausleerungen in den oben genannten Ausführungsorganen, „gerades ungekräuseltes blondes Haar, das nicht leicht aus-

*) *Galeni* Ars medicinalis C. 13. et seq.

„fällt, aber spät hervorkömmt und stets dünn und vom „Anfang an unvollkommen ernährt ist. Von erkältenden „Ursachen werden diese Individuen leicht angegriffen, und „leiden dadurch an Flüssen und Schnupfen. Die zum Kopf „gehörigen Theile sind nicht so warm anzufühlen und er-„scheinen nicht so roth. Die Venen der Augen sind nicht „zu bemerken, sie sind mehr zum Schlaf geneigt.

3. „Das trockne Gehirn verräth sich durch Mangel an „Excretion in den Ausführungsgängen und durch Schärfe „der Sinne. Sie sind zum Wachen geneigt und haben das „stärkste Haar, das gleich schnell, so wie sie erzeugt sind, „wächst. Es ist mehr kraus als schlicht, fällt aber schnell „aus."

4. „Zeichen des feuchten Gehirnes sind: Schlichtes „Haar, das niemals Kahlköpfigkeit veranlasst. Leicht ge-„störte Sinne, eine grosse Menge Aussonderungen, viel und „tiefer Schlaf."

5, „Warmes und trocknes Gehirn. Mangel an Ausson-„derungen, grosse Lebhaftigkeit der Sinne, schnelles Kahl-„werden, der erste Haarwuchs schnell und die Haare sind „stark genährt, schwarz und kraus. Der Kopf fühlt sich „warm an, und sie sind röther bis zum reifern Alter."

6. „Ist Feuchtigkeit mit Wärme verbunden, so dass „jede Qualität doch nur wenig das Mittelmaass überschrei-„tet, so ist die Farbe und die Wärme gut, die Venen „des Auges gross, viele Ausleerungen und mässig gekocht, „das Haar schlicht, blond und veranlasst nicht leicht Kahl-„köpfigkeit. Erhitzende Ursachen machen Congestionen und „Schwäche des Kopfs. Werden sie mehr feucht, so haben „sie eine grosse Menge Ausleerungen. Nimmt aber Wärme „und Feuchtigkeit sehr zu, so ist der Kopf manchen Krank-„heiten unterworfen, hat immer Ueberfluss an Ausleerun-„gen; Ostwind ist ihnen stets nachtheilig, am besten be-„finden sie sich beim Nordwinde. Sie können nicht lange „wachen, und begeben sie sich zu Schlaf, so ist dieser „schwer, wachen oft und haben bunte Träume. Das Ge-

„sicht ist leicht gestört und alle Sinne sind nicht sehr kräf-„tig. Hat der Wärmezustand des Gehirns sehr die Ober-„hand gewonnen, dasselbe ist aber dennoch etwas feuchter, „so treten die Zeichen des ersteren mehr hervor, womit „sich geringere Merkmale der Feuchtigkeit vereinigen, so „wie umgekehrt bei grösserer Feuchtigkeit die Merkmale „derselben heftig, die andern nur geringer sich äussern. Das „ist der Fall bei allen andern."

7. „Die kalte und trockne Beschaffenheit hat kalten „und farbenlosen Kopf zur Folge, insofern nicht durch Lo-„calcongestionen solches verändert wird. Die Augen haben „keine sichtbaren Venen, und alle erkältende Ursachen sind „ihnen leicht schädlich. Daher haben sie eine schwankende „Gesundheit, um so mehr, da sie sehr häufig kahlköpfig „glatte Schädel haben und die Ausleerungsgänge trocken „sind. Oft verursacht ihnen aber auch eine unbedeutende „Ursache leicht Catarrh und Schnupfen."

§. 19.

1. Wenn irgend ein fremder Reitz auf die Marksubstanz einwirkt, so entsteht in derselben keine Entzündung, wie im Parenchyma, sondern dieselbe wird im Umfange des reitzenden Körpers weich und weissfarbig, oft ganz weiss, oft dunkler gefärbt. Das ist der Fall bei allen Verwundungen, aber auch wo kein unmittelbarer fremder Reitz statt hat, finden wir einzelne Stellen, selbst eine Gehirnhälfte u. s. w. erweicht, selbst flüssig, ohne dass wir sie in der Beobachtung auf die Erscheinungen von Entzündung zurückbringen können.

2. Auch Verhärtungen bis zum carcinomatösen Ansehen, *status siccus et frigidus Galeni*, und mancherlei anomale Bildungen um denselben, vorzüglich aber Erweichung und selbst Flüssigwerden des umgebenden Marks sind nicht selten beobachtet.

3. Endlich finden sich in den Leichen einzelne Höhlen von verschiedener Grösse, die man oft der Ergiessung von Blut oder Serum aus zerrissenen Gefässen zuschreiben möchte. Aber einzelne alogotrophische Nervenstämme, z. B. das Rükkenmark in der *spina bifida*, die einzelnen Nerven in den Nervengeschwülsten u. s. w. zeigen gleichfalls solche Höhlen, ohne dass man Blut, sondern nur Serum darin findet; jene Höhlen im Gehirn sind mit sehr verschiedenen Stoffen, bald mit schwarzem Blut, bald mit gallertartigen, bald mit trocknen rothen Substanzen, mit mehr oder weniger gefärbtem Serum u. s. w. angefüllt; die Wände sind bald mit einer dünnern oder dickern Haut, in der man selbst Gefässe entdecken kann, ausgekleidet: auf welchen kleine Körperchen entdeckt sind, die später als vollkommene organische Gebilde mit Hakenkranz und Saugrüssel erkannt wurden. Alles dieses beweisst, wenn man es in seinen verschiedenen Abstufungen vergleicht, nicht eine blosse Ergiessung, sondern ein organisches Leben, das sich von der Einheit des ganzen Organismus getrennt hat, und sein eigen Leben auf Kosten des ganzen fortzusetzen strebt. Was wir der pathologischen Anatomie bis jetzt verdanken, ist Folgendes:

§. 20.

1. *Hippocrates* Ausspruch: dass die Affectionen der einen Hälfte des grossen Gehirns die Lebensmanifestationen der entgegengesetzten Seite stören, ist vollkommen bestätigt.

§. 21.

2. Wir sind bei allen Vergleichungen und bei allen Untersuchungen über den Ursprung der Nerven nicht im Stande, zu bestimmen, auf welche Functionen der einzelnen Systeme diese localen Alogotrophien des grossen Gehirns ausschliesslich Einfluss haben, in jeder Abtheilung des Gehirns sind sie gefunden, selbst in der Basis desselben, und haben bald gar keine Veränderungen, bald sehr heftige hervorgebracht, bald in der Locomotivität, bald im Bewusstseyn, in der Assimi-

lation u. s. w. am wenigsten hat man aber ein geträumtes Organ des Gehirns entdecken können, weil alle Manifestation des Nervenmarks und so auch des Gedächtnisses dem *unbegrenzten* Leben allein angehört und nur durch Indifferentiirung in der Rindensubstanz verwirklicht werden kann. Daher das Aufsuchen bestimmter Theile für Gedächtniss oder gar für höhere Geistesmanifestationen, Urtheilskraft u. s. w. wider die Begriffe von Leben streitet, welches, selbst unbegrenzt, sich in den Organen momentan realisirt.

§. 22.

3. Zwei Momente scheinen den Grad der Einwirkung der Alogotrophien auf die Functionen der übrigen Organe hauptsächlich zu bestimmen:

a. Je schneller diese Störungen entstehen, desto heftiger wirken sie auf den ganzen Organismus, besonders auf Locomotivität; langsam gebildet werden sie ohne deutliche Störung der Locomotivität lange ertragen, und äussern ihre Wirkung mehr auf Perception und Vorstellungen *).

*) Ein mir kürzlich vorgekommener Fall mag hier seine Erwähnung finden: Ein sehr wohlgebauter starker Mann, an dessen Kopf keine anomale Bildung zu bemerken, war bis in sein 36tes Jahr zu allen seinen Berufs- und gesellschaftlichen Pflichten vollkommen fähig, wenn er sich auch nicht durch Lebhaftigkeit des Geistes auszeichnete. Von diesem Jahre an bemerkte man eine eigene Apathie in seinem Character, ohne dass irgend Störung in seinen Vorstellungen oder herrschenden Leidenschaften diesen Zustand herbeizuführen schien; er war nicht unzufrieden, ohne zufrieden oder erfreut zu seyn. Zwei Jahre lang litt er im Frühling an heftigem Husten, mit starkem Auswurf und Hüftweh, ohne dabei ungeduldig zu werden, und im Sommer verloren sich diese Beschwerden, aber sein Zustand der Apathie nahm deutlich zu, er entzog sich den geselligen Kreisen, ohne unzufrieden mit denselben zu seyn. Langsam nahm die Lähmung in der Hüfte zu, ohne dass man äusserlich etwas davon bemerken konnte, oder von dem Kranken Klage hörte; er wurde bettlägerig, ohne es unbequem zu finden, konnte aber oft noch im Zimmer umhergehen; im Verlauf von ein und einem halben Jahre nahm dieser Zustand immer zu, Verlangen und Abscheu äusserten sich sehr selten, dann aber auch

b. Von dem individuellen Gemeingefühl, nicht von der Oertlichkeit der Atrophie im Gehirn allein hängt die Ein-

---

mit Anstrengung und heftigen Aeusserungen; früh stellten sich Wunden und Aufliegen ein, ohne dass er Schmerz klagte; seine Finger wurden gekrümmt und in die Hand gedrückt, mit einiger Kraft konnte man sie ausstrecken, ohne dass er Schmerz empfand. Mehreremale in den letzten 6 Monaten trat ein heftiger Fieberfrost ein, der sich wie ein Arterienfieber mehreremale wiederholte und mit enormen serösen Schweissen endigte, in dem Zustande des Kranken aber keine Veränderung schaffte, diese schritt stets als Apathie des sensoriellen Systems immer vorwärts, ohne in den Perceptionen und Vorstellungen Störungen zu machen; die Verdauungsorgane blieben bis wenige Wochen vor seinem Tode unverletzt, ohngeachtet der Körper sehr abmagerte und das leblose Auge dem Kranken das Ansehen einer athmenden Leiche gab. Momentan kamen heftige aber schnell vorübergehende Willensäusserungen, er wollte rücksichtslos in dem Augenblick reisen, rief seinem Kutscher, wollte im Garten spatzieren u. s. w.; ein besänftigendes Wort brachte ihn wieder zur Ruhe. In den letzten Monaten schrie er oft mit grässlicher Stimme auf, versicherte aber, er habe nicht geschrien, wenn er freundlich angeredet wurde. Verwandte und Freunde waren ihm ganz gleichgültig. Sein Schlaf war oft sehr ruhig und lang. So schlummerte er nach zweijährigem Leiden ein, und folgengendes wurde von zwei geschickten Anatomen in meinem Beiseyn in der Leiche gefunden: Der Leichnam war in hohem Grade abgemagert, an den Lenden und an dem Kreuzbein, längs dem Rücken und an den Genitalien zeigten sich grosse Stellen von Gangrän.

Bei der Prüfung des Kopfes fand sich am linken *tuber frontale* ein Hagelkorn so fest in die *lamina externa cranii* eingedrungen, dass man es nur durch Zerschneiden herausbringen konnte, in der äussern Hautdecke war aber kaum eine Narbe zu finden und im Knochen selbst keine Spur von entzündlicher Reaction; es soll vor langer Zeit auf der Jagd eingedrungen seyn. Nach dem Durchsuchen des sehr dicken *Cranii* zeigte sich zwischen der *Dura mater* und *arachnoidea* eine geruchlose gelbliche Flüssigkeit angesammelt, die — wie sich nachher ergab — auch in der Höhle der Rückenwirbel vorhanden war und zehn bis zwölf Unzen betragen mochte. Die *Arachnoidea* bot keine auffallende Veränderungen dar, einzelne Stellen der Basis erschienen mit zarten Ablagerungen von *lympha plastica* bedeckt. Die Venen der *pia mater* waren stark mit Blut angefüllt, an der Oberfläche des Gehirns sowohl als in den Hirnhöhlen die *plexus choroidei.* Die ganze Gehirnmasse war erweicht, sie liess sich nicht schneiden und zerfloss bald an der Luft, die Ausstrahlungen der Rük-

wirkung derselben auf das Leben und die Functionen der einzelnen Organe ab. Daher kann eine solche Alogotrophie lange ungestört ertragen werden, bis ersteres durch äussere Einwirkung, Affecte, Krankheiten u. s. w. gestört wird. Ich hatte noch neulich den Fall im Krankenhause, wo eine scheinbar gesunde Frau, die bereits mehrere Kinder geboren, im 6ten Monat ihrer Schwangerschaft von heftigem unerträglichen Kopfweh befallen wurde, das in den letzten acht Tagen oft gallichtes Erbrechen verursachte, und periodisch eintrat. Im achten Monat wurde sie ins Krankenhaus gebracht, war aller Sinne und aller Locomotivität mächtig, bereitete sich ihr Bett noch selbst, der Puls war dabei ungestört, alle Excre-

---

kenmarks-Schenkel waren daher schwer darzustellen. Die graue Substanz war heller als gewöhnlich und war nicht scharf von der Medullarsubstanz abgegrenzt. Diese hatte eine schmutzig gelbliche Farbe und war wegen der vielen von Blut strotzenden Gefässe auf der Schnittfläche mit schwarzen Punkten übersäet. Vorzüglich auffallend war aber der Mangel an Cohäsion der austretenden (locomotiven) Nerven, das vierte, fünfte, achte Paar konnten nicht mit der Sonde aus ihrer Lage gehoben werden, ohne sich zu trennen, eben so weich waren auch die Hirnnerven, das 1te und 2te Paar. In den Gehirnhöhlen war keine Flüssigkeit, aber jeder *plexus choroideus lateralis* enthielt einen rundlichen festen Körper, neben welchem eine kleine durchsichtige Blase safs. Diese festen abnormen Gebilde bestanden aus phosphorsaurem Kalk, sie waren von einer gemeinschaftlichen membranösen Hülle umgeben, und von organischen Fasern durchwebt, die gewissermafsen sie in mehrere Fächer abtheilten, in jedem Lobulament lag ein kleines, den Raum genau ausfüllendes Kalkstük. Das kleine Gehirn war auch sehr erweicht, besonders die graue Substanz, die Ramificationen des *Arboris vitae* waren häufig und stark entwickelt. Die *eminentia quadrigemina* so wie die *medulla oblongata* waren sehr erweicht.

In der Brusthöhle fanden sich die Lungen in einer anfangenden *splenisation*, sie sahen blutroth aus, knisterten noch und es waren einzelne Drahtförmige Verwachsungen mit der *pleura costalis* da. Das *atrium* und *ventriculus dexter cordis* waren blutleer. Die Muskeln waren dünn und blass, und im ganzen Körper fand sich keine Spur von Fett.

tionen normal. Vier Stunden nach dem Eintritt ins Krankenhaus wurde sie plötzlich von allgemeinen heftigen Zuckungen ergriffen und starb nach einer halben Stunde. Bei der Oeffnung fand man die ganze linke Hälfte des grossen Gehirns bis auf die *Thalamos nervi optici* in eine weisse breiartige Masse verwandelt. In demselben zeigten sich zwei frei liegende Knoten, von der Grösse einer Haselnuss; in der Basis des Gehirns noch vier solche mit Rindensubstanz überzogen, so wie auch die Rindensubstanz der linken Gehirnmasse unaufgelösst und unverletzt war, nur strozten alle Gefässe des Hirns von schwarzem Blut; alle diese Knoten hatten eine harte cartilaginöse Beschaffenheit, und waren auf den Einschnitten fett und glänzend, im innersten Kern waren sie etwas weicher und schienen mir mehr gallichte Gewebe. In Salzsäure wurden sie gelb und weich, in Seifensiederlauge wurden sie ganz aufgelöset, ohne die Farbe zu ändern. Das kleine Gehirn war unverletzt. Man darf wohl mit grosser Wahrscheinlichkeit annehmen, dass das Weichwerden der Gehirnmasse durch das den Schwangern eigene erhöhte negative Leben begünstigt wurde, in dem Reitze, welchen die alogotrophischen Knoten als fremde Körper auf das Gehirn machten, aber zuerst verursacht wurde.

Einen sehr ähnlichen Fall sah ich später an einem würdigen Prediger, dessen Lebensfunctionen immer ein feuchtes und kaltes Gehirn (nach *Galen)* verriethen. Er predigte mit grosser Anstrengung, im Verlauf eines Jahres wurde er aber mehreremal, wenn er sich sehr lebhaft anstrengte, von einer vollkommnen Asphyxie befallen, die dann auf mehrere Wochen einen heftigen Kopfschmerz über der linken Schläfe zurückliess, ohne jedoch seine Gehirnfunctionen zu stören. Ich empfahl ihm grösste Ruhe auf dem Lande und den Gebrauch eines eisenhaltigen Mineralwassers mit sorgfältiger Diät; der mässige Genuss von Wein u. s. w. schien ihm nicht zu schaden. Nach $2\frac{1}{2}$ Monat kam er froh zu mir, sein Kopfschmerz war gänzlich gehoben, und alle Functionen waren normal, körperliche Bewegungen ertrug er leicht. Ich bat ihn diese Ruhe noch einige Monate fortzusetzen und die Kanzel noch nicht wieder zu betreten. Eine geistliche Handlung, die Communion einer Zahl seiner geehrtesten Beichtkinder glaubte er nicht ablehnen zu können. Er redete zu ihnen mit Anstrengung und fiel in der Rede todt nieder. In der Leiche wurde Erweichung des Gehirns und einzelne Knoten gefunden.

c. Wenn man die früheren Beobachtungen von *Morgagni* mit den spätern von *Ferres*, *Allemand Roston* und den scharfsinnigsten von *Andral* vergleicht, so muss man sich überzeugen: dass keine Ursache dieser Alogotrophie im Begrenzten mit Sicherheit anzugeben ist: das absolute Leben bildet sie wie jede Vegetation und dieser kann auf alle Ursachen, welche dasselbe unmittelbar bestimmen, zu solchen Afterbildungen veranlasst werden. Also Bestimmung im ersten Keime (Cachexie), vielleicht eine der häufigsten Ursachen, diäthetische Ansprache, Unterdrükkung anderer Krankheiten, seltener äussere Verlezung und niemals Entzündungen in der Rindensubstanz *) u. s. w. sind alle gleichfähig, im Nervenmark eine zweckwidrige Bildung zu veranlassen. Jede härtere Alogotrophie im Mark wirkt auf die umgebenden Theile desselben und bringt ein Streben hervor, das Fremde zu entfernen, oder vom Gesunden durch eine Haut zu trennen; sie sind als Entfärbungen des Marks, als mehr oder weniger Weichwerden desselben Gradationen zu erregter Reaction, zur unvollkommnen Differentiirung. In den meisten Fällen finden sich auch Alogotrophien der Nerven *(Tubercula)* in andern Organen, in der Lunge, in der Leber, in den Nieren u. s. w.

d. In dem Begriff von der Function der Marksubstanz liegt es

---

*) *Andral* hat alles dieses durch eine grofse Zahl von Beobachtungen dargethan.

deutlich, dass von diesen localen Alogotrophien keine feste und sichere diagnostische Symptome angegeben werden können. Das Gehirnmark verursacht Differentiirungen, als eine allgemeine Realisation des absoluten Lebens, also nicht durch locale Leitung, diese entsteht erst durch die Differentiirungen. Nach Individualität, Alter u. s. w. Im Allgemeinen kann nur das unverletzte Mark für sich keinen Schmerz hervorbringen; daher scheint Verhärtung, carionomatöse Afterbildung u. s. w. an sich keinen Schmerz hervorzubringen, welches bei Erweichung des Gehirns häufiger ist, indem da eine Differentiirung statt hat. Haben wir durch fortgesetzte Nachforschungen in Leichen noch viel mehr Aufklärung zu hoffen, als sie die neuesten Anatomen, namentlich *Andral*, bereits gegeben haben? Ohne allen Zweifel, wenn man mehr auf das absolute Leben, als auf die localen Differentiirungen Rücksicht nimmt.

e. Noch weniger ist über die Cur dieser localen Alogotrophien etwas zu bestimmen, sie liegen meist ausser dem Bereich der Kunst. Merkwürdig ist aber doch eine Stelle im *Hippocrates* De morbis L. II. sect. V. p. 24. edit. *Foesii*, wo er den Kopfschmerz, welcher auf die unmittelbare Reitzung des Gehirnmarks folgt, sehr treffend unter dem Namen *Aqua in cerebro* beschreibt, der mit Schauder und Frost, mit der grössten Heftigkeit eintritt, oft Monate und Jahre mit abwechselnden Perioden dauert, und gegen welchen er erst starke Abführungen, kalte Aufschläge und warme abwechselnd, und wenn nichts helfen will, Trepanation am Hinterhaupte verordnet. Dass hier nicht von dem gewöhnlichen Wasserkopfe die Rede ist, dass er auch nicht gedenkt, wie die Schäfer die drehköpfigen Schaafe von *Taenia hydatigena* den Kranken zu heilen, ist mir wahrscheinlich, und doch hat er gewiss Thatsachen gehabt, auf welche er seinen Rath gründet. Ein gesunder Mann von etwa 30 Jahren wurde von einem solchen Kopfweh, gerade wie es *Hippocrates* beschreibt, woran auch unter *b.* genannte Frau litt, befallen, und bediente sich meines Raths. Zwei Monate lang setzte er mich fast mit in Verzweiflung, keine Mittel gaben ihm Erleichterung; nach Einreibung der untern Extremitäten von sehr warmem Oel erhielt er zuweilen einige Stunden Schlaf. Eine Stelle am Hinterhaupt wurde im spätern Verlauf der Krankheit etwas angeschwollen und mehr als der übrige Kopf schmerzhaft. Ich rieth zu einer Oeffnung und er reisete zu dem Zwecke nach Berlin. Das Geschwüre durchdrang den Knochen und es kamen nach und nach mehrere Unzen einer dicken breiartigen Materie heraus, die der Wundarzt für Gehirnmasse hielt. Der Kranke wurde im Verlauf eines Jahres, nachdem sich auch leichtere Lähmungen der untern Extremitäten verloren, vollkommen hergestellt. Ich zweifle nicht, dass dieser Fall *Hippocrates Aqua in cerebro* war, aber die Natur zeigte hier den Weg.

Cap. 3.

Aeussere Form des Kopfes.

§. 23.

Sehr häufig manifestiren sich diese Alogotrophien des Gehirns und seiner Fortsetzungen der Stränge des Rückenmarks in den Schädelknochen, und haben dann wohl immer Folgen in den übrigen Organensystemen.

Mit grossem Scharfsinn haben daher die ältern griechischen Aerzte und Naturforscher ihre Aufmerksamkeit auf diese Alogotrophien als semiotische Merkmale der Individualität gerichtet, von den spätern Nosologen sind sie vielleicht weniger beachtet, da ihre Nachforschungen mehr auf die Producte, Wasser in den Hirnhöhlen, zwischen den Hirnhäuten, Entzündung der letzteren u. s. w., oder auf die Form des Kopfs als einzelnes Symptom (in Rhachitis, Podagra, Schwindsucht, Skrofeln u. s. w.) gerichtet war.

§. 24.

Wir folgen vorläufig den Ansichten des *Hippocrates*, *Aristoteles* und vorzüglich *Galen's*, die zwar den höhern Grad der Alogotrophie des Schädels, des Rückgrads mehr als Monstrositäten und nicht als Krankheiten einer Cur fähig, betrachteten, um so mehr aber die Form des Kopfes und der Rückenwirbel als Merkmale der Beschaffenheit des ganzen Lebens und der demselben drohenden Anomalien betrachteten.

1. Ein kleiner Kopf ist immer fehlerhaft *), ein grosser Kopf, durch die Masse und durch das absolute Leben (durch die reale und ideale Seite) zugleich bestimmt, ist ein sicheres Zeichen von Gesundheit, wenn beide sich einander entsprechend sind, aber sehr verdächtig, wenn mehr Materie als Kraft (*insitae virtutis robur*) da ist. Die grösste Verschiedenheit, welche ich zwischen einem sehr grossen gesunden Kopfe einer erwachsenen Mannsperson, und einem sehr kleinen Kopfe einer übrigens gesunden Weibsperson finden konnte, war $3\frac{1}{2}$ Zoll im Horizontalumfange und $1\frac{2}{3}$ Zoll von der Nasenwurzel bis an den Grund des Hinterhaupts.

2. Man stellt sich, um die Form des Kopfes zu beurtheilen, denselben am besten als eine vollkommne Kugel vor, die zu beiden Seitenflächen gedrückt ist, wodurch der vordere und hintere Theil mehr hervorgedrückt werden. Aus dem vordern Theile entspringen die Nerven der Sinnesorgane, des Geruchs, Gesichts und Gehörs; aus dem hintern die Bewegungsnerven und das Rückenmark in seinen drei verschiedenen Functionen, als percipirendes, bewegendes und das absolute Leben mit der Aussenwelt ausgleichendes Organ.

---

*) *Galen* in Lib. VI. *Hippocrates* De morbis vulgar.

3. Wenn einer dieser Theile, der vordere oder hintere, unverhältnissmässig hervorgedrückt ist, so entstehen die Difformitäten, welche man Spitzköpfe (φοξοὶ) nennt. Dabei ist hauptsächlich Rücksicht zu nehmen auf den Hals und Rücken. Ist dieser dabei derb und dick (κραταύχενες; *Hippocr.*), so ist diese Difformität nicht nachtheilig; im Gegentheil haben solche Personen gewöhnlich starken Knochenbau und kräftige Muskeln *). Ist dieser aber lang und dünn, so ist wenigstens die Locomotivkraft geringer. Ist die Difformität sehr gross, so erscheint der Gaumen mehr gewölbt, der obere und untere Kiefer und die in denselben enthaltenen Zähne passen nicht aufeinander, und der Kranke leidet an heftigem Kopfweh, die Absonderungen aus den Ohren sind eine scharfe Flüssigkeit oder ein Eiter **).

4) Diese Protuberanz des Kopfs ist entweder am Hinter- und Vorderkopf gleich und ist dann weniger übel, oder am Hinterkopf mangelt, was am Vorderkopf zu viel ist, dieses ist die nachtheiligste Missbildung, das Perceptionsvermögen durch die Sinne ist dann grösser als das locomotive, die Individuen beobachten lieber, als dass sie sich bewegen, sind daher ausspähend, furchtsam und träge ***), oder nur der Vorderkopf protuberirt, welches gewöhnlich mit den Jahren verwächst und wieder ins Gleichmaass kömmt.

5. Stets ist Rücksicht zu nehmen, ob diese Protuberanzen bei grossen oder kleinen Köpfen statt haben, bei kleinen sind sie immer am gefährlichsten.

6. Sehr viel hängt von der Form dieser Protuberanzen zum ganzen Kopf ab, ob sie in sanfter Abstufung mit dem Schädel verbunden, *Decoram excrementi formam* nennt es *Galen*, *Comment. in Hippocratis L. De morbis vulgaribus L. VI.*, oder als etwas Fremdes oder Ungestaltes demselben anhängt.

*) *Hippocr.* De morbis vulgar L. I. sect. 1.

**) *Hippocratis* Aphorism L. l. c 1.

***) *Aristoteles* Physiognomica.

7. Vorzüglich hängt aber wohl die Beurtheilung von der Gestaltung der obern Schädeldecke ab, unter welcher sich die Hemisphären des grossen Gehirns entwickeln. Ist diese zugleich mehr niedergedrückt, so dass zwischen Vorderhaupt und Hinterhaupt gleichsam eine sattelförmige Einbiegung ist, so ist das Individuum gewiss weniger zu Combinationen von Vorstellungen und dadurch zu bestimmten Verlangen, Abscheu und Willen fähig und dem ganzen Heer der daher rührenden Nervenkrankheiten unterworfen.

§. 25.

Die bereits von *Malacarne* und andern Anatomen aufgeworfene Frage, ob die Form des Hirnschädels von der Bildung des Gehirns oder diese von jenem abhänge, wird den Physiologen, noch mehr aber den Nosologen wenigstens müssig erscheinen: *Hippocrates*, *Aristoteles* und *Galen* sahen den Kopf als das eigentliche Organ des Sinnenlebens an, in welchem jeder einzelne Theil das seinige zur Zweckmässigkeit des Ganzen beiträgt, aber nicht durch Raumverhältnisse der einzelnen Theile gebildet oder verbildet wird; die Meinung, dass eine fremde Substanz, Wasser u. s. w., den Kopf von innen heraus ausdehnen oder unter den Integumenten gesammlet vergrössern könne, war zu sehr die Sinne ansprechend, als dass sie nicht schon früh (von *Hérodot* dem *Empiriker* *)) aufgenommen und seit der Zeit sich in allen Lehrbüchern verbreitet hätte, später auch auf andere ganz verschiedene Kopfkrankheiten angewandt wurde, weil man in den Leichen ausgetretenes Wasser in den Hirnhöhlen oder unter den Häuten des Gehirns fand **) und

---

*) In *Galens* Isagoge ihm irrig zugeschriebenen finitionibus medicis und in Introductione seu Medico. Beide Schriften nennt *Galen* nicht in dem Verzeichniss die seinigen, und von letzterer giebt er den Verfasser *Herodot* ausdrücklich an. In allen ächten Schriften *Galen's* ist von Hydrocephalo nicht die Rede.

**) *Robert Whytt* Medical Inquiries and Observations Vol. II. p. 201

wenig fehlte, dass nicht jede Kopfkrankheit unter diesem Namen befasst werden konnte.

Wollen wir die Natur der Krankheit nicht in ihren so verschiedenen Producten, sondern im Leben selbst aufsuchen, so folgen wir der Ansicht der älteren philosophischen Aerzte und nennen sie mit dem allgemeinsten Namen Alogotrophie des Kopfs, woran schon *Rush*, *Rand*, *Saxe* und mehrere neuere Nosologen erkannten, dass unter dem Namen *Hydrocephalus* sehr verschiedene Krankheitsformen begriffen wären, und suchten sie durch eigene Benennung zu trennen.

§. 26.

Es ist nach Verschiedenheit der Nationen, Familien und Individuen schwer, eine bestimmte Form oder Formverhältniss des Kopfs anzugeben. Je einfacher und gleichmässiger der Mensch lebt, desto mehr pflanzt sich dieses Maass- und Formverhältniss von Generation auf Generation fort: so dass der eingeborne Amerikaner durch practische Uebung von Jugend auf nicht allein jede Nation, sondern jeden Stamm derselben, aus der Form des Kopfs und Haltung des Körpers bestimmen kann, und die Macrocephalie der Scythen, ursprünglich künstlich geformt, sich auf die ganze Nation fortpflanzte*). Je weichlicher und üppiger die Nation lebt, desto mehr ist sie auch Alogotrophien des Kopfs unterworfen; so fanden die Griechen viele Schädel der Perser nach der Schlacht bei Platäa, denen die Suturen des Kopfs mangelten, und die Zähne mit den Zahnladen verwachsen waren **), und nicht unwahrscheinlich gaben die ägyptischen Priester an: dass die Schädel der Perser weit brichiger als die der Aegyptier wären, weil jene von Jugend auf den Kopf sorgfältig einhüllten und ihre warme Tiare trügen, letztere stets mit geschornem Haupte ohne Kopfbedeckung gingen ***). Der Arzt hat immer Ursache

*) *Hippocrates* De aëre, locis et aquis

**) *Herodot* IX.

***) *Id* III

auf die Verbildungen des Kopfs Rücksicht zu nehmen, woraus er vorsichtig Schlüsse auf die ganze körperliche Anlage des Individuums machen kann.

Cap. 4.

Wasserkopf, *Hypertrophia cerebri.*

§. 27.

Die krankhafte Hypertrophie des Gehirnmarks.

Der Hauptcharacter ist, wie in allen bisher abgehandelten Cachexien, vorherrschende Vegetation, ohne zweckmässige Leitung des Lebens zur Erhaltung der Einheit. Ihre Symptome in allen Manifestationen des Lebens müssen daher höchst verschieden seyn, nachdem der eine oder andere Theil dieses Organs des Sinnenlebens mehr oder weniger verbildet ist. Die allgemeinsten Symptome sind folgende:

1. Verbildung der Kopfknochen, vorzüglich des Stirnbeins, der Scheitelbeine und oft auch des Hinterkopfs. Diese Knochen sind weniger animalisirt und haben weniger *Turgor vitalis*; also im Ganzen weicher und dünner, in einzelnen Stellen aber auch oft verdickt. Daher weichen sie in weniger sanften Abstufungen mehr aus. Die Stirn ist mehr oder weniger das Segment eines Cylinders; die Scheitelknochen wölben sich über die Ohren, und der Scheitel wird flacher, von der geringsten Ausbiegung bis zu fast unglaublichen Dimensionen, wo der ganze Hirnkasten wie ein ungeheurer türkischer Bund über der Basis des Gehirns ausgebreitet ist *). Die Ossification fehlt zuweilen gänz-

*) Diese Difformität nennt *Galen* bestimmt Monstrum. De usu partium C. H. L. IX. c. 17. Beobachtungen von ungewöhnlicher Grösse solcher Köpfe finden sich in Breslauer Sammlungen 1725. I. p. 541. *Büttner's* Beschreibung des innern Wasserkopfs einer 31jährigen Person, I. p. 125 u. s. w.

lich *), ist meist gegen die Suturen hin dünner und häutiger und daher Suturen und Fontanellen noch weit offen; es giebt aber auch Fälle, wo beide, bei sehr beträchtlicher Grösse des Kopfs, ganz verwachsen und der Schädel härter ist **).

2. Das Zellgewebe des Kopfs, des Gesichts und des behaarten Theils des Kopfs ist lebloser und blasser, die Backen hängend, das Zellgewebe der Augenhöhlen schlaff, die Augen aber oft mehr gefüllt und glänzend, wenn nicht besondere Affectionen des Gehirns darin eine Abänderung machen. Oft ist Geschwulst der äusseren Kopfbedeckungen das am meisten hervorstechende Symptom (*Hydrocephalus externus*).

3. Schlaffe weiche Haare, meist unregelmässig in Wirbeln und einzelnen Zöpfen gewachsen.

4. Erweiterung der Venen, besonders in den Schläfen und der Nase und oft auf den Wangen.

5. Häufige Schweisse am Kopf, besonders im Schlafe.

6. Selten sind bei diesen bedeutenden Missbildungen des Kopfes die übrigen Knochen normal. Krümmungen und Missbildungen mancher Art sind die gewöhnlichen Begleiter, selbst die weichen Theile, besonders des Gesichts, sind nicht frei davon, Hasenscharten (Labium *leporinum*), Missbildungen der Augen und der Nase kommen häufiger vor, oder wechseln in den Familien in den einzelnen Individuen mit diesem sogenannten Wasserkopf ab; in allen Fällen haben sie aber Einfluss auf die Bildung und Haltung des übrigen Körpers, derselbe bleibt oft in der ganzen Entwickelung eben so zurück, wie der Kopf grösser ist, besonders der untere Theil oder alle Extremitäten, kurze Beine und Arme u. s. w. Bei mehrern hat es mir geschienen, als wenn sich die Zeugungs-Organe nur sehr unvollkommen entwickelten, und sie schienen nicht wie die Cretinen am *Oestro* zu leiden. Sehr oft bilden sich auch solche Alogotrophien einzelner Organe im Verlaufe die-

*) Acta helvetica I. 1.

**) *Hufeland's* Journal L. 1. Ibid. V. p. 100.

ses Zustandes, Staphylomen und grauer Staar sind die häufigsten.

7. Häufig wird das Verdauungssystem und in Gefolge dessen die Leber alogotrophisch, im Volumen sehr vergrössert, weiss oder weissfarbig gefunden. Hingegen sind bei diesen allgemeinen Hypertrophien *Tubercula* in den Lungen oder in der Leber wohl selten, so häufig sie auch bei partiellen Alogotrophien des Gehirns, Tuberkeln, Erweichung einzelner Theile und Erhärtungen, beobachtet sind, wie vorzüglich *Andral's* Sectionen zeigen.

8. Absonderung von wässrigen Flüssigkeiten ist der allgemeine Charakter aller Cachexien (des Vorherrschens des serösen Systems). Sie sind von verschiedener Consistenz, je nachdem das animale Leben diese Absonderungen mehr oder weniger veranlasst hat; von coagulabeler Lymphe bis zur fast ganz wässrigten Flüssigkeit mit mehr oder weniger Eiweisstoff. Wie auch in andern Höhlen des Körpers diese serösen Absonderungen bald in dem einen, bald in dem andern Theile geschehn, z. B. in der Brusthöhle, bald innerhalb des Sacks der Pleura, bald im Herzbeutel im *Mediastino* und in der Hülle des Brustkastens zwischen Brustfell und Rippen *), oder auch nur in der Höhle der Brust **), so findet sich diese seröse Ergiesung auch in verschiedenen Theilen der Schädelhöhle, zwischen dem Schädel und der harten Hirnhaut ***). In allen diesen Fällen muss dieses durch ein Localleiden der einzelnen Theile bestimmt seyn. So viel uns aber bis jetzt aus Leichenprüfungen klar wird, sind die die Marksubstanz umgebenden Häute vorzüglich geneigt, bei Störungen der Hirnfunctionen, Absonderungen von Gallerte, Wasser oder selbst Luft zu machen, und wir können daher weder aus der Localität noch aus der Beschaffenheit

*) *Boneti* sepulchretum L. III. sect. XXI. 79.

**) *Harder* Aphorism. Obs. 51.

***) *Lieutaud* Histoire anatom. medic. 229 u. 230. *Greding* in *Ludwigs* Adversar. med. P. II. p. 69. *Sömmering* bezweifelt es wohl mit Unrecht in *Bailly* Anat. not. 354.

des Wassers einen sichern Schluss auf die Natur der Krankheit machen. Die enormen Quantitäten Wasser, welche man in den Hirnhöhlen findet, bis zu 24 Pfund und darüber, sind aber wohl immer nur der eigentlichen zerstörten Vegetation der Marksubstanz *Alogotrophia cerebri* zuzuschreiben, und haben am frühesten den Namen *hydrocephalus internus* erhalten, welcher, mit den meisten übrigen Cachexien, dem ersten Keime allein seinen Ursprung verdankt.

9. In Rücksicht der Zeit der Entwickelung dieser Missbildung ist nichts Sicheres zu bestimmen. Es sind dreimonatliche Fötus mit beträchtlichem Wasserkopf beobachtet. Einen solchen wasserköpfigen Fötus von 3 Monaten beobachtete *Sachstorph*. Ich fand bei einem Neugebornen den in der Geburt zusammengedrückten Kopf 15 Zoll lang, also viel länger als den übrigen Körper. Oft äussert sich die Missbildung erst im 2ten oder 3ten Jahr und wird dann dennoch sehr gross. Bei einem Frauenzimmer sah ich ihn erst im 16ten Jahr entstehen.

§. 28.

10. Die Hypertrophie des Gehirnmarks kann nur in dem Perceptionsvermögen anomale Lebensäusserungen hervorbringen und auch diese nur dann, wenn einzelne Gehirnorgane besonders leiden; alles hängt dabei von dem *insitae virtutis robore*, wie es *Galen* ausdrückt, ab. Wir sehen Köpfe von unverhältnissmässiger Grösse, die nur als Missgeburten, nicht als Kranke erscheinen *). Auch die

*) Einen solchen sehe ich noch jetzt in einer angesehenen Familie auf einem zwergartigen Körper, so auffallend grofs, dafs das Individuum von der Polizei gegen den gaffenden Pöbel Anfangs geschützt werden mufste. Es hat viel Auffassungsvermögen des Mannigfaltigen und gutes Gedächtnifs, ist nicht ohne Muth und kann seine kleinen Glieder sehr wohl gebrauchen. Nur in dem Combinationsvermögen scheint seine Lebensthätigkeit weniger Energie zu haben; daher in allen seinen Aeufserungen eine gewisse mechanische Einseitigkeit, seine Sprache abrupt und wenig modulirt und eigensinniges Festhalten einmal angenommener Grundsätze. Ich kannte einen

Menge des Wassers ist nicht die Ursache der Störungen, weder durch seine scheidewasserartige Schärfe, die ihm Aerzte so ganz willkürlich zuschreiben, noch durch den mechanischen Druck *).

Begreiflich verursacht aber eine solche allgemeine Hypertrophie des Gehirns leichter Anomalien in einzelnen Gehirnorganen, die nicht immer harmonisch sich entwickeln. Hauptsächlich in den Sinnesnerven äussern sich diese Missverhältnisse der Hirnthätigkeit erst spät im Verlaufe der Krankheit. Schwarzer Staar, vollkommene Taubheit, Lähmung der Zunge und Sprachsnerven u. s. w. findet sich häufig bei dieser Hypertrophie des Gehirns. Diese Alogotrophien der einzelnen Gehirnorgane erregen dann ohnfehlbar Schmerz und dieses ist bei solchen Individuen ein sehr drohendes Symptom, da er, so lange die Hypertrophie allgemein ist, gänzlich mangelt.

§. 29.

11. Je mehr dieses Missverhältniss in den einzelnen Theilen des Gehirns zunimmt, je unvollkommner es wird, dem absoluten Leben zu dienen, desto leichter wirkt es auf das System des animalen Lebens und bringt in demselben zweckwidrige Bewegungen hervor. Jede angenehme oder

---

durch viele Schriften bekannten Gelehrten, von dessen Kindern mehrere am *Hydrocephalo* starben und der selbst seiner ganzen Form nach dazu geneigt war. Bei dem edelsten Sinne war sein ganzes Wesen, und ich darf wohl sagen, auch seine gelehrten Producte, diesem Begriffe nahe. Aehnliche Fälle finden sich: *Michaelis* in Medical Communications I. n. 23.

*) *Vesalius* fabrica C. H. L. I. cap. 5. Boneti sepulchretum L. I. sect. 16. n. 6. Tantae aegritudini excitandae, colluvies serosae, aliique minus efferi humores, licet in ipsis ventriculis cerebri aut circa nervorum origines depositi, nequaquam sufficiunt. Quippe in defunctorum capitibus, non raro cerebri medullam ipsaque nervorum principia, aqua prorsum inmersa vidi, quibus tamen dum vixerunt, nec epilepsia nec motus convulsivi adsuerunt. *Thomas Willis* Pathologiae cerebri Cap 1.

unangenehme Vorstellung (Gemüthsbewegung) erregt dann bei diesen Individuen Krämpfe mancher Art, von leichtem Stottern oder Zuckungen der Gesichtsmuskeln bis zu allgemeinen Krämpfen, ohne dass das Perceptionsvermögen dabei aufhört. Ich sehe fast einen Kranken dieser Art seit 22 Jahren; ein ungeheurer Kopf sitzt bei der 28jährigen Kranken auf einem abgemagerten Körper, der kaum die Grösse eines vierjährigen Kindes hat. Sie ist sprachlos und hat nur für einzelne Bedürfnisse Töne, welche die liebevollen Aeltern allein zu verstehen gelernt haben. Sie ist blind und völlig unfähig die Glieder zu gebrauchen; das Perceptionsvermögen der innern Sinne, Vorstellungsvermögen und Gedächtniss sind aber unverletzt und für manche Vorstellungen vielleicht noch erhöhet. Sie misst die Zeit genau ab und wenn sie irgend ein an die Zeit gebundenes Geschäft der Aeltern kennt, so erinnert sie mit einem eigenen Tone selbst nach mehreren Tagen daran und äussert den Aeltern die zärtlichste Liebe. Meine Theilnahme hatte auch mir ihre Zuneigung verschafft. Nachdem ich sie in mehrern Jahren nicht gesehen hatte, kam ich in ihre Wohnung und frug die Aeltern, ob sie sich meiner erinnern könne; sie versicherten, dass sie jedesmal, wenn mein Wagen vorbeiführe, durch ein eigenes Freudengeschrei es angebe. Als ich mich ihr näherte, hörte ich dieses Geschrei, aber sie fiel zugleich in heftige Zuckungen. Diese entstehen fast stündlich bei jeder angenehmen oder unangenehmen Vorstellung.

12. Diese fehlerhafte Realisation des absoluten Lebens wird wohl vorzüglich durch die Erzeugung bedingt; rhachitische, podagrische, vorzüglich aber zu Polysarcie geneigte Aeltern sind zu Erzeugung solcher Kinder am meisten fähig. Wer kann aber in die Geheimnisse der Erzeugung dringen? diese selbigen Aeltern erzeugen auch oft gesunde Kinder. Folgender von mir beobachtete Fall stehe hier als blosse Beobachtung ohne Schlüsse daraus zu ziehen. Eine zu Polysarcie geneigte Frau gebar einem gleichfalls sehr fetten

Vater vier Kinder, wohlgestaltet und lebhaft bis ins zweite Jahr, von dem hörte aber der bewusste Gebrauch der Füsse auf, aber nicht das Gefühl und die Vegetation in denselben. Binnen einem Jahr zog sich diese Art der Lähmung immer höher hinauf, Arme, Respirationsvermögen, und dann Bewegung des Halses, der Augen und der Gesichtsmuskeln entzogen sich immer mehr dem bewussten Willen. Der Kopf mit ganz leblosen Augen hing auf die schwach athmende Brust des Kindes herab, oft entstanden Zuckungen; das Bewusstseyn und die zärtliche Zuneigung zu der Umgebung blieb aber unverletzt. Von zweien dieser Kinder durfte ich den Kopf nach dem Tode, der gewöhnlich im 4ten Jahre erfolgte, untersuchen, und fand die gewöhnliche Hypertrophie des Gehirnmarks mit nicht sehr beträchtlicher Wasserergiessung, und keiner bedeutenden Anfüllung der Blutgefässe der Rindenmembranen. Die Mutter gebar nun drei gesunde Kinder, nach diesen aber wieder zwei ähnliche Kranke, die auf dieselbe Art ihr Leben endeten; in dieser letzten Zeit hatten die Aeltern viel Kummer gehabt.

§. 31.

13. Das Gehirn ist, wie alle vegetirenden Organe der Hyperemie, (den Congestionen) mehr als die locomotiven Organe unterworfen, sowohl blutigen, als serösen, jede Ueberreizung durch narcotische Mittel, jede diathetische Ansprache des Lebens kann sie hervorbringen und eine momentane Hypertrophie kann die Folge davon seyn.

Bei älteren Personen kann sie habituell werden, und ist aus den, mit der Hypertrophie des Gehirns der Kinder ähnlichen Symptomen wahrscheinlich, wenn das Gehirn auch von der sie einschliessenden festen Hirnschale zusammengehalten wird. *Hippocrates* beschreibt diesen Zustand sehr bestimmt. *Coacae praenotiones sect. II.* 161. „Die an „Kopfschmerzen und Ohrenklingen ohne Fieber leiden, an „Dunkelwerden vor den Augen und an Schwierigkeit der

„Sprache, Einschlafen der Hände, haben entweder Schlagfluss „oder Epilepsie zu fürchten, oder verlieren das Gedächtniss."

Bei gichtischen und cachectischen Personen kommt dieser Zustand wohl am häufigsten vor.

§. 32.

14. Diese Hypertrophie (*status humidus Galeni*) modificirt sich, wie alle Alogotrophien, von der leisesten Missbildung des Gehirns an, bis zu den schauderhaftesten Missgeburten, und nachdem das absolute Leben dabei kräftiger und durch Erziehung gestärkt ist, von den seltensten Geistesanlagen und dem glücklichsten Auffassungsvermögen an (*status humidus calidus*) *) bis zu einem hohen Grade der geistigen Imbecillität. Durch die Leichtigkeit der Auffassung, welche den Willen überwiegt, ist der Character dieser Individuen, wenn er nicht durch Erziehung gestört ist, sanfter und liebender; überschreitet der Zustand aber ein gewisses Maass, ohne dass die Kraft (*calor*) zugleich mit erhöhet wird, so entsteht der Lebenszustand, welchen ich Pusillanimität und *Hippocrates* ἀϑυμοτερην καὶ ὑπεγωτερην φυσιν nennt.

15. Das absolute Leben strebt stets nach dem vollkommenen Typus. Darauf beruhen alle Crisen und Lysen in den cachectischen Krankheiten, und es ist auch oft beim Wasserkopf nicht zu verkennen; leichtere Symptome desselben, die wir bei rhachitischen fast stets beobachten, verschwinden mit der vollkommenen Entwickelung eben so, wie die leichtern Alogotrophien der Knochen. Mehrere Male hat es mir selbst geschienen, dass bei rhachitischen das Missverhältniss des Kopfs abnahm, so wie sie gekrümmte Beine bekamen. Nur wird diese Alogotrophie des Nervenmarks leichter in ihren Lysen gestört, jemehr anomale Reactionen in der Corticalsubstanz, Krämpfe in der Locomo-

*) Dem edelsten Griechen des Alterthums, *Perikles*, werfen die Comiker seinen grossen, ungestalteten Kopf vor

tivität u. s. w. durch äussere Ursachen veranlasst werden. Ich sah bei Personen von 15 bis 20 Jahren die traurigen Folgen der Hypertrophie entstehen, zugleich den Umfang des Kopfes zunehmen, wo ich grosse Ursache zu vermuthen hatte, dass üble Erziehung, unrichtige Leitung des Willens u. s. w. die natürliche Anlage verschlimmert hatte.

16. Existirt zwischen Gehirn und Zeugungstheilen ein Wechselverhältniss, wie ich es B. 1. §. 61. p. 82. vermuthend angedeutet habe, so dürfte diese Hypertrophie des Gehirns wohl die letztern zu einer unvollkommnern Entwickelung veranlassen. Monstrositäten durch unvollkommene Entwickelung fallen wenigstens bei diesem Zustande des Gehirns am meisten vor.

17. Weil das animale Leben bei den Kranken, wo bloss der *status humidus* vorherrscht, weniger reagirt, so sind sie auch, wie die Thiere der niedrigern Ordnungen, weniger gefährlichen Anstrengungen zu Crisen unterworfen, und Wunden heilen bei ihnen leichter und gefahrloser. Ich sah einen Knaben von acht Jahren mit einer enormen Hypertrophie des Gehirns, die ihn des Gebrauchs der Glieder und der Sprache beraubte. Eine Eitersammlung im Brustkasten bahnt sich nach langer Störung der Respiration einen Weg durch das Brustbein. Bei Oeffnung der Geschwulst sprang das Eiter drei bis vier Ellen hoch, und es wurden auf drei Pfund desselben dadurch ausgeleert. Nach etwa einem Monate schloss sich die Wunde, der Knabe lebte sein unvollkommnes Leben noch manche Jahre fort. Fontanellen sind bei diesen Kranken oft schwer offen zu erhalten.

Cap. 4.

Cur der Hypertrophie oder des Wasserkopfs.

§. 33.

1. Wenn wir bei den Griechen keine ärztliche Behandlung dieser Hypertrophie finden, weil sie sie mehr

für eine in der ganzen Individualität begründete Missbildung ansahen, aus welcher sie wohl die Lebensverhältnisse zu vermuthen hatten, aber nicht als bestimmte Krankheitsformen zu heilen wussten, so entbehrten sie, wenigstens in therapeutischer Rücksicht, nicht viel mehr, als wir jetzt.

2. Wie in allen Cachexien, so ist auch hier die Erziehung des Kranken die Hauptsache, wenn sich die ersten Spuren der Missbildung zeigen und Entfernung der Schädlichkeiten bei geduldiger Erwartung der noch möglichen Crisen und Lysen, wenn das Uebel überhand genommen hat. Die allgemeine Idee dieser Erziehung ist: das Wollen des Kranken, also seine Vorstellung und Locomotivität sorgfältig zu erhöhen und zu regeln, ohne demselben die unwillkührliche Oberherrschaft zu gestatten, also der Neigung, die häufigen Perceptionen in ungeregelte Vorstellungen, Verlangen und Abscheu ohne Rücksicht sich bilden zu lassen (ungeregelter Phantasie), möglichst entgegen zu streben. Systematisches Studium, vorzüglich aber practisches Lernen, ist hier das wahre Heilmittel, Romane jeder Art das Beförderungsmittel der Krankheit. Specielle Vorschriften würden zu diesem Zweck selbst in den einzelnen Fällen unnütz seyn. Freier Aufenthalt auf dem Lande, liebevoller Ernst, sehr mässige vegetabilische Nahrung, wie sie der Verdauung zusagt, Vermeidung heftiger Lebensthätigkeit von jeder Art und wiederholte Abführungen von Calomel und Jalappe, um jeder Anhäufung in dem doch trägen Darmcanal vorzubauen, würden in dieser Rücksicht die kräftigsten Mittel seyn.

3. Theorien von Resorption des ergossenen Wassers, in Organen, wo so unverkennbar das Wasser nicht Ursache, sondern Wirkung des Hirnleidens ist, wo keine resorbirende Gefässe zu finden sind, gehören zu den Verirrungen der alles im Begrenzten erforschenden Schule.

Bei gichtischen und cachectischen Personen kömmt dieser Zustand am häufigsten vor und wird in den Systemen unter *Apoplexia serosa* classificirt.

§. 34.

Einer der berühmtesten praktischen Aerzte Londons *Mathias Baillie* versichert in seinen praktischen Beobachtungen, dass er nur einen einzigen Fall erlebt, wo ein völlig ausgebildeter Hydrocephalus geheilt wurde, (durch Quecksilbersalbe auf durch Blasenpflaster wund gemachte Stellen des Kopfes gestrichen). Nach dem, was aber *Baillie* von den Symptomen äussert, so waren es die Affectionen der Corticalsubstanz, Schielen, unregelmässiger Puls u. s. w. also ein Hydrencephalus, wie es *Saxe* und andere genannt wissen wollen, der bei einer leichtern Hypertrophie geheilt wurde. Mir ist ein ähnlicher, aber nicht so glücklicher Fall vorgekommen: Ein junges Frauenzimmer, deren Zustand ich seit Jahren mit Bedauern hatte ansehen müssen, ohne gegen die stets zunehmenden Zuckungen, Lähmung und zuletzt Verdunklung der Hornhaut etwas entscheidendes rathen zu können, wurde von einem Chirurgen mit enormen Gaben und Einreibungen von Quecksilber zur Salivation gebracht. Nach dreimonatlichem Leiden erhielt sie einigermassen den Gebrauch ihrer Glieder und auch der Augen wieder, hatte einige Zeit weniger Krämpfe, aber nach sechs Monaten kehrten alle Symptome im verdoppelten Maass zurück, sie starb, als sie wider ihren Willen und unter Krämpfen eine Reise zu Schiffe machen musste. Die Erfahrungen vieler Aerzte sprechen für den Nutzen des Quecksilbers im Wasserkopf, wenn man aber ihre Krankengeschichten näher lieset, so war es immer die *phrenicula* nicht die Hypertrophie allein *), und so lassen sich die Behauptungen anderer

*) *Dobson* London medical Journal 1788. P. II. p. 122. *Duncan* Medical commentaries II. *Hoggarth* Medical Observations and Inquiries VI. no. 8. *Hunter* Medical commentaries of Edinburgh Vol. VIII. P. 1. p. 28. *Percival* in medical Facts and Observations Vol. I no 13

trefflicher Aerzte von der Unwirksamkeit des Quecksilbers im Wasserkopfe *) damit vereinigen.

§. 35.

Als äussere Mittel sind zu empfehlen:

a. Man halte den Kopf möglichst kühl, lasse das Haar kurz abscheeren, gar keine oder leichte Kopfbedeckung tragen.

b. Von einigen Schriftstellern sind kalte Umschläge als nützlich vorgeschlagen **). *Hippocrates* ***) wandte in einer Krankheit, die unserer *Hypertrophia* nahe kömmt, Schläuche oder Blasen, mit so warmen Wasser angefüllt, als es der Kranke vertragen konnte, an, und liess damit aufhören, wenn der Kranke schwach wurde, und sie nachher wieder anlegen. Ich wage nicht für eine oder die andere Curart bestimmt zu entscheiden, glaube aber, dass man bei der einfachen Hypertrophie ohne *Phrenicula* am sichersten sich mit den einfachen Reitzmitteln begnügt, bis sichere Erfahrungen hierüber entscheiden.

c. Blutigel von Zeit zu Zeit hinter die Ohren gesetzt, z. B jede 4te Woche, können, nach den Kräften des Kranken gereicht, mit grossem Nutzen angewandt werden.

d. Niesmittel werden schon von *Hippocrates* empfohlen, und spätere Aerzte bestätigen ihren Nutzen ****).

e. Sind die Urinwege consensuell in Unthätigkeit versetzt, wie das oft der Fall ist, die eigentlichen Harntreibenden Mittel haben aber etwas dem Magen sehr widriges und können selten lange gebraucht werden. Einreibungen von flüchtigen Salben mit Terpentinöl ins untere Rückgrath,

---

*) *Warren* London medical Journal 1788. P. II. p. 122. *Alexander Monro* Tree treatises on the brain the eye and the ear. Edinb. 1797. p. 48. *Baillie* London medical and physical Journal Nov. 1825.

**) *Benjam. Rush.*

***) De morbis LII.

****) *Forestus* Observ. chirurg. L. II. Obs. 6. *Heister* Institut Chirurg p 76

Erwärmung des Unterleibes, warmes etwas spirituöses Getränk, *Aqua vitae juniperata* wird dann die Unthätigkeit der Harnwege besser heben, als Squilla und Digitalis.

f. Bähungen des Kopfes mit aromatischen und aufreitzenden adstringirenden Kräuterdecocten haben *Burnet* *) und *Fallopius* **) mit Nutzen angewandt, auch Salben aus *Oleo hyperico* mit dem *pulvere Myrtilli* oder des *Liquaminis Myrrhae* ***).

g. Wenn die Suturen auseinander weichen, räth schon *Hippocrates* ****) Anlegung fester Binden, und mehrere sichere Erfahrungen bestätigen den Nutzen †).

h. Am meisten dürfte man von Fontanellen erwarten, ich empfehle sie, wo ich Verdacht einer Hypertrophie habe, und in zwei Fällen sah ich entschiedenen Nutzen davon. Es ist schwer, sie am Kopf ohne Nachtheil zu erhalten, sie werden daher an die Arme gelegt, *Carmichael Smith* ††), *Yeates* †††) und namentlich *Sachse* haben ihren Nutzen bestätigt.

i. Dass dabei die allgemeinen Mittel, namentlich gegen Rhachitis, Seebäder, Seewasser, Eichelkaffee, China u. s. w. nach der Individualität angewandt, nicht dürfen versäumt werden, erhellet aus dem Begriffe, nicht aus dem Namen der Krankheit; so kann auch *Odier's* belebendes und stärkendes Heilverfahren durch China, Wein, hier statt finden ††††).

---

*) *Burnet* Thesaurus medicinae practicae. II. p. 84.

**) *Fallopius* II. p. 299.

***) *Forestus* L. VIII. Obs. 29.

****) De officina medici sect. 17. p. 15.

†) *Lazari Riverii* Observat. communicat. p. 571.

Ritschel Anatomische und chirurgische Wahrnehmungen, Dresden 1784. *Gilbert Blane* select Dissertations on several subjects of medical science p. 380. Abhand. für pract. Aerzte B. 30. p. 574.

††) *Treatise* on hydrocephalus 1814. p. 71.

†††) *Yeates* on the early symptomes wich lead to water in the braie, London 1825. p. 3.

††††) *Hufeland* Journal für pract Heilk. B. LX. p 90.

k. Von der Operation des Wasserkopfs ist von einigen Aerzten mehr als geträumt, sie ist vielleicht nach einer missverstandenen Aeusserung des *Hippocrates* (S. 552. e.) versucht worden, aber in der wahren Hypertrophie gewiss nie mit Glück. *Le Cat* erfand ein eigenes Instrument dazu. *) Eine glückliche Heilung eines vermeinten Wasserkopfs durch Abzapfen hat *James Vosse* **) beschrieben. Alle Symptome zeigten aber weder auf Störung im Nervenmark noch in der Rindensubstanz, sondern es war eine Alogotrophie in dem *periostio* der Kopfknochen (vielleicht eine mit der *Hernia cerebri* oder mit der Kopfgeschwulst sehr verwandte Krankheit,) also ein wahrer *Hydrocephalus externus.* So wie das Wasser ohne bedeutende Affection der Gehirnorgane aus diesen Häuten ausgeleert war, entwickelten sich die Knochen der Hirnschale vollkommen, und das Kind wurde ohne andere kranke Symptome hergestellt. Ob *Le Cats* glücklich geheilte Kranke in demselben Zustande waren, wage ich nicht zu bestimmen. Ein Verzeichniss der negativen Erfahrungen, wo der Tod dadurch beschleunigt wurde, findet sich in *Monro Treatise on the brain* p. 48. und in *Plouc quet's Bibl. pract. T. IV.* sie sind zahlreich genug, um auch den empirischen Arzt abzuschrecken.

Cap. 5.

Atrophia sive Marcor cerebri (Analosis Hippoc.). Cretinismus.

§. 36.

Auch das Gehirn als vegetirendes Organ kann am Marasmus leiden. Den Zustand, wo eine solche unvollkom-

*) Memoires de l'Academie royale de Medicine T. XII. p. 24.

**) Abhand. für pr. Aerzte B. 28. p. 363.

mene Entwickelung des Gehirns in der ersten Erzeugung begründet ist (und das ist gewiss der häufigste Fall), nennen wir Cretinismus. Derselbe hat seine mannigfaltigen Gradationen, wie die Hypertrophie, von der leisesten Störung des Perceptionsvermögens an, bis zum vollkommensten Blödsinn. Seine Hauptcharactere sind:

§. 37.

1. Zurückbleiben der Vegetation des Kopfes: derselbe ist vorzüglich in seinem Querdurchmesser mager und weniger gewölbt. Dabei kann der Vorkopf gewölbt hervorragen, der Hinterkopf ist oft abgeplattet.

2. Das Gehirnmark wird im Verhältniss kleiner, oft missfarbig, mit einzelnen rothen Gefässen mehr durchkreuzt gefunden, ohne dass man grösseren Zufluss von arteriellem Blut vermuthen kann *).

3. Ist in seiner Textur härter und trockner. Was bereits *Hippocrates* mit seinem Ausspruche *Caput parvum semper malum* **) andeutet, *Galen* als *Cerebrum siccum et frigidum* beschreibt, bestätigt *Morgagni* in mehreren Leichen von Blödsinnigen ***). *Malacarne* wandte auf Verlangen von *Bonnet* seine besondere Aufmerksamkeit darauf, und fand es in drei Cadavern bestätigt ****), *Foderé* in mehreren. †) Dass aber bei den mannigfaltigen Gradationen dieser Verhältnisse der Hirnvegetation diese allgemeine Ansicht als Entscheidungsmittel in der gerichtlichen Medicin nicht angewandt werden kann; dass man den Gemüthszustand eines Verstorbenen nicht aus der Beschaffenheit seines todten Gehirns beurtheilen könne, bewiess mein Freund *Wichmann* in einem wichtigen Rechtsstreite gegen ein darauf gegrün-

*) *Foderé*, Ueber Kropf und Cretinismus. Berlin 1796. p. 67

**) De morbis vulgar. L. VI.

***) De sed. et caus. morb. Ep. I. 10. VIII. 4, 6, 8, 9, 11, 16. L. XI. 3 etc.

****) Bonnet Palingenesia Part II. chapit IV n 1.

†) *Foderé* l. c. p. 100

detes Gutachten von *Loder* *), und dieser letzte erkannte *Wichmanns* Gründe mit edler Wahrheitsliebe, ohne die physiologische Ueberzeugung aufzugeben **)

§. 38.

4. Vorzüglich ist es aber in seinen Functionen weniger empfindlich, ohne ganz unthätig zu seyn. Sie haben Augen und sehen nicht, Ohren und hören nicht, weil sie keinen Willen haben, das zu Sehende und zu Hörende sich anzueignen.

Es manifestirt sich dieser Mangel an Empfindlichkeit in der *Medulla oblongata* und in dem mittlern Strange des Rückenmarks und seinen Verzweigungen, als des unmittelbaren Perceptionsorgans der Verhältnisse des eigenen Organismus zur Aussenwelt (des Gemüths, wie *Jessen* es zu nennen geneigt ist ***)). Das Individuum hat ein nicht so leicht erregbares Gemeingefühl, der eigene Körper und die Aussenwelt werden schwerer mit dem eigenen absoluten Seyn verglichen, dadurch entsteht Mangel an Combinationsvermögen, an Interesse für das Mannigfaltige der Aussenwelt, eine eigene Art von Mangel an Egoismus. Hitze und Kälte, verdorbene Luft, Hunger und Durst u. s. w. erträgt das Individuum auf eine oft unbegreifliche Art; Verwundungen erregen keine heftige Reaction, heilen aber auch weniger leicht. Das für ihn Passende und also die eigentliche Harmonie der Aussenwelt, wird wenigstens schwerer empfunden, und der Geschmack für das Schöne und Gute weniger lebhaft. Hingegen nimmt eine Art von Eitelkeit, ein erzwungenes nicht aus dem vollen Gefühl der humanen Zweckmässigkeit hervorgehendes Interesse an der Aussenwelt, das um so eigensinniger ist, zu: durch Reichthum, Putz, Klugheit und Gelehrsamkeit angesehen zu werden, oft auf eine

*) *Wichmanns* kleine Schriften. VI. 2.

**) *Reils* Archiv für Physiologie B 3

***) *Jessen* Beiträge zur Erkenntniss des psychischen Lebens B. I p 224

verkehrte Art zu, und artet bei vernachlässigter Erziehung leicht in Habsucht, Chicane, Prahlerei und Unwahrheit aus.

§. 39.

5. In den Sinnesorganen manifestirt sich dieser Zustand mehr als Mangel an Willen. Das Auge ist glanzlos, weil der Kranke das Passende nicht aufsucht; aus demselben Grunde erscheinen die vollkommenen Cretinen oft taubstumm, und hören dennoch, was in ihren engen Ideenkreis passt. Das Gesicht ist ohne Mienenspiel, bis zum Herabhängen des Unterkiefers; die Zahnreihen passen, wie *Hippocrates* schon beobachtet hat, nicht aufeinander; Geschmack und Geruch sind stumpf, bis zur völligen ekelhaften Gleichgültigkeit für diese Sinne, ohne dass man die Abwesenheit derselben annehmen könnte *).

6. Besonders manifestirt sich dieser Zustand der Organe, welche aus dem verlängerten Rückenmark und aus dem mittleren Strange des Rückenmarks ihre Nerven erhalten, Respirationsnerven und ihre Verzweigungen. Der Brustkasten ist oft verbogen und enge (*pectus carinatum*). Die Stimme ist weniger modulirt bis zum widrigen Krächzen. Der innere Mund sondert zweckwidrig ab, oft eine grosse Menge von Flüssigkeit, die durch die hängenden Lippen nicht zurückgehalten wird, oft ist er trocken und dürre. Fast allgemein sind aber die Mandeln stark angeschwollen, und sondern viel Schleim ab, oft sind die *glandulae parotideae* angeschwollen.

---

*) Als ich einst unvorsichtig genug diese Beobachtung (welche ich an den vollkommensten Cretinen sowohl als an manchen Individuen mit der leisesten Spur dieses Zustandes, wo nur eine gewisse humane Abgeschmacktheit oft bei sonst trefflichen Eigenschaften zu bemerken ist, gemacht habe) in einer Gesellschaft äusserte, rief mir ein sehr reicher Mann zu: dass diese Beobachtung unrichtig ist, kann ich durch meine eigene Person beweisen; ich schmecke und rieche selbst die widrigsten Dinge (welche er zu mehrerer Deutlichkeit nannte) nicht. — Das war mit der Persönlichkeit des ganzen Mannes verglichen, ein eigentlich redender Beweis für mich.

§. 10.

7. Anschwellung der Schilddrüse, bis zur Entstellung, ist in manchen Bergthälern eine häufige, fast allgemeine Erscheinung, aber kein unzertrennliches Symptom des Cretinismus. In *Chili* und *la Plata* sah *Miers* *) den Kropf fast ganz allgemein, den Cretinismus gar nicht. Auch in einzelnen Thälern des Harzes ist der Kropf so allgemein, dass die Nichtkröpfigen eine seltene Ausnahme sind, ohne dass man alle Einwohner des Cretinismus beschuldigen dürfte. In gewissen Gegenden hingegen, namentlich in flachen Littoralländern, ist der Kropf ein so seltenes Uebel, dass ich ihn selbst von Aerzten verkannt sah, aber alle Symptome des Cretinismus in allen seinen Gradationen, bis zur vollkommnen Thierheit, habe ich vielleicht häufiger in diesen Gegenden, als in Berggegenden beobachtet. Ueberall, wo das Leben von seinem Normaltypus abweicht, werden Anomalien in demselben bei Menschen ungleich leichter von Generation zu Generation fortgepflanzt, eben so als verzärtelte Pflanzen mit Abnormitäten durch Samen fortgepflanzt werden, und Hausthiere (nicht wilde Thiere) leicht ausarten. Daher kann in einzelnen Gegenden bald der Kropf, bald der Cretinismus heftiger seyn, und demohngeachtet eine Alogotrophie seiner Nerven gemein haben, bald beide Symptome in demselben Individuum vereinigt seyn.

8. Die Haut ist missfarbig und trocken, das Zellgewebe an einzelnen Stellen angefüllt, an andern zusammengefallen und leerer. Vorzüglich habe ich die Brüste solcher Personen beim weiblichen Geschlecht unverhältnissmässig gross gegen die übrige Ernährung des Körpers gesehen, bei Mannspersonen diese Theile mit dichtem struppigen Haar bedeckt. *Foderé* glaubt bei Männern eine auffallende Grösse der Zeugungstheile beobachtet zu haben.

9. Die Vegetation des ganzen Organismus ist unharmonisch, einzelne Organe sind über das Normalmass ent-

*) Travels in Chile and La Plata, Lond. 1826. p 153

wickelt und andere zurück geblieben. Zwei Systeme, die dem vegetativen Leben vorzüglich dienen, sind in dieser Rücksicht merkwürdig.

a. Das Verdauungssystem ist in den meisten Fällen entwickelter, der Unterleib grösser, die Gedärme weiter, die Verdauung für jede Art von Nahrung, die ohne Geschmack aufgenommen wird, gleich thätig *)

b. Die Zeugungstheile sind entwickelter und vorzüglich das weibliche Geschlecht daher ungleich mehr dem grossen Heere von Hypertrophien in diesen Organen, in den Ovarien und in der Mutter, *Hydrops Ovarii*, *Hydrops Uteri*, Scirrhositäten u. s. w. ausgesetzt. Ich sah viele Individuen dieser Art schon im 12ten oder 13ten Jahre mannbar **), bei andern die periodische Thätigkeit höchst unregelmässig, bei zwei Unglücklichen, deren Zustand, zur gänzlichen Thierheit herabgesunken, keiner geistigen Bildung, keiner Sittlichkeit fähig war, äusserte sich der Geschlechtstrieb ganz so rücksichtlos wie bei Thieren der niedrigsten Ordnung; eine dritte, mehr erzogene, bekam jedesmal Epilepsie, so oft sie einen Mann sah, in welchen sie sich verliebt glaubte, ohngeachtet sie nie mit ihm geredet hatte. Bald kam die Epilepsie auch, wenn sie an denselben Mann dachte. Diese Stimmungen ziehen sich in vielen Abstufungen durch mancherlei Krankheiten oft mit merkwürdigen Verwickelungen einer erhöheten Perception, die auf einzelne Vorstellungen Bezug haben. Ein junges Mädchen musste sich beständig waschen, wenn sie eine Mannsperson (von jedem Stand und Alter) auch nur aus dem Fenster in der Ferne sah. Immer ist *Oberon's* Zaubersaft, den er aus den Augen seiner Titania streichen liess, in dieser unzarten Weiblichkeit nicht zu verkennen.

---

*) *Aristoteles*, Physiognomia.

**) *Foderé* sah sie in Gebirgsgegenden später, aber mit gleicher Heftigkeit ihres Lebens entwickelt.

What thou seest, when thou dost wake
Do it for thy true love take
Bee it Ounce or Cat or Bear
Pord or Boar with bristled hair *).

§. 41.

10. Höchst merkwürdig ist bei diesen Individuen oft das unveränderliche Gedächtniss für einzelne Worte und Objecte, mit welchen sie übrigens keine besondere Relation habem. Ich kenne einen Blödsinnigen, der bei allen Bemühungen für keine Art von Unterricht empfänglich war, nicht die Buchstaben, vielweniger lesen lernen konnte. Gern liess er sich aber gebrauchen, allerlei Bestellungen zu verrichten, wenn das auch nicht sein Beruf war. Er war bald im Stande, in einer Stadt, von 6000 Häusern und von mehr als 12,000 Familien bewohnt, fast jeden Bewohner zu nennen, und Wechsel der Wohnungen ihm ganz unbekannter Personen war für ihn das Merkwürdigste und in seinem Gedächtniss unauslöschlich. Von vier Schwestern sah jede in ihrer Nachkommenschaft den ältesten Sohn in ähnlichem Zustande des Blödsinns, nach Erziehung, zufälligen Umständen u. s. w. verschieden modificirt. Hingegen sind die jüngern Söhne und die Töchter gut organisirt Ein anderes Individuum, welches nicht eigentlich blödsinnig genannt werden darf, Allerlei gelernt hat, eine schöne Hand schreibt, aber sich doch in keinen Beruf passen kann, und dessen cachectischer Zustand sich durch eine wunderbare Brüchigkeit der Knochen verräth, so dass er fast jährlich an Knochenbrüchen leidet und dessen Kopf einen unverhältnissmässigen Längendurchmesser gegen den Querdurchmesser (ein φοζὸς) zeigt, hat zufällig und, wie er versichert, ohne grosse Anstrengungen den Staatskalender des Königreichs Dänemark und der Herzogthümer Holstein und Schleswig so vollkommen auswendig gelernt, dass ich wiederholte Versuche mit ihm anstellen durfte, ohne dass er

*) *Shakespeare* sommernightsdream

in Amt, Vornamen und Zunamen von mehr als 20,000 Menschen sich ein einzigmal irrte, ohngeachtet er vielleicht keine 50 persönlich kannte und von den Aemtern und Würden derselben fast keinen Begriff hatte. Von einem Blöden und oft Wahnsinnigen, den auch ich gekannt habe, erzählt *Moritz* in seinem psychologischen Magazin, dass er bei aller Bewusstlosigkeit von der Aussenwelt dennoch die Zeit ohne Uhr genau angeben konnte u. s. w.

§. 42.

11. Der geringere Antheil, welchen sie vermöge ihres verminderten Gemeingefühls (Gemüths) an der Aussenwelt nehmen können, und die Festigkeit ihrer wenigern Vorstellungen veranlasst eine Gleichgültigkeit (Kälte), verbunden mit Eigensinn, die bei geringerer humaner Bildung leicht in Bosheit ausarten kann, besonders wenn sie sich durch kleine Verwechselungen von Ort und Zeit (Chicane) rächen oder bedeutend machen können. Sie sind auch hierin das Gegentheil von den hypertrophischen Köpfen.

§. 43.

12. *Foderé* bezeichnet sechs Stufen dieses Zustandes, wovon die letzteren im täglichen Leben nicht als kranke bezeichnet werden dürfen. Wer will es wagen, das durch Erziehung, Lebensart und Schicksale so mannigfaltig individualisirte Leben in Stufen abzutheilen oder diese Abtheilungen in der menschlichen Gesellschaft geltend zu machen. Dem Arzt geziemt es aber, über diesen Zustand des absoluten Lebens im individuellen zu beobachten und sich in manchen Fällen dadurch bestimmen zu lassen.

§. 44.

13. Zu Knoten (*Tubercula*) in den Lungen und den übrigen Eingeweiden sind sie geneigter als die hypertrophischen Köpfe.

§. 45.

14. Wie die Hypertrophie des Gehirns, ist die Anlage im absoluten Leben, und meist angeboren. Mehrere Male sah ich sie eine Generation verschonen, und erst in den Enkeln manifestirte sich das unvollkommne Leben wieder. Ein Mann galt nicht für blödsinnig, er konnte ganz erträgliche Gelegenheitsgedichte machen, war aber abgeschmackt, hatte einen kleinen Kopf und musste in allen Geschäften geleitet werden. Der Sohn, von einer lebhaften kräftigen Mutter, war scheinbar gesund, ohne hervorstechende Fähigkeiten; zwei Enkel waren vollkommen blödsinnig. Dass in derselben Familie Hypertrophie und Cretinismus abwechselnd vorkommen, wie *Foderé* versichert, ist eben so wahrscheinlich, als dass Wassersucht und Dörrsucht in derselben Familie vorkommen; das Leben hat in seinen Abweichungen keine bestimmten Gesetze; inzwischen erinnere ich mich keines Falls davon.

Foderé hat über die Fortpflanzung des Cretinismus sehr scharfsinnige Beobachtungen gemacht, nur seine vorgeschlagenen policeilichen Maassregeln dürften doch wohl beinahe so viel, als die *Peter Franks*, das Kostbarste und Beste des Menschen, die Liebe, zu sehr der Deutung des bürgerlichen Gesetzes Preis geben.

§. 46.

15. Wie Hypertrophie, kann auch Cretinismus sich durch lange fortgesetzte äussere Schädlichkeiten im höhern Alter bilden. Das Kindischwerden im höhern Alter ist eine Art davon, und auch hier dürfte Missbrauch von spirituösen und narcotischen Mitteln eine Veranlassung dazu seyn. Inzwischen sind mir zwei Fälle vorgekommen, wo auch da die erste Anlage angeerbt war: Drei sehr gebildete, thätige Söhne fielen im höhern Alter in denselben Zustand der Geistesschwachheit, wie ihre Väter.

§. 47.

16. Heftige Einwirkungen auf das absolute Leben können dasselbe in einzelnen Fällen erwecken. Der Mann, dessen Geschichte in *Baldinger's* Magazin ausführlich beschrieben ist, und welchen ich als einen sehr vernünftigen, betriebsamen Bürger gekannt habe, war im höchsten Grade blödsinnig und wurde, nachdem ihm nach 10tägigem Mangel an aller Nahrung beide Füsse abgefroren waren, vernünftig. Ein Knabe meiner Bekanntschaft von 12 Jahren, aus einer angesehenen Familie, wurde bis dahin als blödsinnig bedauert, fiel von einer grossen Höhe auf den Kopf und wurde lebhaft und vernünftig. Die Sache machte in der Stadt so allgemeines Aufsehen, dass ein in seiner Nachkommenschaft nicht sehr glücklicher Vater ausrief: Wäre das Mittel probat, ich würfe alle meine Söhne vom Dache! Die Folge hat wohl gezeigt, dass er in der Diagnose einsichtsvoll war!!! Eben so können starke Ansprachen auf das geistige Leben ein Erwachen des absoluten hervorbringen. *Crösus* Sohn giebt einen historischen Beweis davon, der aufmerksame Beobachter sieht es in den leichtern Graden dieser Alogotrophie öfterer.

§. 48.

17. Die geringere Empfindlichkeit und geringere Reaction des Lebens kann diese Individuen zu hohem Alter bringen, wenn nicht zufällige Ursachen Störungen in andern Organen machten, die dann häufig zu Epilepsie und Wahnsinn die Veranlassung geben.

Ich behandle noch in diesem Augenblicke einen Kranken, dessen Anlagen zum Cretinismus ihn früher nicht verhinderten, sich eine gewisse Achtung im gewöhnlichen Pflichtleben zu erwerben, seit drei Jahren aber in hohem Grade daran leidet, so dass er ganz Willenlos ohne deutliche Vorstellungen, mit schwacher Sprache und Lähmung des linken Schenkels und der linken Hand das Bett hütet.

Verdauung und Ernährung sind ungestört. Von Zeit zu Zeit (gewöhnlich im Herbst und Frühling) leidet er an Brustbeschwerden und so häufigem Auswurf, dass man seine nahe Auflösung hoffen dürfte, sie wechselt mit einer Art von Wuth ab, und so erhalten ihn die Nr. 19 angegebenen Verhältnisse jetzt bis ins 52ste Jahr. Seine Mutter starb mit ganz ähnlichen Symptomen in ihrem 75sten Jahre, und mehrere Glieder der Familie leiden an verschiedenen Modificationen dieses Uebels.

18. Dass sich der Cretinismus weit mehr durch den Vater als durch die Mutter fortpflanzt, hat *Foderé* richtig beobachtet, und ich darf es mit Ueberzeugung bestätigen.

19. *Foderé* macht noch auf die Gestaltung der Extremitäten, namentlich auf die langen Finger aufmerksam. Das Maass dürfte hier, wie bei allen Störungen des ganzen vegetativen Lebens, nicht entscheiden, sondern vorzüglich die Dysharmonie des ganzen Organismus. Ich sah Personen, die sich den hier aufgestellten Begriffen von Cretinismus sehr näherten, mit unverhältnissmässig kurzen Armen.

§. 49.

Nur Erziehung und zweckmässige Diät können hier als sichere Heilmittel betrachtet werden, die, wenn sie auch den Menschen nicht umschaffen, doch den weitern Fortgang der Alogotrophie und das völlige Versinken in die niedrigste Thierheit oft verhüten können. Der Begriff von Cachexie giebt hier die allgemeine Norm, welche nach Ort und individuellen Verhältnissen angewandt werden muss und in keiner Diätetik gelehrt werden kann. *Foderé* giebt für die Alpenthäler vortreffliche Vorschriften. Das Perceptionsvermögen muss geübt und der Wille bestimmt werden. Naturstudium, d. h. Unterscheidung der das Individuum umgebenden realen Welt, dürfte für den ersten Zweck und pünktliche Pflichtübung für den letzten das allgemeine, in keinem Stande unanwendbare Mittel seyn.

Könnten heftige Reitze auf das Nervensystem, z. B. der Gebrauch von *Nux vomica* (*Strychnin* habe ich nie gebraucht!) oder Hungercur in einzelnen Fällen anwendbar seyn? — Von *nux vomica* zu 4 bis 8 Gr. täglich dreimal gegeben, sah ich einmal eine sehr glückliche Wirkung, wo nach einem Scharlachfieber ein vollkommner Zustand des Blödsinns, mit Zittern des ganzen Körpers, völliger Taubheit und Sprachlosigkeit länger als ein Jahr gedauert hatte und immer mehr zunahm. Nach zweimonatlichem Gebrauch, mit einzelnen Unterbrechungen, wenn die Wirkung des Mittels, heftige Erschütterungen des Körpers, zu heftig wurden, war der Kranke bis auf eine Harthörigkeit hergestellt und ist seitdem im Stande, zu arbeiten und das Nöthigste, Schreiben, Lesen und Religion, zu lernen. Die glücklichen Wirkungen, welche man in partiellen Lähmungen, in Unthätigkeit des *Uterus* u. s. w., von diesem Mittel erfährt, dürften ihm da, wo noch Heilung möglich ist, Zutrauen erwerben.

Cap. 6.

Hydrorhachis.

§. 50.

In so fern wir uns jeden Rückenwirbel als eine eigene Hirnschale, und das in ihm enthaltene Rückenmark als ein eigenes Gehirn vorstellen könnten, würden auch diese kleinen Gehirne ähnlichen Alogotrophien, wie das grosse Gehirn, unterworfen seyn. Es unterscheidet sich aber dieses Rückenmark von dem Gehirnmark:

a. Dass in demselben bereits eine allgemeine Differentiirung in percipirende und bestimmende Nerven, in dem vordern und hintern Strange vorgegangen ist, und nur der mittlere Strang nicht differentiirte Fortsetzung des realisirten absoluten Lebens ist. Es kann also in ihnen eine zweifache Störung der Lebensmanifestationen der unter ihrem Einfluss stehenden Organe begründet seyn: Gestörtes Gefühl und gestörte Locomotivität. Manche kranke Erscheinungen bei Lähmungen, Unempfindlichkeit, u. s. w. können darauf hinweisen.

b. Die aus diesen Störungen hervorgehenden Nerven sind auf so manche Art unter sich und mit unmittelbar aus dem Gehirn entspringenden Nerven verflochten, bilden in diesen Verbindungen so manche andere kleine Gehirne (Ganglien und Geflechte), dass es schwer seyn dürfte, die ursprüngliche Alogotrophie aus den Störungen der Functionen auszumitteln.

c. Durch eben diese Verflechtung und Bildung anderer Gehirne ist es auch möglich, dass manche Alogotrophie einzelner Rückenmarksknoten wieder durch andere Zweige ersetzt werden.

d. Auf jeden Fall kann aber im Rückenmark eben so wenig als im Gehirnmark eine Entzündung gedacht werden, die Gefässhäute können, wie im Gehirn, mit Blut angefüllt seyn, oder Wasser absondern, ohne dass daraus auf den eigentlichen Zustand des Lebens des Rückenmarks zu schliessen seyn dürfte; wie im Gehirn sich der fremde Reitz auf die Substanz desselben durch Erweichen, Zerfliessen und Absonderung von eiterartiger Materie aus den Häuten und nicht durch die Erscheinungen der Entzündung im Parenchyma manifestirt, so finden wir es auch im Rückenmark. Einen sehr deutlichen Fall dieser Art beschreibt unter vielen andern *Ronander* *). Einen ganz ähnlichen Fall beobachtete ich kürzlich an einem jungen schwedischen Knaben, der meiner ärztlichen Behandlung anvertraut wurde. Er trug seinen Kopf schief, welcher nicht ohne Schmerz gerichtet werden konnte, von Zeit zu Zeit klagte er über flüchtige Schmerzen im Nacken und längs der Halsmuskeln bis in die Schulter; oft verlor er aber momentan die Besinnung,

*) Swenska laekare saelskapets handlingar Vol. VI. p. 126

welches aber nicht so anhaltend war, dass er wirklich fiel. Wenn diese Zufälle häufiger am Tage kamen, so waren seine sonst lebhaften Augen trübe und leblos. In allen Functionen des Gehirns, so wie des übrigen Organismus war nichts abnorm, zwischendurch konnte der Zufall der Besinnunglosigkeit öfter am Tage eintreten, es war aber ganz allein das momentane wenige Secunden dauernde Aufhören der äussern Sinne, sein Ideengang war dadurch nicht gestört, bei heiterm Wetter konnte er mehrere Tage frei und dann sehr lebhaft seyn. Ich erklärte den Zufall für eine Affection des verlängerten Rückenmarks, von sehr ernstlicher Art, liess ein Haarseil auf die oberen Halswirbel setzen, liess aus dem Nacken täglich zweimal häufig Funken mittelst einer starken Electrisirmaschine ziehen, und gab ihm täglich 4 Mal Gr. IV Krähenaugenpulver. Zu meiner Freude schienen die Mittel glückliche Erfolge zu haben. Er war länger als sechs Wochen bei jeder Witterung frei von seiner Bewustlosigkeit, schlief ruhig, welches früher nicht der Fall gewesen, sondern häufig von Zahnknirschen und dadurch entstandenem Zahnweh unterbrochen war und auch der Kopf erhielt eine gerade Richtung. Nach seiner Rückkehr nach Stockholm erhielt ich einige weniger befriedigende Nachrichten. Im Februar erhielt ich die traurige Nachricht von seinem plötzlichen Tode und fand bei der Section die *Medulla oblongata* ganz erweicht und in den Knochen des *Foramen magnum* einige Spuren von *Caries*.

Die Nachweisung des Ursprungs mancher Krankheiten im Rückenmark dürfte daher in den meisten Fällen sehr unbestimmt seyn, wenn wir auch nicht zweifeln können, dass auch in den einzelnen Theilen desselben oder im ganzen Rückenmark ein ähnlicher Zustand von Hypertrophie *(status humidus)* und phthisis *(status siccus)* statt haben kann. Von den *Acephalis*, an denen auch das Rückenmark gänzlich fehlte *), bis zu der *Tabes dorsalis* dürfte wohl diese

*) *Morgagni* Epist. XLVIII. n. 48

phthisis medullae spinalis statt haben, bei manchen Nervenkrankheiten sehr verschiedener Art die Hypertrophie; wir müssen es aber der Zeit überlassen, ob in dieser Rücksicht noch mehr beobachtet wird, das zu allgemeinen Gesetzen benutzt werden kann.

§. 51.

Mit einiger Gewissheit können wir bis jetzt sagen: dass die übrigens so schwer zu entdeckende Alogotrophie des Rückenmarks nicht immer in den Theilen desselben zu suchen ist, aus welchen die kranken Organe ihre Nerven erhalten.

Oft fängt die Alogotrophie des Rückenmarks in den untersten Theilen desselben an und schreitet nach und nach bis zum Gehirn, ohne dass wir Grund zu vermuthen haben, dass ergossene Flüssigkeiten in den untern Theilen des Rückenmarks aufsteigen, und durch Druck u. s. w. die kranken Erscheinungen hervorbringen, so sah ich es bei drei Kindern derselben Familie (S. 530.); umgekehrt schreitet die Alogotrophie des Gehirns nach und nach auf die unteren Extremitäten.

§. 52.

Es ist denkbar, dass eine Alogotrophie des Nerven sich selbst vom äussersten peripherischen Ende nach und nach in das Rückenmark und von da ins Gehirn verbreitet. Ein Fall dieser Art macht mir solches sehr wahrscheinlich. Ein Frauenzimmer von etwa 28 Jahren klagte Monate lang über ein schmerzhaftes Emporziehen des grossen Zehen's des linken Fusses, wodurch ihr der Gang erschwert wurde, alle übrigen Functionen des Körpers waren normal. Ihr Wundarzt glaubte, es sey eine krampfhafte Verkürzung der Sehnen, und war im Begriff dieselben zu durchschneiden, welches ich dringend widerrieth. Nach länger als einem Jahre theilte sich dieses schmerzhafte Zusammenziehen auch dem Fusse und dann dem Schenkel mit, und nach mehreren

Jahren war letzterer stets an den Unterleib gezogen und die Kranke klagte über heftige Rückenschmerzen, ihre Verdauungsorgane wurden immer unvollkommener, es gesellten sich mancherlei Krampfzufälle hinzu und so starb sie nach Verlauf von drei Jahren *).

§. 53.

Ich füge noch einige kranke Erscheinungen hinzu, die weniger in einer Alogotrophie des Nervenmarks, als der dasselbe einschliessenden Knochen begründet zu seyn scheinen, aber doch nicht unter die rhachitischen Verbildungen gebracht werden können, da sie oft ganz gesunde, von gesunden Aeltern geborene Individuen befallen, und deren Ursprung oft einem Zufall der schwangern Mutter zugeschrieben wird, auf jeden Fall sehr problematisch ist, auf das Nervenleben aber sehr wesentlichen Einfluss hat.

§. 54.

Hernia cerebri, Gehirnbruch.

Ist eine partielle Alogotrophie des Kopfs, gewöhnlich nur in der ersten Bildung auf ähnliche Art begründet, wie *spina bifida*. Man hat auch das Hervordringen des Gehirns, durch Oeffnungen des Schädels bei äussern Verletzungen desselben, Hirnbruch genannt, vielleicht passte für diese der Name Hirnschwamm besser. Ob auch in spätern Perioden sich noch Gehirn durch die Suturen hervordrängen kann, wie man solches auch vom Rückgrath beobachtet haben will, ist bis jetzt noch nicht durch Beobachtungen entschieden,

*) Ein ähnlicher, aber durch äussere Hautreitze, vermittelst einer Salbe aus *Ol. Olivae* ℥ jjß *Ol. Therebinth.* ℥ ß *Acid. sulphur.* ʒ j geheilter Fall, wo die Alogotrophie ohne äussere Veranlassung am Daumen anfing, erzählt *John Pearson Medic. chir. Transact. Vol. VIII. p.* 212. Auch der merkwürdige Fall, welchen ich in meiner Abhandlung über physische Heilmittel erzählt habe, nahm im Fusse seinen Anfang und erregte dann fortschreitend die heftigsten Krämpfe. Er wurde durch Magnetismus und starke Hautreitze geheilt Beides wandte ich bei der hier erwähnten Kranken vergebens an.

ohngeachtet man Auseinanderweichen der Suturen öfterer beobachtet hat *).

Bei neugebornen Kindern hat man dieses Hervordrängen des Gehirns und seiner Häute durch die Stirnnath bis auf die Nase durch die Kronnath u. s. w. beobachtet; es hat das Hinterhauptbein gänzlich gefehlt und das kleine Gehirn lag in einem eigenen Sacke. Aeltere Nosologen behaupteten, am öftersten treffe man sie auf dem Scheitelbeine an. *Nagel's* scharfsinnige Bemerkungen machen es wahrscheinlich, dass sie da selten oder niemals vorkommen **).

Die Erkenntniss dieser Krankheit würde nicht schwer seyn, indem die äussern Kopfbedeckungen unverletzt bleiben, unter denselben eine begrenzte Geschwulst sich bildet, die mehr oder weniger Fluctuation zeigt, wenn zugleich Wasser mit im Bruchsacke ist, mit Gewalt zurückgebracht heftige Krämpfe erregt, oft eine Pulsation des Gehirns verräth und unter welcher Geschwulst man die Knochenränder der Oeffnung fühlen kann u. s. w. — wenn es nicht eine andere begrenzte Kopfgeschwulst bei neugebornen Kindern gäbe (Blutgeschwulst) mit fast denselben Merkmalen, so dass die Unterscheidungszeichen auch dem geübtesten Finger zweifelhaft und die Verwechselung sehr gefährlich seyn dürfte. Der Knochenrand fühlt sich auch bei dieser Kopfgeschwulst, indem die *Tabula cranii externa* niedergedrückt ist; *Becker* will sogar in diesem vermeinten Knochenrande nur den eingedrückten Knochen gefühlt haben ***). Die äussern Kopfbedeckungen sind gleichfalls unverletzt, auch eine Art von Pulsation ist in ihr beobachtet und das gewaltsame Zurückbringen könnte auch bei ihr Krämpfe durch Schmerz erregen. Ein Unterschei-

*) *Peter Frank*, Delectus opuscul. med. Vol. II. p. 33. *Hoechstetter*, De spina bifida, in *Halleri* Dissertat. practic. T. VII. P. I p. 491.

**) *Hufeland's* Journal d. pr. Arznk. B. LIV. S 1.

***) *Hufeland's* Journal B. LIII. p 77

dungszeichen könnte entscheidender seyn, wenn es sich bestätigt: die Blutgeschwulst bildet sich erst nach einigen Tagen nach der Geburt langsam, der Gehirnbruch dürfte als Bildungsfehler mit geboren seyn.

§. 55.

Nach den Vorschriften mehrerer Aerzte soll die Blutgeschwulst geöffnet und ausgeleert werden, bei dem Gehirnbruch dürfte das auf jeden Fall gefährlich seyn, ohngeachtet es *le Dran* gethan zu haben versichert. — Ich sah ausser manchen unverkennbaren Blutgeschwülsten zweimal Geschwulst auf dem Scheitelbeine, welche ich damals für wahre Hirnbrüche hielt, wagte aber nicht sie zu öffnen, sondern liess eine dünne Bleiplatte, in feine Leinwand gewickelt, darauf legen. Beide Male verschwand die vermeinte — oder wirkliche? *Hernia cerebri* nach Verlauf mehrerer Monate. Das eine Kind starb nach einigen Jahren am Wasserkopf, von dem andern erfuhr ich später nichts. *Becker* hat dreimal anerkannte Blutgeschwülste mit zertheilendem *spiritus* aus *spir. vini camphor.*, *spirit. Juniperi* und *Aceto squillitico* fomentiren lassen, und sie sind gleichfalls verschwunden. *Ferrand Memoires de chirurgie*, *Masque* Chirurgische Nouvelles, *Mursinna* Beobachtungen Vol. I. no. 8. heilten ihre vermeinten *Hernias cerebri* durch Compression, und welche Eile hätte es dann, die noch keinen gefährlichen Zufall veranlassende Geschwulst zu öffnen? wie es *Michaelis* (*Loder's* Journal für Chirurgie) so dringend und drohend räth!

§. 56.

Hernia spinalis sive spina bifida. Gespaltenes Rückgrath

Ist eine Alogotrophie der Wirbel des Rückgraths, die meistens in der ersten Entwickelung entsteht. In einem oder mehreren Wirbeln des Rückgraths oder auf den Lendenwirbeln, seltener auf dem heiligen Beine, in sehr seltenen Fällen auf den Halswirbeln. Sie ist in der Regel immer um so ausgebreiteter, hat mehrere Wirbelbeine ergriffen, als sie höher hinaufsteigt. Es ist eine Oeffnung, wo die Knochensubstanz der Dornfortsätze und eines Theils der hintern Seite des Wirbels mangelt, und diese Oeffnung ist mit Knorpel inwendig bekleidet; durch dieselbe sind die Häute des Rückenmarks und das Rückenmark selbst hervorgetreten, so dass die innere Wand des hervorgetretenen Sacks mit Nervenmark ausgekleidet ist und also der Rückenmarksknoten sich auf ähnliche Art verhält, wie das Gehirn im Wasserkopf *). Die äussern Hautdecken sind schmerzlos, durch grosse Ausdehnung und Reitz von aussen können sie aber entzündet werden und selbst aufbrechen. Die Grösse der Geschwulst ist sehr verschieden, bei der Geburt oft unbedeutend, wächst aber mit der Zeit sehr bedeutend. Auch die Stelle der Alogotrophie auf dem Rückenwirbel ist sehr verschieden, bald fehlt der Dornenförmige Fortsatz und statt dessen ist das Loch im Wirbel, bald liegt der Dornfortsatz unvollkommen gebildet in der Geschwulst und die Oeffnung ist an einer Seite, oder der Dornfortsatz ist vollständig ausgebildet und die Oeffnung von ihm entfernt auf dem Körper des Wirbels.

Sehr häufig ist die Krankheit mit innerm Wasserkopf verbunden.

Die Wirkung dieses gespaltenen Rückgrathes auf den Organismus ist dieselbe wie bei Hydrorhachitis. Häufige Lähmung der Organe, welche aus den kranken Knoten vorzüglich ihre Nerven erhalten, seltener allgemeine Affectionen des thierischen Lebens, wie im Wasserkopf.

§. 57.

Die wichtigste nosologische Frage konnte seyn: Ist die Ausdehnung beständig im Knoten des Rückenmarks, oder

---

*) So habe ich es selbst bei zwei Sectionen gefunden.

kann auch hier eine Ansammlung von Wasser blos in den Häuten des Rückenmarks oder gar zwischen diesen und den Knochen statt finden? wo dann vielleicht mehr für die Heilung dieser Krankheit zu hoffen wäre. Die meisten bekannten Beobachtungen geben zu einer solchen Eintheilung in *spinam bifidam internam* und *externam* keine Veranlassung; überall traf man bei genauer Untersuchung die innere Seite des Sacks mit Rückenmark ausgekleidet und seine Höhlung mit der Höhlung des Rückenmarks in unmittelbarer Verbindung. *Morgagni's* sehr ausführliche Untersuchungen über diese Frage scheinen allerdings das Resultat zu geben: dass in seltnen Fällen das Wasser zwischen der harten Haut des Rückenmarks und den Rückenwirbeln sitzen kann, und die Beobachtung, welche er aus *Fantoni* anführt, beweiset: dass selbst bei schon vollkommen gebildetem Rückgrath Flüssigkeiten aus der innern Hirnschaale sich einen Weg bis zum untersten Ende des heiligen Beins bahnen und in den Bändern desselben eine Geschwulst bilden können, die dem gespaltenen Rückgrath ganz ähnlich ist. Die Geschwulst wurde geöffnet und es floss eiterartige und wässerigte Flüssigkeit hervor und die Oeffnung stand deutlich mit einer Geschwulst am Hinterhaupte in Verbindung, so dass mehr Flüssigkeit ausfloss, wenn diese Geschwulst gedrückt wurde. Das Kind genas. — Ungerechnet, dass es in diesem Falle noch nicht einmal völlig erwiesen ist, ob die Gemeinschaft wirklich durch die Höhle der Rückenwirbel statt hatte, im Gegentheil es wahrscheinlicher ist, dass der Eitergang ausserhalb der Rückenwirbel war, wie ich zweimal gesehen habe, dass Eiterungen in der Brusthöhle solche Geschwülste auf dem heiligen Bein bildeten, die sehr lange verschlossen blieben, so sind doch die Fälle, wo die Krankheit im innern Rückenmark liegt, gewiss die häufigsten und jene Ausnahmen schwer zu erkennen. Daher hat man die grösste Ursache, bei sogenannten kalten Geschwülsten, welche nahe an Rückenwirbeln liegen, vorzüglich wenn sie nicht ganz beweglich sind, vorsichtig zu seyn.

Ein liebenswürdiges junges Frauenzimmer bemerkte am untern Halswirbel eine sehr bedeutende Geschwulst, welche sie mehr der Schönheit , als der Unbequemlichkeit wegen, weggeschafft wünschte. Ich hatte Bedenken, eine Operation anzurathen, die Geschwulst nahm aber binnen einem Jahre beträchtlich bis zur Grösse eines Gänseeies zu. Ein berühmter Wundarzt unternahm die Ausschälung der vermeinten Balggeschwulst. — Das vermeinte Wundfieber nach der Operation trat mit heftigen Nervenaffectionen ein, und binnen 7 Tagen starb die Kranke. — Ein ganz ähnlicher Fall veranlasste in meiner Bekanntschaft den Tod eines hoffnungsvollen jungen Mannes und den tiefen Kummer seines Arztes. —

§. 58.

Man hat die Heilung dieser Krankheit durch vorsichtige Oeffnung der Geschwulst oft theoretisch vorgeschlagen *) und selbst practisch ausgeführt **). Die Bedingungen, unter welchen sich *Astley Cooper* einen glücklichen Ausgang verspricht, sind von der Art, dass man dann auch von der Natur noch viel hoffen durfte. Keine Verbindung mit Wasserkopf, keine Lähmung der untern Extremitäten. des Mastdarms und der Blase! — Sind diese Bedingungen vorhanden, so scheint es mir, dass der Arzt nicht berechtigt ist, den Kranken einer grossen Gefahr auszusetzen, wo er durch sorgfältige Compression, Abhaltung von ober-

*) *Darwin* Zoonomie.

**) *Fantonus* in *Morgagni* de sedib. et caus. morb. Ep. XII n. 9. *Heilmann* in Prodr. Act. Hafn. p. 136. *Astley Cooper* Medical transact. Vol. II. *Hufeland's* Journal d. p. A. B. XLIV. p. 80. *Genga*, *Hoffmann*, *Camper* u. s. w. glücklich; dagegen aber die Mehrzahl *Heister* Wahrnehmungen B. II. *Huxham* Oper. III. p. 44. *Mohrenheim* Beobachtungen, *Morgagni* l. c. art. 16. *Tulpius* L. III. c. 29. u. 30. *Warner* u. *Berlinghieri* in *Hufeland* Journ. d. p. A. B. LII. p. 80., noch Ursache zu zweifeln hat, ob in den erzählten Fällen das Extravasat sich wirklich in der Höhle des Rückenmarks befand.

flächlicher Entzündung der Geschwulst mit *Heister* und andern nach Schliessung der Oeffnung durch adhäsive Entzündung hoffen darf, da die Ausleerung der Flüssigkeit gewiss nichts weniger als curativ für die Alogotrophie ist, sondern in den meisten Fällen chronische, sich verbreitende Entzündung in der Höhle des Rückenmarks veranlassen dürfte *), und wir wenigstens Fälle haben, wo das Leben bis zum 17ten Jahre gefristet ist **).

Es scheint daher bestimmt ausgesprochen werden zu können, dass die Operation unter allen Umständen verwerflich sey, der Arzt hingegen hier nicht ohne Hoffnung eines glücklichen Erfolgs eine vorsichtige Cur durch Druck, zertheilenden *Spiritus* und mit der grössten Vorsicht durch reitzende Cataplasmen, z. B. aus *ammon.* und *Oxym. squillit.* oder noch schärfere Reitzmittel, um eine Adhäsiv-Entzündung hervorzubringen, anwenden kann. Welches aber der Kunst allein angehört.

§. 59.

Noch mehr gehören andere Alogotrophien am Kopf, z. B. gespaltener Gaumen, Hasenscharte u. s. w., am Rückgrath die verschiedenen Verbiegungen desselben, an den Extremitäten Krümmungen der langen Knochen, Verbildungen der Füsse u. s. w., der Kunst allein an, und der Arzt hat nur über die Zulässigkeit und Zweckmässigkeit der Kunstanwendung im Allgemeinen zu urtheilen. Folgende allgemeine Sätze dürften in dieser Rücksicht wichtig seyn.

1. Das Leben bildet nicht einmal den Organismus, sondern bildet ihn, so lange er lebt. Der Künstler darf diesen nie ganz erloschenen Bildungstrieb ja nicht vergessen, darf nicht mit Gewalt seine Bildnerkünste an die Stelle des bildenden Lebens setzen, sondern muss dieses möglichst wecken und leiten. Ich habe zweimal einen voll-

*) Wie in *Berlinghieri's* Operation und *A. Cooper* 3ter Fall.
**) *Acrell.* Schwedische Abhandl X p. 291.

kommnen Wolfsrachen nach einigen Jahren sich so schliessen gesehen, dass kaum eine geringe Spalte übrig blieb. Rhachitische Krümmungen der langen Knochen richten sich noch häufiger gegen das 7te oder 15te Jahr gerade und bleiben nur da, wo eine zweckwidrige Diät, sitzende Lebensart, Gewohnheit u. s. w. sie fördert, daher sehen wir sie bei gewissen Ständen ungleich häufiger, als bei andern, in engen Wohnungen, in Städten, und zwar selbst in gewissen Städten, wo Industrie und Fabriken ihre Dauer in mancher Rücksicht befördern.

2. Alle Missbildungen dieser Art nicht bloss am Kopf und Rückgrath, sondern auch an den Extremitäten sind Symptome einer geringern oder grössern Cachexie des Gehirns und des Rückgraths. Ich erinnere mich keines Buckelchten, der nicht sehr witzig oder sehr blödsinnig, keines Schiefbeinigten, der nicht seine eigenen geistigen oder sensoriellen Schwächen und eben so keines Klumpfüssigen, der nicht sensorielle Cachexien gehabt hätte. Vielleicht in dem Maass unbedeutender, als das verbildete Organ in weniger Verbindung mit Hirn- und Rückenmark steht und geringern Einfluss auf das Leben des ganzen Organismus hat, aber niemals ganz zu verkennen. Daher bedürfen diese Individuen bei weitem mehr als völlig gesunde, einer antirhachitischen Erziehung, die durch keine Kunst gestört werden darf.

3. Die Erweckung des Bildungstriebes geschieht bei weitem mehr durch sensoriellen und humanen Einfluss, als durch äussern Zwang. Der junge Mensch ist kein junges Bäumchen, das man durch Beipflanzung eines Stocks und Abschneiden der luxuriirenden Zweige gerade zieht. Ich habe zweimal angeborne Klumpfüsse durch anhaltendes sanftes Strecken und Richten durch die Hand der Mutter und nachheriges leichtes Binden mit einem Tuch (nach *Büttner's* Methode) heilen gesehen. Freilich gehört dazu nicht bloss der Rath des Arztes, sondern vor allen andern die zärtliche Mutter. und wo die fehlt, nimmt man zu Eisen.

Leder, Holz und Kork seine Zuflucht. Hütet Euch aber, dass Euch nicht etwas Aergeres widerfahre!

§. 60.

4. Wer dürfte es läugnen, dass in den letzten 50 Jahren diese Kunst, den rohen Bandagisten entnommen, auch ihren bedeutenden Theil der Ausbildung erlangt hat? Wer wollte es sich erlauben, über Männer, die sich ihr ganz besonders gewidmet und bestimmtes Zutrauen im Publikum erlangt haben, zu urtheilen? Wenn aber jeder Staat, ja jede Stadt ein solches Geradeмacher-Institut verlangt, so dürfte wohl die Frage aufgeworfen werden: Ist diese Kunst überhaupt in Institute zu beengen?

Die Neigung, ein grosses Publikum zu haben, das Institut in Aufnahme zu bringen, kann leicht zu Demonstrationen verführen, die *Hippocrates* schon Aerzten seiner Zeit, die sich mit der Cur verrenkter Rückgrathe vorzüglich beschäftigten, vorwirft *). Es werden nicht mehr Leitern und Herabwerfen von Höhen u. s. w. angewandt, aber es giebt noch viele andere Maschinen, Salben u. s. w.!! Kinder sollen in diesen Instituten zugleich gebildet, erheitert und beschäftigt werden? Von jedem Stande? Auf den

*) „Dieser Methode (der Leiter) bedienen sich vorzüglich sol-„che Aerzte, die gern dem grofsen Publikum imponiren wollen. „Denn bei diesem erregt es Erstaunen, wenn es Kranke aufge-„hängt, mit Gewalt heruntergeworfen u. s. w. sieht, das wird all-„gemein ausgeschrieen, ohne dafs man sich weiter darum beküm-„mert, ob es zum Nutzen oder Schaden ist. De articulis sect. VI. „p. 78." Noch zu Ende des 18ten Jahrhunderts sah ich einen sehr bekannten Badearzt, dessen Haus ein Armamentarium machinarum war, zwei Kinder, die von Coxalgie das kranke Bein verlängert hatten, in einer Maschine aufhängen und an das gesunde Bein Gewicht hängen, um es dem kranken gleich zu machen. Das ist keine Fabel. Dafs *Hippocrates* übrigens durch sanftern Druck auch rhachitische Buckel gerade zu machen hoffte, sieht man ebendaselbst p. 83, ohngeachtet er im Ganzen wenig Hoffnung dazu macht Abschn 19 ,p 76)

Wohlhabendern muss die Anstalt berechnet werden! Der Mittelstand ist also ausgeschlossen! Die wohlhabendern Fürsten oder Kinder der Reichen werden ihrer Familie, ihrer individuellen Bestimmung entrissen und sehen sich nachher nur nach einem kindlichen Gemeinleben um, das nicht ihr Beruf ist! — Ihnen wäre bei ihrer Cachexie besser, wenn sie bucklicht durch die Welt gingen, als dass sie kränklich und sehnend durch die Welt getragen seyn wollen.

Aeltern können die genaue Sorgfalt nicht selbst anwenden? — So nehmen sie eine vernünftige Wärterin! — Und oft erinnert die genaue Sorgfalt an *Hippocrates* Leitern! Ein Arzt, der mechanisches Talent und Liebe zur Sache hat, nicht bloss Recepte verschreiben will, kann sich in dieser Rücksicht grosse Verdienste um jeden Stand erwerben, ohne die Kinder ihrer Bestimmung zu entreissen!

§. 61.

Die Anschwellung eines oder mehrerer der untern Lendenwirbel hat nach der genauen nosologischen Beschreibung und wirksamen Curmethode, welche *Pott* davon gegeben hat, allgemein den Namen des *Pott*'schen Buckels (*Skyphosis Pottii*) erhalten. Auch hier mag die Krankheit bald eine locale rhachitische Anschwellung des Knochens allein seyn, wo sie dann, so lange die Höhlung nicht sehr verengt und das Rückenmark dadurch in seiner Function gestört wird, vorerst nur als Missbildung erscheint, bald eine unmittelbare Folge einer Hypertrophie des in ihr enthaltenen Rückenmarksknoten, wo dann die Lähmung der untern Extremitäten, dann der Blase und des Mastdarms mit der Anschwellung zugleich erscheint.

Im erstern Fall ist die rhachitische Alogotrophie oft allein auf den einzelnen Wirbel beschränkt und könnte ohne Gefahr seyn, wenn nicht diese Knochenkrankheit mehr als andere rhachitische Bildungsstörungen, eben weil sie so einzeln in einem wichtigen Organ ist, das absolute Leben zu abnormen Anstrengungen zur Reorganisation aufregte. Auch zu normalen; sie können in den Entwickelungsperioden verschwinden. — Ich sah eine solche, gegen welche zwei berühmte Chirurgen bereits die von *Pott* gerühmten Mittel, Fontanellen, innere Mittel u. s. w., angewandt hatten, bei einer jungen Dame von 22 Jahren, die übrigens vollkommen und wohlgebauet war, verschwinden *).

Aber ohne Lähmung der untern Extremitäten, also ohne Beweis, dass eine Hypertrophie des Rückenmarks damit verbunden sey, erregt diese Krankheit in den in den Wirbeln befestigten weichen Theilen, Entzündung und Eiterung und Beinfrass in dem Wirbel selbst. Es ist nicht mein Zweck, die Nosologie und Therapie vom *Psoasabscess* hier ausführlich abzuhandeln.

Ich kann nur das, was ich B. 1. §. 270. gesagt habe, hinzufügen: dass ich, seitdem ich jenen Paragraph schrieb, noch mehrere Erfahrungen gemacht habe und dass Ausleerung des Eiters in allen Fällen, wo eine kranke Affection eines wichtigen Organs secundaire Entzündung und Eiterung in benachbarten Zellgeweben macht, die Ausleerung des Eiters stets nachtheilig ist und die Hoffnung zur Rettung des Kranken vermindert.

Cap. 7.

Phrenicula oder *Hydrencephalus.*

§. 62.

Der Leichenbefund, auf den Hirnhäuten und in den Gehirnhöhlen mehr oder weniger ergossenes Serum oder blutiges Wasser zeigend, hat bereits *Herodot* und nach ihm mehrere Nosologen, namentlich *Fothergill*, vielleicht zuerst

*) Was ich in meiner Abhandlung über psychische Heilmittel 182 erzählt habe, wiederhole ich hier.

veranlasst, Krankheiten, die unbezweifelt diathetischen Ursprungs sind, mit den cachectischen Krankheiten des Gehirnmarks, der Hypertrophie und Atrophie des Gehirns, unter einem Namen von *Hydrocephalus* zu befassen, nicht eingedenk, dass bei sehr vielen anomalen Lebensverhältnissen des Gehirns, z. B. Apoplexie, Epilepsie, Kopfverletzungen u. s. w., solche seröse Ergiessungen in denselben angetroffen werden, und umgekehrt grosse Wasseransammlungen im Gehirn, wo die Hirnfunctionen im Leben ganz ungestört waren. Wir müssen uns überzeugen, dass Abnormitäten in der Vegetation des realisirten, absoluten Lebens (dem Nervenmark) allein nur Abweichungen in dem Perceptionsvermögen hervorbringen. Reitze mancher Art, epidemische, heftiges Verlangen und Abscheu, Störungen in andern Organen, äussere Gewalt u. s. w. können das absolute Leben zu anomalen Differentiirungen im Parenchyma veranlassen und dadurch anomale Manifestationen im thierischen Leben um so leichter veranlassen, als das vegetative Nervenmark unvollkommner ist. Verschiedene dieser Krankheiten hat *Hippocrates* (im 2ten Buche von den Krankheiten) beschrieben, er nennt den Zustand im Allgemeinen Uebererwärmung (ὅταν ὑπερθερμάνῃ ἡ κεφαλή). Wer den *Hippocratischen* Begriff von θέρμον und ψυχρὸν kennt, wird hier nicht an äusserlich mitgetheilte oder Thermometerwärme denken, sein Θέρμος ist das animale Leben, wodurch Verwandlung des arteriellen Bluts in venöses und nothwendige Absonderung hervorgebracht wird. Mit Recht macht er vorzüglich auf die Wechselwirkung dieses thierischen Gehirnlebens und die Absonderung der Nieren und der Schleimhäute in mehreren Krankheitsformen dieser Art aufmerksam.

Ein grosser Theil dieser Krankheiten ist diathetisch oder schesisch und gehört nicht zu unserm Plane. Eine ist aber nicht bloss durch ihr Product (das abgesonderte Serum in den Gehirnhäuten und Höhlen), sondern auch durch eine Causalverbindung mit unserer Hypertrophie des Gehirns so nahe verwandt, dass von vielen Nosologen beide mit demselben Namen bezeichnet und ihre Symptome oft verwechselt sind.

§. 63.

Vielleicht war *Rust* der erste, welcher die Krankheit *Phrenicula* nannte, *Rand*, ein trefflicher nosologischer Beobachter, nennt sie *Encephalitis. Saxe* und mehrere neuere nennen sie *Hydrencephalus* oder *Hydrocephalus acutus*. Ich würde den Namen von *Rust* wählen, wenn es bei Krankheiten überhaupt auf Namen ankäme.

§. 64.

1. In dieser, dem jugendlichen Alter vorzüglich eigenen, Krankheit erscheinen jene äussern Merkmale der Alogotrophie des Gehirns (weder der Hypertrophie noch der Atrophie) nicht, als auffallende Missbildungen des Kopfes; im Gegentheil scheinen beide Zustände, wenn sie ganz ausgebildet sind, der heftigen anhaltenden Aufregung des animalen Lebens weniger fähig; leichte Reitze, vorzüglich psychische, können bei der Hypertrophie heftige momentane Reactionen, Convulsionen u. s. w. hervorbringen, die aber vorübergehend sind; bei völlig ausgebildeter Atrophie ist das Gehirn noch weniger empfindlich und selten entstehen daher auf leichte Veranlassungen Reactionen, die aber, wenn sie einmal entstanden sind, tödtlich sind, oder als Epilepsie zurückkehren (im Gedächtniss bleiben).

Alle Umstände weisen aber darauf hin, dass eine Cachexie des Kopfes wenigstens die häufigste nächste Ursache dieser *Phrenicula* ist. Feine, sehr feine weisse Haut, mehr glänzende als lebhafte Augen, volles Gesicht ohne bestimmtes lebhaftes Mienenspiel, deutliche Hautvenen, Kopfschweisse, schwacher flachsartiger Haarwuchs, vorzüglich aber eine leicht zu übersehende Missbildung des Vorder- oder Hinterkopfs und eine flache Einbiegung zwischen Vorder- und Hinterkopf geben grossen Verdacht zu dieser cachectischen Anlage. Freilich ist die Abstufung dieser Merkmale oft so fein, dass genaue Aufmerksamkeit und Kenntniss der Individualität erfordert wird, um die leise Spur dieser Cachexie zu entdecken, die Kinder können momentan sehr blühend seyn, Röthe und Blässe wechseln bei ihnen sehr schnell, sie sind selbst fetter als gewöhnlich, die Missbildung des Schädels ist sehr gering u. s. w. Das mag den trefflichen Monographen dieser Krankheit *Odier* *) zu der Behauptung veranlasst haben: dass in Genf die stärksten und gesundesten Kinder am meisten von der Krankheit angegriffen werden. Was unsere Ansicht von der Natur dieser *Phrenicula* bestätigt, ist:

§. 65.

2. Sie ist, wie die Hypertrophie und jede andere Cachexie, sehr häufig als eine Familienkrankheit beobachtet **). Ich habe Familien gesehen, wo man im dritten bis siebenten Jahre der Kinder jedes sonst unbedeutende Uebelbefinden mit Schreck ansah und oft richtig die Krankheit früher, als der Arzt, erkannte, und ich habe immer Ursache gehabt, für manche Geschwister mehr, wie gewöhnlich, besorgt zu seyn, wenn sich die Krankheit erst in einzelnen Gliedern gezeigt hatte.

§. 66.

3. Sie entsteht oft nach scheinbar unbedeutenden Verletzungen, Erschütterungen des Kopfs durch Fall, Schlag oder Sprung ***), welche sonst Kinder leichter, als Erwachsene, ertragen. Ich sah bei einem dreijährigen Kinde, dessen Kopfbildung mir so, wie die von mehreren seiner Geschwister, verdächtig gewesen war, von einem sehr unbedeutenden Falle auf die mehr gewölbte Stirn, binnen sechs

*) *Odier*, Histoire de la societé royale de Medicine Année 1779.

**) Derselbe a. a. O.

***) *Fothergill*, Medical Observations and Inquiries. Vol. IV. p 348.

Stunden alle unheilbaren Symptome der *Phrenicula* entstehen. Die besorgte Mutter hatte sogleich zum nächsten Arzt gesandt, dieser fand die Verletzung so unbedeutend, dass er gar nichts verordnete und eine Spazierfahrt erlaubte; schon auf dieser noch, 2 Stunden nach dem Fall, entstand Erbrechen, Schwindel und unruhiges Hin- und Herwerfen, nach 8 Stunden fand ich das Kind ohne Besinnung, alle angewandte Mittel, selbst Entblössung des ganz unverletzten Kopfknochens waren fruchtlos, und es starb binnen 5 Tagen mit abwechselnden Zuckungen. Wir fanden die ganze *Arachnoidea* mit einer gewissen durchsichtigen Gallerte bedeckt, welche unter der verletzten Stelle am dicksten war, und sich strahlenförmig von da über die Hemisphäre verbreitete; von Knochenverletzung war nirgend eine Spur, in den Gehirnhöhlen und auf der Grundfläche fand sich keine bedeutende Menge Wasser.

4. Auch Schreck oder Furcht können bei solchen Kindern die Krankheit veranlassen.

§. 67.

5. Wie alle Cachexien müssen sie auch mehr endemisch seyn. Niedrige sumpfige Gegenden mögen dazu Veranlassung geben, aber ein grosser Theil des Individuellen wird durch Heirath in derselben Familie, durch Erziehung, Sitten u. s. w. ausgebildet; und der Arzt wird sich stets getäuscht finden, wenn er einer Ursache allein den Ursprung dieser oft so tödtlichen Krankheit zuschreibt.

§. 68.

6. Sie ist daher oft das Erbtheil übergebildeter, verzärtelter und kränkelnder Familien der höhern und niedrigern Stände, raubt oft der ängstlichen Mutter das einzige Kind u. s. w.

§. 69.

Bei diesen Verhältnissen können dann auch von aussen herbeigeführte epidemische Krankheiten dieser Cachexie den individuellen Charakter der *Phrenicula* geben und *Scarlatina*, Keichhusten und Quartanfieber arten dann in dieselbe leicht aus. Ich habe bei einer herrschenden *Scarlatina* ungewöhnlich mehrere Kinder von der *Phrenicula* angegriffen gesehen.

§. 70.

8. In mehrern Familien sah ich die Krankheit in einem gewissen Alter, im 2ten oder 7ten Jahre entstehen. Wird da dieselbe eine Anstrengung des Lebens, den Normalzustand des Organismus herzustellen (ein *metaschematismus*), wie bei Skrofeln, Rhachitis — Podagra, solche Anstrengungen unverkennbar sind (S. B. 1. 5.)?

§. 71.

1. Das erste und charakteristische Symptom ist Schmerz im Hinterhaupt, verbunden mit einer bestimmten Aengstlichkeit den Kopf in die Höhe zu heben oder seine Lage zu verändern. Wenn dieser Schmerz nicht mit Worten ausgedrückt werden kann, äussert er sich bei Kindern durch momentanes heftiges Aufschreien, Anfangs erst im Schlafe, demnächst in einem Zustande von Betäubung, der Kranke kann die Ursache des Aufschreiens nicht angeben.

§. 72.

2. Das nächste Symptom der gestörten Thätigkeit des animalen Lebens der Rindensubstanz ist in den dem Willen am meisten unterworfenen Muskeln der Augen. Ein gänzlich unwillkührliches Schielen, wobei sich die Augen auf keinen bestimmten Gegenstand zu richten streben; meist werden dabei die Augapfel nach oben gedrehet. Inzwischen kann auch dieses meist als pathognomisch angenommene Symptom in einzelnen Fällen mangeln, wie *Coindet* *) beobachtet und ich in einem unglücklichen Falle bestätigt ge-

*) *Coindet*, Memoire sur l'hydrocephale.

funden. Sicherer noch ist die Erweiterung der Pupille, die bereits *Hippocrates* als Merkmal angiebt, und die von *Odier* genannte krampfhafte Oscillation der Pupille; beides fehlt nicht, wenn die Krankheit vorzüglich in dem Augen- und Nasenwinkel ihren Sitz hat, kann aber fehlen, wenn mehr Convulsion in den Gliedern, im Brustkasten u. s. w. vorhanden ist. In einzelnen Fällen wird aber auch nur ein Auge verdreht und der Anblick ist um so schrecklicher. Anfangs ist damit Lichtscheu verbunden und nur am Ende der Krankheit merkt man Unempfindlichkeit der Augen. Zugleich treten die Symptome der gestörten Perception durch die Sinne, Schwindel, Erbrechen (Seekrankheit), Bewusstlosigkeit, deutlicher hervor, unter diesen Umständen kann die Krankheit längere oder kürzere Zeit fortdauern, ohne dass in der Respiration und im Kreislauf bedeutende Anomalie zu bemerken ist; der Arzt wird dadurch oft getäuscht. Je mehr dieser Zustand zunimmt, desto mehr hat das Erbrechen das Characteristische der Seekrankheit; in einem Zustande von Betäubung und unaussprechlichem Uebelbefinden, fühlt der Kranke keine Wärme oder Uebelkeit, sondern der Magen und obere Darmkanal entleeren sich plötzlich durch eine Anstrengung des ganzen Lebens, nicht um schädliche Substanzen auszuleeren.

3. Dieses ist der Fall, wenn die gestärkte Locomotivität die Sinnesnerven hauptsächlich trifft, die Alogotrophie also in den vordern Gehirnwirbeln (Augenwirbel nach *Göthe* und *Oken*) ihren Sitz hat.

§. 73.

4. Hat sich aber das Leiden der Grundfläche des Gehirns in den Ohren- und Kieferwirbel mitgetheilt, oder ist es da ursprünglich entstanden, so leidet vorzüglich das verlängerte Rückenmark und der mittlere Strang des Rückenmarks mit der davon abhängenden Respiration und Circulation. Das Athmen wird unregelmässig, bald langsam, bald heftig, oft seufzend, der davon abhängende Puls unregelmässig,

hart und weich, frequent und seltner u. s. w., das Hautleben unregelmässig, Kälte und Wärme wechseln ohne andere Ursache ab, vorzüglich ist dieses in den Organen des Gesichts, welche von den Respirationsorganen bestimmt werden, deutlich, die Wangen sind bald blass, bald glühend, die Nasenflügel zusammengezogen oder erweitert, das Mienenspiel höchst abwechselnd, bald leidend, bald heiterer. Auch in dieser Rücksicht kann der Arzt leicht sich täuschen, oft tritt der Respirationsnerve auf mehrere Stunden in seine normale Function zurück, regelmässiges Athmen, vielleicht scheinbar ruhiger Schlaf (Betäubung), warme Haut.

§. 74.

5. Die Muskeln der übrigen Glieder nehmen bald mehr, bald weniger Antheil an dieser anomalen Erregung des Willens oder partiellen Differentiirung des Lebens in der Rindensubstanz. Bei ältern Individuen, deren Muskeln schon an die Einwirkung eines bewussten Willens gewöhnt sind, werden diese seltener, später und nur einzeln in die Anomalien gezogen, bei jungen Kindern hingegen, wo das Leben in allen seinen Manifestationen noch weniger bestimmt, dem durch Sinne und Gemeingefühl gebildeten Bewusstseyn weniger subordinirt ist, entstehen sie weit früher, oft in den ersten Stunden der Krankheit.

§. 75.

6. In eben diesem weniger befestigten bewussten Seyn dürfte auch die Ursache liegen, dass die Krankheit bei jungen Kindern meist einen sehr schnellen Verlauf hat, oft in drei bis sieben Tagen tödtet, oder durch eine Crisis, Zahnausbruch*),

*) Ich sah alle Symptome der heftigsten Phrenicula mit ihrer Einwirkung auf Respiration, Sinne, Mienenspiel und Muskeln der Glieder, welche bereits 6 Tage gedauert hatten, bei einem dreivierteljährigen Kinde, welche zwei erfahrne Aerzte und eine sehr erfahrne Wärterin für den höchsten hoffnungslosen Grad der Krankheit erklärten. Morgens fand ich alle Symptome beruhigt, zwei Zähne durch-

Hautausschag, Alogotrophie in den Knochen, den Extremitäten, (Rhachitis) Drüsengeschwulst (Skrofeln) geheilt wird, bei erwachsenen Kindern von 7 bis 14 Jahren hingegen gewinnt das Bewusstseyn von Zeit zu Zeit die Oberhand, die Krankheit nimmt einen remittirenden oder selbst intermittirenden Character an, ohne dass man den wesentlichen Begriff des Fiebers (des *molimen vitae mortem avertendi*) darin finden kann, im Gegentheil ist die Exacerbation die Anomalie selbst, und die Remission ein Emporblicken des Bewusstseyns, man kann durch dieses Fieber keine Crisen erwarten; zieht sich in die dritte, vierte Woche und selbst noch länger hin, ohne dadurch weniger gefährlich, vielleicht selbst noch gefährlicher zu werden, wenigstens habe ich viel mehr junge Kinder als grössere geheilt gesehen.

§. 76.

Können wir den Zustand der Rindensubstanz, wodurch das Blut anomal verändert wird, Entzündung nennen? Die Frage dürfte für Therapie von grosser Wichtigkeit seyn Das Parenchyma der Rindensubstanz dürfte am passendsten mit dem Malpighischen Netze der Haut zu vergleichen seyn, nur dass ersteres in seinen einzelnen Punkten noch weit reitzbarer ist und noch weit mehr als letzteres vom absoluten Leben allein, nicht von dem Streben zur Einheit individueller Organe bestimmt wird, daher wird jede anomale Thätigkeit des einzelnen Punkts wieder zum Reitze für die benachbarten Theile, ohne dass der Zweck der wahren Entzündung, das Schädliche wegzuschaffen und das Zweckmässige in dem individuellen Organe zu bilden, erreicht wird. So verbreitet sich die anomale Gefässthätigkeit auf der Haut in den meisten Fällen als Erysipelas schnell auf einem grossen Theile der Haut, ohne dass die eigentlich critische Bildung von Eiter erfolgt, so ist es häufig mit Reitzen im innern Auge

---

gebrochen und das Kind wohl. Ob die Zähne das Gehirn gereitzt, oder ihre Ausbildung die Crise der Krankheit war, mag ein anderer Patholog erklären, ich vermag es nicht!

(in dem Ciliensystem) und so ist es mit anomalen Gefässthätigkeiten in der Leber, in der Milz u. s. w. Aber in der Haut bilden sich auch einzelne Eiterungen bei fieberhaften (Blattern, Masern u. s. w) und nicht fieberhaften Hautausschlägen. Dieses scheint von der Einwirkung des ersten Reitzes auf das absolute Leben und von der Kraft desselben die Einheit des ganzen Organismus zu erhalten, abzuhängen; kann dasselbe die bestimmte Entzündung und Eiterung nicht beschaffen, so geht der Hautausschlag in lebensgefährliches Erysipelas über. Derselbe Fall dürfte im Parenchyma der Rindensubstanz seyn, wir können nicht zweifeln und die Leichenöffnungen bestätigen es ohne Ausnahme: dass bei allen Muskelkrämpfen anomale Gefässthätigkeiten in der Rindensubstanz vorgehen, aber viele derselben hören auf, so wie der kranken Empfindung des absoluten Lebens Genüge geschehen ist, z. B. in Epilepsie, eben so wie Blattern und Krätzpusteln verschwinden und viele andere Hautausschläge abtrocknen und wieder erscheinen, sobald der specifischen Ansprache Genüge geschehen ist. So kann auch die *Phrenicula* plötzlich aufhören, wenn der Anforderung an das absolute Leben durch irgend eine critische Thätigkeit Genüge geschehen ist; es kann dann in der Hirnhaut auch einzeln Eiter abgesondert seyn, so lange aber die Symptome der Krankheit dauern, können wir den Zustand der Rindensubstanz und ihrer Gefässe und Haut nicht Entzündung, sondern müssen ihn Erysipelas nennen, wenn durch die anomale Thätigkeit auch noch so viel arterielles Blut zugeführt und venöses Blut weggeführt ist, die Gefässe also noch so strotzend oder gar zerrissen nach dem Tode gefunden werden.

§. 77.

Entzündung in den Lungen oder andern Organen kann in Epidemien oder in einzelnen Individuen consensuelle Symptome des Gehirns hervorbringen, die der *phrenicula* ähneln, oder vielmehr wirklich *phrenicula* sind, mit dem

Leiden der Lunge aber auch verschwinden, ohne dass man die Crisen, welche die Lungenentzündungen haben, für Crisen der *phrenicula* ansehen kann. Fälle der Art erzählt *Criner* in *Hufeland's* Journal. 1820.

§. 78.

Eigenthümliche *stadia* lassen sich daher bei allen diesen Arten der Krankheiten nicht bestimmen, wenn man nicht willkührliche Erscheinungen zusammenreihen und in Zeit einzwängen will, die von Individualität und äussern Umständen weit mehr abhängig sind, als in epidemischen Krankheiten. Je mehr das Perceptionsvermögen und der thierische Wille gestört sind, desto mehr ist die Krankheit vorgerückt und desto mehr fordert sie uns zu entschlossenen, mit Muth und Beharrlichkeit angewandten Mitteln auf.

Aber ein *stadium inflammationis nervosum* u. s. w. kennen wir nicht, es ist stets dasselbe Kopfleiden!

§. 79.

Je langsamer, mit je mehr Symptomen der allgemeinen Cachexie, die Krankheit einen hohen Grad erreicht hat, desto mehr nähert sie sich der chronischen Hypertrophie und desto weniger dürfte von einer kräftigen Selbsthülfe des Gemeingefühls zu hoffen seyn. Je schneller die Symptome sich steigern, desto entschlossener müssen unsre Mittel seyn. Lähmungen sind stets die drohendsten Symptome, weil sie beweisen, dass auch das Rückenmark an der Krankheit Theil genommen.

§. 80.

Je mehr das absolute Leben des ganzen Organismus gestört wird, der Puls entweder langsamer oder viel schneller, als im gewöhnlichen Zustande des Kranken ist, desto grösser ist die Gefahr, desto mehr ist die Krankheit in die letzten *stadia*, d. h. die gewöhnlich tödtliche Entscheidung näher gerückt. Hierher mögte ich auch das Klopfen der Arterien am Halse zählen, das von mehreren Schriftstellern als ein pathognomonisches Kennzeichen der Krankheit angegeben ist. Dieses Klopfen der Arterien wird bei allen Krankheiten der Kinder bemerkt, wo Respiration und Herzschlag bedeutend leiden, bei allen Fiebern.

§. 81.

Das Gemeingefühl hilft sich zuweilen selbst

a. Durch wässerige Absonderungen auf den Schleimhäuten der Nase *), des Ohrs **), oder der Luftröhre ***).

b. Speichelfluss auch ohne Quecksilber von selbst entstanden, aber auch mehrentheils durch Quecksilber veranlasst ****).

c. Durch häufigen Urinabgang †).

d. Zahnausbruch, Zahnwechsel, Erscheinen von Skrofelgeschwülsten, von rhachitischen Affectionen der Knochen, Knochenschmerzen, Krümmungen derselben u. s. w. können kritisch seyn.

e. Keine Beobachtungen sind aufgezeichnet, wo blutige Ausleerungen, Nasenbluten u. s. w. eine wohlthätige Veränderung hervorgebracht hätten.

Ueberall sind aber diese Fälle der Selbsthülfe der Natur so selten, dass sie den Arzt auf keine Weise berechtigen, sie mit Zaudern zu erwarten.

Ueber die Ursachen ist im Vorhergehenden bereits das Wichtigste gesagt.

Individuelle Anlage (ἕξις) ist die eigentliche Ursache, die durch das fernere Leben bei dem Einen gänzlich verwischt, bei dem Andern durch zufällige Einwirkungen aufgeregt wird.

Erschütterungen des Kopfs durch äussere Gewalt oder

---

*) *Hippocrates*, De morbis L. II. 1. *Joseph Frank*, Praxeos medicae universae praecepta T.

**) *Id.* ib.

***) *Pitschaft* in *Hufelands* Journal B. XVII. p. 41

****) *Eason* in Edinb. med. Comment. VIII. 11. p. 35

†) *Id* ib

Leidenschaften, epidemische und ansteckende Krankheiten, vorzüglich solche, welche die Thätigkeit der serösen Gefässe vermehren und zu Absonderungen veranlassen, Masern, Keichhusten, Catarrh etc. sind die häufigsten.

Eben diese individuelle Anlage (ἕξις) ist die Ursache, dass die Krankheit bei manchen Individuen oft wiederkehrt. Ich habe sie bei einem Knaben im Verlauf von 3 — 4 Jahren 4mal heftig wiederkehren gesehen; nachher litt er lange an aufgeschwollenen Knochenenden der *Tibia*, die oft drohend war und häufige Blutigel erforderte, dabei wurde seine Gestalt immer mehr rhachitisch bis ins 16te Jahr, wo sich die Knochen schnell ausbildeten und er eine hohe gut gebildete Gestalt erhielt.

Kopfausschläge mancher Art, namentlich *Achores*, *crusta lactea* u. s. w. sind Symptome der Cachexie des Kopfs, aber schwerlich kann die Reinigung des Kopfs von den ekelhaften *secretis* dieser Krankheit den Wasserkopf je veranlasst haben, wie manche Schriftsteller glauben. Mittel, die das kranke Leben plötzlich unterdrücken, z. B. Arsenik *), Bleimittel **), können allerdings eine andere kranke Thätigkeit im Gehirn zur Folge haben.

Von den Aeltern kömmt diese individuelle Anlage vorzüglich her. Nicht ein Moment der Erzeugung bestimmt die ganze Individualität des Menschen, sondern er wird auf gewisse Art stets erzeugt, aber immer um so mehr, je näher er dem Ursprunge ist. Daher haben heftige Einwirkungen auf die Mutter, Schreck, Abscheu, Furcht u. s. w., unverkennbaren individuellen Einfluss auf die Vegetation der Frucht. Auch der Säugling ist Einflüssen der Aussenwelt durch die Muttermilch auf seine Vegetation mehr unterworfen, als der Erwachsene. Kummer, Schreck, Furcht, häufiges Beisammenseyn mit cachectischen Personen, verdorbene Luft, schlechte Nahrung u. s. w. sind Momente, auf

*) *Goelis* Kinderkrankheiten.

**) Ephem N. C. Cent. I et II Abb 57 *Berdot*, Act helv V u II welche der Arzt zu achten Ursache hat, ohne dass er im Stande ist, Ursache und Wirkung in ein ohnfehlbar zu berechnendes Verhältniss zu bringen; nur mitgetheilte Bewegung, nicht lebendige Thätigkeit, kann in ein Zahlenverhältniss gebracht werden.

§. 82.

Cur der *Phrenicula.*

1 Ueberall, wo Entzündung (oder Anstrengung des absoluten Lebens, durch vermehrten Zufluss und Rückfluss der Säfte in einzelnen Theilen das Schädliche zu zerstören und das Zweckmässige zu reproduciren) in edlen Organen ein bedeutendes Uebergewicht hat, so dass dadurch der ganze Lebensprocess bedrohet wird, ist die nächste und dringendste Anzeige: das Leben dieses Organs so weit wie möglich herabzustimmen. Das ist unter mancherlei Theorien in der Ausübung von den Aerzten jeder Schule mehr oder weniger befolgt.

Der Zustand der Rindensubstanz in der *phrenicula* ist nicht Entzündung zu nennen. Das absolute Leben strebt hier nicht etwas Schädliches wegzuschaffen und neu zu reproduciren, sondern es wird durch Reitze (Verletzung, epidemische Ansprache u. s. w.) veranlasst, anomale Differentiirungen in der Rindensubstanz hervorzubringen und jede dieser anomalen Lebensmanifestationen ist wieder ein neuer Reitz für die benachbarten Theile; derselbe ist also in dieser Rücksicht vollkommen dem Erysipelas gleich, nur in dem wichtigsten Organe um so lebensgefährlicher. Das Erysipelas entsteht, wenn irgend einer critischen Thätigkeit in einem andern Organe nicht Genüge geschehen kann: so verbreitet sich erysipelatöse Röthe der Haut, wenn eine verschlossene Entzündung unter derselben nicht vollkommen eitern kann, (z. B. in Entzündung der Beinhaut (*paronychia*), in Entzündung der Milchabsondernden Brüste (*erysipelas lactantium*), aber auch wenn auf der innern Fläche des Organismus critische Absonderungen nothwendig sind, welche das Leben noch nicht zu Stande bringen kann, in den Ernährungsorganen, besonders in der Leber, selbst in den Lungen *), so entsteht Erysipelas im Gesicht und auf der ganzen Haut. Im erstern Falle können wir dasselbe durch Blutausleerungen, Blutigel u. s. w. mit Sicherheit mässigen; aber auch die critische Thätigkeit, Eiterabsonderung u. s. w. wird dadurch vermindert und so die Krankheit oft verlängert. Ist hingegen eine critische Absonderung auf der innern Fläche des Organismus dem Leben Bedürfniss, so wird mit der Verminderung oder völligen Unterdrückung des äussern Erysipelas, auch die Crise auf der innern Fläche vermindert oder unterdrückt und das Bedürfniss um so heftiger im absoluten Leben gesteigert, in dem ganzen Lebensprocesse entsteht ein immer mehr gesteigertes Wollen (negative Polarität) und die früher entzündliche Anstrengung geht in eine typhöse, oft tödtliche über.

In allen anomalen Aufregungen in der Rindensubstanz haben wir aber keine Wahl; von absolutem Leben unmittelbar erregt, drohet sie dem wichtigsten Organ, das alle übrige Functionen des thierischen Organismus bestimmt und leitet, ohnfehlbare Vernichtung, wenn ihr nicht Einhalt geschieht. Daher sind Blutausleerungen in allen diesen Affectionen des Gehirns, sie mögen von äusserer Verletzung oder von individuellen Ansprachen des Lebens entstehen, als das kräftigste, aber leider auch nicht immer genügende Mittel, diesen, keine Crisen bezweckenden, Aufruhr im Gehirn zu dämpfen, von allen Schulen anerkannt.

---

*) Ich sah mehrere Male ein heftiges Erysipelas faciei pustulosum, mit starkem Fieber, Delirium u. s. w. dem Aufbruch einer Vomica pulmonum vorhergehen. Das Erysipelas trat plötzlich mit Delirium und Fieber auf, hörte aber auf, sobald ein enormer Auswurf von Blut und Eiter aus den Lungen hervorkam. Die eine dieser Individuen war eine sehr lebhafte Person, und litt fast jedes andere Jahr bis in ihr hohes Alter daran.

§. 83.

Die nächste Frage ist: welche Art von Blutausleerungen ist bei diesem lebensgefährlichen Aufruhr im Gehirn die passendste?

a. Arteriotomie entzieht dem Organe, zu welchem die Arterie führt, den Lebensquell am schnellsten, und wird dadurch in ihm das vegetative und animale Leben zugleich mindern und vielleicht weniger auf das Gemeingefühl wirken, allgemeine Ohnmacht wird sie weniger als die ähnliche Venäsection veranlassen. Aber wo haben wir das rechte Maass, dass wir nicht das ganze Leben des Organs völlig aufhören machen? Sie wurde bereits von *Hippocrates* *) bei lebensgefährlichem Schwindel und Kopfweh (die Durchschneidung der Arterie hinter dem Ohr, von *Galen* **)), auch bei heftigen Augenentzündungen empfohlen. *Galen* behauptet, dieses Mittel sey ihm durch Tenpelschlaf bekannt geworden, die Gefahr und Bedenklichkeiten, welche er bei diesem heroischen Mittel ausführlich auseinandersetzt, beweisen, dass er mit dem Mittel practisch bekannt war. In der Phrenicula würde nur dann zu diesem Mittel Zuflucht zu nehmen seyn, wenn die Schnelligkeit und Heftigkeit der Zufälle sich dem Schlagfluss näherten. Es sind mir keine Erfahrungen von neuern Aerzten hierüber bekannt; eine Krankengeschichte von einem dadurch geretteten Knaben in Westindien, den ich an leichterer Phrenicula in seinem rhachitischen Kopfe mehrere Male hier zu behandeln hatte, ist mir nicht sicher genug. Die lebhafte verzweifelnde Mutter drang mit einer Art von Inspiration auf die Operation, der Arzt gehorchte und das Kind erwachte von seinem apoplectischen Zustande, und wurde gerettet. Nur die dringendste Noth könnte den Arzt zu einem solchen Versuche veranlassen. Bei dem rhachitischen Kinde

---

*) *Hippocrates*, De morbis L. II.

**) *Galen* l. c

(§. 65.) versuchten wir grosse Einschnitte bis auf den Knochen der Stirn, wodurch bedeutende arterielle Blutung entstand, ohne Nutzen *).

b. Oertliche Blutausleerungen durch Blutigel, Scarificationen und Durchschneiden der Integumente des Kopfs können dem Leiden des Kopfs mit mehr Bestimmtheit angemessen werden, und sind daher von *Hippocrates* und *Galen* vorzüglich empfohlen. Ihre locale Wirkung bei geringerem Blutverlust ist gewiss nicht zu verkennen und grosse Blutausleerungen, bis zur Ohnmacht, sind in den meisten Fällen nicht zu wünschen. Sie können und müssen so oft wiederholt werden, als die Symptome des gestörten anomalen Lebens in der Rindensubstanz wieder zunehmen. Weder die Kleinheit des Pulses, noch die Blässe der Haut dürfen hier etwas bestimmen.

c. Venäsectionen sind bei Kindern schwer anzuwenden, und ich würde immer Blutigel und Scarificationen vorziehen, da die bei Venäsectionen zu befürchtende Ohnmacht hier wohl mehr nachtheilig als nützlich seyn könnte, es findet hier keine Congestion, sondern ein gestörtes animales Leben statt, das bei Unterdrückung der Perceptionen leicht überhand nehmen kann.

§. 84.

2 Kälte. Die wohlthätigen Wirkungen der Kälte in Erysipelas, im Scharlach u. s. w. würden eine starke Analogie für ihren Nutzen in der *Phrenicula* darbieten, wenn

*) Eine treffliche practische Abhandlung von *Desessarz* Memoires de l'Institut. national Vol. I. p. 234. Abhandl. für pract. Aerzte B. 19. p. 99. verdient in dieser Rücksicht Aufmerksamkeit. *Galen* setzt in seinen beiden Abhandlungen, De venae sectione contra Erosistratum und De sanguisugis et scarificationibus, den Unterschied zwischen den verschiedenen Arten der Blutausleerung meisterhaft auseinander und verdient sehr von den practischen Aerzten beachtet zu werden. Selbst seine Theorie lässt sich leicht auf einfache Ansichten des Lebens zurückführen, weil sie aus der Praxis geschöpft ist; wenn man mit seiner eristischen Weitläuftigkeit Geduld hat

nicht manche Bedenklichkeiten ihrer Anwendung entgegenständen: auf das kranke Organ kann sie nicht angewandt werden, sie muss erst durch die äussern weichen und knöchernen Höhlen dringen, ehe sie auf die Gehirnhaut und die Rindensubstanz wirken kann. Sie muss lange und anhaltend lange angewandt werden, und dadurch kann sie leicht nachtheilige Störungen im Hautleben veranlassen, besonders aber könnte sie die Anwendung der wahrscheinlich kräftigen Reitzmittel auf den Kopf, Blasenpflaster, scharfe Salben u. s. w. erschweren. Ich habe sie oft in diesen Fällen angewandt gesehen und selbst angewandt, wage aber nicht, ihr einen entscheidenden Nutzen beizumessen.

§. 85.

3. Reitzmittel, um in nähern oder entfernteren Organen mehr animales Leben hervorzubringen, und dadurch die kranke Thätigkeit im Kopf zu mindern, waren bereits *Hippocrates* Hauptmittel.

1. Zugmittel, also Blasenpflaster in dem Nacken oder über dem abgeschorenen behaarten Theil des Kopfs.

2. Brechmittel sind unbezweifelt der wirksamste Gegenreitz. Man muss sich stets erinnern, dass sie nicht als Ausleerungsmittel dienen sollen, der Reitz von Brechweinstein kann mit Sicherheit anhaltend angewandt werden; eine Auflösung desselben von vier Gran in drei Unzen Wasser mit etwas Aether versetzt, kann jede Stunde und nach Umständen öfter gegeben werden. Bei einem erwachsenen *Apoplectico* stieg ich bis 14 Gran in 3 Unzen Wasser und er brauchte das Mittel länger als vier Wochen, da er dann Besinnung, Gesicht und Gehör wieder erhielt. Bewirkt der Brechweinstein nicht zugleich reichliche Darmausleerung, so müssen ihm mehr öffnende Mittel, Jalappe u. s. w. nach Umständen beigefügt werden.

3. *Calomel* bald mit öffnenden Mitteln, Jalappe, bald mit diuretischen *(Digit. purpur.)* verbunden, wirken als Reitzmittel auf den Darmcanal und mindern dadurch die

kranke Thätigkeit der Hirnorgane. Können wir von Einreibungen von Quecksilbersalbe auf die von Oberhaut entblössten Hautwunden etwas Nützliches erwarten? Bringen die Mercurialmittel Speichelfluss hervor, so schadet das nicht.

Rusch erinnert sehr vorsichtig, dass man die Quecksilbermittel nicht gebrauchen soll, wo ein noch vorhandener heftiger Orgasmus Blutausleerungen erfordert. — Hört der Orgasmus wirklich auf, so ist der Kranke geheilt oder fällt in einen Zustand von Hypertrophie, welche Merkmale haben wir, dass er gemindert ist? — Die Symptome in den locomotiven Organen lassen nach und kommen heftiger zurück, ohne dass wir sagen können, dass die kranke Hirnthätigkeit gemindert ist, Puls und Athem geben kein sicheres Merkmal, wir haben also keinen andern Weg, als nach Umständen die Blutausleerungen zu Anfang anzuwenden, dann aber mit den Reitzmitteln möglichst anhaltend fortzufahren, und Blutausleerungen wieder anzuwenden, wie die Zufälle wieder heftiger werden.

4. Senfteig an die Füsse, halbe Senfbäder, laue Bäder mit caustischem Laugensalz? — *Hippocrates* widerräth Bäder und ich habe in einzelnen Fällen keinen Nutzen davon gesehen.

5. *Caput purgato.* Heisst überall bei den Alten die Schleimabsonderung und die Schleimbaut befördern. Niessmittel, warme Dämpfe in die Nase gezogen, können dazu dienen. *Cruveilhier* *) schlägt vor, ein künstliches Nasenbluten durch Igel in die Nase und Scarificationen hervorzubringen und bereichert die medicinische Rüstkammer mit einem eigenen Instrument zu diesem Zweck. — Das heisst nicht *Caput purgare* und Nasenbluten ist nie kritisch beobachtet.

§. 86.

6. Krampfstillende Mittel, namentlich Moschus, können bei heftigen Krämpfen momentane Erleichterung verschaf-

*) Abhand. für pr. Aerzte. B. 30. p. 274.

fen, ohne dass man von ihnen bleibende Hülfe erwarten darf. *Hunnius* wandte bei einem 79jährigen Kranken, der deutlich an der *phrenicula* litt, die *radix Belladonnae* zu $\frac{1}{2}$ Gr. jede zweite Stunde und nachher zu 2 Gr. täglich mit auffallendem Nutzen an, er liess in dem Hoffnungslosesten Zustande desselben 6 Gr. Kampfer, in anderthalb Quent. Quittenschleim aufgelöst, in die Medianvene des rechten Arms mit schneller und belebender Wirkung einsprützen. Bei zwei Kindern gebrauchte er das Mittel zu $\frac{1}{6}$ Gr. alle zwei Stunden mit glücklichem Erfolg und er hat es seit der Zeit oft mit Glück gebraucht. Wenn den übrigen Anzeigen durch Blutigel, Brechmittel und Abführungen aus *Calomel* Genüge geschehen ist, verdient dieses Mittel gewiss Aufmerksamkeit.

§. 87.

7. *Odier's* belebende Mittel, China, Wein u. s. w. können nützlich seyn, wenn die eigentliche *phrenicula* gehoben ist und nur Unthätigkeit der Hirnorgane zurückbleibt, Stumpfsinn, unvollkommene Ernährung u. s. w. Von diesem Zeitraum der Krankheit spricht auch *Hippocrates* in dem Fall, wenn heftiger Kopfschmerz nachbleibt, und eine Eiterung in den Gehirnhäuten zu vermuthen ist. Er wartet erst bis zum Frühling, ob seine Brech- und Purgirmittel, oder eine zweckmässige Diät die Krankheit heben, alsdann wagt er der Ansammlung der fremden Materien durch Trepanation einen Ausfluss zu verschaffen (S. §. 22.).

Cap. 10.

Schlagfluss *Apoplexia.*

§. 88.

Jeder Druck auf das Gehirn bringt in dem Verhältniss mehr oder weniger Störung der Hirnfunctionen hervor, als er *a.* Grösser ist und also das ganze Gehirn mehr drückt, *b.* Plötzlicher entsteht. Hingegen kann sich ein sehr bedeutender Druck durch Exostosen*), Eitersammlungen in der harten Hirnhaut**), Erweichung der Medullarsubstanz, *tubercula* und selbst fremde Körper in derselben***) u. s. w. bilden, ohne dass diese Functionen gestört werden.

Die Erscheinungen dieser Störungen, wenn sie das ganze Gehirn treffen, sind:

1. Bewusstlosigkeit. Das Individuum kann die Perceptionen nicht zu Vorstellungen vereinigen.

2. Kann daher kein Verlangen und Abscheu haben, und die davon abhängige Muskelthätigkeit kann sich nicht äussern.

3. Daher auch kein Verlangen zu neuen Perceptionen, die Sinnesorgane sind unthätig, die Pupille erweitert und unbeweglich, die Haut gefühllos u. s. w. ****)

Dieses beweisst, das der Lebensprocess in der Rindensubstanz, wodurch alle diese Lebensmanifestationen realisirt worden, gestört ist.

Hingegen können die Gehirnfunctionen, welche ohne Bewusstseyn von dem absoluten Leben unmittelbar ausgehen, um den Organismus gegen die Aussenwelt zu erhalten, also die von der *Medulla oblongata* und den mittlern Strängen des Rükkenmarks bestimmten Respirationsorgane ihre Thätigkeit fortsetzen und selbst erhöhen. Diese Thätigkeit der Respirationsorgane wird um so mehr gesteigert werden, als das absolute Leben von den Störungen heftiger afficirt wird, in der Rindensubstanz mehr arterielles Blut in venöses ver-

---

*) S. meine Pathologie. *Richter* Novi Comment. societ. Goetting T. II.

**) *Albrecht* in Epist. ad Hallerum Vol. III.

***) S. oben §. 22.

****) Ipsum namque cerebrum sentiens organon a natura factum non est, sed sensoriorum sensorium. *Galen* De symptomatum causis L. I. c. 8.

wandelt wird, und in der Respiration keine Erleichterung findet.

§. 89.

Diesen Zustand des Organismus nennen wir Apoplexie. Man kann denselben nicht als eine bestimmte Krankheit classificiren: Schlag auf den Kopf, diathetische Ursachen mancher Art, Sonnenstich, einige Gifte können denselben hervorrufen.

Es giebt aber einen Zustand des Organismus, wo dieses Aufhören der Vorstellungen und der willkührlichen Bewegung plötzlich ohne jene Veranlassungen eintritt, wobei die Lebensmanifestation des absoluten Lebens, um sich mit dem Macrocosmus zu indifferentiiren, deutlich erhöhet ist. Die Respiration grösser und tiefer, wo nicht schneller, die Hautrespiration, und dadurch die Verwandlung des arteriellen Bluts in venöses sehr vermehrt ist. Dieser Zustand ist als Krankheit Apoplexie (Schlagfluss) genannt.

§. 90.

Er hat mit der *phrenicula* die Störungen des animalen Lebens in der Rindensubstanz gemein, auch die Anstrengungen der Respirationsorgane (des absoluten Lebens) den gestörten Organismus mit der Aussenwelt zu indifferentiiren; nur sind alle Erscheinungen in der *phrenicula* langsamer entstehend und im Anfange der Krankheit undeutlicher: Perception und Bewusstseyn ist hier nicht plötzlich aufgehoben, sondern nur unvollkommen, daher die Anstrengungen der Respirationsorgane abwechselnd, bald Schreck über die Störung, mit seinen Folgen der Unterbrechung der Respiration; Blässe der Haut und kleiner Athem, bald unvollkommne Anstrengungen in den von den Respirationsnerven unmittelbar bestimmten Organen, plötzliche Röthe des Gesichts und schneller tiefer Athem. Je heftiger und schneller die Affectionen der *phrenicula* eintreten, desto mehr nähert sie sich den Symptomen des

Schlagflusses und ihre letzten Symptome sind denen des Schlagflusses sehr ähnlich, nur macht das so mannigfaltig gestörte und erschöpfte absolute Leben selten so heftige Anstrengungen.

§. 91.

1. Die Form des Kopfes, des Halses und des ganzen Knochengerüstes zeigen bei denen, die zum Schlagfluss geneigt sind, dass die cachectische (rhachitische) Anlage vorherrscht. Ein verhältnissmässig grosser Kopf, kurzer, aber dünner Hals, engerer zusammengedrückter Brustkasten, daher hervorragende Schulterblätter, kurze Extremitäten, grosser Unterleib, Neigung zu Polysarcie, lassen mehr, als bei andern, diese Krankheit befürchten.

2. Gichtische Personen, atrabilarische nach *Grant's* Bestimmung *) u. s. w. sind derselben vorzüglich unterworfen.

3. Wie alle Cachexien, befördert auch den Schlagfluss kalte, feuchte Luft. Daher ist es in sumpfigen Gegenden **) in den nassen Jahreszeiten ***) am häufigsten, auch um die Zeit der Nachtgleichen (*quum spiritus orbis Bacchatur*) ****).

Ein unthätiges Leben mit zu reichlicher Nahrung, nach einem vorhergegangenen thätigen Leben, befördert diesen Zustand des Organismus unverkennbar und es tritt alsdann ein Uebermaass des arteriellen Bluts gegen das venöse deutlich hervor.

§. 92.

Im Gehirn findet man nach dem Tode, wie bei der *phrenicula*, zwischen Hirnschaale und der harten Haut †),

---

*) *Grant*, Ueber chronische Krankheiten.

**) *Forestus*, Observ. medic. L. 10. Abh. 70.

***) *Hippocrates*, Aphorismi L. III. 16. 23.

****) *Musgrave*, De apoplexia arthritica p. 132.

†) *Forestus* l. c.

in den Gefässhäuten *), in den Gehirnhöhlen **), Ergiessungen von Wasser, gallertartige Lymphe, selbst Luft ***), aber auch Blut, in einzelnen Fällen mehr venös ****), meist aber mehr arteriell und coagulirt †). In dieser Rücksicht unterscheidet sich also der Schlagfluss von der *phrenicula* nicht. Noch mehr wird diese Verwandtschaft beider Krankheiten durch die Beobachtungen der amerikanischen Aerzte bestätigt, welche in den meisten Leichen, am Schlagfluss gestorben, ein weicheres Gehirn mit kleinen Knoten, am Ursprunge der Sinnesnerven, im Grunde des Gehirns beobachtet haben. Diese Beobachtungen in den Leichen gaben von der Zeit an, als man die Natur der Krankheiten durch Leichenöffnungen zu erforschen suchte, die Veranlassung, den Schlagfluss in den blutigen (*Apoplexiam sanguineam*) und serösen (*Apoplexiam serosam*) einzutheilen, ohne dass dadurch der Praxis Nutzen geschah ††).

§. 93.

Der Schlagfluss unterscheidet sich also nur von der *phrenicula* dadurch: dass in letzterer die Symptome der Störung der Hirnfunctionen langsamer entstehen, erst unvollkommne Perception, Schwindel, Kopfschmerz und Seekrankheit erregt wird, denen dann der Kampf des absoluten Lebens, den unvollkommnen Organismus durch Respiration mit dem Macrocosmus zu indifferentiiren, langsam und unvollkommner mit öfterer Rückkehr eines schwachen Bewusstseyns folgt; im Schlagfluss hingegen, auch wohl

---

*) *Wepfer*, Historia apoplect. p. 26. et 344.

**) *Wepfer*, l. c.

***) *Willisii*, Cerebri anatom. C. IX. p. 117.

****) *Boneti* sepulchr. L. 1. sect. 2. 14. *Morgagni*, Epist. II. 16.

†) *van Swieten*, Comment. Tom. III. p. 275.

††) Das Unstatthafte, oft Schädliche dieser Eintheilung hat *Antoine Portal* in zwei Abhandlungen sehr practisch bewiesen. Memoires sur la nature et le traitement de plusières maladies. Paris 1800. Tom. I. p. 280. Tom. II. p. 216.

einzelne Symptome der unvollkommneren Perception, Schwindel, Ohrensausen u. s. w. als Merkmale einer Hypertrophie vorhergehen *); dann aber die völlige Bewusstlosigkeit mit denselben Symptomen, wie bei Kopfverletzungen, eintritt. In dieser Rücksicht hat der Schlagfluss die vollkommenste Analogie mit andern Arten von Congestionen, und *Frid. Hoffmann* nennt ihn mit Recht *Haemorrhagias cerebri.* Ob diese Congestion eine blutige oder eine seröse ist, hängt nicht von der grössern oder geringern Kraft der Blutgefässe ab, sondern von dem individuellen Leben selbst. Oft sind beide mit einander gemischt, es wird Blut und Serum zugleich abgesondert, wie in manchen Congestionen in andern Organen, z. B. in der Nase, in den Bronchien, im Darmcanal, Blut und seröse Feuchtigkeit zugleich abgesondert wird, oft nur das eine oder das andere, ohne dass die Krankheit den Character der Congestionen dadurch verliert. Vielleicht ist die blutige Absonderung der höchste Grad der Congestion. Wie bei andern Congestionen, scheint das Extravasat oft nur eine sehr kleine Fläche einzunehmen, und die Ergiessung ist dennoch gross. Wie in andern Congestionen, folgt dieser Ergiessung, diesem Andrange der Säfte nach einer Stelle, keine Entzündung oder Eiterung, sondern die ausgetretene Flüssigkeit (Blut oder Serum), wirkt auf die umgebenden Theile als Reitz, wird nach und nach wieder in den Kreislauf aufgenommen, oder macht anomale Bildungen, Verwachsungen, Verdickung der Häute u. s. w., oder wird durch eine eigene neu gebildete Haut vom Gehirn getrennt. Aber auch ohne Extravasat kann der Schlagfluss auf dieselbe Art statt haben, wie Wasserkopf und *Phrenicula. Cheyne*, *Pittschaft* **) und mehrere aneere fanden bei der Section von Apoplectischen das Gehirn mit Gewalt aus der geöffneten Hirnschaale hervordringen, ohne dass sich irgend ein Extravasat zeigte. Nicht

---

*) *Cheyne*, On comatous diseases. p. 116.

**) *Pittschaft* in *Hufeland's* Journal B LVI. D. p. 34

selten wechselt die Apoplexie mit andern Congestionen, (z. B. Hautwassersucht, Brustwassersucht u. s. w.) ab, und ein Uebel scheint das andere critisch zu heben; so sah ich Hautwassersucht, Apoplexie und Wuth länger als zwei Jahre abwechseln; in einem andern Falle hatte ein alter Mann seit mehreren Jahren Geschwulst an den Beinen, diese verschwand plötzlich und eine Amnesie aller Nennwörter war die unmittelbare Folge davon, ein Brechmittel brachte die Geschwulst der untern Extremitäten und das Gedächtniss wieder zurück *).

§. 94.

Der Druck auf das Gehirn kann aber nicht die unmittelbare Ursache der Störung und Unterdrückung der Gehirnfunctionen seyn; sehr häufig sehen wir grosse Geschwulst der Hirnschaale, *Tubercula* im Gehirn selbst, selbst fremde, durch die Hirnschaale gedrungene fremde Körper sich tiefe Lager in das Gehirn machen, wir finden grosse Ansammlungen von Blut oder Serum auf und in dem Gehirn, ohne dass der Kranke apoplectisch gestorben ist. Alle Erscheinungen lehren uns, dass weder das Extravasat, noch der Druck desselben auf das Gehirn die Krankheit hervorbringt, sondern in dem absoluten Leben selbst ist die letzte Ursache des plötzlichen Aufhörens dieser Functionen und das Streben, durch Respiration den gestörten Lebensprocess wieder herzustellen, den unvollkommnen Organismus mit dem Macrocosmus zu indifferentiiren. Alles, was das absolute Leben heftig afficirt, kann auf diese Art Apoplexie erregen. Diathetische Ansprache, z. B. von der Pest, von der Cholera, von Scharlach (so sah ich es zweimal), heftige Anstrengung des Willens, Zorn, Beischlaf, heftige Reitze im eigenen Organismus, heftige Gemüthsbewegungen, irrespirabele Luft u. s. w. können diese Anstrengung des absoluten Lebens ohne Bewusstseyn hervorbringen, wie sie jede

*) Aehnliche Beobachtungen hat *Pittschaft* a. a. O.

andere Congestionen hervorbringen. Von der Beschaffenheit des Nervenmarks, als Träger des absoluten Lebens, hängt es ab, wie diese Reitze aufgenommen werden, und auf das animale Leben und seine Manifestationen in der Rindensubstanz und den Blutgefässen einwirken. Diese Wechselwirkung ist aber, wie das absolute Leben selbst, ganz individuell, wirkt in den verschiedenen Individuen zu verschiedenen Zeiten, in verschiedener Stimmung des absoluten Lebens verschieden, bringt bei cachectischen, hysterischen u. s. w., bei dem geringsten Reitze, Verlust der äussern Sinne (Ohnmacht) hervor, bei Hypertrophien des Nervenmarks bei Kindern anhaltende Reaction des animalen Lebens und bei Erwachsenen heftige Reaction in den Sinnesorganen und im ganzen animalen Leben hervor, wie jede andere Congestion durch denselben Reitz bald unbedeutend und schnell vorübergeheud, bald anhaltend und in mannigfaltigen Gradationen heftiger hervorgerufen werden kann. Der Unterschied zwischen Congestion und Entzündung bleibt stets derselbe. In ersterer hört das absolute Leben auf, die animalen Thätigkeiten zur Erhaltung der Einheit des Organismus zu bestimmen, und letztere wirken also zweckwidrig; in letzterer strebt das absolute Leben zur Erhaltung der Einheit (der Zweckmässigkeit) die Thätigkeiten des animalen Lebens zu leiten, um das Schädliche zu entfernen und das Zweckmässige zu reproduciren. In ersterem finden also kein Fieber und keine Crisen statt; in letzterem ist allgemeines oder Localfieber und sein Product, die Crisen, der eigentliche Character der Krankheit.

§. 95.

Wichtig würde es für den Nosologen und Therapeuten seyn, wenn er aus den Symptomen des Schlagflusses das Organ bestimmen könnte, welches durch Congestion, Anschwellung oder Extravasat hauptsächlich im Gehirn litte. Wir haben in dieser Rücksicht den neuern französischen Anatomen, besonders *Serres*, *Bricheteau*, *Riobè*, viel zu danken, deren Beobachtungen Dr. *Romberg* und Dr. *Ziegler* in Deutschland bekannt gemacht haben. Ihre Haupteintheilung ist 1) *Apoplexia meningea* und 2) *Apoplexia cerebralis*.

§. 96.

Apoplexia meningea zeigt deutlich, dass die Sinnesorgane vorzugsweise und meist ganz allein unthätig gemacht sind, ohne dass einzelne Organe der Vorstellung oder der davon abhängenden Locomotivität leiden. Es zeigt einen allgemeinen Druck auf das ganze Gehirn, ohne specielle Affection eines einzelnen Theils. Die Erscheinungen davon sind:

a. Erschwerte Sprache. Dieses erste Symptom in allen seinen Gradationen, vom Stottern an bis zur vollkommnen Sprachlosigkeit, verdient eine nähere Beleuchtung, als ihm die Nosologen bis jetzt gegeben haben. Erschwerte Bewegung der Zunge nennen es noch *Ziegler* und *Romberg* — und doch können die Erscheinungen daraus durchaus nicht erklärt werden, der Kranke bewegt seine Zunge zu animalen Verrichtungen in jeder Richtung, spricht auch Anfangs jedes Wort deutlich aus, wenn er seine ganze Aufmerksamkeit darauf wendet, verwechselt aber leicht die Bedeutung der Worte, besonders von Nennwörtern und Eigennamen, dieses nimmt so zu oder tritt plötzlich so heftig ein, dass ohne alle Verstandesverwirrung eine vollkommne Sprachenverwirrung entsteht, und in noch heftigerm Grade geht dieser Zustand, nicht in Aphonie, sondern in vollkommne Sprachlosigkeit über. Ich erinnere mich dreier Fälle dieser Art, wo die Umstehenden den Kranken für wahnsinnig hielten. Einen achtzigjährigen Mann, der seit Jahren Oedem der Füsse gehabt, überfiel dieser Zustand der Sprachverwirrung; plötzlich und zugleich verschwand sein Oedem. Ich fand ihn höchst leidenschaftlich laut viele bedeutungslose Substantiva nennen, und immer wurde er unwilliger über sich oder über seine Umgebung, dass die rechte Bedeutung nicht getroffen wurde. Ich bemerkte, dass er immer seine Rede nach einer Stelle hin richtete, sah seine Taschenuhr hängen und versuchte, ob diese das unnennbare Ding für ihn sey. Sogleich erheiterte sich sein Gesicht, durch das Aufziehen der Uhr wurde er vollkommen beruhigt, und nun erinnerten sich die Umstehenden mit Verwunderung, dass dieses genau die Zeit sey, wo er seine Uhr aufzuziehen gewohnt war. Er wurde durch Blutigel und Abführungen binnen zwei Tagen geheilt, starb aber ein Jahr nachher am Schlagfluss. Einen jungen Officier fand ich in diesem Zustande, seine Cameraden hielten ihn für wahnsinnig, und ich nahm ihn, da ich ihn als einen trefflichen Mann liebte, in meinen Wagen, 5 Meilen weit in meine Wohnung. Ich hatte aber grosse Ursache es zu bereuen; durch die Bewegung des Wagens wurde sein Zustand höchst lebensgefährlich, aber stets ohne Delir oder irrige Vorstellungen. In den ersten Wochen konnte ich allein ihn verstehen, indem ich die Bedeutung seiner Worte vermuthete. Gern bediente er sich dann auch desselben Worts öfterer, wenn es einmal verstanden war. Nach 14 Tagen kam er durch Blutigel, Abführungen und Arnika so weit, dass er die gewöhnlichen Dinge mit einigem Bedenken und Schwierigkeiten nennen konnte; sobald er aber etwas zerstreut war, kam das alte Uebel wieder. Er spielte sehr gut und gern l'Hombre, sehr oft kam es ihm aber, dass er die Farbe nicht nennen konnte, und er zeigte dann mit einer Art Beschämung die Karte auf, deren Farbe er nicht nennen konnte. Er wurde vollkommen geheilt, starb aber drei Jahre nachher plötzlich am Schlagfluss, indem er sich bei der Bändigung eines Pferdes sehr erhitzt hatte.

Den dritten Kranken, einen Officier von etwa 50 Jahren, habe ich kürzlich behandelt. Das Uebel war oft mit Ohnmachten, nie mit Zuckungen, verbunden, nach jeder Ohnmacht war die Sprachverwirrung stärker. Nach mehreren Jahren ging die Krankheit in eine Art von Apathie und Blödsinn über.

Das gänzliche Aufhören der Sprache habe ich viermal auf längere Zeit gesehen *). Jedesmal entstand es durch heftigen Schreck; zwei, welche ich ferner zu beobachten Gelegenheit hatte, starben später am Schlagfluss. Alle wurden auf dieselbe Art, wie *Richter's* Kranke, dessen specielle Besorgung mir als Gehülfen übertragen war, durch Ekelcur geheilt. Es hat mir nicht geschienen, dass jener Zustand der Unfähigkeit, das Wort zu finden, in die vollkommne Sprachlosigkeit übergehen könnte. Gewiss ist es aber, dass auch bei dieser völligen Sprachunfähigkeit keine Lähmung irgend eines äussern Organs statt findet.

§. 97.

Es ist nicht eigentlich der Beruf des Nosologen, die gewiss schwierige physiologische Erklärung dieses merkwürdigen Symptoms zu übernehmen. Nur soviel darf ich hinzufügen: Die Sprache an sich ist eine dem Gedächtniss allein angehörige Gewohnheit; der Papagey erlangt sie für gewisse Wörter, ohne dass sie auf sein Verlangen und Abscheu weitern Einfluss hat, er nennt das Gute und das Böse für ihn wacker und er verliert sie bei jedem Uebelbefinden, z. B. in der Mausserzeit, bei unpassendem Futter, bei geringer Erregung seines Lebens im Dunkeln, in der Einsamkeit u. s. w. Der Mensch hält die Bedeutung des Worts mehr oder weniger fest, aber diese Bedeutung allein, nicht die Sprache, erregt in ihm Verlangen und Abscheu: der goldne Löwe, der rothe Löwe, der Löwe von Juda und der aus seinem Behälter losgebrochene Löwe machen dem das Weinhaus Suchenden, dem Alchymisten, dem Pieti-

*) Den ersten Fall, welchen ich im Hospital in Göttingen sah, hat mein verewigter Lehrer *Richter* beschrieben.

sten und dem neugierigen Zuschauer ganz verschiedenes Verlangen und Abscheu. Also auch seine Sprache an sich ist etwas dem thierischen Leben Angewöhntes, die Bedeutung ist das Resultat mannigfaltiger humaner Combinationen und Abstractionen, sie kann also, wie beim Papagey, bei gewissem allgemeinen Uebelbefinden ganz oder zum Theil vergessen werden, freilich ist sie fester als beim Papagey, und nur ein plötzlich eintretendes allgemeines Uebelbefinden kann sie ihn vergessen machen. Ich habe bei langsam sich bildendem Druck auf das Gehirn, bei Knochengeschwulst des Scheitelbeins, das Gedächtniss zum grossen Theil dadurch die Theilnahme an der Aussenwelt u. s. w. verschwinden gesehen, ohne dass dieses Vergessen der Sprache auffallend war. Will der Anatom uns hier etwas erklären, so fange er beim Papagey, nicht beim Menschen an.

§. 98.

b. Verminderte Perception der Aussenwelt. Diese verminderte Perception rührt nicht von Localaffection eines einzelnen Sinnesorgans her, sondern die Combination und Abstraction mit der eigenen Existenz ist vermindert, die Sinne erregen weniger Verlangen und Abscheu, so wie es bei meinem dritten Kranken im Fortgange der Krankheit der Fall war. Das Gehör hört am spätesten auf, weil dieses der eigentliche Wächter der Individualität ist, ich sah es in solchem Zustande selbst noch geschärft. Umgekehrt sah ich bei einer Frau, die durch einen Fall auf den Kopf apoplectisch für mehrere Tage war, das Gehör zuerst, nach etwa einem Monate das Gesicht und erst nach mehreren Monaten Geruch und Geschmack und mit diesem gesunde Verdauung zurückkehren.

c. Hört die Perception durch alle Sinne auf, so tritt Schlaf ein, den wir in diesem Falle *sopor* nennen, weil der Kranke nicht daraus zu erwecken ist. Er unterscheidet sich aber auch vom natürlichen Schlafe dadurch, dass der Puls sehr frequent, das Athemholen sehr tief, aber sehr langsam ist.

d. Das Athemziehen ist gleichmässig, wird immer langsamer, je mehr der Kranke soporös wird, aber auch immer tiefer, es ist, als wenn der Organismus nicht Luft genug auf einmal einathmen zu können glaubt und diese Luft gern behalten mögte, bis er sich völlig mit ihr polarisirt hat.

e. Je tiefer und angestrengter das Athmen wird, desto mehr ist auch der Drang des Bluts nach der Oberfläche unverkennbar. Gesicht und die ganze Haut des Körpers schwellen auf und werden röther. Häufige Schweisse sind die Folge davon. Aber die Wärme des Körpers ist nicht in demselben Maass erhöhet und nicht stechend. Oft dauert, nach *Portal's* Beobachtung *), der Andrang des Bluts nach der Oberfläche selbst nach dem scheinbaren Tode noch fort, die Oberfläche wird angeschwollen und röther und es bleibt dann einige Wärme. Auch dann, wenn durch eine Beimischung von Ohnmacht das Gesicht todtenblass ist, wird es oft nach dem Tode tief dunkelroth, mit Blut unterlaufen.

f. Neigung nach einer Seite hin bemerkt man nicht, denn keine Affection der Locomotivität und keine grössere oder geringere Affection der einen Seite hat dabei statt.

g. Noch weniger äussert sich in den Muskeln irgend eine kranke Locomotivität, keine Convulsion, kein Zittern, auch ist der Mund nicht verzogen.

§. 99.

Diese Symptome können sich sehr langsam folgen, so dass die Schwierigkeit der Sprache Monate vorhergeht und

*) Memoires de l'Academie royale des sciences de Paris 1781; er war der Erste, der den gemachten Unterschied von Apoplexia sanguinea und serosa practisch gründlich bestritt.

Aufhören der Aperception erst momentan als Ohnmacht eintritt, nach und nach aber anhaltender und bleibender wird und in Stumpfsinn, Schlafsucht u. s. w. übergeht. Selbst in diesem Zustande kann noch gewisse gewohnte Locomotivität bleiben. Ich sah eine cachectische Frau von 50 Jahren, die in einem soporösen Zustande noch manche Geschäfte der Hausfrau verrichtete und nur durchs Gehör zuweilen aus diesem Zustande aufgeschreckt wurde, bis sie dann nach einigen Monaten in vollkommnen *sopor* verfiel, und nach acht Tagen starb. Bei der Oeffnung fanden sich Gallensteine als ein häufiges Product der Cachexie und ein Hervorquillen des Gehirns, aber kein Extravasat. Oft können die Symptome aber auch so schnell auf einander folgen, dass die erstern kaum zu bemerken sind. Je langsamer sie aufeinander folgen, desto bleibender muss die Ursache seyn und desto lebensgefährlicher sind sie dann im Allgemeinen; je schneller sie zusammen eintreten, desto mehr nähert sich der Zustand einer Ohnmacht, und vielleicht ist diese dann selbt das Heilmittel, wie sie das Heilmittel von Hämorrhagien ist. Je öfter diese Ohnmachten aber wieder kommen, desto weniger leisten sie diesen Dienst und die Krankheit geht dann leicht in Blödsinn und *sopor*, oder auch selbst in Epilepsie und *Apoplexia cerebralis* über.

Besonders bei jungen Personen sind diese momentanen und öfter zurückkehrenden Ohnmachten immer sehr verdächtig.

Serres zählt fünf Arten dieser Apoplexie 1) ohne Extravasat, 2) mit serösem Extravasat, 3) mit serös-blutigem, 4) mit Ruptur oder aneurysmatischer Erweiterung einer Arterie, 5) mit Ruptur einer Vene. Ich zweifle nicht, dass alle diese Fälle existiren, getraue mich aber nicht, pathognomonische Kennzeichen von irgend einer anzugeben, da die äussern Erscheinungen bei allen dieselben sind.

Wie unterscheiden sich diese Ohnmachten von denen, die bei verzogenen Weibern zum guten Ton und oft zur Plage der Männer gehören, bei jedem cachectischen Menschen durch Schreck, Mitleidenschaft u. s. w. erregt werden? Beide haben die äussern Erscheinungen vollkommen mit einander gemein: Aufhören der Aperception durch die Sinne! Diese zufälligen Ohnmachten entstehen durch Schreck des Lebens und jene nach aller Wahrscheinlichkeit auch leicht bei kräftigen Willenswollen nur durch ganz unerwartete oder ganz ungewohnte Ursachen in der Aussenwelt.

§. 100.

Diese *Apoplexia meningea* trifft jedes Alter, Kinder vorzüglich bis ins 15te Jahr und über 60 Jahre alte Greise Weiber mehr als Männer. *Serres* fand von 41 Fällen 33 bei Weibern und 8 nur bei Männern.

§. 101.

Apoplexia cerebralis.

Ihr wesentlicher Unterschied von der vorhergehenden ist: mit dem Aufhören der Aperception treten zugleich Affectionen der Locomotivität und der aufgehobenen Gemeinwirkung beider gleichen Hälften des Körpers ein. Verzuckung des Mundes nach einer Seite hin, Verdrehung der Augen, Hinsinken des Körpers nach einer Seite, oder Zuckungen in der einen Seite, während die andere gänzlich gelähmt ist, unregelmässige, bald langsame, bald schnelle Respiration, mit schnellem Pulse. Schneller Wechsel der Farbe des Gesichts, bald aufgedunsen, bald leichenblass.

Nach dem Tode findet man nach Beobachtungen der französischen Aerzte in 368 Leichen:

1. Den bereits von *Hippocrates* aufgestellten Satz bestätigt: dass die Alogotrophie bei verschiedener Affection der beiden Hälften des Körpers sich stets in der dem gelähmten Theile entgegengetzten Hemisphäre des Gehirns befindet.

2. Oft ist die Aperception und Vorstellung zugleich aufgehoben, oft tritt aber auch Lähmung oder Convulsion der einen Hälfte des Körpers, Hemiplegie, oder eines Armes (nur bei Kindern in Convulsionen, selten bei Erwachsenen) oder Fusses, Paraplegie ein, ohne dass das Aperceptionsver-

mögen gänzlich und auf längere Zeit gestört wird. Ohngeachtet aber das Rückenmark das eigentliche Hauptorgan der Locomotivität ist, so haben diese Hemiplegien und Paraplegien doch immer ihren Ursprung in der Hirnsubstanz, bei Alogotrophien des Rückens erfolgen nur langsam Lähmungen.

3. Wenn mehrere Hemiplegien oder Paraplegien aufeinander gefolgt sind, kann man deutlich die frische, mit Blut angefüllte Höhle von der ältern unterscheiden. Bei *Apoplexia* mit Lähmung des ganzen Körpers in einem Anfall befindet sich das Extravasat in dem Hirnknoten und zwar entweder ohne oder mit Zerreissung der Wände und Bluterguss über die Grundfläche des Schädels.

4. Der Tod erfolgt immer plötzlich und die Kranken sterben asphyctisch, wie Thiere, denen man beide *nervos pneumo-gastricos* durchschnitten hat.

5. Mehrere französische Anatomen des *Hotel Dieu* machen auf die Entzündung der innern Haut der Hirnarterien aufmerksam. Also auch hier Beweiss des vermehrten Locallebens des zuführenden Gefässes ohne correspondirendes vermehrtes thierisches Leben im Parenchyma. Die Beobachtungen, welche in den Carotiden und in den Kopfarterien, selbst den Jugularvenen und den Venen des Kopfs polypöse Concretionen gefunden haben *), weisen deutlich auf ein locales Vorherrschen der Arteriosität hin.

§. 102.

Wenn wir in Cadavern auch nicht die Gehirnorgane genau nachweisen können, welche in den verschiedenen Affectionen derselben, in Apoplexie, Ohnmacht, Epilepsie, Veitstanz und Somnambulismus in Form und Mischung gelitten haben, so können wir doch die Verschiedenheit der gestörten Functionen genau betimmen.

---

*) *Julius Diversus*, De Febre pestilenti et affectibus particul. Cap. IV. p. 238. *van Swieten* Comment. in Boerh. prael. T. III. p. 259.

§. 103.

1. In der Apoplexie ist Perception und Locomotivität, in so fern sie Vorstellungen erzeugt, vollkommen aufgehoben, nur die Function des mittlern Strangs des Rückenmarks, welche der Indifferentiirung des Organismus mit dem Macrocosmus durch Respiration vorsteht, manifestirt ihr Leben, und in dem Verhältniss heftiger, als der Organismus weniger im Stande ist, seine Individualität zu erhalten.

§. 104.

2. In der Ohnmacht hört vorzüglich Locomotivität auf, weil eine Perception das Leben allein erregt und dadurch Vorstellungen verhindert, wodurch Verlangen und Abscheu und Wille erregt werden könnten. Die Perception hört also nur insofern auf, als der Kranke nicht willkührlich seine Sinne auf zu percipirende Objecte richten kann (auf dieselben nicht aufmerksam seyn kann); heftige Reitze, die ihm aufgedrungen werden, kann er percipiren, wenn sie ihn auch nicht erwecken, er erinnert sich derselben nach dem Erwachen; oder sie erwecken seinen Willen in den einzelnen Organen, durch welche er sie verlangen oder verabscheuen kann, der Ohnmächtige äussert sehr oft durch einzelne Mienen oder selbst durch Bewegung einzelner Glieder, Wohl- oder Missbehagen am Reitze. Durch diese Unfähigkeit der Locomotivität wird aber auch die Bewegung des Brustkastens, insofern er vom bewussten Willen abhängt, gemindert, die Respiration wird kleiner und hört in heftigen Graden der Ohnmacht, zugleich mit der Thätigkeit des Herzens scheinbar auf (*Asphyxia*). Die ganze Lebensmanifestation sinkt also auf die niedrigste Stufe (*vita minima*). Nur das absolute Leben, die individuelle Bestimmung des Organismus (das Ich) ist noch zurück; das ohnmächtige Leben ist mit dem Leben im ersten Keime zu vergleichen. In dem Maasse als dieses absolute Leben schwächer ist, wird es für Reitze empfindlicher, und so sehen wir im höchsten

Grade der Ohnmacht eine selbst gesteigerte Perception für Reitze, die ohne Willensäusserung in den Sinnesorganen (ohne darauf gerichtete Aufmerksamkeit) wahrgenommen werden können. Der im hohen Grade Ohnmächtige hört und fühlt Objecte, die mit ihm in unmittelbarer Relation stehen (nicht erst durch Combination gesucht werden müssen) ungleich schärfer, als im gesunden Zustande*).

In diesem Zustande macht aber weder Respiration noch Locomotivität Anstrengungen, weil für beide kein Wille vorhanden ist. Die *vita minima* des Ohnmächtigen bedarf nur einer geringern Indifferentiirung mit dem Macrocosmus und beschafft dieselbe mehr im Pflanzenleben auf der Haut. Jeder Schreck und jede Unentschlossenheit sind momentane Ohnmachten, und Zittern, Stottern, krampfhafte Zuckungen u. s. w. sind Manifestationen derselben, in letzterer wechselt Wille mit Ohnmacht oft ab. Der griechische Name λιποϑυμια spricht das deutsche Wort Ohnmacht kräftiger aus. Kinder und Weiber sind zu derselben geneigter, weil ihre Natur pusillanimer (ἀϑυμοτερη) ist.

§. 105.

3. Epilepsie (*Morbus sacer Hipp.*). Eine einzige heftige Perception schliesst alle andern vollkommen aus, es können keine Vorstellungen, kein Verlangen und Abscheu und kein bewusster Wille entstehen. Um so heftiger wird aber der Wille ohne Vorstellungen (der unbewusste Wille) erregt, um die heftige Perception (das exaltirte Seyn) zu indifferentiiren. Heftige, unbewusste Locomotivität ohne Zweckmässigkeit müssen die Folge davon seyn, und in dem Maasse sie heftiger werden, kömmt auch der Organismus in seinen einzelnen Theilen und mit dem Macrocosmus in Differenz, Respiration der Lunge und der Haut wird um so nöthiger und geschieht mit desto grösserer Impetussität, (Wechsel der Polarität).

---

*) Meine Abhandl. über psychische Heilmittel. p. 102.

Alle Erscheinungen in dem Paroxismus selbst und in den Leichen beweisen aber: dass in diesem unbesonnenen Kampfe des Seyns, der positiven Polarität (der Arteriosität) und des Wollens, der negativen Polarität (der Venosität) erstere die entschiedene Oberhand hat. Das arterielle Blut ist zum grossen Theil in Serum verwandelt, alle Organe, z. B. Augen, Malpighisches Netz und das ganze Hautorgan sind strotzend von serösen Säften *), alle Absonderungen haben eine zähe seröse Mischung, vorzüglich in den Bronchien und im Munde, oft aber auch im Darmcanal und in den Nieren. Das Gehirn ist mehr mit einer serösen als mit einer blutigen Feuchtigkeit überschwemmt, zugleich stockt aber in den kleinen Venen das hypercarbonisirte Blut und kann von den grössern Gefässen nicht weiter gebracht werden, die Haut wird bei ihrer serösen Anschwellung oft dunkel selbst schwarz gefärbt, wird dagegen ganz blass, wenn irgend ein Localreitz die Thätigkeit der kleinern Venen befördert; daher die Verschiedenheit dieser Hautfarbe an einzelnen Stellen **). In den grössern Venenstämmen stockt es und dehnt dieselben in Blutaderknoten aus ***). Der Polaritätswechsel erreicht oft die Heftigkeit, dass er das tropfbar Flüssige in Luftgestalt verwandelt und nur nach Krämpfen ähnlicher Art findet man in den Venen der Cadaver Luftblasen ****).

§. 106.

4. Veitstanz *(Chorea St. Viti)* und Somnambulismus.

Eine Perception, die nicht zur Vorstellung gebracht werden kann, schliesst alle andern aus, wie in der Ohnmacht; das Individuum ist also sinnlos, ohne jedoch, wie in der Epilepsie, den Willen ohne Vorstellungen in glei-

*) *Willisii* Pathologia cerebri Cap. IV. p. 49.

**) *van Swieten* Commentaria in Praelect. Boerhav. S. 1077. No. 3.

***) *Hippocrates* Praedict. L. II. c. 7.

****) Meine Pathologie §. 193.

chem Maasse zu erregen, derselbe ist noch im Stande, Reminiscenzen (die bei allen Vorstellungen die Perception zur Vorstellung bilden müssen) mit dieser Perception zu vereinigen und Vorstellungen zu bilden, welche durch die Sinne berichtiget und so in der Aussenwelt realisirt werden können, also die in dieser Rücksicht mit dem Traume vollkommen gleich sind, aber sich dadurch von ihm unterscheiden, dass sie, durch eine heftigere Perception veranlasst, auch in dem Maass, als die durch Reminiscenzen erregte Vorstellung stärker und deutlicher ist, auch Willen erregen, der im Gefolg der aus Reminiscenzen gebildeten Vorstellungen Locomotivitäten veranlasst. Von dem Seufzer, Minenspiel, Schreien u. s. w. im Schlaf an, bis zu den wunderbarsten Sprüngen und Tönen im Veitstanz, und bis zu dem noch merkwürdigern bewussten Handeln der Traumwandler, bei denen alle Reminiscenzen von Ort und Zeit oft auf die unbegreiflichste Art erwachen und die Vorstellungen und daraus folgende Handlungen bestimmen, wobei selbst die Perceptionen durch die Sinne in der Gegenwart insofern zu erwachen scheinen, als sie mit der ganzen Vorstellung in Verbindung stehen, hingegen alle andern Perceptionen und Vorstellungen ausschliesst.

§. 107.

Welche Reitze können solche lebhafte Träume erregen? Nicht die Heftigkeit des Reitzes. Der hell erscheinende Tag, die heftigsten eben bekannten Töne, heftige Schmerzen u. s. w. bleiben unbeachtet oder erwecken; bilden aber keine Träume, hingegen ein unerwartet erscheinendes selbst schwaches Licht, ein unbekannter schwacher Ton, eine ungewohnte Störung in den Verdauungsorganen bringt vielleicht in dem Augenblick eine geträumte lange Geschichte von Räubern, Gesehenem und Gehörtem hervor, die gewiss in der Zeit nicht ihr Maass hat. Ist der Reitz noch leiser und unbekannter, erregt er noch mehr den Willen ihn zur Vorstellung zu bringen, so erregt er Vorstellungen, Wil-

Willensmanifestationen in der Locomotivität hervorbringen; zunächst Reden im Schlaf, dann selbst Muskelbewegungen der Glieder, um den Reitz ganz zum Bewusstseyn zu bringen, wobei die Reminiscenz alle Vorstellungen bilden hilft, die diesen Zweck realisiren können, ohne dass die Sinne dazu beitragen. Das schlaftrunkene Kind findet die Thür, durch welche es gehen will, das Bett der Mutter u. s. w. in vollkommner Dunkelheit, ohne anzustossen, und auf dieselbe Art sehen wir den eigentlichen Somnambulen die gefährlichsten Wege gefahrlos wandeln, weil die aus Reminiscenz und exaltirtem Willen gebildeten Vorstellungen ihm allein den Weg zeigen, die für die Wirklichkeit verschlossenen Sinne ihm aber die Gefahr verbergen. Schlaf und Ohnmacht sind Erscheinungen des überreitzten Sinnenlebens; Traum, Traumreden, Traumwandeln und Veitstanz, in diesem Zustande erweckter Wille, um den unbekannten Reitz zur vollkommnen Vorstellung zu bringen, wozu er Rückerinnerungen (Reminiscenzen) statt sinnlicher Perception wählen muss, da letztere überreitzt unthätig sind. Daher sind letztere Erscheinungen in denselben Individuen oft auf die bunteste Art abwechselnd, ein neuer oder stärkerer Reitz zerstört die von einzelnen Reitzen und Rückerinnerungen durch den Willen gewebten Vorstellungen, und eine Willensmanifestation auf die Locomotivität tritt an ihre Stelle, die wir im leichtern Grade Schreck, im höhern Grade Epilepsie nennen

Daher sind alle diese Erscheinungen der unterdrückten Perception durch die Sinne, Epilepsie, Ohnmacht, Traum und Somnambulismus von dem bewussten Leben in der Aussenwelt in dem Maasse mehr getrennt, als die Perception durch die Sinne mehr unterdrückt ist. Der Epileptische setzt nach dem Paroxysmo sein Sinnenleben fort, als wenn ihm nichts widerfahren sey. Ich sah einen Epileptischen, der nach einem Paroxysmo von anderthalb Stunden an den Spieltisch zurückkehrte und die Karten ausspielen wollte, welche er beim Eintritt des Anfalls auszuspielen hatte. Der Festschlafende erinnert sich seiner Träume nicht, nur die Träume im Halbschlaf können wieder erzählt werden, der Somnambule weiss nicht, was er in diesem Zustande geredet und gethan hat.

§. 108.

Der Traum jeder Art wird also in dem Leben des Träumenden aus drei Elementen gebildet.

a. Aus der einzelnen, nicht zur Vorstellung' gebrachten (dem Leben nicht assimilirten) Perception.

b. aus dem Willen, durch dazu gehörige Perceptionen eine Vorstellung zu schaffen.

c. Da diese Perceptionen in der Aussenwelt nicht gesammelt werden können, indem die Sinne verschlossen sind, wendet sich der Wille auf die Perceptionen, welche ihm die Rückerinnerungen stets darbieten müssen, und strebt aus diesen eine Vorstellung zu schaffen. Auf das Deutlichste zeigt es sich hier: dass die Rückerinnerung (das Gedächtniss) im Leben selbst hauptsächlich begründet ist und nur durch den Willen realisirt wird. Die in Raum und Zeit entferntesten Rückerinnerungen können wie die nächsten und neuesten dem Willen Perceptionen darbieten, um daraus das bunte Gewebe des Traumes zu schaffen, welches nur in seinem individuellen Leben, nicht in der Aussenwelt momentane Realität erhält.

§. 109.

Jeder Reitz in der Aussenwelt und im eignen Organismus kann den Zustand des Schlafes und der Ohnmacht hervorbringen, wenn er nicht zur vollkommnen Vorstellung kommen kann, und keine stärkern Reitze die Perception desselben unterdrücken, indem sie andere deutliche Vorstellungen veranlassen. Das Kind und die pusillanimen Individuen (hysterische und hypochondrische) sind diesem Zustande vorzüglich unterworfen, bei den thätigern und in Bildung von Vorstellungen Geübteren kann nur ein sehr ungewohnter stärkerer Reitz denselben veranlassen.

Ist der zur unvollkommnen Vorstellung gebrachte Reitz von der Art, dass er heftigen Abscheu erregt, so wird der Wille mehr aufgeregt, denselben zu entfernen, als ihn zur vollkommnen Vorstellung zu bringen, es entstehen leichte Schreck- und Muskelkrämpfe; und ist er weniger Abscheu erregend, oder selbst Verlangen erzeugend, so ist Traum und Somnambulismus das Resultat.

§. 110.

Der Magnetiseur ist der Reitz in den Erscheinungen des sogenannten thierischen Magnetismus, der den Magnetisirten zur deutlichen Vorstellung durch den Traum zu bringen strebt. In welchem Maasse der Wille des Magnetisirten die Perceptionen in der entferntesten und nächsten Reminiscenz findet, um den wunderbaren Traum zu bilden und auszusprechen, in wie fern er dadurch im Stande ist, den Reitz (den Magnetiseur) sich zur Vorstellung zu bringen (sein Leben mit dem des Magnetiseurs zu assimiliren) liegt ausserhalb der Grenzen der Forschungen in der realisirten Aussenwelt. Wer nichts andres als diese realisirte Welt annimmt, von *Galens* zweiter Secte (S. die Vorrede zum ersten Band) ist und mit *Abernethy* sagt *(we english believe not on the magnetisme)* (daselbst p. 92.), hat Grund, alle Erscheinungen dieser Art für Täuschung und unwahr zu erklären, wer über das, was er gesehen hat und ernstlich nachdenkt, glaubt auch das, was rechtliche Leute gesehen haben, weiss aber, dass die Erscheinungen selbst so mannigfaltig und nicht unter Gesetze zu bringen sind, als das Leben der Individuen, ihre Reminiscenzen und Träume selbst, und weiss in vieler Rücksicht: dass kein allgemeines Heilmittel daraus hervorgehen kann. Nach 25 Jahren erkläre ich, dass ich das, was ich in meiner Schrift über psychische Heilmittel als Augenzeuge erzählt habe, der Wahrheit gemäss ist; und noch jetzt beobachte ich manche kranke Lebensäusserungen, die mir diese Ueberzeugung bestätigen, so sehr ich mich auch hüte, Magnetiseur zu seyn.

§. 111.

Epilepsie, Veitstanz, Somnambulismus und Ohnmacht sind folglich Affectionen des animalen Lebens, des Verlangens und Willens allein; und auf dieses kann nur hauptsächlich gewirkt werden, wenn sie geheilt werden sollen. Schlagfluss hingegen ist Congestion und kann nur durch Verminderung der Congestion und Wegschaffung des Extravasats gehoben werden. Es kann aber nicht fehlen, dass sie nicht oft mit einander vereinigt sind: Der Schreck des Lebens über die Gefahr des einen Organs kann Epilepsie, Veitstanz u. s. w. in dem andern hervorbringen, und so kann bei scheinbar heftigen Anfällen von Schlagfluss die Epilepsie, welche damit verbunden ist, als Heilmittel gegen die Ursache der Congestion wirken. Alle Prognose in dieser Krankheit dürfte in dieser Ansicht beruhen, und je mehr also der Arzt die Erscheinungen des einen oder des andern Zustandes vorherrschen sieht, desto mehr darf er hoffen oder fürchten.

§. 112.

a. Je mehr sich der Schlagfluss dem Zustande einer Ohnmacht nähert, je mehr die Aperception allein aufgehoben ist, ohne dass das Bedürfniss der Respiration bedeutend gestört ist, der Puls nicht voller oder beschleunigter, das Athmen nicht angestrengter und der Andrang des Bluts nach der Oberfläche nicht heftig ist, desto mehr ist Erwachen und Heilung des Kranken zu hoffen.

§. 113.

b. Auch Verbindung mit epileptischen Zufällen lässt selbst bei angestrengtem röchelndem Athmen und Andrang des Bluts nach der Oberfläche noch einige, obwohl geringe Hoffnung. Wenn die eine Seite des Kranken in heftigen Zuckungen sich bewegt, und die andere gelähmt ist, wenn die Gesichtsmuskeln auf ähnliche Art verzogen sind, oder wenn gar dieser Zustand von Zuckungen und Lähmung in den beiden Seiten abwechselt, so hat man noch immer Ursache zu hoffen. Ich habe einen Kranken in diesem Zustande länger als drei Wochen liegen sehen, noch nach 3 Monaten waren seine Augen vollkommen amaurotisch, so dass dicht davor gehaltenes Licht nicht die geringste Veränderung in der Pupille hervorbrachte und er wurde dennoch bis auf eine geringe Lähmung des einen Auges und des einen Fusses nach zwei Jahren wieder hergestellt.

§. 114.

c. Hoffnungslos dürfte aber der Kranke seyn, wenn er ohne alle Locomotivität- und ohne alle Sinnenthätigkeit liegt, und die vegetative Anstrengung nach Luft, tiefe angestrengte Respiration, heftiger Andrang des Bluts nach den Hautgefässen, mehr kalte und klebrigte Schweisse u. s. w. zunehmen.

§. 115.

d. Hippocrates und die älteren Aerzte erwarten in verschiedenen Fällen von Fieber Heilung der Apoplexie? *) Wenn Theilnahme des ganzen arteriellen Systems an einer Anstrengung des Organismus Fieber heisst, so dürfte wohl bei den Anfällen der Apoplexie keine Hülfe vom Fieber zu erwarten seyn, je schneller der Puls beim Apoplectischen wird, je angestrengter das Athmen, desto mehr wächst die Gefahr. Es ist wahrscheinlich, dass *Hippocrates* in beiden Aussprüchen epidemische Krankheiten genannt hat, die mit apoplectischen Anfällen eintreten, bald als *febris intermittens comitata in Lib de morbis*, bald als *typhus mitior.* Selbst bei den zurückbleibenden Folgen der eigentlichen Apoplexie durfte wohl von Fieber nichts zu erwarten seyn, wenigstens habe ich es nie als kritisch beobachtet, sondern die

*) *Hippocr.* de morbis L. VII. Coacae praenot. 479. *Aretaeus*, De curat. morb. acut. L. I. c. IV.

Krankheit wird stets durch eine Lysis gehoben. In jenen Fiebern aber, wo Coma und selbst Apoplexie als Hauptsymptom des Fiebers eintritt, ist das Fieber nicht eigentlich critisch (welches *Hippocrates* auch nicht behauptet), sondern es ist mehr Hoffnung da, wenn der nächste Anfall ein einfacher Fieberanfall ohne comatöse Zufälle ist. Uebrigens haben diese Fieber mit unserm Schlagfluss nichts gemein, gehören in die Classe der diathetischen Krankheiten und hinterlassen, wenn sie geheilt werden, keine Lähmung.

e. Wenn das Gehör zuerst wieder thätig wird, hat man viel Hoffnung, dass keine bedeutende Lähmungen der Apoplexie folgen werden, wenn auch Gesicht, Geruch und Geschmack noch lange unthätig bleiben. Ich habe auf diese Art bei früh hergestelltem Gehör vollkommne Amaurosis länger als ein halbes Jahr und Geschmack und Geruch mehrere Jahre unthätig gesehen und die Locomotivität wurde ganz wieder hergestellt. Zurückbleibende Taubheit zeigt bedeutende Störungen im Gehirn und drohet leicht Rückfälle.

f. Schlagfluss, der langsam mit mehreren Vorboten oder geringeren Affectionen des Sensoriums eintritt, ist immer gefährlich und in seinen Folgen trauriger, als der plötzlich eintretende, besonders bei jüngern Personen. Noch mehr, wenn er nach Epilepsie entsteht.

§. 116.

Alles, was bedeutende Störungen im absoluten Leben und dadurch im Blutumlauf veranlasst, kann bei Disponirten Schlagfluss hervorbringen. Also Gemüthsbewegungen, schnelle Erkältung der Haut, besonders in Bädern *),

*) Bei dreizehnjähriger Erfahrung in einem sehr besuchten Bade und in der Nachbarschaft mehrerer andrer habe ich alle Ursache, gichtischen und podagrischen Personen mit deutlicher apoplectischer Constitution, oder die bereits mehrere Anfälle gehabt haben, die gröfste Vorsicht anzuempfehlen. *Hippocrates* verbietet sie bei allen

Ueberladung der Verdauungsorgane, Unterdrückung gewohnter Blutflüsse, schnelles und heftiges Wenden des Kopfes, langer Schlaf, ungewohnter Missbrauch geistiger Getränke, leichte Kopfverletzungen u. s. w.

§. 117.

Die Vorboten eines nahen Anfalls sind: Stumpfsinn und Mangel an Interesse, unvollkommnes Gedächtniss, öfteres Aufschwellen und Rothwerden des Gesichts, Funken vor den Augen, Ohrensausen, Mangel an Geschmack oder auch an Appetit, ohne deutliche Störung der Verdauungsorgane, oder auch unachtsame Gefrässigkeit.

§. 118.

Die Cur sollte hauptsächlich prophylactisch seyn. Sie besteht, ausser den allgemeinen Mitteln gegen Cachexie, wohlgeordnete Thätigkeit des Körpers und des Geistes, hauptsächlich in freier Luft, Erhaltung aller Absonderungen, besonders aber der bestimmten, dem Organismus zum Bedürfniss gewordenen Blutflüsse und Ersatz derselben durch Blutigel, im Fall sie unterdrückt sind, in sorgfältiger Vermeidung alles dessen, was die Hirnthätigkeiten plötzlich stören kann.

Nimmt die Besorgniss durch deutliche apoplectische Anlage, einzelne Vorboten, Jahreszeit und Witterung zu, so dürfte man wohl auf das Mittel das meiste Vertrauen setzen, das in Schlagfluss von vielen Aerzten als wirksam

---

diesen Krankheiten des Gehirns. (ὅταν ὑπερθερμάνθῃ ἡ κεφαλή) De morbis L. II. Vorzüglich rathe ich aber, bei Schlagflüssen mit kalten Kopfaufschlägen, Besprengungen des Körpers mit kaltem Wasser u. s. w. nicht vor hinlänglichem Aderlassen zu verfahren; ich sah einen Apoplectischen in dem Augenblick mit einem Krampfe verscheiden, als man ihm den Körper mit kaltem Wasser besprengte. *Hippocrates*, Coacae praenot. n. 478.

erprobt *), im Wasserkopf aber neulich durch die Erfahrungen von *Sachse* und andern gerühmt ist, Fontanellen oder nach Umständen Haarseil nach gehörigem Aderlass. Letztere verordne man unter jenen Umständen wenigstens zweimal jährlich, ohne sich durch blässere Hautfarbe, Hagerkeit, scheinbare Muskelschwäche u. s. w. abschrecken**) zu lassen. Kann der Arzt den sich nicht sehr krank glaubenden nicht zu Fontanellen bewegen, so kann er etwas von Einreiben der scharfen Brechweinsteinsalbe in den Nakken erwarten. Von Zeit zu Zeit Abführungen, am besten von Calomel mit Jalappe, oder wie *Hufeland* empfiehlt, Gummi Guajac mit Weinsteinrahm ***) die *soda phosphor.* in *Infus. flor. Arnicae* aufgelöset ****). Gelinde oder stärkere Brechmittel, wenn der Geschmacksinn und die Verdauung auffallend leiden, Gefrässigkeit oder Mangel an Appetit und an Geschmack dieses anzeigt, sind gewiss ohne Gefahr anzuwenden, und die Bedenklichkeiten, die bereits *Aretaeus* dagegen erhoben, gründen sich auf mechanische Ansichten, vom Andrang des Bluts nach dem Kopfe, denen die Erfahrung widerspricht †); haben wir doch im Anfall selbst kein kräftigeres Mittel als eben Brechmittel.

§. 119.

Im Anfalle selbst haben wir nur ein kräftiges Mittel, welches aber, beherzt vom Arzte angewandt, auch in den

*) *Musgrave*, De apoplexia arthritica Oper. T. I. p. 134 *van Swieten*, Comment. T. III. p. 262.

**) S. *Hufeland* in dessen Journal B. 46. A. p. 16.

***) Pulv. Guajaci, Cremor. Tartar. aa ℥ β D. S. Abends zu nehmen. S. *Kaempfs* Enchirid. und *Hufeland* a. a. O.; es hat doch aber die Unbequemlichkeit, dafs es leicht heftiges Brennen im Mastdarm und nachher Verstopfung erregt.

****) *Aretaeus*, De curatione morborum diuturn. L. I. c. 11. *van Swieten*, Comment. l. c. p. 298. *Cullen* practice of physik Vol. III. §. 112. Chap. IV.

†) Quibus frequens saliva vel nausea est, aut sonant aures aut madent oculi, vomitus prodest Celsus L. I. c. 3.

verzweifeltsten Fällen noch hülfreich ist. Dieses ist Verminderung des animalen Lebens des Kopfes.

§. 120.

1. Durch Blutausleerungen. Es scheint mir, als wenn das mannigfaltige Eintheilen dieses drohenden Uebels nach seinen Ursachen, Körperbeschaffenheit und einzelnen Symptomen in *Apoplexiam arthriticam*, *sanguineam*, *serosam*, *nervosam*, *biliosam* u. s. w. von *van Swieten* an die Aerzte ängstlich gemacht hat, so dass ein guter practischer Arzt *Fothergill* (*medical Observat. and inquiries Vol. VI.*) gar behauptet, sie schaden in den meisten Fällen. Die entscheidenden Erfahrungen, welche *Antoine Portal*, *Memoires sur la nature et le traitement de plusieures maladies. Paris Tom. I.* und *II.*, mitgetheilt hat, können in dieser Rücksicht jeden Arzt ermuthigen, sich von diesem einzigen Mittel nicht abschrecken zu lassen.

Sobald der apoplectische Zustand, rühre er von äussern oder innern Ursachen her, richtig erkannt ist, so hängt das Leben des Kranken davon ab, das animale Leben des Gehirns möglichst zu vermindern, und nur die Gefahr der völligen Entleerung kann in dieser Rücksicht das Maass bestimmen. Ich habe die Freude gehabt, einen durch äussere Kopfverletzung, wobei er schon einen bedeutenden Blutverlust hatte, bei dem fünften Aderlass binnen 12 Stunden, jeden zu $1\frac{1}{2}$ Pfund Blut gerechnet, erwachen und gerettet zu sehen, wo der Chirurg sich widersetzte, die Ader zu öffnen, indem er überzeugt war, der Kranke würde unter seinen Händen verscheiden. Ich habe einen andern, der in die dritte Woche völlig apoplectisch lag, durch fast tägliche Blutausleerungen, kalte Kopfaufschläge, lauwarme Bäder und grosse Dosen Brechweinstein (14 Gr. täglich) mit *Infus. flor. Arn.* gerettet und ihn durch diese fortgesetzte Behandlung nach 4 Monaten auch von seiner vollkommnen Amaurosis befreiet.

Aber zweierlei ist dabei stets zu beherzigen:

a. Der Ausspruch des *Hippocrates*, dass leichte Apoplexien schwer, heftige gar nicht heilbar sind. *Aphorism* erhält leider noch oft seine Bestätigung.

b. Unverkennbar ist es: dass der erste Schreck des Gemeingefühls den grössten Orgasmus, d. h. das grösste Missverhältniss zwischen sensoriellem und animalem Leben, zwischen der Vegetation und ihrem Regulator macht. Das animale Leben hat gleichsam seinen Einfluss auf das Organ aufgegeben, und die Anstrengung der Respirationsorgane, der Andrang des Bluts nach der Oberfläche zeigen deutlich, dass der vegetative Organismus nur nach unmittelbarer Gemeinschaft mit der Aussenwelt (nach Oxydation) strebt. In diesem Zustande dürften alle, das Leben unmittelbar mindernde, Mittel sehr leicht zu viel wirken, und in jeder Rücksicht ist da dem Arzte die grösste Vorsicht anzuempfehlen.

§. 121.

Wenn es in irgend einer Krankheit von Wichtigkeit ist, die momentane Menge des auszuleerenden Bluts genau zu bestimmen, so ist es in dieser. Das Leben des Kranken hängt vielleicht von einigen Unzen Blut mehr oder weniger, in dem Augenblick aus den Adern gelassen, ab! — Wie wirkt hier der Aderlass? Ist er bloss eine Entziehung des Nahrungssafts dem zu stark vegetirenden Organe? — Wäre dies der Fall, so müsste Arteriotomie allein hülfreich seyn, und so wenig wir derselben den, von *Galen* bereits gerühmten, aber auch beschränkten Nutzen absprechen können, so wirken doch beherzte Blutausleerungen aus Venen auch oft sehr wohlthätig. In den Blutflüssen, z. B. Nasenbluten, Mutterblutflüssen u. s. w., wirken Aderlässe dann deutlich hülfreich, wenn sie Ohnmacht veranlassen, der Schlagfluss hat unverkennbare Analogie mit Blutflüssen, und wir dürften wohl diese Analogie practisch benutzen, wenn wir behaupten, der apoplectische Kranke werde dadurch gerettet, dass seine Apoplexie in eine Ohnmacht verwandelt werde. Aber wie bei Blutflüssen, ist hier die Grenze zwischen Ohnmacht und Tod sehr enge und das practische Gefühl des besorgten Arztes kann allein entscheiden. Dieser Zweck wird am sichersten erreicht, wenn die Blutausleerung schnell ist. Grosse Oeffnungen in den Venen, Oeffnung der Jugularvene oder Arteriotomie *) dürften hier gleiche Wirkung haben. Bei den folgenden Aderlässen, wenn sie statt haben, kann aber von einer fortdauernden Ergiessung von irgend einem Extravasat, oder von stets zunehmender Vegetation nicht mehr die Rede seyn, alle Hülfe würde unmöglich seyn, wenn dieser Zustand fortdauerte; hier ist also nicht mehr von grossen und plötzlichen Blutausleerungen, sondern von anhaltender Verminderung der vorherrschenden Vegetation Hülfe zu erwarten, vielleicht häufige und wiederholt angelegte Blutigel, Scarificationen des Hinterhaupts, Einstechung eines Haarseils in den Nacken, dürften hier am zweckmässigsten seyn. *Galen* empfiehlt mit mehrern ältern Aerzten bei Affectionen des Kopfs die Oeffnung der Arterie hinter dem Ohr und bei Augenentzündungen die der Schläfenarterie.

§. 122.

2. Das nächst kräftigste Mittel ist Kälte und kalte Kopfaufschläge, Begiessungen u. s. w. Jedoch ist es rathsam, das Aderlassen vorhergehen zu lassen und überhaupt sie nicht in den ersten Stunden da anzuwenden, wo das Leben nur noch durch die Anstrengung der Respirationsor-

*) Die beste Methode der Arteriotomie hat *Christoph Kome* Edinburgh medical and surgical Journal Juli 1818 nach seinen Erfahrungen in den spanischen Feldzügen beschrieben, wo er sie bei der acuten Augenentzündung hauptsächlich anwandte. Merkwürdig ist es, dafs *Galen*, De curandi ratione per sanguinis missionem c. 22. et 23., sie in diesen auch hauptsächlich angewandt hat und, wie *Kome*, das Durchschneiden und Unterbinden der Arterie hauptsächlich empfiehlt.

gane erhalten wird. Ich sah einen Apoplectischen in dem Augenblick aufhören zu athmen, als ihm kaltes Wasser auf den Leib gespritzt wurde; erst wenn wir den Kranken als bloss soporösen behandeln können, wenn der heftige Orgasmus sich gelegt hat, können mit Sicherheit kalte Aufschläge mit Eis u. s. w. aufgelegt werden, müssen dann aber auch ernstlich fortgesetzt werden, da jede Vermehrung der Wärme gefährliche Folgen nach sich ziehen kann.

3. Eben so können warme Bäder*) in Verbindung mit kalten Kopfaufschlägen, wenigstens nur sehr spät, wenn aller eigentliche Orgasmus vorüber ist, angewandt werden.

4. Auch Binden der Extremitäten**) dürfte unter dieselbe Categorie gehören, wenn nicht von dem Nutzen desselben bei Blutflüssen auch Erfahrungen vorhanden wären***).

5. Schröpfköpfe auf die Milz- oder Leber-Gegend? Nach Analogie mit Blutflüssen aus der Nase. Ueberall aber Rücksicht auf unterdrückte Hämorrhagien.

§. 123.

6. Erregung der Sinne durch starke äussere Reitze, Niesmittel, starke Gerüche, Brennen unter den Fusssohlen, sind wohl durchaus nicht anwendbar, wo jener Orgasmus noch vorherrscht, wo *respiratio alta et stertorosa*, *rubor cutis*, *sudores copiosi et non calidi*, das gänzliche Unterdrücktseyn des sensoriellen Lebens beweisen; erst wenn Apoplexie sich in einfachen *sopor* verwandelt hat, könnten sie vielleicht von Nutzen seyn, aber auch da scheint ein ruhiges ungestörtes Wirken des Gemeingefühls dieser momentanen Erweckung der Sinne vorzuziehen zu seyn, es ist

*) *van Swieten*, Comment. T. III. p. 262.

**) Von dessen gutem Nutzen doch *le Cat* practische Erfahrungen haben will.

***) *Slevogt*, Diss. Ligaturam artuum antiquum, necessarium, utile atque tutum haemorrhagiarum esse remedium Jen. 1697. Sumeire Journal de Medecine T. LIII. p. 413.

nicht unwahrscheinlich, dass eben dieser Schlaf der Natur hilft, das Fehlerhafte wieder zu reproduciren. Seitdem ich einen Apoplectischen länger als sechs Wochen in einem Zustande habe liegen sehen, wo bei gänzlichem Aufhören des Sinnenlebens die linke Seite gelähmt und die rechte in Convulsionen war, wo in den ersten 14 Tagen nichts niedergeschluckt werden konnte, und nach 18 Monaten dennoch gänzliche Herstellung erfolgte, bin ich lebhafter überzeugt worden, dass, wie im natürlichen Schlafe, so auch in diesem *sopor*, das Gemeingefühl am thätigsten ist, die Vegetation zweckmässig zu leiten, und dass wir nicht Ursache haben, das Sinnenleben gewaltsam zu erwecken.

§. 124.

7. Brechmittel, sobald der Kranke fähig ist zu schlukken! Wie diese wirken, ist schwer zu sagen, gewiss aber nicht durch Erweckung des Sinnenlebens, denn so wie Störung der Sinne Uebelkeit und Brechen erregt, so vermindert Uebelkeit und Erbrechen das Sinnenleben. Durch Beförderung der Resorption? — Ist sehr zweifelhaft und hypothetisch. Aber gewiss ist es, dass sie unter allen Umständen die kräftigsten uns zu Gebote stehenden Arzneimittel sind, und dass wir sie nicht beherzt genug geben können. Jener Kranke No. 6. erhielt, sobald er schlucken konnte, *Flor. Arnicae* ℥ ß, *Infund. Aqu. font. ferv.* ℥ Vjjj *Tart. emet.* gr. Vj. Alle halbe Stunden einen Esslöffel voll, stieg damit nach 8 Tagen bis zu *Flor. Arnicae* ℥ j und *Tart. emet.* gr. Xjj und diese Behandlung wurde über sechs Wochen fortgesetzt. Seine Apoplexie war nach dem Begriff der ältern Nosologen eine *Apoplexia sanguinea* im höchsten Grade, ich würde sie *cerebralem* nennen, der Kranke war ein starker Mann von 38 Jahren. Ich habe den schwächsten Frauenzimmern und alten Personen ähnliche Mittel in angemessenem Verhältniss gegeben.

§. 125.

Lähmung, welche nach Schlagfluss zurückbleibt, wird sehr oft durch den kräftig erregten Willen des Kranken geheilt. Derselbe muss das gelähmte Glied oft durch fremde Hülfe bewegen lassen, und dabei möglichst streben, es selbst zu bewegen. Sehr häufig habe ich auf diese Art nach Verlauf von vielen Monaten den völligen Gebrauch des gelähmten Gliedes wieder hergestellt gesehen.

In dieser kräftigen Erregung des Willens besteht gewiss ein grosser Theil des Nutzens, welchen die Badereisen und der Gebrauch der Mineralquellen haben. Der Kranke wird verpflanzt! — Eine neue Welt, frei von den häuslichen Sorgen und voll von Hoffnungen eröffnet sich ihm, sein ganzes Leben wird auf den eignen Organismus hauptsächlich gerichtet, die Functionen aller Ab - und Aussonderungen werden geregelt und ein mehr individueller Nahrungssaft wird dem Leben dargeboten. Nach mehr als 40 Jahren darf ich es als ehemaliger Badearzt in Driburg versichern, dass ich dort sehr häufig Lähmungen geheilt gesehen, die unter andern Umständen wahrscheinlich ungeheilt geblieben wären! Ob durch die Bestandtheile des Driburger Wassers allein? Ob durch die manchen andern Reitzmittel, welche ich zugleich anwandte, Electricität, flüchtige Reitzmittel äusserlich und innerlich? Ob — durch meinen Einfluss, mit dem ich auf den Willen des Kranken durch Wort und That wirkte? — mag ich nicht untersuchen. Viele andere Bäder sind mit vollem Recht gerühmt. Der Heilarzt, welcher seinem gelähmten Kranken nützlich seyn will, lasse sich nicht weder durch chemische Tabellen, noch durch einzelne Curen allein bestimmen.

§. 126.

Unter den innern Mitteln finden wir überall die scharf reitzenden am meisten mit glücklichem Erfolg angewandt. *Aconitum*, *Arnica*, *Belladonna*, Campher, Cantharиden, *Capsicum*, Coloquinten, Cajeputöl, *Valeriana*.

Aus meiner Erfahrung darf ich die *Nux vomica* mit Sicherheit hinzufügen. In drei Fällen habe ich sie mit entschiedenem Nutzen angewandt. Bei einer Dame, welche seit Monaten an einer vollkommnen Lähmung des linken Schenkels und Beins litt, brachte *Nucis vomicae* erst täglich dreimal zu 2 Gr. und in steigender Gabe bis zu 8 Gr. schnelle Wirkung hervor; nach etwa 6 Tagen fühlte die Kranke die Erschütterungen in dem gelähmten Glied, welche die Wirkung dieses Mittels bezeichnen, und nach 14 Tagen war der Gebrauch des Gliedes wieder vollkommen hergestellt. Ein Knabe, welcher von Jugend auf an Hypertrophie des Gehirns und nach einem Scharlachfieber an *phrenicula* und darauf folgender allgemeiner Lähmung und Sprachlosigkeit seit mehreren Monaten gelitten hatte, wurde gleichfalls binnen einem Monate, nachdem man auch jene Erschütterungen bemerkte, vollkommen hergestellt. Das *strychnin* anzuwenden, konnte ich mich erst spät entschliessen; die Beobachtungen von *Dumeriel*, *Lambert*, *Lessieur*, *Magendie*, *Richter* u. s. w. gaben aber Veranlassung, dass es im hiesigen Krankenhause als endermatisches Mittel angewandt wurde, und die daselbst sorgfältig gemachten Beobachtungen hat Dr. *Ahrensen* in seiner Inauguraldisputation *De methodo endermatica particula posterior Havniae* 1836 berichtet und das Zutrauen zu diesem heftigen Mittel vermehrt; mit practischem Geiste hat es auch *G. Russell Most* bei Störung des Normallebens mit glücklichem Erfolg angewandt. *Practical Observations on the nature and treatment of nervous diseases, with remarks in the efficacy of Strychnine. London* 1835. In den Händen eines vorsichtigen, prüfenden Arztes wird dieses Mittel immer mehr das kräftigste Heilmittel werden, aber auch in den Händen des Arztes, der die Krankheiten nur nach ihren Benennungen bekämpft, wie mehrere der giftigen Alcaloiden, ein gefährliches Mordgewehr.

Cap. 9.

Epilepsie, Veitstanz und Somnambulismus.

§. 127.

Epilepsie, Veitstanz und Somnambulismus können von allen möglichen Reitzen in den Vorstellungen und in den Perceptionen veranlasst werden, es ist unmöglich diese aufzuzählen, oft noch unmöglicher, sie beim Individuum auszuforschen, und sind die kranken Perceptionen tiefer in das Leben gedrungen, so erinnert sich dasselbe von Zeit zu Zeit derselben, ohne dass der Reitz noch vorhanden ist, und die Krankheit wird eine *Morbus sine materia* *). So sah ich ein junges Mädchen von einer unheilbaren Epilepsie befallen werden, als sie eine andere epileptische unvermuthet fallen sah, so kehren diese Kranheiten von Schreck, Furcht u. s. w. von Zeit zu Zeit zurück. Pusillanime, Kinder, Frauenzimmer u. s. w. sind diesen kranken Perceptionen hauptsächlich unterworfen.

§. 128.

Dem Arzte steht hier kein anderes Heilmittel zu Gebote als durch andere Perceptionen und Vorstellungen die kranke vergessen zu machen. Daher hören bei jüngeren Individuen diese Krankheiten oft durch Entwickelungsperioden (zur Zeit der Pubertät) öfterer durch Wechsel des Climas und der Lebensart **) auf. Ich hatte bei einem cachectischen, trägen, verweichlichten Knaben von 15 Jahren viele *antepileptica* vergebens gebraucht, ich rieth ihm als Matrose auf eine längere Seereise nach Norden zu gehen, und hatte die Freude, ihn nach mehrern Jahren als kräftigen Mann,

---

*) *Aretaeus* nennt das ὑπομνῆσιν. De curatione morborum diuturn. L. I. C. IV. p. 121. und auch *Galen* vergleicht es richtig mit dem Gedächtniss.

**) *Most* über die Heilung der Epilepsie. Abhandl. für pract. Aerzte B. 32. p. 582.

von aller Epilepsie vollkommen geheilt zu sehen. Daher giebt uns die Krankheit mehr Hoffnung zur Heilung, wenn sie Anfangs heftiger eintritt, und die Anfälle demnächst seltener kommen *). Bei jüngeren Personen vergisst das Leben den Eindruck leichter als bei älteren und bei ihnen ist also die Heilung leichter zu hoffen. Fängt der epileptische Anfall mit Frost und Hitze an, und hat er in den ersten Minuten des Eintritts Aehnlichkeit mit einem Wechselfieber, so ist die Krankheit leichter zu heilen, da das Leben sich des kranken Eindrucks durch eigene Kraft zu entledigen strebt. Bei älteren Personen ist immer mehr eine bedeutende Alogotrophie in dem Organismus selbst zu vermuthen, die sich so leicht mit siderischen Einflüssen von Sonne und Mond verknüpfen.

§. 129.

Psychische und physische Ruhe jeder Art können diese ὑπερμνήσιν auslöschen; die Beobachtungen der Aerzte geben uns davon mannigfaltige Beispiele, und der grösste Theil unserer sogenannten specifischen Heilmittel, vom Blut des Enthaupteten, und dem Schädel oder dem Moos des armen Sünders, *Usnea*, bis zu den heftigen Arzneimitteln dürfte wohl mehr oder weniger in diese Classe gehören. Nur ist wohl zu merken: dass eben so wenig als eine bestimmte Perception die Krankheit hervorbringt, auch diese Gegenreitze weder in jedem Individuum noch unter allen Umständen dieselben vergessen machen können, also man von keinem derselben sichere Hülfe erwarten kann, wenn nicht das individuelle Leben vielleicht gerade zu der Zeit, in den Umgebungen, mit dem Zutrauen zu dem Arzt und seinem Heilmittel dazu gestimmt ist. Ich habe bereits in meinem Versuche über psychische Heilmittel meine Beobachtungen

*) *Hippocrates* Aphorismi L. II. 45. Ex comitialibus, juvenes mutatione potissimum aetatis et regionum et victuum liberationem accipiunt.

(nicht Theorie oder Tradition) bekannt gemacht und bin seit der Zeit mannigfaltig darin bestätigt. Selbst die Curen vom Graf von *Thun* und Fürst *Hohenlohe* sind wenigstens nicht alle Erdichtungen!

Der Arzt muss also

1. Bei jedem Kranken versuchen, wobei er sich von mancherlei Umständen, die ihm die Constitution des Kranken, seine Lebensart und äussere Lage, seine Neigungen u. s. w. an die Hand geben, leiten lässt, welches ihm kein Buch lehren kann.

2. Er strebe das höchste Zutrauen des Kranken für das verordnete Mittel zu erwecken. Dazu gehört nicht vieler Ruhm des Mittels, nicht Erzählungen von so vielen Fällen, wo es sich wirksam erwiesen hat, sondern eine feierliche pünktliche Verordnung des Gebrauchs des Mittels, mit der bestimmtesten Zeit- und Ortsanweisung, des ganzen Verhaltens des Krankens während der Cur, und er achte mit theilnehmendem Eifer auf die Befolgung derselben. — Wie Fürst *Hohenlohe* die Zeit auf Minuten angiebt, in welcher er für und mit den Kranken in der Ferne beten will, so gebe der Arzt seine leiblichen Verordnungen *).

3. Ist es möglich den eigenen Willen des Kranken in dem Maas zu erheben, dass er nicht bloss die Heilung wünscht, sondern sein ganzes Leben zu dem Zweck abändert und einrichtet, so ist noch weit mehr Hoffnung zur Herstellung **).

4. Sowohl bei *hypertrophia*, als bei *atrophia* (*statu humido* und *sicco Galen*) können diese heftigen Perceptio-

*) Sehr scharfsinnig weiset *van Swieten* auf diese Regel für den Arzt bei der Cur dieser Krankheiten hin. Praelect. T. III.

**) Eine sehr ausführliche Darstellung der Art, wie ein Epileptischer durch eigene Kraft sich heilte, gab der Kranke selbst: Geschichte einer siebenjährigen Epilepsie erster und zweiter Theil, Zürich 1798. Ich gab dieses Buch einem epileptischen Manne von 40 Jahren, welcher seit seiner Jugend an heftigen Anfällen gelitten hatte. Er wurde dadurch zu einer geregelten Lebensart ermuthigt und von seinem Uebel befreit nen, welche Epilepsie und Traum erregen, statt haben. Sie werden im letztern Zustande mehr zu Epilepsie neigen, vielleicht periodischer, aber auch hartnäckiger seyn. Fernere Beobachtungen können vielleicht darüber Aufschluss geben. Bei ungeheilten *epilepticis* schien mir der Kopf oft in seinem Querdurchmesser enge, aber ich wage es nicht, darüber etwas bestimmtes zu sagen, wenn ich nur die Aufmerksamkeit der Aerzte darauf richten kann. Auch *Most* traf mehr Difformitäten des Kopfes, besonders ungleiche Form der beiden Scheitelbeine und des Hinterhauptbeines bei unheilbaren Epileptischen.

5. Sehr rathsam und wünschenswerth ist es, dass die Aerzte alle *specifica* ganz einfach und ohne mancherlei Mischung gebrauchen.

§. 130.

Die bekanntesten *Antepileptica*, welche das Zeugniss neuer, theils freier trefflicher Aerzte für sich haben, sind folgende:

1. *Radix Paeoniae maris. Paeonia folio nigricante splendido Caspare Bauh. Folia latiora, saturatius viridia caules procriores ramosiores. Flores pallidiores, radix primum recta descendens dein ramosa. Galen* giebt von der Wirksamkeit der Wurzel an den Hals gehängt eine sehr specielle Erfahrung. Dreimal wurde die heilende Wurzel abgenommen und jedesmal kehrte die Epilepsie wieder und wurde wieder gehoben *); aber *Willis* **) giebt bestimmte Erfahrungen davon an, denen *Fernel* ***) zum Theil *Home* ****) und *de Haen* †) beistimmen. *Willis* liess die frische Wurzel in Scheiben und Würfel schneiden und hing sie, auf einen Faden gezogen, um den Hals des Kranken, und erneuerte

*) De simpl. medic. virtute, L. IV. p. 72.
**) Pathologia cerebri c. 3. p. 30.
***) De abditis rerum causis L. 2. c. 17. p. 133.
****) Clinical Experiments and Histories etc p. 209.
†) Ratio medendi Tom V. p 317.

diese, so oft sie trocken wurden, dabei gab er das Pulver der trocknen Wurzel zu ein, zwei bis drei Drachmen täglich zweimal.

§. 131.

2. *Lignum visci querni.* Wenn irgend ein Mittel Anspruch auf Zutrauen machen kann, durch erpropte Wirksamkeit bei den verschiedensten Nationen erlangt, so ist es dieses. *Druiden* im Norden und die ältesten griechischen Aerzte im Süden erkannten seine Wirksamkeit, und wenn auch die Theorie schwankend dieselbe bezweifelte, weil sie das wie und warum nicht handgreiflich machen konnte, so kamen doch in allen Zeitaltern Berichte von Thatsachen empor, die geltender seyn müssen, als chemische Analysen Schon im Anfange des 14ten Jahrhunderts machte ein Professor in Montpellier *Gordon* dergleichen bekannt*), *Theophrastus Paracelsus* und *Mathiolus* bestätigten sie, *Robert Bayle***) sah eine glückliche Heilung davon, und vorzüglich *Colbatch****) gab eine Menge glücklich geheilter Krankheitsfälle. Wenn die negativen Versuche häufiger waren, so lag dies zum Theil in der Unheilbarkeit der Krankheit, zum Theil in der Anwendung des Mittels, nach seinen verdickenden, verstopfenden u. s. w. Eigenschaften bestimmt, oder mit andern Arzneimitteln vermischt. In späteren Zeiten gab der scharfsinnige *Werlhoff* und *Fried. Benjam. Lentin* ****) dem Mittel neues Zutrauen; auch im Berliner Polyclinischen Institute ist es verschiedentlich mit Nutzen gebraucht. Ich habe es mehrere Male als Hausmittel mit bestimmter glücklicher Wirkung angewandt gesehen. *Werlhoff's* Vorschrift gegen die *Epilepsiam idiopathicam* ist folgende:

1. „Alle Wochen einmal und zwar am Tage jeder

*) Lilium medicinae Tab. 119.

**) *Usefulness* of experiment. philos. p. 174.

***) Dissertation concerning Mislete London 1723.

****) Beiträge zur ausübenden Arzneik. B. II. p 229

„Mondwandlung, Morgens nüchtern im Bette vom *Aceto* „*squillitico* zwei Unzen auf einmal zu nehmen*). Hiermit „wollte ich zuvörderst rathen, ohne andere Medizin, ein „Paar Monate fortzufahren, da dann demnächst nach Befin- „den zu verordnen seyn werde."

2. „Halte ich eine Fontanelle dienlich."

3. „Dürfte das beste ordinäre Getränk ein kräftiges „*Decoctum Visci querni* seyn, da vier Unzen des zerschnit- „tenen *Visci* in drei Quartier Wasser, bis auf zwei Quartier „gekocht, solche abgeklärt und nach Belieben mit etwas „Zucker getrunken werden."

„Uebrigens ist in der Diät Mässigkeit, langsames Es- „sen, Vermeidung saurer, salziger, hitziger, harter Speisen „zu beobachten."

Rob. Bayle's Kranke, deren Epilepsie fast erblich schien, nahm ein Quart des Mittels jeden Morgen um die Zeit des Vollmonds.

§. 132.

3. *Valeriana sylvestris*. *Valerius Cordus* erfuhr die wohlthätige Wirkung an sich selbst und verordnete es mit glücklichem Erfolg vielen Kranken. Von *Haller*, *Tissot* u. s. w. ist sie zu allgemeinem Zutrauen gekommen. Einem rüstiger Schlächter von etwa 40 Jahren, welcher seiner Angabe nach die Epilepsie bekam, als er sich einer Kälte von — 21° Reaum. bei seiner Arbeit in heissem Wasser aussetzte, und seit anderthalb Jahren daran alle Monate litt, gab ich das Pulver alle 2 Stunden einen Theelöffel voll, wobei er nachher noch mit der Dosis stieg; er wurde völlig geheilt; er gebrauchte das Mittel länger als ein Jahr sehr regelmässig und ohne weitere Nachtheile für seine Gesundheit.

---

*) *Galen* empfiehlt den Saft der Squilla mit Honig, welchen er eigends zubereiten lehrt, jeden Morgen einen Esslöffel voll. Auch in Gardane Gazette p. 223

§. 133.

1. *Nux vomica.* Nach den Beobachtungen, welche ich selbst bei Lähmungen, unwillkührlichem Zittern und Convulsionen u. s. w. beobachtet habe, verglichen mit den Beobachtungen von *Sidrén* *), *Lichtenstadt* **) und den neuern Erfahrungen von trefflichen deutschen ***), französischen und englischen Aerzten mit dem *strychnin*, ist dieses Mittel unbezweifelt das wirksamste da, wo in der Locomotivität (im vordern Strange des Rückenmarks) eine Umstimmung bezweckt wird, im Veitstanz, Gesichtsschmerz und Lähmungen hat sich das Mittel als entschieden wirksam gezeigt. Aber auch in einzelnen Fällen in der Epilepsie — Wir sind bis jetzt nicht im Stande zu bestimmen, ob in einzelnen Fällen die locomotiven oder die percipirenden Nerven ursprünglich leiden, die Zukunft muss lehren, ob wir mehr Aufklärung darüber erlangen können. Da, wo die Epilepsie mit Veitstanz verbunden ist, oder damit angefangen hat, dürfte das Mittel wohl vorzüglich zu versuchen seyn. Das Mittel wirkt heftig, bringt vorzüglich im Rückgrath Erschütterungen hervor und hat das mit allen diesen scharfen Mitteln gemein, dass seine Wirkung nach der Individualität sehr verschieden ist. *Lichtenstadt* sah bereits von $\frac{1}{2}$ oder 1 Gr. Schwindel und Erbrechen, *Sidrén* gab es zu 15 Gr. und mehr. Mittel und Kranker bestimmen die Wirkung. In Rücksicht des ersteren sorge der Arzt für gute, reife und trockene Früchte, sorgfältig gepülvert; in Rücksicht des letztern fange er mit kleinen Gaben an und steige nach Umständen. Die *Athymoteren* werden oft von kleinen Gaben heftig erschüttert. Dieses ist bisher die Hauptursache gewesen, dass ich das unveränderte Mittel den chemischen Bereitungen vorgezogen habe, wobei mehr Fehler statt ha-

*) Abhandl. für pract. Aerzte B. VIII. S. 552.

**) *Hufeland* Journal für pr. H. B. 49. B. 77.

***) Erfahrungen von dem trefflichen *Heim*, *Barez* und *Romberg* mitgetheilt in *Rud. Alb. Magnus* Diss. Observationes in methodum endermaticam Berol. 1831.

ben können, und die mannigfaltigste Erfahrung hat mich überzeugt: dass selbst weniger heftige Mittel z. B. *Chinin* u. s. w. bei ihrer schnellen specifischen Wirkung auch oft Nachtheile haben, die sich tiefer dem Leben einprägen. Ob wir das heftige Mittel durch die Haut oder durch den Magen dem Leben darbieten, dürfte wohl bei diesen Giften keinen Unterschied machen, sobald sie wirklich percipirt werden.

§. 134.

5. *Artemisia vulgaris* von *Burdach* mit guten Erfahrungen empfohlen, und im Berliner Krankenhause mit Nutzen gebraucht*). Ich habe sie bei einem Knaben, der von seinem 4ten oder 5ten Jahre an der Epilepsie litt, auf das sorgfältigste von dem sehr sorgfältigen Vater bereitet, zu einer halben Dosis vor dem Anfall mit warmen Bier angewandt, ein zweitesmal bei einem hysterischen Frauenzimmer von 22 Jahren, in beiden Fällen entsprach sie meinen Hoffnungen nicht, ohne dass ich das Zutrauen zu diesem kräftigen Mittel verliere. Der Versuch ist so wenig gefährlich.

§. 135.

6. *Folia aurantiorum* als Pulver zu $\frac{1}{2}$ bis 1 Drachme täglich zwei bis dreimal und in Aufguss mit Wein**).

§. 136.

7. *Galium Mollugo.* Das Kraut mit den Blumen mit weissem Wein ausgepresst, zu fünf bis sechs Unzen Morgens getrunken, welches einen starken Schweiss hervorbringt, *Gardane gazette de santé* 1773 und 1774.

---

*) *Hufelands* Journal der pr. H. B. 58. 59. 60. Alle bis jetzt bekannt gewordenen Erfahrungen sind gesammlet in den Heidelberger klinischen Annalen. 61. Stk.

**) *De Haen* Ratio medendi Tom. 7. p. 305. *Locher* Observat. pract. p. 44.

§. 137.

8. *Oleum therebintinae.* Die Beobachtungen von Dr. *Latham* in London und *E. Percival* in Dublin*) geben grosse Hoffnung: dass man auch da, wo kein Wurmreitz die Ursache der Epilepsie ist, bedeutende Erleichterung und oft Heilung durch dieses Mittel verschaffen kann. Ich habe es nach *Percival's* Methode in kleineren Gaben (zwei Drachmen bis zur Unze mit einem Syrup und einer Pinte Wasser zu Emulsion gemischt) und davon alle vier Stunden eine Unze und nach *Latham's* Rath bis zu einer Unze auf einmal gegeben und hob durch erstere bei einem Kranken von 12 Jahren die Anfälle auf mehrere Monate, wo sie dann aber zurückkehrten. Einem jungen schwedischen Frauenzimmer von 18 Jahren, welche mit wenigen Ausnahmen jeden Mittag unmittelbar nachdem sie ihr Mittagsessen verschluckt hatte, Krämpfe in den Augen, in den Gesichtsmuskeln und leichte Zuckungen in den Gliedern mit völliger Bewusstlosigkeit bekam, gab ich die von *Latham* angerathene Gabe zu einer Unze ungemischt auf einmal, da ich glaubte, dass Würmer die Veranlassung seyn könnten, nachdem ich vorher den Darmcanal durch mehrere Abführungen mit Calomel entleert und mehrere andere *antepileptica* vergebens versucht hatte. Die Wirkung des Mittels war 12 Stunden lang heftige Leibschmerzen, Erbrechen und häufiger Stuhlgang. — Auf den epileptischen Anfall hatte diese Einwirkung aber gar keinen Einfluss, am zweiten Tage, so wie die Function der Verdauung wieder geordnet war, kehrten auch diese Krämpfe wieder zurück; sie ist, wie ich höre, später verheirathet und von ihren Krämpfen befreit.

§ 138.

9. *Cuprum ammoniacum* von *Weismann* zuerst mit dem Namen *sal antepilepticum* empfohlen**), später von

*) Abhandl. für pr. Aerzte B. 25. S. 243.

**) Nova Acta. Natur. Curios. T. I. 1757, art. 67., zwei treffliche Beobachtungen in Hufeland's Journal f. pr. A. B. 53. E. p. 115.

sehr vielen practischen Aerzten, vorzüglich Engländern gerühmt *), habe ich einmal mit höchst erfreulichem Erfolge bei einem epileptischen Frauenzimmer von etwa 25 Jahren Anfangs zu ½ Gr. und in steigender Gabe bis zu 4 Gr. angewandt, die Epilepsie hatte mehrere Jahre gedauert und war ohne deutliche Ursachen entstanden; sie wurde wenigstens auf mehrere Jahre, so lange ich sie beobachten konnte, von ihrem Uebel befreit. Erleichterungen habe ich mehrere Male dadurch hervorgebracht, öfterer aber auch vergeblich gehofft.

§. 139.

10. *Saccharum saturni*, dessen Gebrauch in Epilepsie und hysterischen Krämpfen in Kopenhagen durch den geschickten Wundarzt *Jacobsen* und durch *M. Saxtorph* **) bekannt wurde, habe ich mehrere Male und in zwei Fällen mit entschiedenem Nutzen angewandt. Wenn ich auch von ihm keine bleibende Heilung erlangte, so kann ich doch versichern, dass ich, es mit Vorsicht angewandt, keinen Nachtheil davon beobachtet habe, wenn ich mit kleineren Gaben anfing und bis zu 2 Gr. täglich zwei- bis dreimal stieg, dabei aber für Leibesöffnung sorgfältig sorgte und sobald diese nicht gehörig erfolgte, mit öhligten Mitteln half. Ich habe auf diese Art das Mittel länger als vier Wochen angewandt, und Kranke, die es so lange gebraucht, nach noch länger als 10 Jahren rüstig und ohne Beschwerden des Darmkanals gesehen. Das Mittel verdient daher unter den heftig wirkenden metallischen Mitteln einen vorzüglichen Platz, wenn es auch mit allen übrigen *antepilepticis* das gemein hat, dass es auch oft seine Wirkung versagt.

---

*) *Duncan* Observat. T. I. *Thuessink* Verhandlingen te Vlessingen Deel XIV. p. 363.

**) Acta Regiae societatis Havniensis Vol. III. p 88 Abhandl für pr. Aerzte B. 15 S. 235.

§. 140.

11. *Argentum nitricum* hat in den neueren Zeiten so viele Zeugnisse der Wirksamkeit erlangt, dass es unbezweifelt verdient versucht zu werden. Ich habe es öfterer, namentlich aber bei zwei Knaben (Zwillingen) lange Zeit ohne den erwünschten Erfolg angewandt gesehen und habe selbst keine entscheidende Erfahrungen darüber. Bei dem einen dieser Knaben hatte es nach langem Gebrauch die Wirkung, welche *Roget*, *Badeley**) u. a. beobachtet haben, die Haut dunkel zu färben und diese Farbe wurde wenigstens nach mehrern Jahren nicht verändert. Ich glaube, dass ich etwas ähnliches von dem lange fortgesetzten Gebrauche der *Molybdena* beobachtet habe, die ich mit dem glücklichsten Erfolg gegen einen *Herpes* auf den Brüsten in Verbindung mit *Sassaparilla* bei einem blühenden jungen Mädchen anwandte, der *Herpes* wurde vollkommen geheilt, aber der Teint wurde bedeutend dunkler, ohne dass die Haut krank zu seyn schien.

§. 141.

Noch eine bedeutende Zahl metallischer Arzneimittel sind empfohlen, *flores zinzi*, *zincum cyanit.* Mercurialmittel, Eisenmittel, *Magisterium Bismuthi*, Arsenikalische, und dem sorgfältigen Arzte steht es an, eins oder das andere nach seinen individuellen Ansichten und Erfahrungen zu versuchen, sichere Hülfe wird er von keinem erwarten. Alle metallische Mittel scheinen da, wo man eine Hypertrophie (oder *statum humidum frigidum Gal.*) annehmen kann, daher bei jüngern Subjecten, hysterischen Weibern u. s. w. vorzüglich wirksam zu seyn.

§. 142.

Auch an die sogenannten Imponderabilien, namentlich an den *Galvanismum*, hat man sich um Hülfe gewandt.

---

*) a. a. O.

Die Beobachtungen von *Most* *) verdienen grosse Aufmerksamkeit bei dem Arzt, wenn sie auch nur den Wunsch allgemeiner machten: dass ein Arzt mit solchen Kenntnissen und Willen, wie dieser, sich der Heilung einer solchen Krankheit vorzüglich und ausschliesslich widmete und dabei auch andere Heilmittel versuchte. *Most's* Versuche gaben zum Theil ein günstiges Resultat.

Dr. *Grapenguste* in Berlin und nach ihm der Engländer *Monsford* **) suchten die Einwirkung des Galvanismus auf den Kranken anhaltend zu bewirken, und letzterer beschreibt zu dem Zweck einen einfachen Apparat, wo er eine Silberplatte, von etwa ½ Zoll im Durchmesser, im Nacken, dem Kopfe so nahe als möglich, auf eine durch ein Zugmittel von Oberhaut entblösste Stelle, mit der Unterlage einer dünnen Scheibe Schwamms befestigt, an die innere Seite der Wade eine Zinkplatte, unter welche er täglich zweimal eine dünne Scheibe rohes Fleisch legt, beide Platten sodann durch einen wohlausgeglüheten Kupferdraht verbindet, welchen er über die Hüften durch einen ledernen Gürtel leitet. An der innern Wade entsteht eine Eiterung, am Kopfe wird die von Oberhaut entblösste Stelle leicht trocken und muss von Zeit zu Zeit wieder hautlos gemacht werden. Einer meiner lieben Schüler (Dr. *Eckhoff* in Pyrson) hatte bei einem Knaben von 16 Jahren den Versuch gemacht, nachdem er viele andere Mittel mit Liebe vergeblich angewandt hatte. Er führte mir bei meiner Durchreise den Knaben mit grosser Freude vor, der durch dieses Mittel seit länger als drei Monaten von einer Epilepsie, die täglich mehrere Anfälle gemacht hatte, befreiet war. Dieses veranlasste mich bei einem Knaben, der mir aus England zugesandt war, welcher an heftiger Cephalalgie in dem Maass litt, dass er dadurch stumpfsinnig geworden war, dieses Mittel anzuwenden, und zu meiner

*) a. a. O.

**) Inquiry into the nature and causes of epilepsy. London 1820

Freude wurde der Knabe von seinem Kopfweh befreiet, wurde heiter und aufgeweckt und nach mehreren Jahren erhielt ich aus England von ihm die Nachricht, dass er fortfahre, sich wohl zu befinden! — Aber der Knabe meines Freundes fiel nach einiger Zeit wieder in seine Epilepsie zurück! Ich habe dieses Mittel nachher wiederholt, aber ohne deutlichen Nutzen, bei Verschiedenen Monate lang angewandt. Immer näher tritt der practische Arzt der noch unbestimmbarern Classe der psychischen Heilmittel, er wird weder den Zusammenhang dieser, noch der ponderabilen Heilmittel je erforschen; mit Liebe und Beharrlichkeit versuchen, ist allein sein Beruf!

§. 143.

Da, wo deutlich Mangel an animaler Thätigkeit (*status humidus frigidus*) vorhanden ist, darf man von Anwendung der Kälte, auf eine zweckmässige Art, das Meiste erwarten. Ich verordnete sie einem jungen Mann von 21 Jahren, der sich bei den kalten Bädern so geheilt fühlte und sie daher so fortzusetzen wünschte, dass er den 1sten Januar 1800 bei 21° Reaumur in dem aufgehauenen Strome der Weser badete und sich dabei immer mehr gestärkt fühlte *). Ich habe nach mehrern Jahren von ihm gehört, dass er, ein thätiger Geschäftsmann, von seiner Epilepsie befreiet geblieben.

§. 144.

Mehrere Hoffnung zu einer glucklichen rationellen Cur hat er, wenn irgend ein materieller Reitz Perceptionen veranlasst, die den unbewussten Willen zu einem solchen Aufruhr veranlassen. Würmer, Knochensplitter, unterdrückter oder nicht zur Genüge vollendeter Hautausschlag u. s. w. sind solche deutliche Reitze; aber auch verborgene Reitze

*) S. die Preisschriften über die Anwendung der Kälte in *Hufeland's* Supplem. 1822, und meine Abhandl.: Ueber die Anwendung der Kälte in Krankheiten. Berlin 1833.

in einem Organ, die der Arzt nicht vollkommen erkennen kann, sind im Stande, Epilepsie zu veranlassen.

Von Würmern, namentlich von Ascariden, sind die Beobachtungen häufig und vielleicht jedem practischen Arzte vorgekommen. Gegen diese scheint das *Cuprum ammoniacum* vorzüglich wirksam zu seyn. Ich heilte eine 40jährige Frau, welche von Zeit zu Zeit heftige Schmerzen in dem Magen und dabei epileptische Zufälle bekam, durch kleine, oft wiederholte, Gaben von *Oleo therebinthinae*; sie erbrach eine Menge Larven von *Dermestes lardarius* und war geheilt. Einen Veitstanz mit abwechselnd epileptischen Zufällen und zwei andere epileptische Männer heilte ich durch scharfe Zugmittel (*Cortex Mezerei* auf die Arme) und Einimpfung der Krätze; bei allen drei Kranken dieser Art waren wiederholte Versuche, sie der Ansteckung auszusetzen, nöthig, ehe sie die Krätze wieder bekamen. Von eingebrachten Nadeln in den Körper sind mir zwei glücklich geheilte Fälle vorgekommen; ein Kind von einigen Monaten lag in fast unaufhörlichem Geschrei mit von Zeit zu Zeit hinzutretenden Convulsionen. Ich untersuchte den Körper genau und fand auf dem einen Arme nahe am Brustkasten eine nicht entzündliche längliche Geschwulst, welche ich bald als eine Nadel erkannte. Oeffnung, durch welche dieselbe unter die Haut gekommen, war nicht zu bemerken, ein Schnitt durch die Haut, wodurch die Nadel herausgezogen wurde, befreiete das Kind von allen Zufällen. Ein gesundes Frauenzimmer von 18 Jahren bekam, ohne andere Veranlassung, heftige epileptische Zufälle. Sie erinnerte sich, dass sie einen schmerzhaften Stich gefühlt, als sie sich auf einen Stuhl gesetzt. Man vermuthete das Eindringen einer Nadel, und sie setzte sich der ihr schmerzhaften und widerwärtigen Operation vergeblich aus, um diese Nadel aufzusuchen. Die epileptischen Zufälle nahmen dadurch sehr überhand und man zweifelte schon an der Thatsache. Ich verordnete warme erweichende Umschläge auf den Hinterbacken und sehr leichte krampfstillende Mittel. Nach etwa 10 oder 14 Tagen erschien die Nähnadel am untern Theile des Oberschenkels, und mit ihrer Entfernung hörten auch die epileptischen Zufälle bald auf.

§. 145.

Aber auch da, wo der materielle Reitz nicht zu finden ist, manifestirt sich oft die Epilepsie durch ein eigenes Gefühl, welches von einem entfernten Theile, am häufigsten vom Fusse *), aber auch aus den obern Extremitäten **) oder vom Schenkel ***) aufsteigt, durch den Unterleib und die Brust nach dem Kopfe kömmt und den Kranken bewusstlos und epileptisch macht. Keine pathologische Erscheinung hat mehr einen Beweis für die Leitung eines begrenzten Nervenfluidums in den Nerven darzubieten geschienen als diese *Aura epileptica*. Ohne mich auf diesen schwierigsten Gegenstand der Physiologie hier ausführlicher zu verbreiten, mache ich bemerklich: Dass wir vier verschiedene Krankheitserscheinungen in einzelnen Nervenästen kennen, wovon die drei letzten in fortschreitender Zunahme aus dem kranken Organe sich weiter verbreiten.

a. Anschwellung, Hypertrophie, vielleicht auch Atrophie einzelner Aeste (S. §. 42.), wodurch vermehrte oder verminderte Perception in dem alogotrophischen Organe, aber kein Fortschreiten der Alogotrophie in dem Verlaufe des Nervenastes statt hat. Die Tuberkeln und Knoten können sich in dem kranken Organe selbst vermehren, aber die Nervenäste selbst erleiden keine fortschreitende Alogotrophie.

b. Lähmung einzelner Muskeln, wodurch die Antagonisten derselben im Stande sind, allein zu wirken und dem Gliede eine unveränderliche, zweckwidrige Richtung zu

---

*) *Galen*, De locis affectis L. III. c. 7.

**) *Tulpius* L. IV. c. 2. *Bang*, Acta societ. med. Havniens Tom. I. p. 3.

***) *Fernelii* Pathologia. L. V. c 13.

geben, wobei sich diese Anfangs geringe Lähmung nach und nach auf mehrere Nervenäste verbreitet. S. §. 81.

c. Schmerz an einer einzelnen Stelle eines Gliedes, der sich aber nach und nach längs dem Nerven über mehrere Theile verbreitet. (§. 81.)

d. Diese *Aura epileptica*, wo an der kranken Stelle nur eine geringe Perception statt findet, welche aber immer gesteigert wird, wie sie sich von der Peripherie nach dem allgemeinen Sensorium hin verbreitet, im Unterleibe und in der Brust bedeutende kranke Gefühle und im Gehirn eine vollkommne Störung der Vorstellungen bewirkt. Man könnte diese Erscheinung mit den Manifestationen der Galvanischen Säule vergleichen. —

§. 146.

Von *Galen* an hat man diesem Aufsteigen der *Aura epileptica* durch mechanisches Zusammendrücken des Nerven, indem man um das Glied ein festes Band legt, zuvorzukommen gesucht und hat dieses Mittel oft mit Nutzen angewandt *), nur muss es lange, so oft das Gefühl sich wieder einfindet, wiederholt werden und erfordert daher die sorgfältigste Aufmerksamkeit des Kranken. Ein andres Mittel hat man nicht ohne glücklichen Erfolg in einzelnen Fällen in der Durchschneidung des Nervenastes, welcher zu der gereizten Stelle geht, gefunden **). Zu demselben Zweck hat man Brennen ***) und Haarseil ****) u. s. w. angewandt. *Portal* †) fand in mehreren Fällen von dem Einreiben des *Olei animalis Dippelii* allein oder mit dem 4ten Theile Opiumextract sehr wohlthätige Wirkung.

---

*) *Galen* l. c. *Rahn's* Briefwechsel I. p. 516. *Schäffer* in *Hufeland's* Journal für pract. Heilk. B. 31. f. p. 26.

**) *Portal* Memoire sur la nature et le traitement de plusieurs maladies Tom. II. p. 234.

***) *Tulpius* L. IV. c. 3. *Sennert* Paralip. ad L. I. Medic. pract. n. 14.

****) *Marct* in nouvelles memoires de *Dijon* 1784. prem. sem.

†) *Portal* l. c.

§. 117.

Wenn man Veitstanz und Nachtwandeln partielle Epilepsien in den Gehirnorganen, durch welche Vorstellungen realisirt werden, nennte, so würde man den Begriff dieser Krankheiten im Begrenzten wenigstens so deutlich aussprechen, als es die Natur der Sache erlaubt. Beide Krankheiten wechseln daher im buntesten Gemisch unter einander und oft mit der Epilepsie selbst ab, wie in der Epilepsie bald die eine, bald die andere Reihe von Muskeln abnorm afficirt wird. Die dort krankhaft erregte Vorstellung ist aber als solche im Stande, das Leben zu andern verwandten Vorstellungen aufzuregen und dazu die entferntesten Reminiscenzen zu erwecken. — Wir haben diese Krankheiten oft auf ähnliche Art wie Epilepsie, durch Entfernung materieller Reitze, Würmer u. s. w. oder durch *antepileptica*, *Cuprum ammoniacale*, *Valeriana*, *flores zinzi* u. s. w. geheilt gesehen; aber eben weil es partielle anomale Lebensthätigkeit in den Vorstellungsorganen ist, so finden wir oft auch Vorstellungen das kräftigste Mittel, wenn sie nur nicht durch logische Schlüsse, sondern durch Enthusiasmus gebildet werden. Ich habe darüber meine Erfahrungen und Ansichten in meinem Buche über psychische Heilmittel niedergelegt, vorher und nachher sind Beobachtungen ähnlicher und noch auffallender Art sehr viele bekannt gemacht, ich begnüge mich, hier das Resultat meiner Bemerkungen vorzulegen.

1. Wir greifen in das beweglichste und zarteste Organensystem, das mit allen vegetativen, animalen und humanen Lebensfunctionen in der innigsten Verbindung steht, mit einer ihm fremden Kraft ein und bringen dadurch eine andere (anomale?) Thätigkeit hervor, welche oft im Stande ist, die kranke Vorstellung im Veitstanz zu unterdrücken! Das ist eine grosse Thatsache, die nur von Anatomen geläugnet werden kann, welche das Leben mit allen seinen Manifestationen im Todten, mit ihren Händen und Instrumenten ergreifen wollen.

2. Die Geneigtheit dieses zarten Organensystems, durch geringe Reitze erregt zu werden, heilen wir nicht, weil sie im ganzen Leben (in der ἕξις) liegt, im Gegentheil dürften wir sie wohl erregbarer machen und veranlassen, dass sie von einzelnen Vorstellungen abnormal erregt wird, oder das Bedürfniss hat, erregt zu werden. Daher der Drang des magnetisirten Individuums zu der gewohnten Zeit von demselben Magnetiseur erregt zu werden, daher die unwiderstehliche Anhänglichkeit der Magnetisirten an den Magnetiseur, die man eben so thöricht als Geschlechtstrieb gedeutet hat, als man die Begierde des Trunkenboldes, zu einer gewissen Zeit die Flasche seines berauschenden Getränks zu sehen, aus dem Geschlechtstriebe erklären wollte.

3. Diese Geneigtheit nimmt aber noch mehr zu, wenn sich Egoismus hineinmischt, wenn aus den abnormen Lebensmanifestationen in den Vorstellungsorganen etwas Wunderbares, Uebernatürliches gemacht wird, das kranke Individuum zur Schau ausgestellt wird, um das Publicum oder einzelne Kreise durch das Unbegreifliche in Erstaunen zu setzen. Die Neigung, sich durch isolirte Ideenverbindungen zu berauschen, weil man diese um so lebhafter percipirt, wird zu einer Art Wuth, wie Trinkwuth, Spielwuth, — politische Reden zu halten und gewisser Sectirer, vom Geiste ergriffen zu predigen. Wahrsagerinnen, Hexen und Wunderthäter gehen hervor und das nicht enthusiastische Publicum — oft auch selbst der kalte Forscher wird auf die äusserste Grenze des Begrenzten und Unbegrenzten geführt, wo es schwer, oft selbst unmöglich ist, Wahrheit von Täuschung zu unterscheiden.

§. 148.

Weil diese Krankheiten ein Gemisch von bewusstem Sinnenleben und nicht in das Sinnenleben tretenden Perceptionen sind, so werden sie am allermeisten bald durch Vorstellungen erregende Sinneseindrücke mancher Art, bald durch Reitze auf das vegetative Leben geheilt, je nachdem sie in dem einen oder andern vorzüglich ihren Ursprung genommen haben. Besprechen, Magnetismus, aber auch ernste Anerinnerungen an Pflicht und Ordnung sind Mittel der ersten Art. Aeltern und Erzieher können in dieser letzten Rücksicht nicht genug aufmerksam seyn, ihre Zöglinge beständig in besonnenem Leben der Gegenwart zu erhalten. Jedes Aufgeben dieses besonnenen Lebens in der Gegenwart, bei Affecten von Schreck, Furcht, Abscheu, Zorn u. s. w., ist der erste Anfang von Veitstanz und Nachtwandeln; eine den Umständen angemessene Zurechtweisung oder Züchtigung bauet der fernern Angewohnheit dieses kranken Zustandes vor. Ich habe zweimal bei Knaben den durch Affecte veranlassten Ausbruch des Veitstanzes durch eine ernstliche Correction geheilt und den Anfang des Schlafwandelns durch plötzliches ernstliches Erwecken vertrieben. Daher sind diese Krankheiten die Folge der verzärtelten Lebensweise, der z a r t f ü h l e n d e n, unbesonnenen, Perception der Aussenwelt.

Aber auch Reitze, die nicht durch die Sinne erregt werden, Würmer, Knochensplitter, Störungen in den Respirations- und Verdauungsorganen, können sie bei hypertrophischer Anlage des Gehirns eben so, wie Epilepsie, erregen und sie heischen dann ähnliche Heilmittel; immer muss aber dabei der Hauptzweck mit berücksichtiget werden: das besonnene Sinnenleben vollkommen zu erwecken und zu regeln. Pünktliche, an Ort und Zeit genau gebundene Pflicht, geregelte Nahrung und freie Luft sind auch da die Hauptmittel. Auch ein starker Reitz auf das vegetative Leben, ein Brechmittel, ein starkes Abführungsmittel, kann vorzüglich im Anfange der Krankheit die abnorme Vorstellung auslöschen, ohne dass dadurch ein materieller Krankheitsreitz ausgeleert wird. Ich heilte einen jungen Mann, der durch Affecte plötzlich von den heftigsten Anfällen des Veitstanzes befallen war, die täglich mehrere Male zurückkehrten und mehreren angewandten Mitteln (*florib.* zz, Opiaten u. s. w.) nicht weichen wollten, durch ein einziges starkes Abführungsmittel aus Calomel gr. Vj und *Diagrid. sulphur.* ℈ß, ohne dass etwas Schädliches ausgeleert wurde.

§. 149.

Wie in den Vorstellungsorganen des ganzen Gehirns anomale Lebensthätigkeiten, unwillkührliche Muskelbewegungen des ganzen Körpers (Epilepsie) veranlassen können, so können auch in einzelnen Organen anomale Differentiirungen des Lebens in den Muskeln abnorme Bewegungen hervorbringen. Diese hat man mit dem allgemeinen Namen Krämpfe (*spasmus*) benannt. Von dem einzelnen unwillkührlichen Zucken der Augenlider, der Gesichtsmuskeln, dem Stottern, den ungeregelten Thätigkeiten der Hals-, Rücken- und Bauchmuskeln, der Extremitäten u. s. w., hat man sie in mannigfaltigen Formen beobachtet und zum Theil mit eigenen Namen (*Nictitatio*, *risus sardonicus*, *balbutatio*, *caput obstipum*, *opisthotonus* und *emprosthotonus* u. s. w.) belegt, ohne sie dadurch wesentlich zu unterscheiden. Wie Epilepsie können sie von mannigfaltigen Perceptionen anomaler Reitze entstehen, oft aber auch, wie diese, durch den Anblick anderer (durch Mittheilung) erregt werden; vorzüglich ist dieses letztere in den Muskeln der Fall, die mehr mit dem ganzen absoluten Leben verknüpft sind; in den Gesichtsmuskeln, in den Stimm- und Sprach-Organen (daher das Mittheilen des Stotterns in ganzen Familien), in den Respirationsorganen, Husten, Gähnen, Niesen, Schluchsen u. s. w. Ihre Cur ist der der Epilepsie völlig ähnlich; bald durch kräftige Einwirkung des besonnenen Willens (bei Gesichtszuckungen, Stottern u. s. w. das einzige, aber sichere Mittel); bald durch heftige unerwartete Einwirkung auf das absolute Leben, durch Schreck, starke Abführungen und Brechmittel und bald durch *antepileptica*

§. 150.

Auf ähnliche Art können in den einzelnen Organen anomale Perceptionen erregt werden, die dann mit Veitstanz und Träumen das gemein haben: dass sie, wie jene, abwechselnd im Gefolg des ganzen Lebenstypus ohne unmittelbare Ursache erscheinen, und ohne Crisen aufhören, keine deutliche Merkmale von Congestionen äussern und sich dadurch von rheumatischen Schmerzen unterscheiden, oft einen bestimmten Zeitrythmus beobachten und vorzüglich durch Affecte (noch weit mehr als Congestionen) erregt und unterhalten werden, aber auch in Reitzen des Darmcanals und der Respirationsorgane begründet seyn können. Auch diese anomale Perceptionen sind das Eigenthum der cachectischen Organisation, der feuchten und kalten Temperamente und so den ἀθυμοτέραις, dem weiblichen Geschlecht und Kindern vorzüglich eigen und verschwinden oft durch dieselben Ursachen, wie die Alogotrophien des Gehirns, mit den Jahren, Wechsel des Wohnorts und der Lebensart, wie diese, ohne deutliche Crisen oder Lysen. In drei Nosologien wurden diese vielgestaltigen Leiden unter dem allgemeinen Namen Neuralgie befasst. Die gewöhnlichsten dieser Art sind:

§. 151.

Nervöses Kopfweh (*Cephalalgia nervosa* sive *hysterica*).

Dem schwächern Geschlecht besonders eigen; die Anfälle erscheinen und verschwinden ohne körperliche Veranlassung, Gemüthsbewegungen rufen sie vorzüglich zur Zeit der monatlichen Veränderung hervor, zuweilen nimmt es einen periodischen Typus an. Sehr häufig ist es von den Aeltern ererbt, wozu dann verkehrte Erziehung, Verzärtelung u. s. w. das Ihrige beitragen. Sie kann mit andern Symptomen der Cachexie, selbst mit Podagra *) oder mit

*) *Tulpius* L. I. c. 33.

Schleimabsonderungen abwechseln *). Bei mehreren zeigt eine Missbildung des Schädels die cachectische Disposition **), selbst Auseinanderweichen der Suturen hat man beobachten wollen; bei einer Kranken dieser Art, die eine solche Auseinanderweichung mit Bestimmtheit zu fühlen behauptete und von ihrem Arzte darin bestätigt war, fand ich doch nur eine leichte Anschwellung der äussern Kopfdecken, welche sich bald mehr, bald weniger deutlich zeigte und in spätern Jahren ganz verschwand. Im Gefolg der cachectischen Constitution sind sie fast immer mit zu häufigen Absonderungen verbunden; *fluor albus*, oft Anhäufungen von Schleim im Darmcanal, seltner in den Bronchien, sind ihre gewöhnlichen Begleiter und eine wasserhelle zu häufige Urinabsonderung ihre Vorboten. Der Sitz des Schmerzes ist nicht fixirt, sondern ändert sich oft mit jedem Anfalle. Bei Knaben hört er häufig gegen die Zeit der Pubertät auf, bei Frauen fast gewiss mit dem Aufhören der Regeln, ohne dass man daraus einen Schluss auf ein Localleiden des Uterus machen kann. Krampfstillende Mittel schaffen nur momentane, oft gar keine Erleichterung, am wirksamsten habe ich, um die Heftigkeit des Anfalls zu mindern, kleine Gaben Ipecacuanha mit Opium gefunden. Mehrere ältere Aerzte haben dem Kraute der *Verbenae*, als äusseres Mittel an den Hals gehängt oder als Kräutersäckchen auf den Kopf gelegt, specifische Heilkräfte zugeschrieben ***). Ich habe dasselbe empirisch befolgt, besonders als Epithema mit der Hälfte *flor. Arnicae* vermischt, und mehrere Leidende haben davon Erleichterung gewonnen. Die Radicalcur ist die der Cachexie im Allgemeinen, oft öffnende Pillen oder *Aloe, Myrrha* und *Limatura martis*. Von kalten Bädern und Stahlwässern habe ich den meisten Nutzen gesehen, oft in

*) *Balme*, Journal de Medecine. Tom. L. p. 232.

**) *Hippocr.* Epidem. L. VI. n. 2. *Lieutaud.* Hist. anat. T. II. L. IV. Observ. 6. *Morgagni* Epist. LXII. art. 15.

***) *Barbut*, Journal de Medecine T. XLVI. *Forestus* L. IX. Observ. 52 *de Haen* Rat. Med. P. VI. p. 304.

Driburg Kranke dadurch auf ein und mehrere Jahre befreiet. — Aber die meisten mussten durch ein Bad der Wiedergeburt gehen, wenn sie ganz geheilt seyn wollten! Ableitungen durch Fontanellen, scharfe Salben mit *Tart. emet.* auf die Scheitel eingerieben u. s. w., können in einzelnen Fällen Erleichterung schaffen, besonders da, wo mehr Congestion, Rheumatismus den Schmerz verursacht.

§. 152.

Gesichtsschmerz (*Prosopalgia*).

Die Nerven des Gesichts, deren Thätigkeit in allen Functionen des Organismus (Ernährung, Respiration, Manifestation von Vorstellungen jeder Art durch Sprache, Mienen, veränderte Vegetation bei Entwickelung der Zeugungsorgane u. s. w.) in Anspruch genommen und dadurch den mannigfaltigsten Sympathien unterworfen sind, können um so leichter dadurch in eine kranke Stimmung versetzt werden und heftige Schmerzen hervorbringen, um so mehr, wenn eine Cachexie diese Sympathien begünstigt; letztere dürfte aber wohl immer das Hauptmoment zur Bildung einer der schrecklichsten Krankheiten hergeben, die, wenn sie ganz ausgebildet ist, alle andere um so mehr an schmerzhaften Leiden übertrifft, als sie nicht einmal die Hoffnung einer wohlthätigen Lyse durch den Tod giebt, sondern bis ins späte Alter den Kranken foltern kann. Die Hauptsymptome sind:

1. Ein plötzlich durchfahrender heftig stechender Schmerz hauptsächlich durch eine, selten beide Wangen, oder in einzelnen Fällen durch die äussern Umgebungen des Auges oder der Stirn über und neben den Augen.

2. Dieser Schmerz entsteht bald ohne alle Veranlassung plötzlich, oder auch wenn benachbarte Organe in Thätigkeit gesetzt werden: z. B. beim Käuen der Speisen, heftigen Reden, Anstrengung der Augen u. s. w., vorzüglich aber auch bei Gemüthsbewegungen.

3. Wie alle Cachexien, hängt er von der Witterung sehr ab, bei feuchter, kühler Luft entsteht er öfterer und heftiger, bei warmer, trockner Luft kann er auf längere Zeit aufhören. In feuchten, kalten Climaten ist er häufiger.

4. Im Fortgange der Krankheit wird die ganze Haut sehr empfindlich, das leiseste Lüftchen afficirt den Kranken, selbst das Berühren seines Körpers.

5. Thränen der Augen und häufigere Absonderung von Speichel, oft selbst Uebelkeit und Erbrechen, sind gewöhnliche Wirkungen desselben.

6. Gewöhnlich hört der Anfall plötzlich auf, ohne dass eine andere Lebensthätigkeit als Crise bemerklich ist.

7. Gewöhnlich afficirt er erwachsene Personen zwischen 30 und 40 Jahren, kann dann aber bis ins späteste Alter fortdauern.

8. Man hat ihn öfterer erblich beobachtet, wenn das aber auch nicht deutlich der Fall ist, so kömmt er doch in cachectischen Familien, wo Rhachitis, Hydrocephalus, Hysterie und Hypochondrie, Fallsucht u. s. w. das Erbtheil sind, am häufigsten vor.

9. Manche Störungen in andern Organen und dadurch Cacochymien können diese locale Cachexie des Gesichtsnerven herbeiführen; wenn auch der Arzt auf diese veranlassende Ursachen Rücksicht nehmen muss, so sind sie doch nicht geeignet, die Curmethode allein zu leiten. Ist der Gesichtsnerve erst verstimmt, so wird es schwer seyn, ihn durch Entfernung der Gelegenheitsursache zu heilen, und wir müssen uns dann vorzüglich auf empirische Mittel beschränken.

10. Ich habe nicht bemerkt, dass er mit clonischen Krämpfen der Gesichtsmuskeln abwechselte.

11. Alogotrophien irgend einer Art sind in der leidenden Wange nicht zu bemerken, wohl aber eine allgemeine Cachexie, schlaffe Haut, Trägheit der Muskelbewe-

gungen u. s. w., in der Folge wird die Hautfarbe missfarbig und die Oberhaut des Gesichts verdickt.

§. 153.

Vorzüglich cariöse Zähne, oder auch Rheumatismus können bei Cachectischen leicht Symptome hervorbringen, welche an Heftigkeit des Schmerzes, plötzlichem Eintreten und Aufhören desselben dieser Prosopalgie sehr ähnlich sind. Vielleicht characterisirt ein rothes Streifchen am Rande des Zahnfleisches bei Cachectischen die Ursache des Schmerzes in der Zahnwurzel und, wie ich in zwei Fällen erfahren habe, hebt dann das Ausziehen des einen oder mehrerer kranker Zähne, mit passenden kühlenden Mitteln, *Nitrum* in grösseren Dosen, Molkencur u. s. w., den vermeinten Gesichtsschmerz.

So mag auch Rheumatismus heftige Schmerzen hervorbringen, sein Verlauf und seine Crisen werden ihn aber immer als Congestionskrankheit characterisiren, und ihn von diesem nervösen, dem absoluten Leben eingeprägten Schmerz unterscheiden. Mehrere Male habe ich Kranke von den heftigsten Schmerzen, pünktlich periodisch in der Nasenwurzel zurückkehrend, leiden gesehen; sie verursachten heftige Thränen und Speichelfluss, hörten plötzlich zu einer bestimmten Zeit auf und kamen eben so pünktlich wieder, waren also als verlarvte intermittirende Fieber von dieser Prosopalgie wohl zu unterscheiden.

Ich behandelte einen solchen Unglücklichen, der über 40 Jahre bis in sein 85stes Jahr in diesem Zustande lebte. Die letzten zehn Jahre wagte er auch im heissen Sommer selten ein geheiztes Zimmer zu verlassen; jede fremde Berührung erregte ihm Schauder und Schmerz, er selbst klopfte und kniff sich die kranke Wange. Seine Sinnesorgane waren unverletzt, von irgend einer specifischen Cacochymie war keine Spur. Eine andere Kranke wurde bei ganz ähnlichen Leiden 70 Jahre alt und starb an einer zufälligen Krankheit des Unterleibes. Bei beiden kamen die Schmerzen ursprünglich wie ein electrischer Schlag, dauerten mehrere Minuten und veranlassten Thränenfluss und vermehrten Speichel. Die Frau rieb ihre Wange mit solcher Heftigkeit, dass die Haut derselben ganz schwielig war. Beide Kranke hatten Kinder, aber sowohl in diesen, als in den Geschwistern der Kranken zeigten sich Cachexien unter manchen Formen.

Bei beiden Kranken waren bereits vor mir die bekannten Heilmittel, bei der Frau auch zweimal wiederholtes Durchschneiden des *Nervi infraorbitalis*, ohne Nutzen, angewandt: Glüheisen auf die Oberfläche, Magnetismus, *Tinctura strammonii*, *Aqua Laurocerasi* wurden von mir vergeblich versucht.

§. 154.

Cur der Prosopalgie.

1. Der Arzt kann in einzelnen Organen veranlassende Ursachen entdecken (cariöse Zähne, Verstimmung des Hautorgans und dadurch veranlasster Rheumatismus, Störungen in den Ernährungsorganen, intermittirende Fieber, unterdrückte specifische Hautausschläge, Krätze u. s. w.) und sucht mit Recht diese zuerst zu entfernen. Wenn aber das Uebel dem ganzen Leben eingeprägt ist durch Erzeugung oder lang fortgesetzte Ansprache, so stehen allgemeine Mittel, um das Leben umzustimmen, ohne Rücksicht auf ein Localleiden, ihm zu Gebote, und er kann in leichteren Fällen Hülfe davon erwarten. So heilte ich eine hysterische Frau, nach *Lentin's* Rathe durch Maderawein täglich bis zu einer halben Flasche.

2. Antimonialmittel, namentlich *Calx antimonii sulphurata*, Decoct von *rad. Bardanae*, öftere Abführungen von *Calomel* und *Jalappe*.

3. Eisenmittel. *Hutchinson* *) und mehrere englische

*) *Hutchinson* Cases of Tic douloureux succesfully treated London, 1820. Er giebt das aus der schwefelsauren Eisenauflösung

und amerikanische Aerzte haben sie mit Nutzen angewandt und ich sah mehreremale sehr deutlich in dieser Rücksicht ihre wohlthätige Wirkung in Driburg. Ausser dem Trinken des Wassers liess ich Anfangs eine Auflösung des *Mercurii sublimati* gr. jV in *Aqua Rosar.* ℥ jV mit *Extr. Cicutae* ʒ jj täglich zweimal in die leidende Backe einreiben, nachher gebrauchte ich mehreremale das aus der Quelle niedergeschlagene Eisenoxyd als Aufschlag auf die Wange mit bestimmtem Nutzen.

4. Ueber die Wirkung des *Conii maculati* habe ich keine bestimmte affirmirende Erfahrungen, meine beiden unheilbaren Kranken hatten es lange in steigender Dosis gebraucht. Die Erfahrung von *Fothergill*, *Murray* *) und andern, die es in so grossen Dosen gaben, als es der Kranke ertragen konnte, verdienen immer Aufmerksamkeit.

5. Die *Tinctura strammonii e seminibus* von 26 bis 30 Tropfen; *Belladonna*, das *Extr. rad. Bellad.* von $\frac{1}{4}$ bis zu 1 Gr. **); *Aqua Laurocerasi*, Opium u. s. w. können momentan den Schmerz betäuben, aber diese Betäubung ist nicht dauernd, wird sie aber bei jedem Anfall wiederholt, so kann sie dem Leben diese Verstimmung abgewöhnen. Die Beobachtung, welche in dieser Rücksicht in *Hufeland's* Journal L. XLIX. p. 111. mit der *Belladonna* bekannt gemacht ist, so wie die von *Trafvenfelt* mit grossen Dosen Opium alle drei Stunden 2 gr. bis Schlaf erfolgte ***), sollte den Gebrauch aller dieser betäubenden Mittel leiten: Man gebe die erste Gabe so gross, dass der Kranke bedeutende Betäubung danach verspürt, dann aber nicht anders, als wenn neue Anfälle drohen, oder wirklich eintreten, es werden dann immer kleinere Gaben hinlänglich seyn, die Betäubung

---

durch kohlensaure Soda niedergeschlagene Eisenoxyd täglich zwei bis dreimal zu einer Drachme. Von *Wadele* Edinburg medical and surgical Journal 1822 p. 410. bestätigt.

*) *Murray*, An essay on Neuralgia Newyork 1816.

**) Von *Lentin*, *Alexander Marcet* und andern empfohlen.

***) *Swenska* läkare sällskabels handlingar Vol. 8. p. 212.

hervorzubringen. Der Kranke soll nicht an die *Narcotica* gewöhnt, sondern durch sie von seinem Gesichtsschmerz entwöhnt werden.

6. *Kali muriaticum oxygenatum* zu Gr. Vjjj bis ℈j, *flor. zz. Mercurius dulcis* bis zu Salivation, Arsenik, Brechmittel und China u. s. w. sind in einzelnen Fällen wirksam gewesen und mögen im Gefolg der veranlassenden Ursachen gebraucht werden.

7. Starke Gegenreitze: Einreibung von flüchtigem Laugensalz — Valer. Von *Oleo animali Dippel.* nach der Analogie von *Portal's* Erfahrungen in der *Epilepsia pedis symptomatica* S. §. 143., electrische Erschütterungen durch die schmerzhaften Theile*), *Galvanismus*, Bündel von Metalldrähten auf die schmerzhafte Stelle gehalten, worüber von *Hildebrandt's* Erfahrungen höchst merkwürdig sind. — Vielleicht Verbindungen dieser Metalldrähte mit der Galvanischen Säule, oder selbst Einsenken von Nadeln in die schmerzhafte Stelle, in Verbindung mit der Galvanischen Säule, Fontanelle, welche auf jeden Fall anzuwenden seyn dürften, von Zeit zu Zeit Abführungen aus Calomel, sind die in dieser Rücksicht in Betracht kommenden Mittel. Eine Auflösung von *Mercurius sublimatus* Gr. jV in *Aq. destill.* ℥ j in Compressen auf den leidenden Theil gelegt und so oft die Compressen trocken geworden, von neuem angefeuchtet, bis die Oberhaut der Backe sich abschält, ist in *Hufeland's* Journal 1836. 6. St. p. 25. empfohlen.

8. Von der Anwendung des *Strychnii* in Pillen zu $\frac{1}{10}$ bis $\frac{1}{3}$ Gr. täglich dreimal hat *Most Practical Observations on the nature and treatment of nervous diseases*, *London* 1835. entscheidende Beobachtungen mitgetheilt.

9. Durchschneiden des Nerven, so oft es versucht ist, hat zu viel negative und unter den wenigen affirmativen zu viele zweifelhafte Resultate gegeben, als dass man es empfehlen könnte.

---

*) *Blunt* Abhandl. zum Gebrauch für pr. Aerzte B. XII.

Bei diesem grossen Register wirksamer Mittel, welche wohl alle in einzelnen Fällen ihre Wirksamkeit erprobt haben, erinnere sich aber der Arzt stets, dass er eine Cachexie zu behandeln hat, und dass hauptsächlich das ganze Leben des Kranken verändert werden muss, wozu Diät in jeder Rücksicht nach der individuellen Stellung des Kranken hauptsächlich beitragen muss.

Buch VII.

Cachexien der Respirationsorgane.

Cap. 1.

Verhältnisse der Respiration und des Kreislaufes.

§. 155.

Der Brustkasten enthält die Organe, in welchen der Microcosmus sich mit dem Macrocosmus durch Respiration vorzüglich in Indifferenz (Harmonie) setzt und den mit dem Macrocosmus ausgeglichenen Bildungsstoff durch Circulation den verschiedenen organischen Gebilden zuführt.

§. 156.

Das Leben dieses Organensystems unterscheidet sich von dem des Gehirns wesentlich darin:

1. Das Gehirn beschafft seine organische Thätigkeit nach der Einwirkung der Aussenwelt unmittelbar, d. h. nachdem die Sinne von der Aussenwelt Eindrücke erhalten, diese durch Rückerinnerung und Gemeingefühl zu Vorstellungen und diese zu Verlangen und Abscheu werden, gehen im Gehirn selbst und in seinen Häuten Veränderungen der Stoffe vor, ohne dass erst Willensäusserungen (Locomotivität) sie leiten oder vorbereiten.

Das Respirations - Circulationssystem hingegen wird nach dem Bedürfnisse des eigenen Körpers und also durch das Gemeingefühl vermittelst der Locomotivität bestimmt. Man könnte folglich das Gehirn eine bloss sensorielle Vegetation, das Respirations- und Circulationsorgan eine nach den Bedürfnissen des eigenen Organismus bestimmte Willens-Thätigkeit nennen.

2. Daher ist die Vegetation des Gehirns viel weniger vom Gemeingefühl abhängig. Die zum Gehirn gehörenden Arterien sind von keinen Nerven begleitet, die ihre Thätigkeit bestimmen*), sondern das Gehirn selbst nimmt von ihnen unmittelbar, was es zu seiner Vegetation bedarf; im Gehirn allein geht der ganze Lebensprocess vor und das Gemeingefühl hat nicht mehr Einfluss auf sein Leben, als jeder Sinneseindruck. — Die Vegetation der Respirationsorgane wird hingegen fast ganz allein vom Gemeingefühl bestimmt, das Thier respirirt und schickt den tauglichen Nahrungsstoff durch die Arterien den übrigen Organen zu, wie sie es bedürfen.

3. Daher hat aber auch das Gemeingefühl ungleich weniger Gewalt, im Gehirn Veränderungen hervorzubringen, wenn Anomalien in demselben entstehen. Entzündungen und Ansammlungen von serösen Flüssigkeiten werden die Functionen des sensoriellen Lebens und dadurch auch das Gemeingefühl stören, aber selten eine allgemeine Anstrengung des Gemeingefühls hervorbringen, um das Anomale zu entfernen und wieder zu reproduciren. Eigentliche critische Fieber haben bei Localaffectionen des Gehirns nur mittelbar statt und treten erst ein, wenn die Bildung der Anomalie aufgehört hat, um die Anomalie im übrigen Organismus zu beseitigen.

Die Respirations- und Circulationsorgane sind hingegen die unmittelbarsten eigentlichen Organe des Gemeingefühls, des Strebens zur Einheit, wodurch das thierische Leben die Vegetation des ganzen Organismus leitet. Jede Anomalie, sie sey von aussen gekommen, oder durch Congestion veranlasst: jeder Tropfen Wasser in die Luftröhre gebracht, jede anomale Bildung und Absonderung in die-

*) *Lucas* in *Reil's* Archiv für Physiol. B. IX. S. 333.

sen Organen, erregt die ganze Anstrengung des Organs selbst und des ganzen Organismus, um das Anomale wegzuschaffen.

4. Dieses können diese Organe um so leichter, da sie mit ihrer ganzen innern Fläche (den Bronchien) mit der Aussenwelt in Berührung stehen und das Schädliche frei absondern und auswerfen können, die Thätigkeit des Ganzen aber durch Muskeln, nach dem Bedürfnisse des Gemeingefühls bestimmt werden kann. Die verschiedenen Modificationen des Athmens, welche der Arzt nicht genau genug bestimmen kann *), Husten, Herzschlag u. s. w., sind die Resultate davon.

Von allem diesen findet im Gehirn nichts statt. Dieses auf sich allein beschränkte, zum thierischen und demnächst zum humanen Leben gesteigerte Organ hat keine unmittelbare Berührung mit der Aussenwelt, kann nichts Schädliches ausscheiden, keine locomotive Anstrengungen machen. Es ist der in seinen Kapseln verschlossene Same, der alles Leben der Pflanze in sich fasst, ohne selbst thätig zu seyn.

§. 157.

Wenn wir auch die Functionen der einzelnen Theile des Respirations- und Circulationsorganes bis zu einer gewissen Grenze deutlicher im Begrenzten begreifen können, als die der einzelnen Hirnorgane, so dürfte es doch wohl eine sichere nosologische Ansicht geben, wenn wir eben so, wie das Organ der sensoriellen Thätigkeit, auch dieses locomotive, vegetative Organ erst in der Gesammtheit betrachteten und uns nicht durch trennende anatomische Forschungen allein leiten liessen, die hier vielleicht noch mehr Anlass zu todten, hydrostatischen, pneumatischen und

---

*) Ueber die verschiedenen Modificationen des Athmens hat *Galen*, De respiratione difficili lib. III. und de locis affectis lib. IV., treffliche Beobachtungen und Bestimmungen gemacht.

chemischen Erklärungen gegeben haben, der Nosologie und Therapie wenig genügend. Insofern die Thierpflanze nach den durch die Aussenwelt und das eigene Leben bedingten Veranlassungen sich in jedem Momente verändert, müssen auch die Functionen dieses Organensystems sich verändern. Wir sehen, dass die Thiere der niedrigern Ordnungen noch fast wie Pflanzen respiriren, dass die Lungenrespiration sich vermehrt und die Functionen der Organe mehr zu einem Ganzen vereinigt werden, so wie das Thier in der Reihe der, den eigenen Willen übenden, Geschöpfe höher emporsteigt und seine Relationen mit der Aussenwelt sich vervielfältigen. So muss der Mensch die grösste Lungenrespiration, also den grössten Brustkasten, haben *). Wie aber in dieser Rücksicht im Menschengeschlecht selbst ein bedeutender Unterschied ist, so dürfte auch die Betrachtung des Brustkastens und der davon abhängigen Respiration über das individuelle Leben bedeutendere Aufklärung geben, als die Form des Kopfes. *Hippocrates* hat es nicht verkannt: dass der lebhafte Mensch mehr respirirt und also mehr Luft mit mehr Kraft aushauchen kann, eine um so lautere Stimme hat, als der schwache **).

Cap. 2.

Bildung des Brustkastens.

§. 158.

Wenn die Brust eben so unbedeckt getragen würde, als der Kopf, so hätten wir wahrscheinlich mehr diagnostische Merkmale in der äussern Form gefunden. Die Griechen hatten mehr Gelegenheit dazu, und was *Aristoteles* ***)

*) *Aristoteles*, De partibus animalium.

**) *Epidem.* L. VI. 4. 22.

***) De physiognomia.

darüber in Rücksicht der geistigen Eigenschaften gesagt hat, lässt sich auf das thierische Leben anwenden. Diese äussere Hülle der Respirations- und Circulationsorgane wird gebildet durch das Rückgrath und die Rippen, als mehr feste und zum Theil in der ersten Anlage bestimmte Theile und auf diese nimmt *Aristoteles* vorzüglich Rücksicht.

1. Je geräumiger die Brusthöhle und je stärker und verhältnissmässig dicker das Rückgrath (das Bestimmende des thierischen Lebens enthaltend) ist, desto kräftiger und und sicherer ist das thierische Leben, desto männlicher ist das Individuum in allen Functionen.

2. Je mehr der Brustkasten verengt, das Rückgrath zwischen den Schulterblättern gebogen, dünne und mager ist, diese mehr nach der Brust hingezogen sind, desto unfester und kränklich reitzbarer ist das Individuum.

3. Die Geräumigkeit des Brustkastens wird zum Theil durch die Länge desselben bestimmt. Je mehr das Maass vom Nabel bis zum Schwerdtknorpel die Länge von diesem bis an den Hals übertrifft (die obere Bauchhöhle also länger ist) desto träger und gefrässiger ist das Individuum.

4. Ein flacher Brustkasten, wo der horizontale Querdurchmesser von einer Rippe zu der andern den vom Brustbein zum Rückgrath bedeutend an Länge übertrifft, ist im Allgemeinen dem weiblichen Geschlecht mehr eigen und zeigt geringeres animales Leben und weniger Thätigkeit, den Respirationsprocess durch Erhebung der Rippen zu unterstützen. Ist dieses Missverhältniss bedeutend, oder ist es auf einer Seite mehr als auf der andern, so kann man Congestionen im innern Brustkasten vermuthen *).

*) *Hippocrates* de articulis c. 19. Nonnullis quoque ad latus vertebrae in hanc illamve oblique intorquentur (σκολιοῦνται), sed haec omnia vel pleraque contingunt quod ad interiorem partem spinae humorum collectiones (συστρόφαι) fiant. So übersetzt es *Foësius* richtig und giebt in seiner Oeconomia *Hippocratis* die Sprachgründe dafür an. *Galen* macht einen unverständlichen Commentar über diese Stelle. Eine andere Stelle scheint *Hippocrates* Beobachtung gleich-

5. Eine von der Seite zusammengedrückte Brust (*pectus carinatum*) zeigt eine geringere Respiration und grössere Anstrengung derselben, durch stärkere Erhebung der Rippen aufzuhelfen, an und ist meistens ein Zeichen von Knoten in den Lungen, die leicht in Eiterung übergehen *) — wie der kleine in seinem Querdurchmesser verengte Kopf dem *Hippocrates* Zeichen von Kopfweh, eiternden Ohren u. s. w. ist. (S. §. 21.) Wenn ich mich der manchen Schwindsüchtigen mit verengtem Brustkasten, welche ich gesehen habe, richtig erinnere, so glaube ich behaupten zu können: dass beide Verbildungen meistens vereinigt sind und die *pectora carinata* auch μικροκεφαλαι, oft mit fliessenden Ohren, wenigstens in der Jugend, häufigem Kopfweh, gewölbtem Gaumen u. s. w. waren. Man könnte es verminderte Animalität nennen, die sich der Klasse der Vögel näherte, auf jeden Fall sind es deutliche Merkmale der scrofulösen Anlage. Haben die Menschen mit flachen Brustkasten auch Köpfe, die in ihrem horizontalen Querdurchmesser von einem Scheitelbein zum andern breiter sind?

§. 159.

Wie wir die Cachexien des Kopfes Macrocephalum in der ersten Bildungsanlage bereits bestimmt und Hydrencephalum, durch Congestionen veranlasst, dargestellt haben, wobei doch aber im ersten Falle eine Congestion die Heftigkeit und Gefahr der Symptome, im letztern Falle eine ursprüngliche Anlage die leichtere Einwirkung der Conge-

falls auszusprechen. De internis affectionibus pectoris — wo er die Eröffnung der Brusthöhle bei der Brustwassersucht empfiehlt: Interdum vero ad latus pectus intumescit et qua parte secundum indicat. Dafs hier von keiner Geschwulst der weichen Theile die Rede sey, versteht sich von selbst. In der Stelle: de articulis, verspricht *Hippocrates* seine Beobachtungen in dem Buche: de affectionibus pectoris chronicis, ausführlicher darzustellen. Leider ist das aber nicht zu uns gekommen.

*) *Hippocrates* de articulis c. 19.

stionen bestimmt, so muss auch bei Cachexien der Brust diese Eintheilung hauptsächlich berücksichtigt werden und, wie bei jenen Krankheiten des Kopfes, den Heilarzt hauptsächlich leiten. Alogotrophien des Herzens, der grossen Gefässe und der Lungen, Brustwassersucht u. s. w. haben mit dem chronischen Wasserkopf gemein: 1) die erste Anlage von Jugend auf, 2) die Symptome durch zufällige Ursachen mehr als durch Alogotrophie selbst veranlasst, weshalb sie oft Jahre lang ohne Nachtheil ertragen und dann schnell gefährlich werden können; 3) die Schwierigkeit der vollkommenen Heilung und die daher erforderliche Sorgfalt des Arztes, mehr das Schädliche zu entfernen, als den Organismus umzugestalten; 4) selbst das Unwesentliche von manchen Ergiessungen, Wasser im Herzbeutel u. s. w.

Die durch Congestionen veranlassten, mit dem Hydrencephalus vergleichbaren Alogotrophien der Brust müssen nothwendig einen weit grössern Antheil an epidemischen und endemischen Ursachen und zufälligen Schädlichkeiten nehmen, als der Hydrencephalus: aber vom einfachen Catarrh an bis zu den verwickeltsten metastatischen Brustkrankheiten sind sie doch nicht frei von ursprünglicher Anlage und nehmen einen ernstlichen Character an, wo diese als wahre Cachexie vorherrscht.

Cap. 3.

Dyspnöe.

§. 160.

In der Brust sind die einzelnen Organe in ihren Functionen für die äussere Beobachtung deutlicher und in ihrer Form nach dem Tode bestimmter; daher wurden auch die Krankheiten der Respiration und Circulation mehr getrennt, und man suchte ihren Ursprung in den Missbildungen der einzelnen Organe zu erforschen. Ohne weitere Untersuchung, in wie weit man dadurch das Ziel erreichen kann, wollen wir vorerst die angenommenen Krankheitsnamen beibehalten, das Ganze aber als Leiden des Systems unter dem Namen Dyspnöe abhandeln, weil das Athmen als die deutlichste und nothwendigste Function dieser Organe erscheint.

§. 161.

Das Athmen ist das Resultat des individuellen thierischen Lebensprocesses. Das Thier bedarf in dem Verhältnisse mehr der Lungenrespiration, als es mehr thierisch lebt. So auch der Mensch. Das Kind respirirt im Verhältniss weniger, als der Mann, dieser mehr als das Weib. Aber alle Cachexien haben das mit einander gemein, dass das Verhältniss zwischen thierischer Lungenrespiration und vegetativer Hautrespiration aufgehoben und erstere verhältnissweise vermindert ist. Dieses kann auf doppelte Art geschehen.

§. 162.

1) Wenn das animale Leben im ganzen Organismus oder in einzelnen wichtigen Lebensorganen vermehrt und vorherrschend ist und die Lungenrespiration nicht hinreicht, das venöse Blut mit dem Macrocosmus zu indifferentiiren, so strebt das Leben, diese Lungenrespiration im Hautorgan zu ersetzen. In gesunden Individuen sehen wir dies bei heftigen Körperbewegungen, wo der animale Lebensprocess beschleunigt und zugleich die Locomotivität des Brustkastens vermindert wird, weil die Muskeln zu andern Zwekken thätig sind. Dasselbe sehen wir in Fiebern, wo das vermehrte animale Leben eine Veränderung des Organismus bezweckt. Dasselbe Missverhältniss entsteht aber auch, wenn durch Missbildung der Lungen oder des linken Herzens der Kreislauf durch dieselben erschwert ist; die Lungenrespiration wird zu geringe im Verhältniss des animalen Lebens. In allen diesen Fällen nimmt die Respiration der Haut und

dadurch das ganze Hautleben zu, wird auch in demselben Maasse mehr vegetirend, als nach und nach das Leben erschöpfter wird, und die unmittelbare Einwirkung der Luft die Vegetation befördert. Vermehrte Hautwärme und Röthe, wenigstens an einzelnen Theilen des Körpers, vermehrte Absonderung durch die serösen Hautgefässe, sind die erste Wirkung dieser vermehrten Hautrespiration. Bei grösserer Schwäche, fester Vegetation mit geringerem Leben, rauhe in Schulfern abfallende Oberhaut, luxuriirende Nägel, schneller Wuchs von leicht absterbenden Haaren, unverhältnissmässig vermehrte, kühlere Hautabsonderung, bei der mindesten Anstrengung, Fieber, stärkerer Körperbewegung u. s. w., schnellere venöse Circulation im Zellgewebe, daher Abmagerung; der Brustkasten wird durch die ganze Gewalt der Locomotivität emporgehoben, um die Lungenrespiration zu befördern, daher bildet er sich nach und nach in das *pectus carinatum*, demohngeachtet kann der phthisisch cachectische Kranke weit weniger Luft durch Inspiration einziehen *), athmet aber desto frequenter.

§. 163.

2. Wenn das animale Leben im ganzen Organismus, oder in einzelnen wichtigen Lebensorganen unvollkommener und schwächer ist, so ist der venöse Kreislauf langsamer (wie bei Thieren der niedrigern Ordnungen), es kömmt verhältnissmässig weniger Blut zum rechten Herzen und in die Lungen, die Lungenrespiration ist langsamer und kleiner, der Brustkasten wird durch Locomotivität weniger gehoben und bleibt flacher, die Respiration ist weniger frequent. In demselben Verhältniss nimmt die Hautrespiration und der Andrang des Blutes nach der Oberfläche ab, die Oberhaut ist mehr vegetirend und weniger gefärbt, das Haar oft borstig oder dicht und lang, behält lange sein

*) *Thomas Young*, Ueber die verschiedenen Arten der Schwindsucht. Abh für pract. Aerzte B. XXVIII. 1. St. S. 23.

Leben, die Nägel weiss und üppig vegetirend. Im Parenchyma hat das seröse System die Oberhand, daher wird mehr abgeschieden, nach Verhältniss des animalen Lebens Fett oder Serum.

§. 164.

Zwischen diesen beiden Extremen manifestiren sich die Cachexien in den Respirationsorganen in mannigfaltigen Modificationen und Abstufungen nach Alter (das Kind als neulich verwandelte Amphibienlarve neigt mehr zu der serösen Cachexie, der lebhafte Mann mehr zu der phthisischen) nach Geschlecht (das weibliche mehr zur serösen Cachexie, das männliche mehr zur phthisischen) nach Affection anderer wichtiger Lebensorgane, besonde der Ernährungsorgane, in welchen das zu indifferentiirende Blut bereitet wird; nach angeerbter oder erworbener Individualität und Clima *) u. s. w. in mancherlei individuellen Formen, aber die Extreme sind nicht zu verkennen und müssen den Arzt in Beurtheilung dieser Krankheiten eben so leiten, wie ihn

*) Auf Clima haben die Aerzte von *Hippocrates* bis auf *Hunter*, *Thomas Young* und *Neumann* (— *Hufeland's* Journal f. pr. A.) mit Recht besonders Rücksicht genommen, weniger auf erworbene Individualität, die doch vorzüglich in unsern betriebsamen Zeiten ein wichtiges Moment zur Bildung der Cachexie ist. *Zückert*, *Falconer* und Andere haben die Leidenschaften als Gifte behandelt und allerlei Vergiftungen davon gesammelt, keiner als diathetisches Mittel, welches das animale Leben auf mancherlei Art bestimmt, wie die Nahrung die Vegetation. In grofsen Städten, wo so viel mehr Veranlassung zu Erregung des animalen Lebens ist, wo auf dem Markte, wie in der einsamen Kammer, Verlangen und Abscheu in steter heftiger Fluctuation sind, wo dem vegetativen Leben durch Nahrungsmittel, Wechsel der Temperatur, verdorbene eingeschlossene Luft u. s. w. mannigfaltige Hindernisse entgegengesetzt werden, mufs die phthisische Cachexie prädominiren. Anstalten auf dem Lande, wo die Kinder der untern Volksclassen, bei denen sich die Nachtheile am meisten manifestiren, frei und körperlich thätig erzogen würden, könnten die überhand nehmende Sterblichkeit an phthisischen Krankheiten in grofsen Städten kräftig mindern.

die Extreme von Entzündung und Typhus bei Beurtheilung der Fieber leiten, ohne dass sie im Individuum selbst jedesmal scharf getrennt erscheinen. Der serös Cachectische kann durch Fehler in den Lungen, durch vermehrtes animales Leben in einzelnen Organen u. s. w. in den Zustand kommen, dass auch seinem geringern Bedürfniss für Lungenrespiration nicht Genüge geschehen kann, und er wird relativ phthisisch und umgekehrt der Phthisische wird zuletzt serös cachectisch, wenn sein ganzes animales Leben sinkt.

§. 165.

Das Vorherrschen der einen oder andern Cachexie muss sich auch, wie in den Thierklassen, durch die Sinnesorgane, als die unmittelbaren Werkzeuge des animalen Lebens aussprechen. Das Auge erforscht die Aussenwelt in dem Maass mehr, als das Thier animalisch lebt, nicht durch Locomotivität des Augapfels, sondern durch den ganzen Wechsel der Stoffe in demselben. In keinen Krankheiten ist dieses deutlicher als in Brustkrankheiten: Das lebhafte, glänzende Auge des phthisischen Kranken steht in ähnlichem Gegensatze mit dem flachen glanzlosen Auge des serös cachectischen, als das lebhafte Auge des aufgeregten Säugthiers oder Vogels mit dem der niedern Thierklassen, oder wie das Auge der Gazelle gegen das der Ziege oder des Schaafs. Bei manchen Herzkrankheiten wechselt dieses Symptom auf eine wirklich schauderhafte Art: Noch ehe der Kranke den Anfall selbst fühlt, erscheint das Auge leblos, wie gebrochen und nimmt seinen gewöhnlichen Glanz wieder an, so wie das Hinderniss des Kreislaufes gehoben ist. Bei einem jungen Mädchen kündigte die Erweiterung der Pupille bis zur vollkommnen *Mydriasis* den Anfall vorher, sie zog sich aber ganz enge zusammen, wenn die Athemlosigkeit die höchste Stufe erreicht hatte; sie litt zugleich an Askariden und ich wage es nicht zu bestimmen, welchen Antheil diese Thiere an der Veränderung der Pupille hatten, ich sah denselben Zustand des Auges als Vorboten des Asthma's aber auch da, wo kein Verdacht auf solche Thiere war.

In Brustwassersucht ist es mehr anhaltend leblos und fällt dann nur dem genauen Beobachter auf, der den Kranken früher gekannt hat. Es ist mit den übrigen Sinnesorganen derselbe Fall, namentlich mit dem Gehör: Geschmack und Appetit bleiben bei dem Phthisischen unter ähnlichen Bedingungen gewiss länger als beim serös - cachectischen; so auch Locomotivität als das letzte Resultat des Thierlebens.

§. 166.

Weder die in den Lungen gehemmte, noch die durch vermindertes animales Leben wenig verringerte Lungenrespiration bringen an sich Dyspnöe hervor: Weder der von Schweiss triefende Fieberkranke, oder der durch Anstrengung Erhitzte, mit langen Zügen vielleicht die vierfache Menge Luft einziehend, noch der Kleinathmende mit Tuberkeln in den Lungen klagt über Athemlosigkeit, so lange das Verhältniss zwischen Bedarf und Zufluss nicht gestört wird, sobald aber ersterer das Maass überschreitet, oder letzterer verhindert wird, ist die Athemlosigkeit um so grösser, als die Locomotivität schwächer und also der Wille weniger im Stande ist, die Hindernisse zu beseitigen. Nach der Individualität des Kranken muss dieses sehr verschieden seyn; man sieht Lungensüchtige, die noch tief athmen und manche Anstrengungen ertragen können und andere die bei der mindesten Anstrengung den Athem verlieren. Noch mannigfaltiger sind die Hindernisse des Athmens, wir bestreben uns vergebens, sie genau in den Organen nachzuweisen. Ergossene tropfbare, gasartige oder gallertartige Flüssigkeiten in den verschiedenen Höhlungen der Brust, Afterbildungen in denselben, Eitersäcke in den Lungen, Anschwellungen des Brustfells oder der innern Luftröhre und der Bronchien, Krampf des Zwerchfelles und der übrigen Respirationsmuskeln, manche Fehler in den Circulationsorganen, wodurch

Zufluss oder Rückfluss des Bluts in die Lungen gestört wird u. s. w. sind immer vom Leben selbst veranlasste Hindernisse, die wir alle vorerst mit dem Namen Congestion belegen können. Auch hier sehen wir, wie bei den Congestionen nach dem Gehirn, dass solche Hindernisse bald auf eine unbegreifliche Weise ohne auffallende Dyspnöe vertragen werden können, bald als unbedeutend erscheinend die heftigsten Zufälle erregen, und dass dieses, eben so wie beim Gehirn, hauptsächlich von folgenden Bedingungen abhängt:

1. Von der schnellern oder langsamern Bildung der Alogotrophie.

2. Von dem Ergriffenseyn des ganzen Gemeingefühls (des absoluten Lebens).

3. Von der Ursache der Congestion, ob dieselbe vorübergehend ist, und so die Congestion auch aufhört, oder mehr bleibend und solche Missbildungen erregend, die das Leben nicht wieder rückbilden kann.

Cap. 4.

Catarrh und Asthma.

§. 167.

Dieser letzte Unterschied (von den beiden ersten ist §. 157 bis 163 bereits geredet) hat vorzüglich in diesen Krankheiten der Respiration Statt, vermöge der Wechselwirkung des Hautorgans und der Lungen und des unmittelbaren Einflusses der Luft auf die Respirationsorgane. Tellurische und syderische Einwirkungen können eine momentane Störung jener Wechselwirkung machen, gegen welche das Leben anstrebt und sie zu entfernen sucht. Hat diese Congestion in den Bronchien Statt, so nennen wir sie Catarrh, afficirt sie das ganze Respirationsgeschäft, so nennen wir sie Asthma.

§. 168.

Catarrh.

Der Catarrh hat mehr den Character der diathetischen und schesischen als der cachektischen Krankheiten; aber unverkennbar haben Cachektische, sowohl Seröse als Phthisische, bei welchen das animale Leben gestört ist, eine grössere Disposition dazu, und der Catarrh geht in chronischen Catarrh und bei grösserer Störung im Organismo, besonders in den Verdauungswerkzeugen, wodurch ein weniger individualisirtes Blut bereitet wird, in Schleimschwindsucht über. Es ist ausser unserm Plan, die mannigfaltigen Modificationen des Catarrh's darzustellen, von dem epidemischen Catarrh, der bei heftiger Einwirkung der Aussenwelt keine Constitution verschont, bis zu dem anhaltenden Catarrh mancher Hysterischen, Hypochondrischen und Lungensüchtigen, wo jede Verminderung der Temperatur, selbst einzelner Glieder des Körpers eine neue Congestion nach den Respirationsorganen veranlasst.

Cap. 5.

Cur des chronischen Catarrh's.

§. 169.

Diese letzte Art gehört fast ganz der Klasse der Cachexien an und erheischt die grösste Aufmerksamkeit des Arztes, da er vorzüglich in den frühern Perioden der Krankheit und bei jüngern Individuen wahrhaft hülfreich dabei seyn kann. Je mehr eine blasse, leblose Hautfarbe, oft kalte Extremitäten, ein immerwährender Catarrh ohne eigentliche Crisen, ohne gekochten Schleim, damit verbunden ist, desto drohender ist er für die Zukunft und desto mehr erfordert er ausser den allgemeinen Mitteln wider Cachexie (frohe Thätigkeit des Körpers und des Geistes) besondere Aufmerksamkeit auf das Hauptorgan. In diesem muss die Respiration und der Blutumlauf mit venöser Blutbereitung möglichst gesichert werden.

§. 170.

1. Flanell ist in dieser Rücksicht ein unentbehrliches Mittel, durch denselben wird eine gleichmässig erwärmte Luft auf die Haut gebracht und Erstickungen der Haut, die durch Linnen, welches durch Transspiration feucht und dicht gemacht ist, so leicht hervorgebracht wird, vermindert. Der Reitz auf die Haut trägt dann das Seinige bei, das animale Leben der Haut zu vermehren.

§. 171.

2. Kühle und kalte Bäder. Wenn irgend über ein wichtiges Heilmittel die spätere Theorie auf mannigfaltige Art sich geäussert und die trefflichen Erfahrungen der Alten mehr, als sie sollten, verdunkelt hat, so ist es über dieses. Ich spreche dieses um so offener aus, da ich im Anfange meiner Praxis selbst darüber geschrieben habe und erst durch vierzigjährige häufige Anwendung derselben auf die einfachen Erfahrungen der *Hippocratischen* Schule zurückgeleitet bin. Was Bäder und Begiessungen auf das Nervensystem wirken, ist sehr relativ; was sie bei Erwachsenen auf das System der lymphatischen Gefässe wirken, ist noch mehr hypothetisch, wenn bei jüngern Kindern auch bedeutende Einsaugung und dadurch eine Art von Ernährung nicht unwahrscheinlich ist. Ihre Wirkung auf das Circulations- und Respirationsgeschäft ist sicher zu beobachten und an diese Beobachtungen hielten sich die ältern Aerzte allein. Was der Verfasser des Buchs: *De victus ratione in morbis acutis* *), sagt, ist die rein practische Ansicht, wovon jedes Wort wichtig ist. *Galen* giebt in seinem Buche: *De causa pulsuum Lib. III.*, eine treff-

*) *Hippocrates*, De victus ratione. Edit. *Foesii* Sect. IV. p. 4 u. p. 24. 30.

liche Ansicht, von *Hippocrates* aber bereits in Anschlag gebracht, über die Wirkungsart der warmen und kalten Bäder, und was ich jetzt sage, ist nur durch lange Erfahrung bestätigte Wiederholung der Aussprüche beider. „Die Begiessungen und Bäder im Allgemeinen wirken „hauptsächlich auf das Wechselverhältniss „zwischen Haut und Respiration, sind daher in „allen Affectionen der Brust von der grössten Wichtigkeit „noch mehr, als in hitzigen Fiebern. Das Bad lindert den „Schmerz und befördert den Auswurf und erleichtert das „Athemholen, hebt die Mattigkeit, indem es die Glieder „und die Haut erweicht, den Harnabgang befördert, Schwere „des Kopfes hebt und die Nasen feucht macht. Wo aber „in Krankheiten der Leib flüssiger ist, als er seyn sollte, „da bekömmt das Bad nicht, auch da nicht, wo zu grosse „Hartleibigkeit vorhanden ist. Auch muss man die nicht „baden, welche ganz von Kräften erschöpft sind, auch „die nicht, welche Ekel und Neigung zum Brechen haben, „noch die, welche gallichtes Aufstossen haben oder Nasen„bluten, es sey denn, dass das Blut nicht hinlänglich „flösse. Sehr viel ist dabei auf Gewohnheit und Neigung „zum Baden Rücksicht zu nehmen, besonders hängt aber „Alles von der Art der Administration ab, geringe Fehler „in derselben können grossen Nachtheil hervorbringen *) „Dem Magern bekommen die Bäder im Allgemeinen ungleich „besser als dem Fetten. Kühle und kalte Bäder machen „den Puls langsamer und anfangs kleiner, so wie aber das „Leben dadurch aufgeregt wird, wird der Puls grösser und „kräftiger, ohne schneller und häufiger zu werden; in die„sem Falle wird das ganze Circulationssystem und so auch „das Hautsystem gestärkt, und nur da, wo sich das Leben „nicht heben kann, veranlassen sie Unthätigkeit und Schwä„che **). In diesen Grenzen ist der wichtige Gebrauch der

*) *Hippocrates* l. c

**) *Galen* l. c.

„Bäder nach Individualität, Gewohnheit, Zutrauen und Le-„benskräften des Kranken zu bestimmen *), aber nicht nach „den Kräften der äussern Locomotivität und auch nicht nach „der Empfindlichkeit des Kranken allein.“ Ich habe scheinbar sehr muskelschwache und höchst empfindliche Damen zu + 8 bis 10° Reaumur mit dem glücklichsten Erfolge baden lassen. Im Jahr 1799 frug mich ein junger Mann, der gegen epileptische Zufälle kalte Flussbäder den Sommer über mit auffallendem Nutzen gebraucht hatte, ob er auch bei kälterer Jahrszeit damit fortfahren solle; ich antwortete: so lange er sich so wohl dabei fühle, solle er sie fortsetzen; nach diesem Princip liess er den 1sten Januar 1800, bei — 21° Kälte, eine Oeffnung in das Eis der Weser hauen, tauchte hinein und befand sich vollkommen wohl danach. *Hahn*, *Dauter*, *Moneta*, *Weikart*, *Ferro*, *Suadicani* haben die kalten Bäder gegen Catarrh eifrigst getadelt, weil sie nur kalte oder warme Bäder kannten und die trefflichen *Hippocratischen* Regeln, dass dieselben nach Individualität, Gewohnheit, Zutrauen u. s. w., in Rücksicht der Temperatur, Dauer und Frequenz abgemessen werden sollen, übersahen. Man strebe, jeden Brustkranken cachectischer Art an kalte Begiessungen zu gewöhnen, sey aber in der Administration vorsichtig!

Cap. 6.

Schleimschwindsucht.

§. 172.

Sehr häufig nimmt das Verdauungssystem Theil an den Cachexien oder ist das ursprünglich leidende. Ist dieses Leiden bedeutend, so kann nur ein weniger assimilirter atrabilarischer Nahrungssaft bereitet werden, die Absonde-

*) *Hippocrates* l. c.

rungen der Bronchien nehmen einen heterogenern Character an, reitzen mehr zum Husten und der Auswurf ist häufiger und abnormer. Die Krankheit erhält dann im System den Namen Schleimschwindsucht, oft Folge von diathetischen gastrischen Fiebern und erfordert zweckmässige Einwirkung auf die Verdauungsorgane. Der *Hippocratische* Rath, dass man solche magere Personen, die viel Congestion nach Kopf und Brust haben, im Winter monatlich einmal brechen *), im Sommer gelinde purgiren lassen soll, verdient Aufmerksamkeit, wenn er auch das mit jeder speciellen Curart gemein hat, dass er den Umständen angepasst werden muss. Die glücklichsten Wirkungen habe ich in diesem Falle von dem *Griffithschen* Mittel gesehen. In leichtern Fällen ist das *Extract. Marrubii albi*, auch *Millefolii* empfohlen. Auch die *Radix Ratanhiae*, Einathmen von Harzdämpfen, kann nützlich seyn, wo die Lungen eine unverhältnissmässige Menge Schleim absondern, dürfte aber wohl die Constitution nicht ändern.

§. 173.

Ableitungsmittel auf die Haut sind gewiss von dem grössten Nutzen da, wo die catarrhalische Congestion ernsthaft zu werden, in Schwindsucht überzugehen droht. Das einfachste, oft wirksame, Mittel ist ein Pflaster aus Burgundischem Pech, zwischen die Schulterblätter gelegt und beständig getragen. Fontanellen und selbst Haarseile sind ganz nothwendig, wo der Zustand sehr ernsthaft wird, und leisten sehr oft augenscheinliche Hülfe, müssen aber wenigstens mehrere Jahre getragen werden.

§. 174.

Bei jungen Kindern, die diesem cachectischen Catarrh sehr häufig unterworfen sind, ist Pflege der Haut und der

*) De victus ratione Sect. IV. p. 4. Ueber den Nutzen der Brechmittel bei chronischem Catarrh. *Stoll* rat. med. p. IV.

Verdauungsorgane nach Umständen die Hauptsache, kaltes Waschen, Begiessungen und anderes gewaltsames Gewöhnen an Kälte sind in den ersten zwei Jahren sehr zweckwidrig; die Kinder sind gewesene Larven, die aus einem warmen Medium in ein kaltes übergegangen sind. Wiederholte kleine Brechmittel, *Ipecacuanha* in kleinen Gaben und bei grosser Anhäufung von Schleim und grösserer Schwäche der Verdauungsorgane Tropfen aus *Extr. Cardui bened.* ʒß, *Aq. Hyssop.* ℥ß, *Spir. Sal. ammon. anisat.* ℈ j 25 bis 30 Tropfen, täglich drei bis vier Mal, Einreiben der Füsse mit warmem Oehl, leisten treffliche Dienste.

Cap. 7.

Asthma.

§. 175.

Eine andere Art von Congestion nach den Respirationsorganen hat mit dem Catarrh manches Aehnliche, wird wie dieser bei cachektischer Constitution zum Theil durch äussere Ursachen veranlasst und erschöpft sich mehr oder weniger durch Schleimabsonderung in den Bronchien, unterscheidet sich aber wesentlich von demselben.

1. Durch den heftigern Antheil, den das ganze Respirationsgeschäft an der Congestion nimmt: Seine locomotive Function wird bedeutend gestört, selbst momentan ganz aufgehoben, der Kranke kann plötzlich nur mit grosser Anstrengung vermittelst der Rippen und Brustmuskeln einathmen, noch schwerer vermittelst des Zwerchmuskels ausathmen, oft empfindet er dabei mehr oder weniger heftigen Schmerz in der Herzgrube, selbst in den Bauchmuskeln und in den Seiten. Er hat das Gefühl, als wenn die ganze Brust zusammengepresst würde, als wenn alle Bronchien verengt wären und keine Luft aufnehmen könnten.

2. Daher ist die Gefahr der Erstickung dem Kranken die nächste, er sucht auf alle Weise nach frischer Luft.

3. Die Folgen dieser Unterbrechung der Respiration werden auch bald am übrigen Organismus mehr oder weniger deutlich. Der Puls wird klein und unregelmässig, das Hautleben wogt zwischen örtlichen Congestionen und allgemeiner Ohnmacht, wovon doch aber letztere meistens bald die Oberhand gewinnt, der Kranke wird leichenblass mit kalten Extremitäten, nur einzeln veranlasst das Streben nach Respiration ein aufgedunsenes, rothes oder blaues Gesicht, das aber bald der Blässe Platz macht.

4. Auch die Verdauungsorgane nehmen häufig Theil daran, der Unterleib, besonders der Magen, wird gespannt, von Blähungen aufgetrieben.

5. Die ersten Anfälle kommen meistens, wie so manche andere Congestionen, wenn sie dem Organismus noch nicht ganz angewöhnt sind, in und nach dem ersten Schlafe, wo der bewusste Wille das Respirationsgeschäft am wenigsten aufregt, wie Alpdrücken, oder sind auch anfangs nicht mehr als das, in der Folge kommen sie aber zu jeder Tageszeit.

6. Jede Einwirkung auf das Gemeingefühl kann sie bei Disponirten oder bei solchen, die sie schon öfter gehabt haben, veranlassen, besonders Leidenschaften (ich kannte einen Mann, der bei dem mindesten Widerspruch seinen Anfall von Asthma bekam), Affectionen der Verdauung, der Urinwege, der Zeugungsorgane, besonders heftige Einwirkung auf das Hautleben, Erkältung, kalte und nasse Füsse (ich kannte einen Mann, der ohnfehlbar seinen Anfall bekam, wenn er dünne Fussbekleidung anlegte, eben so gewiss, wenn er auf der Jagd nasse Füsse bekam).

7. Noch mehr hat aber epidemische Constitution Einfluss auf sie, und so kommen sie wie Catarrhe, bald mit Vorboten von eingenommenem Kopf, Verdauungsbeschwer-

den, Blähungen, kalten Füssen u. s. w. bald plötzlich. Endemisch und epidemisch ist das Asthma oft beobachtet *).

8. So steht das Asthma zwischen Catarrh und gestörter Locomotivität der Respirationsorgane in der Mitte. *Helmont* nannte es, indem er bloss letzteres berücksichtigte, *Caducum pulmonum; Floyer*, der es am eigenen Körper lange Jahre beobachtete und darüber mit Scharfsinn nachdachte, glaubte, es bestehe in einem Aufblähen und dadurch Verschlossenwerden der Bronchien, vergleicht es bald mit dem Anschwellen des männlichen Gliedes, bald mit Emphysem und bald mit Schleimanhäufung. Selbst in der Brusthöhle hat man Luftentwickelung nachweisen wollen **). Aber wer will es wagen die momentanen Alogotrophien, die vielleicht individuell sehr verschieden sind, nachzuweisen. *Carl Piso* sagt sehr richtig: *Est blanda febris et habituosa, qualis etiam alios morbos a fervore et motu serosi humoris ortos, ut arthritidem, catarrhos et hujusmodi fluxiones alias comitatur.*

9. Die Schleimabsonderung als Crise des Anfalles ist bald stärker bald geringer, meistens dann geringer im Anfange, wenn der Anfall ohne grosse Vorboten plötzlich mit Heftigkeit eintritt, wo er mehr von Affecten veranlasst wird (hysterisches und hypochondrisches Asthma) und wird häufiger, so wie sich die Krankheit dem ganzen Leben mehr einverleibt, mehr mit Vorboten (Affectionen des Kopfes und der Verdauungsorgane) kömmt. Bei Manchen geht sie in anhaltende kranke Schleimabsonderung mit gestörter Respiration über.

---

*) *Schreiber* De morbo *Dampf* dicto in Saxonia inferiore incolis familiari. Helmst. 1756. Epidemisch beschrieben in Breslauer Samml. 1723. 11. p. 613. Lentilii Eteodr. p. 1. 5. 13. 17. 38. Selbst der Mond, mehr aber noch die Witterung, schnelle meteorologische Uebergänge haben deutlichen Einfluss darauf.

**) *Floyer* l. c. C. 1. p. 52. *Gooch* Observ. App. 126. *Kellie* Medic. Comment. of Edinb. B. 11. p. 423. *Meckel* in memoirs de l'Acad. de Berlin 1759. p. 42

10. Die cachectische Anlage der Respirationsorgane wird durch alle die Ursachen veranlasst, welche überhaupt Cachexie hervorbringen: Angeborne Anlage, diathetische, nicht vollkommen critisch-entschiedene Krankheiten z. B. kalte Fieber (sehr häufig, wo dann das Asthma oft noch einen mehr oder weniger deutlichen periodischen Typus behält), Krätze und andere acute und chronische Hautausschläge, Fussschweisse, geheilte Fontanellen und andere Geschwüre, Erschöpfung durch Wollust, Hysterie und Hypochondrie. In einzelnen Fällen ist aber die cachectische Anlage gering und dagegen die erregende die Hauptursache; mancherlei Missbildungen in der Brust und in andern Organen sind da nach dem Tode beobachtet, die bald die gewaltige Veranlassung, bald ein gleichzeitiges Leiden seyn konnten, in dem lebenden Körper aber schwer zu entdecken sind und welche also der Arzt nur da ahnen darf, wo andere deutliche Symptome ihm den traurigen Weg zur Muthlosigkeit zeigen. Selbst diese vermeintlich deutlichern Symptome können selbst den erfahrenen Arzt oft irre führen und er thut wohl, seine Begierde ins Verborgene zu sehen, möglichst zu mässigen. Auch zu grosse Lungen hat man bei Asthmatischen nach dem Tode gefunden *), wie beim Hydrocephalus bloss grosses Gehirn ohne Wasser.

Cap. 8.

Heilmittel beim Asthma.

§. 176.

Diese Ansichten können allein die Heilmethode bestimmen:

1. Die cachectische Disposition muss möglichst geheilt werden:

*) *Bonnet* Sepulchr. L. II. Sect. I. Obs. 57. 58. Ephem. N. C. Dec. I. ann. I. obs. 68. Dec. II. ann. X. obs. 75.

a. Die allgemeine durch Erregung des zweckmässigen thierischen Lebens im Allgemeinen. Hysterie und Hypochondrie, Gicht, Scropheln, rhachitische Constitution u. s. w. sind die Feinde, gegen welche der Arzt mit der sorgfältigsten Rücksicht auf das Individuelle kämpfen soll. Kräftige Wirkung auf die Verdauungsorgane bei froher Thätigkeit des Körpers und des Geistes, vorsichtig wiederholte Abführungsmittel und Visceralklystiere, auflösende Gesundbrunnen, namentlich Carlsbad, Nenndorf (weit weniger eisenhaltige Wässer)*); denn die gegen diese Constitutionen specifisch empfohlenen Mittel, Antimonialia, Ammoniakgummi, *Asa Foetida*, *Colchicum autumnale*, *Corium maculatum*, Eicheln, Wacholderbeeren, Myrrhe, *Ononis spinosa*, *Phellandrium aquaticum*, gebrannter Schwamm, *Tussilago farfara* u. s. w. haben sich in einzelnen Fällen, besonders wenn die übrigen Bedingungen zugleich zu erfüllen sind, wirksam bewiesen. Bei Hypochondrischen und Hysterischen ist Zutrauen und Glaube ein Hauptmoment der Cur.

b. Die partiellen, durch diathetische und schesische Ursachen veranlassten Cachexien müssen nach diesen behandelt werden. Fieberrinde, Schwefel und Schwefelräucherungen, auch die gewiss sehr wirksame *Calx antimonii sulphurata* **), künstliche Geschwüre und Hautreitze, Fussbäder, varme Bäder, *Solanum dulcamara*, Einimpfen der Krätze haben sich hier oft wahrhaft wirksam und hülfreich bewiesen. In einzelnen Fällen übernimmt die Natur

*) Was schon *de Sante* 1656 in Paris behauptete: Ergo asthmati thermarum potus und *Morin* Ergo in asthmate aquae Borbonienses Arcimbaldinae praestant Vichiensibus Paris 1684 und *Magault* Diss. An asthmati thermarum potus Paris 1741, kann ich durch dreizehnjährige Erfahrung bestätigen, keinem Asthmatischen bekommen Stahlwässer und gewiss auch selten Stahlmittel, hingegen habe ich von der Wirkung des Carlsbades gewissen Nutzen gesehen.

**) *Hufelands* Journal der pr. Heilkunde B. I. und IV

die Heilung, eine Diarrhöe, Speichelfluss u. s. w. heilt die dem Arzte unheilbare Krankheit.

Galen macht auf den Ursprung der Brustnerven aus dem Rückgrath aufmerksam und glaubt, auch hier könne eine unmittelbare Erregung der Lebensthätigkeit dieser Nerven möglich seyn.

2. Die Heftigkeit des Anfalles selbst zu mindern und demselben möglichst zuvorzukommen. Dieses muss wohl hauptsächlich geschehen, indem das Respirationsbedürfniss (nicht die Respiration) vermindert wird. Wenn wir alle die Mittel, welche mit dieser Rücksicht (ohne eigentliche specifische Indicationen) als wirksam erfunden sind, richtig ins Auge fassen, so sind es solche, welche die Thätigkeit des Herzens und also den Blutumlauf, dadurch die Congestion mindern und das Respirationsgeschäft selbst erleichtern, zugleich aber auf die Digestionsorgane wirken, in diesen die Muskelthätigkeit erregen, dadurch die Blähungen vermindern und die Congestion von der Brust abziehen. Oft bewirkt das die Natur am kräftigsten durch Erbrechen, Diarrhöe, oder selbst durch Ohnmacht (wie bei andern Congestionen) und ich glaube, der Arzt hat nicht Ursache, diese durch kräftige Reitzmittel abzuwenden. Ich habe sehr oft diese Ohnmachten critisch gesehen und fürchte sie bei blossem Asthma nicht. Arzneimittel, welche das Aehnliche bewirken, sind:

a. *Gummi ammoniacum* mit *Oxymel squilliticum*. Wenn irgend ein Mittel in dem eigentlich catarrhalischen Asthma specifisch genannt zu werden verdient, so ist es dieses. Man giebt ʒ jj *Gummi Ammoniac.* mit ℥ j *Oxymel squillit.* und ℥ Vjjj *Aq. Hyssop.* zur Emulsion gerieben in der Gabe, dass es einige Mal täglich Oeffnung macht.

b. *Ipecacuanha* in kleinen Gaben *).

*) *Ackenside* — Medical transactions 1. 7 *Stoll* — Praelect in morb. chr p. 221.

c. Stärkere Brechmittel, wenn deutliche Symptome von turgescirenden Unreinigkeiten vorhanden sind.

d. Stärkere Abführungen von ℞. *Colocynth. Aloe.*

e. *Infusum Nicot.* ist von Vielen und später von *Michaelis* in *Richters* chirurg. Bibl. Bd. V. p. 127. empfohlen.

f. Saft von schwarzem Rettig.

g. Wenn mehr Krampf als Congestion vorhanden ist, bei Hysterischen, Pusillanimen u. s. w. leistet der *Moschus* vortreffliche Wirkung zu Gr. jj mit Zucker alle halbe Stunden. Selbst da habe ich diese wohlthätige Wirkung gesehen, wo der Kranke Abscheu vor dem Mittel hatte.

h. Ein entschieden kräftiges Mittel ist da, wo unregelmässiger harter Puls eine grössere Theilnahme des Herzens und des Circulationssytems verräth, das *Aq. Lauro-Cerasi.*

Baylies *) hat Erfahrungen darüber bekannt gemacht, er gab es zu 30 bis 60 Tropfen täglich zwei und mehrere Male. In zwei Fällen habe ich die wohlthätigste Wirkung davon gesehen.

i. Aehnliche Mittel sind das *Colchicum autumnale;* vielleicht vorzüglich da zu empfehlen, wo rheumatische und gichtische Congestionen das Uebel erregen. *Buchner* **) hat von der Wurzel specielle Erfahrungen; die Bereitung des *Vini sem. Colch.* nach *Williams* ***) dürfte zu 1 bis 3 Quanten wohl am zweckmässigsten zu gebrauchen sein.

k. *Digitalis purpur.* vielleicht da am passendsten, wo Oedem vorhanden ist, die ℞. *spir. vin. Darw.* zu 25 Tropfen täglich zwei bis drei Mal.

---

*) Practical Essays on medical subjects London 1773. Abh. f. pr. Aerzte B. I. St. 2. S. 105 auf 1 Pfd. Blätter nimmt er eine Pinte Wasser zur Destillation.

**) Miscellanea 1728. p. 1212.

***) London Medical Repository 1820 und in *Hufeland's* Journal für pr. Aerzte B. LV. B. p. 109. Sem. Colch. autumn. sicci ℥jj Vini Hispan. Octar. 1. 8 bis 10 Tage digerirt und durch Löschpapier geseihet.

l. Rauchen der Blätter von *Datura Stramonium.* Ich habe es mehrere Male mit auffallender Erleichterung angewandt gesehen, es fordert aber Vorsicht in der Anwendung, da die betäubende Wirkung schnell eintritt und man hat tödtliche Wirkung von dem Missbrauche erfahren *).

Cap. 9.

Congestionen nach den innern Organen der Brust.

§. 177.

Wenn es schwer ist, den pathologischen Zustand von Congestionen und Alogotrophien in den Organen der Respiration zu bestimmen, die der Aussenwelt zugekehrt sind, sich also nicht bloss durch Störung des ganzen Respirationsprocesses, sondern auch durch Auswurf, Husten, deutliches Gefühl und gestörte Muskelthätigkeit verrathen, welche eben aus diesen Ursachen bestimmter, vollkommener oder unvollkommener Crisen fähig sind und daher einen bestimmtern Verlauf haben, so muss es noch ungleich schwerer, oft unmöglich seyn, Alogotrophien und Congestionen in den Organen zu bestimmen, wo:

a. das Product der Congestion und Alogotrophie von der Aussenwelt ganz getrennt ist und auf keine Art in dieselbe excernirt werden kann.

b. Wo wohl aus eben der Ursache das Leben nicht die Anstrengungen macht, das Fehlerhafte durch Husten, Auswurf wegzuschaffen und daher eigentliche Crisen seltener und schwieriger sind.

c. Die Functionen der einzelnen Respirations- und Circulationsorgane uns nur in der Gesammtwirkung des Brust-

*) Dr. *Brees* Letter on Stramonium in New England Journal Vol. 1 p. 41.

lebens erscheinen und Störungen in diesem auf manchen verschiedenen Alogotrophien in jenen beruhen können. Wir haben diese einzelnen Organe durch Trennung im Todten erkennen gelernt und aus dieser Kenntniss richtige Schlüsse auf ihre Functionen gemacht. In den Lungen wird das Bedürfniss der Indifferentiirung des Organismus mit der Aussenwelt beschafft, das Herz ist der Mittelpunct der arteriellen und venösen Blutleitung. Wäre das Herz gleichsam nur das Injectionsorgan, wodurch auf der linken Seite der Nahrungsquell in die Aorte, auf der rechten das der Respiration bedürftige Venenblut in die Lungen getrieben wird, so müssten die Störungen der Functionen dieser Hauptabtheilung des Brustorgans nicht schwer zu unterscheiden seyn; wären die Lungen nur passive Gefässgewebe, in welchen der Respirationsprocess durch die Locomotivität des Brustkastens beschafft würde, so würden auch die Hindernisse, welche ihrer Ausdehnung im Wege ständen, durch Anfüllung der Brusthöhle mit Wasser, Eiter, Alogotrophien u. s. w. nicht schwer auszumitteln seyn, aber Herz und Arterien werden durch so manche Affecte des thierischen Lebens in ihrer Thätigkeit verändert, wie die Locomotivität des Brustkastens, dass es sehr schwer und oft unmöglich ist, die Verhältnisse der Alogotrophien der einzelnen Organe auszumitteln. Indem die Nosologen diesen Ansichten der leblosen Circulation und Respiration zu viel eingeräumt haben, sind eine Menge unsicherer Beobachtungen entstanden, wobei der practische Arzt doch immer noch eingestehen muss, dass Brustwassersucht, manche Missbildungen des Herzens und der grossen Gefässe u. s. w. äusserst schwer, oft unmöglich von einander zu unterscheiden sind, wenn wir dem Namen nach sie als Localkrankheiten allein erkennen wollen. Die Hauptberuhigung, die dem Arzte bleibt, ist: dass die scharfsinnigsten Forscher über diese Missbildungen eingestehen, dass die Localbestimmung dieser Leiden auf die

Cur keinen entschiedenen Einfluss haben kann. Wir behandeln sie daher vorerst im Allgemeinen unter dem Namen von innerer Dyspnöe.

§. 178.

Davon sind aber zu trennen:

a. Die Desorganisation des Lungengewebes selbst, durch Knoten, Eitersäcke, Wassersäcke u. s. w., welche wir unter dem Namen Lungenschwindsucht mit ihren eigenen Symptomen abhandeln werden.

b. Hindernisse in der Locomotivität des Brustkastens allein, durch Rheumatismus, Entzündung u. s. w., welche wir, obgleich sie meistens in die Classe der Seuchen gehören, doch so weit es für uns gehört, gelegentlich berühren werden.

§. 179.

Der Kranke kann mit übrigens gesunden Lungen nicht athmen.

a. Wenn der Brustkasten mit Wasser (*Hydrothorax*), Eiter (*Empyema*), Milch (*Galactothorax*), Urin (*Urotothorax*) oder festen Afterbildungen angefüllt ist, wodurch die Lungen verhindert werden, sich auszudehnen.

b. Wenn der Eintritt des Nervenbluts aus der rechten Herzkammer in die Lungen verhindert wird und so der Respiration der Zweck ihrer lebendigen Thätigkeit mangelt.

c. Wenn der Rücktritt des arteriellen Bluts nach der linken Herzkammer verhindert wird und so die Lungen mit Blut überfüllt sind.

Wenn diese Hindernisse plötzlich und vollkommen entstehen, so ist auch schnelle Erstickung unvermeidlich, und es würde in diesem Falle unmöglich seyn, aus der gestörten Respiration, ohne Oeffnung des Körpers, die Ursache zu bestimmen. Wasser, Eiter u. s. w. als Producte einer Congestion erzeugen sich aber wenigstens sehr selten plotzlich und noch seltener finden Hindernisse im Herzen und in den grossen Gefässen in dem Maass plötzlich statt, dass dadurch der ganze Kreislauf gehemmt wird *). Wenn diese Hindernisse langsam entstehen, so findet das Leben stets Mittel, das Fehlerhafte mehr oder weniger zu vermitteln und weniger nachtheilig zu machen. Bei Anfüllungen der Brusthöhle durch grössere Anstrengungen der Muskeln des Brustkastens und Erweiterung der Brusthöhle — bei Fehlern des Herzens durch kräftigere Zusammenziehung der Ventrikel, Eröffnung neuer Wege für das Blut durch das eirunde Loch, den Botallischen Canal u. s. w. hauptsächlich aber in allen diesen Fällen durch Moderation des ganzen thierischen Lebensprocesses; das Leben strebt weniger Lungenrespiration und Blutumlauf zu bedürfen, indem es das Individuum gleichsam in eine niedrigere Classe der thierischen Organismen herabstimmt, der ganze Organismus wird mehr cachectisch, lebt ein unvollkommneres, trägeres thierisches Leben mit allen seinen Folgen, verändertem Leben in der Haut, wahrscheinlich vermehrter Respiration durch dieselbe, vermehrtem vegetativen Leben im Zellgewebe, mit dessen Folgen von mannigfaltigen Congestionen.

Dieses ist bei allen Krankheiten der Lungenrespiration und Circulation nicht zu verkennen; wir finden in Cadavern grosse Ansammlungen von Wasser in einer oder beiden Brusthöhlen, ohne bedeutend beschwerliche Respiration **), wir finden Fehler im Herzen, so dass wir nicht

*) Ich sah ein junges Mädchen, das bei einer strengen Herrschaft sich auf einem Spatziergange verspätet hatte, und nun angstvoll zu Hause lief und sogleich unter heftigen Vorwürfen drei Treppen hinauflaufen mufste, erstickt niederfallen. Bei Oeffnung des Körpers fand ich den Herzbeutel mit ausgetretenem Blut angefüllt und die Hohlader und rechte Herzkammer voll von venösem Blut; einen eigentlichen Rifs konnte ich nicht entdecken, die Lungen waren gesund.

**) *De Haen* Rat. med. Vol. VI. p. 91. *Stuerk* Ann. med. II p. 267

begreifen können, wie die Circulation bis dahin beschafft werden konnte und dennoch hatten die Kranken nur momentane Beschwerden der Circulation *).

*) Ich wurde im Anfang November 1829 zur Consultation bei einem Kranken gerufen, der angeblich durch einen leichten Verdrufs heftige Erstickungszufälle bekommen hatte. Ich traf einen funfzigjährigen Mann von ungewöhnlich fettem Körper, besonders waren Brust und Weichen mit schlaffem Fett bedeckt, seine Brüste hingen wie Weiberbrüste. Seine Respiration war seinem Gefühl nach vollkommen frei, er konnte tief athmen und klagte nur über Ekel gegen alle Nahrung und einen talgartigen Geschmack im Munde, seine Darmthätigkeit war sehr träge, seine Urinabsonderung nicht sehr reichlich und trübe, der Puls etwas schneller, aber unregelmäfsig, oft voll. Nach 12tägiger Anwendung von Lavements und aloetischen Pillen wurden auch diese Beschwerden bis auf die abnorme Harnabsonderung gehoben, der Appetit fand sich wieder ein, ohngeachtet der Fettgeschmack ihn nicht ganz verliefs, und der Kranke konnte Viertelstunden lang in seinen Zimmern auf- und abgehen; der Puls war natürlich, er schlief Nachts 8 bis 9 Stunden ohne Unterbrechung mit sanftem Athem. Nur eine eigene Blässe der Haut, die man stets an ihm bemerkt, welche aber seit 6 Monaten bedeutend zugenommen, blieb zurück und ein auffallend kleiner Athem, er athmete wohl nicht den sechsten Theil der gewöhnlichen Menge von Luft. Ende Decembers fanden sich, auf unbedeutende Veranlassungen, neue Anfälle ein, die mehrere Stunden dauerten, mit heftigen Schmerzen in den Schultern und Oberarmen begleitet, in welchen der Kranke in wahre Todesangst gerieth und die durch Moschus, Einathmen von Aetherdampf u. s. w. scheinbar gehoben wurden und nach welchen er sich erträglich wohl fühlte, 7 bis 8 Stunden in der Nacht mit kaum hörbarem Athem in ausgestreckter Lage im Bette schlief, einigen Appetit hatte und im Zimmer umhergehen konnte, der Puls war nicht aussetzend, aber veränderlich, die Harnabsonderung immer trübe, alle Sinne unverletzt und die Stimmung mehr gleich. Ende Decembers und Anfang Januars kamen die Zufälle häufiger, auch bemerkte man eine geringe Geschwulst der untern Extremitäten, stets sah er den Zufällen mit mehr Schrecken entgegen. Den 1sten Januar sah ich ihn Abends, er war ohne bestimmte Leiden, aber ein schnellerer und voller Puls liess mich einen nahen Anfall ahnen, der dann auch in der Nacht um 1 Uhr sein Leben, unter dem schrecklichsten Todeskampfe, wo der sonst geduldige Kranke immer nach Luft schrie und die Kleider, selbst

§. 180.

Die Symptome der innern Dyspnöe werden also eben so wenig von der Alogotrophie allein veranlasst, wie die Symptome des Wasserkopfes von den Fehlern im Gehirn. Das Hauptmoment zu ihrer Entstehung ist immer das Gemeingefühl, welches durch Individualität, gelegentliche Ursachen u. s. w. bestimmt wird. Wie beim Wasserkopf hängt diese Theilnahme des Gemeingefühls hauptsächlich ab:

1. Von der schnellern oder langsamern Bildung der Alogotrophie. Je schneller sie entsteht, desto mehr wird das Leben dadurch afficirt, desto weniger kann es den ganzen Lebensprocess darnach einrichten, dass derselbe auch mit unvollkommener Respiration fortgehen kann. Daher die heftigen Zufälle bei metastasischen Congestionen und

---

die Haut zerrifs, endete. Wir fanden bei Eröffnung des Körpers den ganzen Brustkasten, selbst das Brustbein, mit zwei Zoll dickem Fett bedeckt, das Herz war wenigstens dreifach gröfser als im natürlichen Zustande, die linke Seite war mit dem Herzbeutel verwachsen und die Wände sehr dünn, die ganze Substanz, vorzüglich aber die rechte Seite, bestand fast nur aus Fett, so dafs es schwer war, die Muskelsubstanz zu unterscheiden, nur die trabeculae carneae und die Valvulae erschienen in Fett eingehüllt deutlich. In der Substanz des Fettes und im Anfange der arteria pulmonalis fanden sich Knochenstücke und in dem Fett einige tophöse Klumpen, den tophis, die man bei kranken Lungen antrifft, vergleichbar. Die Lungen selbst waren blafs und vom Herz ganz bedeckt, aber ohne deutliche organische Fehler, einiges Wasser war in der Brusthöhle. Wir erfuhren, dafs der Vater im 68sten Jahre an einem sehr ähnlichen Brustleiden gestorben, dieser Mann seit langer Zeit schwer in seinen Bewegungen gewesen und daher den Militärdienst verlassen, aber erst im letzten Sommer zwei Mal auf einem längern Spaziergange über ein Gefühl von Ohnmacht geklagt hatte, wobei ihm kalter Schweifs vom Gesicht lief. In den letzten Tagen war sein Gesicht beständig kalt und sein Athem hatte einen widerlichen dumpfen Geruch. Wir erkannten in der Krankheit vom Anfange an die sogenannte Brustbräune und die Verknöcherungen und Tophi in der Substanz bestätigten die Diagnose; dafs Desorganisation seit langer Zeit vielleicht von Jugend auf sich gebildet, konnte nicht bezweifelt werden.

Ergiessungsn in die Brusthöhle, Milchversetzungen, Urinversetzungen, plötzlicher Störung der Hautausdünstung, von Fussschweissen u s. w. und dagegen die Jahre dauernden Dyspnöen bei ältern Cachektischen, wo sich ungeheuere Mengen von Wasser in der Brusthöhle gesammelt, die Lungen durch Verwachsungen, Eiter oder Wassersäcke in ihren Functionen gänzlich gestört sind. Dasselbe dürfte wohl beim Herzen statt haben, das Herz ist rheumatischen Congestionen und wahrscheinlich auch bei Metastasen plötzlichen Alogotrophien unterworfen.

§. 181.

2. Die Theilnahme des Gemeingefühls an Alogotrophien des Gehirns äussert sich durch die §. 217. dargestellten Symptome, die an Alogotrophie der Respirationsorgane und Circulationsorgane hat noch folgendes Eigene: Bei Alogotrophien des Gehirns wird das Sinnenleben und also das vollkommene Bewusstseyn der Gegenwart früh unterdrückt und die Affection des Gemeingefühls manifestirt sich dann in unbewussten Aeusserungen, Erbrechen, vermindertem Hautleben, Krämpfen und Lähmungen. Wird aber das zum animalen Leben nothwendige Circulations- und Respirationsorgan afficirt, so wird diese Affection im unverletzten oder selbst gesteigerten Bewusstsein der Gegenwart dargestellt und erscheint als Schmerz oder Beängstigung. (S. meine Pathologie Abschn. VI. Cap. I.)

§. 182.

Brustschmerz.

Zum objectiven Bewusstseyn können die innern Theile nur in so weit kommen, als ihre Thätigkeit mit der Aussenwelt in Bezug steht; daher fühlen wir wahren Localschmerz in der Brust, wenn die Bronchien mit scharfen Congestionen angefüllt sind, die nicht durch Husten weggeschafft werden können, wenn Entzündung auf der Pleura das Husten verhindert. Je unvollkommener aber das objective Bewusstseyn wird, desto unbestimmter wird der Schmerz und desto leichter tritt Beängstigung an seine Stelle. Oft transferiren wir daher den Schmerz auf andere, nicht afficirte Organe, fühlen Schmerz in der Schulter, dem Oberarme, oder in noch entferntern Theilen, wenn die Leber, die Lungen oder das Herz leiden und immer ist dann dieser sympathische Schmerz mit mehr oder weniger Beängstigung verbunden.

§. 183.

Oder es entsteht bloss Beängstigung. Diese ist in dem Verhältniss stärker, als *a*) das afficirte Organ für das ganze Leben wichtiger ist, *b*) es in seiner ganzen Totalität gestört wird und keine einzelnen Theile die Funktion des Kranken ersetzen können, *c*) die Affection plötzlicher apercipirt wird.

So sehen wir, dass Affectionen, welche die Funktion der Lungen stören, nur dann Beängstigungen im hohen Grade herbeiführen, wenn die ganze Funktion der Lungen auf einmal bedroht wird, z. B. durch irrespirable Gasarten, Krampf im Kehlkopf, mechanische Verschliessung der Luftröhre u. s. w., wo sie dann aber schnell so heftig wird, dass das Bewusstseyn der Gegenwart aufhört; hingegen können langsam entstehende Hindernisse dieser Funktion, im hohen Maas ohne Beängstigung ertragen werden: Langsame Bildung fremder Körper in der Brusthöhle *), Wasser-

*) Sieben Sarkome, wovon jedes gröfser als eine Mannsfaust war, hatten die Brusthöhle eines meiner Kranken so ausgefüllt, dafs die Respirationsorgane ganz zusammengeprefst waren, so dafs sie bei Oeffnung der Leiche von ganz dichter, fast lederartiger Substanz erschienen. Auf dem rechten Scheitelbeine war eine Knochengeschwulst, die eine tiefe Delle, worin man die hohle Hand legen konnte, gedrückt hatte. Der Mann hatte sich vor 10 Jahren eine Balggeschwulst auf dieser Stelle wirklich ausschälen lassen; als nach etwa 2 Jahren eine ähnliche Geschwulst auf derselben Stelle sich zeigte, wollte man dieselbe Operation vornehmen, fand aber, dafs der Knochen selbst geschwollen war. Noch 8 Jahre lebte der Kranke,

ansammlungen*), Zerstörung des grössten Theils des Organs durch Knoten, Steine, Eiterung, selbst langsame Verschliessung der Luftröhre durch innern oder äussern Kropf u. s. w.**).

§. 181.

Anders verhält es sich mit dem Herzen, welches den ganzen thierischen Lebensprocess mit einer Thätigkeit leitet, wo nicht so leicht, wie in den Lungen, das noch übrige Gesunde die Function des Kranken übernehmen kann. Beängstigung ist daher der allgemeinste Character der Herzkrankheiten, die sich, nachdem die Störung plötzlicher, langsamer und dauernder apercipirt wird, in mancherlei Modificationen äussert, von dem plötzlichen Ergriffenwerden mit Todesangst an bis zu einer trüben, muthlosen und freudenlosen Stimmung; diese letztere scheint mir bei keiner Krankheit des Herzens und der grossen Gefässe ganz zu fehlen, in mancherlei Modificationen, je nachdem die Alogotrophie langsamer oder plötzlicher entstanden ist und durch äussere Veranlassungen plötzlicher apercipirt wird. So trug der §. 254. erwähnte, Kranke sein in Fett fast ganz verwandeltes Herz wahrscheinlich manches Jahr ohne heftige Zufälle (und eine Art trüber Gleichgültigkeit war stets an ihm bemerkbar), bis eine etwas heftige Körperbewegung und nachmals eine Gemüthsaffection seinen Kreislauf beschleunigte und sein Le-

verfiel immer mehr in einen Zustand der Apathie und des kleinsten Lebens. Seine Sinne waren geschwächt, das Gedächtnifs war geringer, ohne ganz zu mangeln, Athem und Pulsschlag war sehr klein. Von Brustaffectionen, Beängstigungen war keine Spur und so dieser Befund in der Brusthöhle ganz unerwartet.

*) Der aufmerksame Arzt wird leicht Sorgen über die Krankheit, Erschöpfung durch Schlaflosigkeit u. s. w. von Beängstigung unterscheiden. Letztere sieht man bei Brustwassersüchtigen eben so wenig als bei Lungensüchtigen, wenn nicht das Herz mit afficirt ist.

**) Mehre Male sah ich solche Kranke der Erstickung nahe, ohne Beängstigung.

ben (nicht seine bewusste Persönlichkeit) plötzlich die Unfähigkeit des Herzens apercipiren liess, wodurch jedesmal eine vollkommene Todesangst entstand. So habe ich es bei vielen Herzkranken beobachtet, die man sehr unrichtig beurtheilt, wenn man ihren Zustand nach dem Pulse, selbst nach dem Herzschlage, nach der Ernährung des Zellgewebes, nach Appetit und Function der Verdauungsorgane u. s. w. zu errathen glaubt. Bei gesundem Ansehen äussert sich die Herzensangst nur dann, wenn das Circulationssystem plötzlich in vermehrte Thätigkeit kommen soll und hält dann bald Stunden lang, bald Wochen und Monate lang mit abwechselnder Heftigkeit an. Ich sah viele, die Monate lang in einem solchen Zustande dem Tode nahe waren, sich dann wieder auf mehrere Jahre erhalten, durch ähnliche Veranlassungen, besonders durch Gemüthsbewegungen, wieder zurückfallen, diesen Wechsel mehrere Male wiederholen, bis der Tod sie endigte. Wir sind nicht im Stande zu bestimmen, ob in der Zwischenzeit das Herz ganz gesund war. Es schien mir aber nicht; eine eigene Art unbestimmter Aengstlichkeit für ihre Gesundheit, eine grössere Empfindlichkeit in der linken Brusthöhle und eine Unlust zu körperlichen und geistigen Anstrengungen schien mir allein characteristisch zu seyn.

Cap. 10.

Hindernisse des Kreislaufes im Herzen und im Pfortadersystem.

§. 185.

Welcher Zustand des Herzens bringt diese Beängstigung hauptsächlich hervor? — *Corvisart* giebt sie als ein Symptom der Herzentzündungen an *). Bestimmter hat

*) *Corvisart*, Maladies du coeur Abh. f pr. Aerzte.

Kreysig sie als ein allgemeineres Symptom der Herzkrankheiten behandelt *), und das muss sie nach dem allgemeinen Begriff seyn. Vielleicht ist sie da grösser, wo der kleine Kreislauf mehr gestört ist und das venöse Blut dem Respirationsprocesse nicht hinlänglich unterworfen werden kann. Selbst das Pfortadersystem ist in dieser Rücksicht als ein Theil der Vorkammer des rechten Herzens anzusehen und Störungen im Pfortadersystem bringen daher oft ähnliche Erscheinungen hervor, als Krankheiten des Herzens selbst. Ich habe alle Symptome von Herzkrankheit, heftiges Herzklopfen, unregelmässiger Puls, grosse Dyspnöe, namenlose Beängstigung, die den Kranken nach mehreren Jahren plötzlich tödtete, gesehen und fand bei der Oeffnung des Körpers die Organe vollkommen gesund, in der linken Seite unter dem Zwerchfell aber einen Sack voll venösen schwarzen Blutes, dicht an der Hohlader unter dem Zwerchfell, von der Grösse eines Kindskopfes mit manchen Concamerationen. Die Hohlader selbst leerte sich in denselben nicht aus, sondern es schien, als wenn Ramificationen der Milzvenen die erste Bildung veranlasst hatten **) Selbst in acuten Krankheiten entsteht diese wahre Herzensangst, wenn in der Bauchhöhle plötzliche Störungen des Blutumlaufs im Pfortadersystem durch Congestionen eintreten. In einem epidemischen Kindbetterinnenfieber, welches ich zweimal in der Entbindungsanstalt in Kopenhagen, bei mehr als 80 Kranken zu beobachten Gelegenheit hatte, bemerkte ich: je plötzlicher und heftiger sich die kranke Congestion auf das Bauchfell ergoss, desto deutlicher war diese Herzensangst, dieser Schreck des ganzen animalen Lebens das vorherrschende Symptom und der sichere Vorbote des unvermeidlichen Todes. Ohne Affection des Sensoriums, bei vollkommenstem Bewusstseyn und ohne be-

*) *Kreysig* über die Herzkrankheiten.

**) Aehnliche Fälle erzählt *Hennemann* in *Hufeland's* Journal der pr. H. L. LVII. C. p. 1.

stimmte Furcht oder heftigern Schmerz, drückte schon in den ersten 24 Stunden der Krankheit das *Hippocratische* Gesicht und die ganze Haltung der Kranken Verzweifelung aus, und höchstens in dreimal 24 Stunden war die Schrekkensscene durch den Tod geendet, dem keine unter diesen Symptomen entrann, wenn auch Puls und Excretionen nichts Gefährliches verkündigten. Das ganze Bauchfell war dann mit coagulabler Lymphe bedeckt, das Venensystem überfüllt, aber keine Localfehler des Herzens fanden sich *).

§. 186.

Ob Hindernisse im grossen Kreislauf, Verengerungen der Aorta, Aneurysmen derselben, Verdünnungen oder Verdickungen der Wandungen des linken Ventrikels, Verknöcherungen u. s. w. dieselben Beängstigungen hervorbringen? wagen wir nicht zu bestimmen, ob wir gleich mehrere Male solche Alogotrophien, ohne alle begleitende Beängstigung gesehen haben. Allgemeine Verminderung des Lebensprocesses, Vermehrung der Venosität in ihren mannigfaltigen Formen, eine auffallende Abmagerung des Körpers mit Unlust zur Locomotivität, Neigung zum Schlaf, Druck auf der Brust, schneller, oft mit dem Herzschlage nicht übereinstimmender Puls, werden hier die gewöhnlichen Folgen seyn, bis ein plötzliches allgemeines Hinderniss des grossen Kreislaufes eintritt und dann jene Herzensangst entsteht.

§. 187.

Am heftigsten drückt sich dieser Schreck des Lebens aus, wenn der Lebensquell der Substanz des Herzens selbst,

---

*) Bei einem sporadischen Kindbetterinnenfieber sah ich dagegen mehr als 12 Pfd. milchartigen Eiter sich in verschiedenen Eitersäcken im Bauchfell binnen kurzer Zeit bilden, ohne dafs Beängstigung ein auffallendes Symptom war, statt dessen war ein fast zwölfstündiger Starrfrost mit Strömen von kaltem Schweifs die Reaction des Gemeingefühls.

in den Kranzadern plötzlich verstopft wird. Alogotrophien dieser Gefässe können durch Anostomosen auf lange Zeit compensirt werden, so dass das Daseyn der Krankheit kaum zu ahnden ist aus momentanem Herzklopfen und aus einem ängstlichen unangenehmen Gefühl, wenn die Hand aufs Herz gelegt wird; aber Gemüthsbewegungen (und diese vorzüglich) und starke Körperbewegungen stören den unvollkommenen Kreislauf plötzlich und das Todesgefühl ergreift das ganze thierische Leben mit allen seinen Schrekken. Nach den verschiedenen Ansichten der Schriftsteller hat dieser Zustand verschiedene Namen in der Nosologie erhalten, Brustbräune war der früheste Name *), *Syncope anginosa* später **), wenn aber alle Beobachtungen darüber verglichen werden, so findet sich stets ein unvollkommener Kreislauf durch die Gefässe des Herzens damit verbunden, der meistens von Verknöcherungen der Kranzarterien veranlasst wird ***), aber auch mit andern bedeutenden Fehlern im Herzen selbst (§. 179. Note 3.), oder in den nächsten Gefässen verbunden seyn kann. Nur Ruhe des Geistes und des Körpers kann das Leben eines solchen Kranken fristen. Ob Arzneimittel je wirksam dagegen gewesen sind, können wir hier um so weniger wissen, da sich der Kranke oft wieder auf lange Zeit wohl fühlt, wenn der Kreislauf hergestellt ist.

§. 188.

So lange man die Arterien als Röhren betrachtete, die durch die Muskelkraft des Herzens gefüllt werden, musste man aus dem Pulse vorzügliche Aufklärung in Krankheiten der Respirations- und Circulationsorgane erwarten. Die nosologische Erfahrung hat das bestätigt, was physiologische Schlüsse lehren konnten. Der Pulsschlag hängt nicht

*) *Fothergill* Medic. Obs. and Inq. Vol. V.

**) *Parry*.

***) *Kreysig* Herzkrankheiten.

vom Herzen unmittelbar ab, sondern ist eine synchronistische Lebensäusserung der einzelnen Arterien, wodurch der Lebensquell nach dem momentanen Bedürfnisse in die einzelnen organischen Gebilde vertheilt wird. Man könnte vielleicht mit mehr Recht sagen, die Arterien ziehen das Blut aus dem Herzen, als das Herz treibt das Blut in die Arterien. Anomalien des Pulses sind vielleicht constanter mit Affectionen der Verdauungsorgane als der Respirations- und Circulationsorgane verknüpft; jede blutige oder seröse Congestion stört, indem sie sich bildet, den Rhythmus des Pulses mehr oder weniger; aber die grössten Alogotrophien des Herzens und der Lungen lassen den Puls ungestört, jener Kranke (§. 179. Note 3.) hatte einen etwas schnellern, aber regelmässigen Puls, wenn er ruhig war, nur bei den Anfällen von Beängstigung intermittirte der Puls bedeutend. Der Puls ist eine synchronistische Thätigkeit des durch die Animalität bestimmten vegetativen Lebens, das Herz ist der kräftigste Theil dieses Organensystems, weil sich alles Blut in ihm sammelt, man könnte es die kräftigste Arterie nennen, die aber, wie alle übrigen Arterienzweige, von jenem e i n e n Leben in ihrer Thätigkeit bestimmt wird. Von sehr ernstlicher Bedeutung dürfte es seyn, wenn dieser Synchronismus des Herzens und der Arterien, diese E i n h e i t des vegetativen Lebens aufhörte, Herzschlag und Pulsschlag nicht mit einander übereinstimmten; bei Sterbenden beobachtet man das nicht selten, und es kann auch bei grosser Beängstigung von Herzfehlern Statt haben, ist aber stets ein höchst gefährliches Symptom, ohne dass man auf die Localität des Leidens daraus einen Schluss machen kann.

§. 189.

Bei unverletzten Lungen und freien Luftwegen kann Hinderniss im Athmen nur auf zweierlei Art entstehen.

1) Wenn die Locomotivität des Brustkastens verhindert ist.

a. Durch Affection der locomotiven Organe selbst, des Zwerchfells, Verknöcherung der Rippen u. s. w. Diese Affectionen gehören nicht unmittelbar zu unserer Classe von Krankheiten, wenn auch Cachectische ihnen mehr als Andere unterworfen sind, auch findet das Leben bald Mittel, die Hindernisse der wichtigsten Lebensfunctionen wegzuschaffen oder die Respiration darnach einzurichten. Das Athmen geschieht hier mit der geringsten Anstrengung des Brustkastens und veranlasst Schmerz, sobald ein gewisses Maass überschritten wird.

b. Durch Verengerung der Brusthöhle selbst, durch ergossene Flüssigkeit, Afterbildungen, Verwachsungen der Lungen mit dem Brustfell, Anschwellung des Brustfells u. s. w. Diese Hindernisse sind bleibender und erregen die Locomotivität immer mehr, durch stärkere Erhebung der Rippen, grössere Thätigkeit des Zwerchmuskels u. s. w. das Mangelhafte zu ersetzen.

α. Je schneller das Hinderniss entsteht, desto grösser und heftiger ist die Anstrengung der Locomotivität.

β. Desto mehr Bewusstseyn wird erfordert, um die Locomotivität zu unterstützen. Daher entsteht vorzüglich oder vielleicht allein bei diesen Hindernissen das Gefühl von Erstickung im Schlaf, wo das Bewusstseyn vermindert ist. Das Aufschrecken und die Athemlosigkeit im Schlaf ist daher der Brustwassersucht und verwandten Anfüllungen des Brustkastens in dem Maass mehr eigen, als diese Anfüllungen sich schneller bilden oder die Anfüllung so gross ist, dass nur bewusster Wille das Hinderniss dürftig heben kann.

γ. Je mehr sich die Locomotivität anstrengt, den Brustkasten zu heben, desto mehr bedarf sie festerer, nicht nachgebender Stützpuncte. Daher werden die Schultern mehr in die Höhe gezogen, der Kranke sucht sie durch feste Aufstemmung der Arme mehr zu befestigen u. s. w.

δ. Die vermehrte Anstrengung der den Brustkasten aufhebenden Muskeln vermehrt den Widerstand gegen die Bauchmuskeln, daher entsteht ein anhaltender dumpfer Schmerz in der Herzgrube und am Schwerdtknorpel, oft selbst in den Bauchmuskeln, wozu denn die gestörte Thätigkeit des Zwerchmuskels auch beitragen kann.

ε. Zur Hebung und Niederziehung des Brustkastens wird die ganze Kraft der locomotiven Organe erfordert, wird diese durch andere Thätigkeiten in Anspruch genommen, z. B. durch Treppensteigen, selbst durch Gehen u. s. w., so entsteht vermehrte Athemlosigkeit. Der Herzkranke wird auch athemlos, wenn er sich stark bewegt, weil die Veränderung in seinem Blutumlauf ihn plötzlich an die Unfähigkeit seines Herzens mahnt und ihn in den Zustand der Beängstigung versetzt. Daher ist sehr oft ein wesentlicher Unterschied in diesen Erscheinungen bei Brustwassersucht und Herzkrankheiten. Der Herzkranke bewegt sich mit Furcht, der Brustwassersüchtige mit Mühe, jeder unsichere Tritt, besonders Gehen auf unebenem Steinpflaster u. s. w., ruft des Herzkranken Zufälle leicht hervor, weniger das Steigen von Treppen u. s. w. Es ist mir stets ein sehr verdächtiges Symptom gewesen, wenn Kranke das Gehen auf unebenem Steinpflaster fürchteten.

2. Wenn das Herz nicht die erforderliche Menge Blut zu den Lungen bringt und also der Respirationsprocess wegen Mangel an Blut nicht statt haben kann. Das Gefühl der Athemlosigkeit ist dann dasselbe und kein tieferes gewaltsames Einathmen hebt es.

a. Dieser Zustand kann nicht anhaltend seyn; nur in jenem Zustande der Beängstigung versagt das Herz die Circulation gänzlich. Im Zustande der Ruhe strebt es mit vermehrter Kraft dieselbe zu befördern und zugleich richtet der ganze Organismus sein Leben und also das Respirationsbedürfniss nach der Unvollkommenheit des Herzens ein. Daher hat bei den grössten Fehlern des Herzens im ruhigen Zustande ein zwar kleiner aber sanfter

Athemzug ohne Beschwerden statt, wobei die Locomotivität des Brustkastens gar nicht in Anspruch genommen wird.

b. Aus derselben Ursache kann der Schlaf stundenlang sehr ruhig seyn, ich habe ihn bei der grössten Alogotrophie des Herzens acht Stunden ununterbrochen mit kaum hörbarem Athemzuge beobachtet.

c. Kein Aufschrecken im Schlafe findet statt.

d. Das Gefühl des gestörten Lebens (Schmerz) ist weniger deutlich im Bewusstseyn, als bei der gestörten Locomotivität des Brustkastens. Aber es wird empfunden und äussert sich undeutlich unter dem Brustbein oder wird in noch entferntere Theile, in die Schultern, in die Armmuskeln oder selbst in die Wadenmuskeln transferirt.

§. 190.

Wie der Magen das fremde Schädliche wegzuschaffen strebt durch Erbrechen, so strebt das Respirationsorgan das fremde Schädliche in den Bronchien durch Husten wegzuschaffen. Auch das entfernte Belästigende, wenn es eingeschlossen ist, und auf keinem andern Wege weggeschafft werden kann, erregt Erbrechen oder Husten. Bei Alogotrophien der Brusthöhle und des Herzens entsteht das eine oder das andere, oft auch beides abwechselnd, wenn dieselben vom Leben apercipirt werden, eben so wie beim chronischen Wasserkopf, wenn eine äussere Ursache denselben zur Aperception bringt (S. §. 29.). Bei Ergiessungen in die Brusthöhle pflegt der Husten vorzuwalten und ist oft heftig, ohne Auswurf, Erbrechen findet nur durch die Heftigkeit des Hustens in einzelnen Fällen statt. Bei Störungen des Herzens hingegen ist Erbrechen und Uebelkeit ohne gänzlichen Mangel an Appetit ein sehr häufiges Symptom, das Wochen und Monate lang bei der mindesten Bewegung des Körpers oder bei erregten Affecten fortdauern kann, dann aber auch gänzlich aufhört, so wie die Circulation wieder freier wird.

§. 191.

Wie sich das Leben durch Hämorrhoiden und Nasenbluten bei Störungen in der venösen Circulation des Pfortadersystems zu erleichtern sucht, durch Blutungen in den Urinwegen bei Affectionen der Nieren u. s. w., so entstehen Blutungen in den Bronchien bei Affectionen der Respirations- und Circulationsorgane, am häufigsten und bestimmtesten bei Alogotrophien der Lungen selbst, Knoten, Steinen, Entzündungen in den Lungen selbst und im Rippenfell u. s. w., seltener bei Ergiessungen in die Brusthöhle und vielleicht am seltensten bei Affectionen des Herzens. Bei Alogotrophien der Lungen durch vollkommene Absonderung eines rothen Blutes, bei Brustwassersucht, seltener bei Herzkrankheiten mehr durch Absonderung eines blutigen Schleims (bei zwei Kranken, die am Herzen litten, sah ich bei den heftigsten Zufällen die ganze Zunge, demnächst einzelne Flecke auf derselben mit hellrothem Blut unterlaufen und die Kranken klagten dann über einen unerträglichen Geschmack im Munde, der ihren Ekel vermehrte) aber in allen diesen Fällen, auch eben so wie bei Hämorrhoiden und Hämatemesis u. s. w. nur wenn die Alogotrophie vom Leben apercipirt wird, daher bald periodisch, bald bei äussern Veranlassungen oder Gemüthsaffecten u. s. w. Von der individuellen Stimmung hängt diese Anstrengung der Natur (*molimen naturae*) in Rücksicht der Menge und des Periodischen ab, von der Art der Alogotrophie, die Erleichterung, welche dadurch auf kürzere oder längere Zeit erworben wird.

§. 192.

Die Haut steht mit den Respirationsorganen in der nächsten Verbindung und Alogotrophien in jenen haben gewiss auf diese deutlichen Einfluss.

1. Je mehr die Lungenrespiration für das Bedürfniss abnimmt, desto trockener wird die Haut, desto mehr vegetirt die Oberhaut in bald vertrocknenden Schuppen, die

Nägel in klobigten Alogotrophien und das Haar in schnell wachsender und bald absterbender Vegetation. Das ist der Fall bei Alogotrophien der Lungen, bei Dürrsucht (B. I. §. 179.) und bei Harnruhr. Durch momentane Anstrengungen des animalen Lebens (Fieber) können profuse Schweisse auf der Haut hervorgebracht werden, aber bald gehen diese in kühlere und selbst kalte Schweisse über und die Haut bleibt nachher dürr, das Zellgewebe der Haut fällt zusammen und verliert sein Fett. Allgemeine Verminderung des animalen Lebens und also verminderte Venosität ist hier nicht zu verkennen und man könnte mit demselben Rechte den kranken Zustand der Haut, als die unvollkommene Thätigkeit der Lungen, des Darmkanals oder der Nieren als Ursache der Krankheit beschuldigen. Sehr oft geht der kranke Zustand der Haut den übrigen Symptomen vorher, die schmutzige, fast abgestorbene Haut der Lungensüchtigen, der an Marasmus und an Diabetes Leidenden *(dirty complexion)* sieht der aufmerksame Arzt früher als die Beschwerden der Lungen, der Verdauungsorgane oder der Nieren erscheinen, selten bleiben auch die Lungen von Knoten frei, wenn Dürrsucht oder Harnruhr einen hohen Grad erreicht hat. Wenn es auch des Nosologen Beruf nicht ist, den ganzen Zusammenhang dieser gleichzeitigen, nicht von einander durch Causalverhältniss abhängigen Erscheinungen im Organismus zu erklären, so muss es ihn doch lehren, auch hier mehr auf das ganze Leben, als auf die Localaffection bei Ausmittelung des Characters der Krankheit Rücksicht zu nehmen, wenn letztere Rücksichten auch bei der Cur, zur Beseitigung mancher zufälligen Hindernisse von Wichtigkeit sind. Der Arzt wird keine Lungensucht, keine Dürrsucht und Harnruhr heilen, indem er Knoten in den Lungen, in den Verdauungsorganen oder Alogotrophien der Nieren aufzulösen sucht, eben so wenig als indem er die Haut zu erweichen, transpirabler zu machen u. s. w. sich bestrebt.

§. 193.

Ein entgegengesetzter und demnach auf gewisse Art verwandter Zustand scheint in der Haut bei Brustkrankheiten statt zu finden: Unverhältnissmässige Fettbereitung im Malpighischen Netz, eine lebhafte feine Oberhaut, schneller Wechsel von Röthe und Blässe, verminderte Transspiration, starker Haarwuchs, oft vom borstigen Haar. So habe ich es bei Vielen gesehen, die von Zeit zu Zeit an Herzklopfen und andern Symptomen der verhinderten Circulation des Venenbluts durch das rechte Herz litten, in zwei Cadavern fand ich die Lungen blass, aber ohne Alogotrophie, im Herzen Verknöcherungen und bei einem einen venösen Blutsack unter dem Zwerchfell (S. §. 184.) *). Es ist fast kein Zweifel, dass ein Zustand in den andern übergehen kann.

§. 194.

Wässrige Congestionen ins Zellgewebe der Haut entstehen bei allen Alogotrophien der Brust und der Verdauungsorgane, in dem Verhältniss stärker und schneller, als jene schneller entsteht und der ganze Lebensprocess mehr dadurch gestört wird. Bei Congestionen auf das Brustfell, in diesem Falle häufig auf den obern Theil des Körpers, bei Milchversetzungen, Harnversetzungen, Eiterbrust u. s. w. schwellen Hände, Arme, der äussere Brustkasten und selbst Hals und Gesicht an, während die untern Extremitäten gesund sind, auch bei heftigen Anfällen von Störungen der Herzthätigkeit sah ich sehr oft die Hände und Arme ödematös, welches sich aber verlor, so wie der Blutumlauf freier wurde.

---

*) Aehnliche Beobachtungen hat *Morgagni* und mehrere andere gemacht, wo bei gesunden Lungen deutliche Störungen im Pfortadersystem waren. Ep. XIV. In physiologischer Rücksicht hat *Walter* — Physiologie des Menschen — Landshut 1807. 1. B. S. 342. u. f. sehr viel Scharfsinniges gesagt und seine Ideen verdienen hier, wie an manchen andern Stellen von dem praktischen Arzte beachtet zu werden, wenn er auch diese Fettabsonderung zu sehr blofs auf das Pfortadersystem beschränkt.

Geschwulst der untern Extremitäten hängt mehr von der allgemeinen Störung des Lebensprocesses ab und tritt bei allen Cachexien der Brust meistens später ein, oder steht mit der Harnabsonderung in Verhältniss.

§. 195.

Man bemühte sich lange die gelbe Farbe der Haut in der Gelbsucht aus der Galle zu erklären, welche in der Leber bereitet, durch den Kreislauf in die feinsten Gefässe der Haut geführt werde, richtigere pathologische Schlüsse haben diese Erklärungsart als ungegründet bewiesen, keine in der Leber abgeschiedene Galle ist im Blute des Gelbsüchtigen ursprünglich, wenn auch das Blutwasser und manche Absonderungen oft auf ähnliche Art wie die Haut gefärbt sind; so ist kein schwarzes Pigment im Blute des Negers, keine kreideweisse Substanz in dem des Bleichsüchtigen, sondern überall können wir nur auf ein verändertes Leben in der Haut schliessen, welches durch die Störung oder das gänzliche Aufhören der Thätigkeit anderer innerer Organe veranlasst wird. Bei Herzkrankheiten, wenn der Eintritt des venösen Bluts in die Lungenarterien gestört ist, wird eine blaue Farbe, bald des ganzen Körpers, bald der Extremitäten beobachtet, vorzüglich hat man in Cadavern in solchen Fällen das eirunde Loch des Herzens oder den Botallischen Canal offen gefunden, oft die Lungenarterien ganz verwachsen und so hatte man einen Weg, auf welchem man das dunkler gefärbte venöse Blut, vermöge der Arterien, wieder nach der Haut zurückführen konnte. Die Erscheinung erhielt einen Krankheitsnamen.

§. 196.

1. Die Farbe, wovon diese Erscheinung den Namen erhalten hat, ist durch alle Nüancen von graublauer bis zur dunkeln beobachtet.

2. Sie verbreitet sich in einzelnen Fällen über den ganzen Körper (so sah ich sie dunkelblau bei einem 14jäh-

rigen Knaben, der von Jugend auf daran gelitten hatte) oder es sind nur die Extremitäten, am häufigsten die Hände, aber auch die Füsse blau gefärbt.

3. Sie entsteht bald kurz nach der Geburt oder im ersten, zweiten Jahre, selbst später, und ich habe sie bei langjähriger innerer Dyspnöe an den Füssen bei einer fünf und vierzigjährigen Jungfrau und bei einem Manne von 62 Jahren mehrere Monate vor dem Tode entstehen sehen.

4. Auch ist sie nicht immer constant, sondern kann ganz oder beinahe aufhören und wiederkehren*).

5. Fieber, Gemüthsbewegungen und alles was den Kreislauf beschleunigt, vermehrt sie, wenn sie schon vorhanden ist oder ruft sie wieder hervor.

6. Das Blut der so Gefärbten ist nicht blau aber aufgelöset, d. h. die organischen Keime, die Blutkügelchen haben ihre Vollendung durch Digestion und Respiration nicht erlangt.

7. Kein Fall dieser Blausucht ist bekannt, wo sie nicht mit sehr heftiger innerer Dyspnöe und Herzklopfen verbunden gewesen wäre und in den Leichen fand man dieses Hinderniss des Athmens immer in Fehlern des Herzens, Oeffnung des eirunden Lochs und des Botallischen Canals, Ursprung der *arteria pulmonalis* aus beiden *ventriculis cordis*, Verwachsung der Lungenarterien u. s. w., also überall Hinderniss für das venöse Blut vollkommen in die Lungen zu kommen; da sie aber auch mehrere Male auf längere Zeit verschwinden und wieder zurückkehren kann, so hat man nicht Ursache eine solche Localmissbildung als absolut nothwendig voraus zu setzen, momentane Störung im Herzen und in den grossen Gefässen kann eine solche Congestion zur Folge haben.

8. Die Analogie dieser Missfarbe der Haut mit andern, wo eine diathetische z. B. Petechien, Scharlach u. s. w. oder selbst eine schesische (Würmer, wodurch bei Kindern

---

*) *Hartmann* in *Hufelands* Journal B. LIX. Ep. 22.

morbus haemorrhagicus erregt wird, Scorbut u. s. w.) Einwirkung auf den Organismus zum Grunde legt, müssen uns überzeugen: dass sie, wie Gelbsucht, Bleiosucht u. s. w., ein consensuelles Symptom ist, das aber in den meisten Fällen schwer zu heben, da die ursprüngliche Ursache in einer bleibenden Missbildung des Herzens besteht. Möglichste Ruhe des Körpers und der Seele, in sehr einzelnen Fällen Verminderung des arteriellen Lebens durch *Aq. laurocerasi*, *Moschus* u. s. w., sehr mässige vegeabilische Diät und Vermeidung aller ungewohnten Reitze auf die Verdauungsorgane sind hier die einzigen Mittel, die dem Arzte zu Gebote stehen, das schwache Leben des Kranken möglichst zu fristen*).

Cap. 11.

Brustwassersucht.

§. 197.

Wenn es auch nicht immer möglich ist, die Alogotrophien des innern Brustkastens genau zu bestimmen, so ist es doch für die Prognosis, oft aber auch für die Cur von der grössten Wichtigkeit, dieser Bestimmung so nahe als möglich zu kommen. Vorzüglich bestrebten sich die Nosologen, von *Hippocrates* an bis auf *Laennec*, *Corvisart* und Andere, die Gegenwart von ergossenen Flüssigkeiten in den verschiedenen Abtheilungen der Brusthöhle sinnlich durch das Gehör zu bestimmen; die Meinung, dass die Krankheit durch

*) Dr. *Heinrich Christoph Rieken*. Neue Untersuchungen über erbliche Anlage zu Blutungen. Frankf. 1829. Die bereits von *Meckel* und Andern bemerkte Analogie der Blausucht mit der Disposition zu Blutungen, welche oft in Familien forterbt (Bluter), dann aber auch einzelne Individuen zufällig befällt, muss uns überzeugen, dass eine momentane oder bleibende Störung in einem für die Blutreinigung wichtigen Organe diese blutigen Congestionen hervorbringt, *Hippocrates* macht bei Nasenbluten auf die Milz aufmerksam.

unmittelbare Wegschaffung der ergossenen Flüssigkeit geheilt werde, gab diesen Untersuchungen die grösste Wichtigkeit, und so verband *Hippocrates* die Vorschriften zur Oeffnung der Brusthöhle mit seinen acustischen Merkmalen. Wir werden in der Folge Gelegenheit haben, uns über dieses Heilmittel zu äussern und begnügen uns hier nur, über das genannte diagnostische Merkmal zu reden. Es ist in der Praxis von den Aerzten bisher wenig angewandt, weil in den meisten Fällen sie von demselben keine sichere Ueberzeugung erwarteten, als ihnen die Ansicht des ganzen Zustandes des Kranken und die Vergleichung der einzelnen Symptome geben konnte, da das Gehör, ohne Vergleichung mit Gesicht und Gefühl, ein leicht zu täuschender Sinn ist und sie da, wo sie in ihrer Erkenntniss noch zweifelhaft seyn konnten (denn das Gehör soll ja in sehr seltenen bei der Cur näher zu erörternden Fällen das Heilverfahren leiten), nicht ohne Nutzen die Aufmerksamkeit des Kranken auf sein krankes Organ leiten wollten. Dies ist auch meine Ansicht in der Praxis gewesen und ich habe selbst eine Oeffnung der Brusthöhle ohne dieses acustische Merkmal mit glücklichem Erfolge gemacht. Fernere Erfahrungen mit dem Stethoscop können immer in physiologischer und pathologischer Rücksicht von grossem Nutzen seyn, wenn sie uns auch nicht den erwarteten unmittelbaren practischen Nutzen gewähren.

§. 198.

Entstehung derselben.

So lange das Leben kräftig und unverletzt ist, strebt es durch Congestionen nach den Absonderungsorganen oder in das allgemeine vegetative Organ, ins Zellgewebe, die Einheit der mannigfaltigen Lebensfunctionen zu einem Zweck zu erhalten, und macht keine Absonderungen auf verschlossene, seröse Häute. Nur unter zwei Bedingungen hat dieses statt.

a. Wenn das Leben des ganzen Organismus oder des einzelnen Organensystems beträchtlich gesunken ist, wenn Störungen mancher Art längere Zeit die Herrschaft des animalen Lebens gemindert und der ungeregelte seröse Process die Oberherrschaft erlangt hat. Daher sind diese Ergiessungen auf seröse Häute vorzüglich Krankheiten des Alters *), wo anhaltende Brustcatarrhe, Asthma u. s. w. das Respirationsgeschäft lange gestört haben oder im Unterleibe bei Weibern langwierige Störungen in den Zeugungsorganen, bei Männern als Folge bedeutender Störungen in den Verdauungsorganen, besonders in der Leber. In allen diesen Fällen geht eine unvollkommene Vegetation des ganzen Organismus, Abmagerung besonders der Extremitäten, Missfarbe und verschiedene Ausschläge der Haut, besonders des Gesichts, wenn die Respirations- und Verdauungsorgane ursprünglich leiden, grössere Ausdehnung des Unterleibes, hohe Schultern u. s. w., vorher. Je langsamer sich diese Störungen bilden, desto mehr richtet auch das Leben das Bedürfniss der Lungenrespiration darnach ein, der Athem wird kleiner, aber das Aufschrecken im Schlaf, die bewusste Anstrengung, den Brustkasten in Thätigkeit zu setzen, kömmt später; bei zunehmendem Sinken des ganzen Lebens schwellen die untern Extremitäten an, wie bei jeder andern Cachexie. Man könnte dieses nach den leidenden Organen und nach der Individualität so mannigfaltig modificirte Leiden der Brust mit dem chronischen Wasserkopf vergleichen.

b. Bei specifischen Ansprachen, wenn das afficirte Organ dem Bedürfnisse nicht genügen kann, bei unterdrückten gewohnten Absonderungen und Ausleerungen epidemischer

---

*) Beim Fötus und bei jüngern Kindern kommen diese Ergiessungen ohne eigentliche Metastasen nur da vor, wo das ganze Leben unvollkommen ist und sind dann wohl immer mit *Rhachitis* vereinigt, jedoch auf Brust und Unterleib seltener, als auf die serösen Häute des Gehirns, weil in diesem das vegetative Leben vorherrscht.

Ansprache *) u. s. w., entstehen Metastasen auf die serösen Häute in dem Maass häufiger und schneller, als das Bedürfniss grösser ist und die Unterdrückung plötzlicher geschah. Hier ist der *Hydrothorax* mit dem *Hydrocephalus acutus* oder *phrenicula* vergleichbar, jedes Alter und jede Individualität ist ihm unterworfen, jedoch trägt auch hier die cachectische Disposition des Brustkastens wesentlich zu seiner Entstehung bei, in manchen Fällen aber auch epidemische Constitution. *Galactothorax*, Uebergang von Pneumonien und Pleuresien in Wasserabsonderung oder Eiterabsonderung u. s. w. scheinen oft nach dem epidemischen Character eben so häufig vorzukommen, wie manche Scharlachepidemien Bauchwassersucht häufig zur Folge haben und andere selten oder gar nicht. Welche Flüssigkeiten in der Brusthöhle abgesondert sind, lernen wir sehr unvollkommen nach dem Tode durch Section oder in sehr seltenen Fällen durch Oeffnung des Brustkastens kennen. Ob in einzelnen Fällen auch Luft abgesondert werden, ob nicht oft eine Anschwellung des Brustfelles die Verengerung des Brustkastens und dadurch die innere Dyspnöe hervorbringen kann, wie das zu grosse Gehirn die Symptome des *Hydrocephalus*, wovon wir selbst in Cadavern Spuren antreffen, ob diese Absonderungen und Anschwellungen nicht oft mit der primären Krankheit abwechseln können, davon kann uns weder der Befund in den Leichen, noch die Vergleichung der Symptome gewisse Auskunft geben, vielleicht können fortgesetzte Beobachtungen mit dem Stethoscop mehr Aufklärung verschaffen, aber es heisst hier nicht bloss: Wer Ohren hat, der höre! Erst Viele müssen ohne vorgefasste Meinung und mit genauer Sachkenntniss gehört haben und ihre übereinstimmenden Beobachtungen können Resultate geben.

*) Ich habe zweimal in meiner Praxis gesehen, dafs der *Galactothorax* bei mehreren Wöchnerinnen vorkam, der zu andern Zeiten höchst selten ist und also einen epidemischen Character hatte.

Cap. 12.

Cur der chronischen Brustwassersucht.

§. 199.

Bei der Cur muss wohl der ähnliche Unterschied wie bei Wasserkopf und *Hydrocephalus acutus* gemacht werden. Man sollte beide Zustände, die freilich eben so, wie jene Kopfkrankheiten, in manchen Gradationen in einander übergehen mögen, auf ähnliche Art mit zwei Namen: *Hydrothorax* und *Hydrenthorax*, unterscheiden. Der *Hydrothorax* ist eine allgemeine Cachexie, wo örtliche Ausleerungen des Ergossenen nicht helfen können, hingegen kann der Arzt durch die allgemeine Cur der Cachexie, trockene, aber kräftige Nahrungsmittel, sorgenfreien Aufenthalt in freier Luft, angemessene Erregung des animalen Lebens, durch frohe, aber starke Muskelbewegung und Verminderung aller Leidenschaften, mässiges, dem Magen angemessenes Getränk nach den Gewohnheiten des Kranken (*Hippocrates* empfiehlt schwere schwarze Weine), gelinde, die serösen Absonderungen befördernde Arzneien, Ginsterasche, mit Rheinwein versüsste Salzsäure, kleine Gaben Fingerhutkraut, ℞. *digitalis* täglich dreimal 25 Tropfen u. s. w., Beförderung der Thätigkeit der Verdauungsorgane, durch kühle und kalte Visceralclystiere, eröffnende Pillen mit Aloe u. s. w., lauwarme Bäder und Oeleinreibungen, besonders aber die von der *Cnidischen* Schule und später von *Galen* so sehr empfohlenen Dampfbäder in der Tonne*) das Uebel

---

*) *Hippocrates* treffliche Worte sind: Sie wird überwunden durch starke körperliche Anstrengung (ὑπὸ ταλαιπωρίης), durch Dampfbäder in der Tonne (doliore vaporarium) '(πυρίης) und Selbstbeherrschung (ἐγκρατείης). *Galen* nimmt diese Dampfbäder der *Cnidischen* Schule gegen Erosistratus mit seiner gewöhnlichen Kampflust, aber auf eine Art in Schutz, dafs man sieht, er hat eigene Erfahrungen, De utilitate respirationis cap. 4. *Caelius Aurelianus*. Turbar. passion. L. V. c. 3. hat diese Stelle des *Hippocrates* übersetzt:

lange in seinem Fortgange hemmen oder selbst heilen. Selbst kleine Aderlässe oder Blutigel auf die Brust können momentane Erleichterung schaffen und der Cur beförderlich seyn *).

Hat die Dyspnöe mit dieser Ergiessung nach und nach einen hohen Grad erreicht, kann der Kranke ohne Unterstützung der Schultern nicht mehr athmen, hat er Schmerzen am schwerdtförmigen Knorpel, an den falschen Rippen und in den Bauchmuskeln und ist er abgemagert und missfarbig, so ist die Hoffnung zu seiner Genesung sehr gering. Nur zwei Möglichkeiten, die aber der Arzt wohl kaum herbeiführen kann, sind vorhanden.

1. Die Cachexie macht einen Metaschematismum, das Leben ermannt sich zum letzten Kampfe mit der Todesgefahr. So sah man Brustwassersucht mit Apoplexie abwechseln. Ich sah bei einem Manne dreimal Wahnsinn mit Brust- und Bauchwassersucht abwechseln und das Leben des Kranken dauerte in diesem Wechsel mehrere Jahre. Eine glücklichere Ablagerung ist aber auf die Beine. Einen siebenzigjährigen Kapuzinermönch sah ich jeden Augenblick die Erstickung als Ende seiner Leiden erwarten, binnen 24 Stunden brachen die Beine mit einem grossen Erguss von Lymphe auf, dieser Ausfluss dauerte mehrere Wochen und er war mehrere Jahre noch im Stande, seine kleinen Fussreisen zu machen; bei einem andern alten Mann geschah dasselbe, der Athem wurde ganz frei, die Beine wurden aber brandig (man legte wider meinen Rath Cataplasmen auf) und er starb am Brande; bei zwei Andern habe ich durch geringere, von selbst entstandene Ausleerungen dieser Art beträchtliche Erleichterung beobachtet.

Hippocrates vero libris quos ad sententias *Cnidias* scripsit, magis utendum dicit egestate atque vaporatione et continentia, et danda sicca vel arida quacque et acriora mandenda.

*) Dieses ist die Cur, welche *Hippocrates* vorschreibt, und die Vorschrift ist jedem Arzte zu empfehlen: De victus ratione in morbis acutis sect. IV. p. 75

Schon *Hippocrates* und nach ihm mehrere Andere empfahlen, diese Ablagerung durch Brennen am Hodensack und an den Beinen hervorzubringen, aber freilich zwingt man die Natur nur selten durch solche Reitze, man sollte aber stets das Brennen den Scarificationen vorziehen.

2. Bei dringender Gefahr ist es erlaubt, einen Versuch auf Leben oder Tod zu machen. Ein Mann von einigen funfzig Jahren war dem Erstickungstode ganz nahe und ich rieth, ihn mit Arzneien nicht länger zu quälen. Er hatte früher Pulver von mir bekommen aus *Rad. Squill.* gr. jj, *Rad. Ari*, *Vincetox.* *aa.* gr. Vjj, wovon er Morgens und Abends ein Pulver genommen, welches ihm grosse Uebelkeit, aber auch einige Erleichterung verschaffte. Er sagte zu seiner Frau, soll ich sterben, so will ich das Aeusserste versuchen, und nahm drei Tage lang jede anderthalb Stunden ein solches Pulver, wodurch er in beständiger Uebelkeit und in Erbrechen erhalten wurde. Seine Brust wurde ganz frei und er lebte mehrere Jahre nachher ohne bedeutende Beschwerden, versicherte jedoch, dass er sein Leben nicht zum zweiten Male um den Preis erkaufen wolle, jeder Gedanke an das Mittel machte ihm Schauder. Mit ähnlicher Rücksicht scheint *Hippocrates* das *Veratrum* als Brechmittel vorzuschlagen, gegen Abführungen aber zu warnen. Ein Mittel aus drei Canthariden nach weggenommenem Kopf, Flügeln und Beinen in drei Bechern Wasser zerrieben, Morgens getrunken, giebt er gleichfalls als letztes an *). Nach Umständen, Zutrauen des Kranken u. s. w. wird der Arzt durch krampfstillende Mittel, *Asa foetida*, *Moschus*, *Nux vomica* **) u. s. w., momentane Erleichterung schaffen können, mit Unrecht würden diese Mittel aber den eigentlichen Heilmitteln der Brustwassersucht beigezählt werden.

*) *Galen* sah davon in zwei Fällen die Beine aufbrechen, beide Kranke starben, der eine bald nach der Einnahme des Mittels am Brande der Beine, der andere längere Zeit nachher.

**) Praxis p. 104.

§. 200.

Ist eine Congestion mit Absonderung in die Pleura durch irgend eine plötzliche Störung des Organismus entstanden, so wird Fieber mit hartem Pulse das erste Symptom seyn, nach der Heftigkeit der erregenden Ursache und nach Individualität, Alter, epidemischer Constitution verschieden, anders bei Pneumonien, Kindbetterinnenfieber, epidemischen Hautausschlägen u. s. w. und anders nach unterdrückten, gewohnten Absonderungen, Fontanellen, Krätze u. s. w., im erstern Falle mehr anhaltend, im letztern mehr remittirend und intermittirend; die Analogie mit dem *Hydrocephalo* ist nicht zu verkennen; möglichste Unterdrückung der lebensgefährlichen Congestion und Ausleerung der ergossenen Flüssigkeit sind auch hier die Hauptanzeigen für den heilenden Arzt. Es gehört nicht zu unserm Zweck, die mannigfaltigen Ursachen, welche eine solche Congestion veranlassen können, aufzuzählen, der Scharfsinn des Arztes, vorzüglich sein Augenmerk auf epidemische Constitution und Individualität muss sie entdecken. Nur die eine Bemerkung erlauben wir uns, dass hier der Arzt sich nicht durch einzelne Symptome, Beschaffenheit des Zellgewebes und der Muskelkräfte u. s. w. in seinem Handeln darf bestimmen lassen, bleibende Dyspnöe nach vorhergegangenem Fieber, oft Geschwulst der obern Extremitäten oder selbst des Gesichts, des äussern Brustkastens u. s. w., Zunahme der Dyspnöe bei gewissen Lagen des Körpers, auf der rechten oder linken Seite, vielleicht auch Merkmale durchs Gehör, indem man die Flüssigkeit sich bewegen hört, der Brustkasten einen dumpfen Ton beim Klopfen an denselben giebt oder durchs Stethoscop; auf jeden Fall wird aber dieses diagnostische Merkmal, nur durch einen Sinn gegeben, welcher sonst stets der Berichtigung durch Gesicht und Gefühl bedarf, sehr subordinirt bleiben.

Ist es möglich, die unterdrückte Absonderung wieder herzustellen, so ist es freilich die sicherste Cur. So hat

Bagliv und Andere durch Einimpfung der Krätze geheilt; aber in den meisten Fällen, z. B. selbst bei unterdrücktem Podagra, bei unterdrückter Milchabsonderung u. s. w., dürften die Versuche andern kräftigern Mitteln im Wege stehen.

Das kräftigste Mittel hat sich vom Anfang der Arzneikunde an den Aerzten mächtig aufgedrungen: die erstickende Flüssigkeit, sei es Eiter, Milch, Wasser u. s. w., unmittelbar aus der Brust zu entleeren! Wäre es bloss die Schwierigkeit der Operation, so hätten die Aerzte sehr unrecht, wenn sie solche nicht in jedem vorkommenden Falle anwenden wollten. Es ist selbst wahrscheinlich, dass die Brusthöhle die Oeffnung leichter erträgt als die Bauchhöhle, da das Brustfell der unmittelbaren Luftcommunication näher ist. Aber die besondern Schwierigkeiten bei dieser Operation sind:

a. Die zweifelhafte Diagnose. *Hippocrates* giebt hierin treffliche Regeln. Nur die acute Congestion auf das Brustfell, mag nun Eiter, Milch u. s. w. Produkt derselben seyn, lassen zwar eine zweifelhafte, aber doch eine versuchende Hülfe hoffen*).

---

*) Ich schreibe die ganze höchst wichtige Stelle ab: Hydropem (ὕδερος diesen unterscheidet er stets von *αναςαρκα* und *Foesius* Uebersetzung aquam inter cutem kann daher missverstanden werden) etiam ex tuberculis oriri, mihi argumento sunt boves, oves et sues. In his enim fere quadrupedibus pulmonis tubercula oriuntur, quae aquam continent. Sectione namque facta citissime cognoveris cum aqua effluet, talia autem multo magis etiam in homine quam in quadrupedibus fieri videntur, quanto morbosa magis victus ratione utimur. Plerique vero exortis tuberculis purulenti exstiterunt. Haec igitur per morbi initia contingunt: tussis sicca et fauces stridulam quamdam asperitatem habere videntur, *rigor et febris* erectaeque cervicis respiratio contingit, corpus et pedes intumescunt, ungues contrahuntur et quamdiu quidem in superiore cavitate aqua interius exstiterit, acutus dolor detinet, cum vero ad inferiorem cavitatem devenient, melius habere videtur. Deinde progrediente tempore impleta cavitate, eadem quae prius patitur. Interdum vero ad latus et qua parte secundum sit indicat. Quod si hoc non indicet, multa calida lotum, humeris comprehensum concutito dein quonam latere

b. Bei der chronischen Brustwassersucht würde das Abzapfen eben so wenig helfen, als der Bauchstich bei chronischen Bauchwassersuchten hilft, die hektische Absonderung *) wird dadurch nicht gehoben und nimmt bald durch Zutritt der Luft einen mehr abnormen Character an, wodurch die allgemeine Cachexie vermehrt wird, auch ist man bei dieser nie sicher, dass nicht noch andere Desorganisationen in der Brust vorhanden sind, sie ist das Resultat einer Störung des ganzen Lebensprocesses, nicht einer einzelnen diathetisch veranlassten Congestion und kann daher auch nicht so bestimmt erkannt werden.

c. Durch den unvermeidlichen Zutritt der Luft wird auch bei dieser letzten die absondernde Fläche verändert und der Kranke hat ein oft hartnäckiges Geschwür in der Brust zu bekämpfen, aber die eigentliche momentane Ursache der Congestion hat aufgehört und die Luft trägt bei guter Diät selbst zur Vernarbung bei. Ich habe diese Operation bei einem 27jährigen starken Mann nach einer durch Erkältung verursachten Pleuresie gemacht und leerte mehr als drei Pfund gut gekochten Eiter aus, die

magis fluctuet auscultato. Quod cum intellexeris, tertiam ab ultima costam ad os usque secato, deinde terebra acuta ulterius perforato, cumque perforata fuerit, paucam aquam educato. Qua educta, penicillum ex lino crudo in vulnus inmittito et mollem spongiam superinponito deinde ne penicillus decidat, deligato. Per duodecim autem dies semel die aqua educenda, post duodecimam vero diem, decimo tertio tota aqua educenda et de cetero, si suscitetur aqua emittenda venterque cibis siccis resiccanda etc. De internis affect. und ganz ähnlich in De morbis L. II. p. 40. und 41. wo aber noch einige scharfsinnige Bemerkungen der Aufmerksamkeit des Arztes werth sind. Auch hier sucht er durch das Gehör die Diagnose zu sichern, er hört an der kranken Stelle ein Zischen wie von gährendem Essig. Et si quinto die (post operationem) linamentum pure obductum fuerit, plerumque evadit, sin vero minime obductum fuerit, postquam aquam abduxeris, sitis corripit et tussis ac perit.

*) Ich glaube *Hippocrates* nennt diese *μετ' ἐμφυσηματων* nach seinen Begriffen von *φυσων* und die acute oder durch Entzündung erregte *ὑποσαρκιδειος*.

Absonderung wurde bald jauchicht, aber nach sechs Wochen nahm dieses ab und der Kranke konnte wieder umhergehen, er kehrte zu seinen Aeltern zurück, wo er in eine feuchte und dumpfige Kammer gelegt wurde und sogleich nahm die kranke Absonderung wieder den übelsten Character an, er leerte stinkende Jauche durch die Wunden und durch Husten aus, wurde wie ein Skelett abgemagert, verlor Gesicht und Gehör fast gänzlich, aber seine nicht hektische Constitution rettete ihn auch hier; nach 9 Monaten genas er bei einem unglaublich grossen Appetit (er ass täglich 4 Pfund Zucker und gewiss vierfache Portionen trockene Erbsen und Brot) es vernarbte sich das Geschwür und er hat länger als 25 Jahre gesund gelebt und mehrere Kinder gezeugt.

d. Soweit ich die bisher bekannten Beobachtungen von glücklich gelungenen Paracentesen der Brusthöhle habe vergleichen können, waren es meistens solche Fälle, wie sie *Hippocrates* beschreibt, wo eine *Vomica* mit Wasser oder Eiter angefüllt, sich einen Weg nach aussen zu bahnen strebte oder ein mit Fieber, vorhergegangenem Schmerz u. s. w. verbundene Congestion den bald mehr bald weniger vorbereiteten Weg zeigte.

e. Welche Art der Operation ist vorzuziehen und welche Stelle zu wählen? *Hippocrates* Vorschrift erinnert an die Grundsätze der neuern Aerzte, nach welchen sie grosse verschlossene Eitersammlungen z. B. *Abernethy* beim Psoasabscess u. s. w. durch öftere Oeffnung und Verschliessung des Abscesses zu heilen streben. Durchbohrungen der Rippen dürften wohl am wenigsten eine gefährliche Theilnahme des animalen Lebens veranlassen, selbst die Gefahr, bedeutende Zweige der Intercostalarterie zu verletzen, dürfte hier wohl am geringsten seyn. In den einzelnen Fällen, wo die Natur besondere Anzeigen giebt, muss der vorsichtige Arzt selbst wählen, sich aber stets des *Hippocratischen* Aphorismen erinnern: *Qui pus in thorace colligunt aut hydrope laborant, si uruntur aut secantur et pus aut aqua confertim effluxerit, omnino intereunt. Aphor. L. VI. aph.* 27.

f. Wie schnell soll die Operation vorgenommen werden? *Berger*, der die Operation an sich selbst erfahren und glücklich überstanden hat, *Bourdelin* und Andere dringen auf eine schnelle Operation. Der Arzt, welcher oft Gelegenheit gehabt hat, die Thätigkeit der absorbirenden Gefässe zu bewundern, sobald die eigentlich kranke Absonderung nachlässt, der von dem Aufenthalte der fremden Flüssigkeit nichts befürchtet, wird sich mit der Operation nicht übereilen, so lange keine dringende Gefahr vorhanden ist, weil er der absondernden Fläche durch die Operation von neuem eine kranke Stimmung mittheilt.

g. Diese Absorption kann in einzelnen Fällen durch starke Reitze auf den Darmcanal sehr befördert werden. Einer Wöchnerin, welche in der dritten Woche nach der Niederkunft dem Erstickungstode nahe war, nach vorhergegangenem Fieber mit geschwollenen obern Extremitäten, Brust und Gesicht, gab ich jede zweite Stunde ein Pulver aus vier Gran *Calomel* und zwei Gran *Digitalis* und sie wurde nach 36 Stunden gerettet. Zu gelinden Mitteln ist hier nicht Zeit, wenn alle Umstände eine starke Absonderung verkündigen, in Fällen aber, wo die Congestion bereits nachgelassen und die Absorption thätig geworden ist, wird er gern zu ihnen die Zuflucht nehmen und es dann unentschieden lassen, ob des Kranken gute Natur oder die Heilmittel den Kampf glücklich bestanden haben.

Cap. 13.

Herzkrankheiten.

§. 201.

Die Leichenöffnungen haben die Herzkrankheiten zum Schrecken der Aerzte und der Kranken gemacht und dieser

Schrecken ist um so grösser, da wir uns überzeugen müssen, dass die Zahl der Kranken im Verhältniss der Verfeinerung der Sitten und der Verzärtelung der Empfindungen sich vermehrt. Herzklopfen, demnächst Athemlosigkeit, Ohnmacht, Erbrechen u. s. w. entstehen durch Schrecken und Furcht bei jedem Thiere in dem Maasse leichter, als das Thier pusillanimer ist, diese Symptome vergehen in der Regel so wie der Affect aufhört, aber beim Menschen, wenigstens nicht immer, nach heftigen Affecten jeder Art, sowohl äussern als innern, bleiben oft diese Symptome des gestörten Blutumlaufs Wochen und Monate lang, werden durch sehr geringe Affecte anderer Art wieder von neuem erregt, ohne dass man eine Alogotrophie des Herzens und der grossen Gefässe zu vermuthen berechtigt ist. Daher sind diese Herzkrankheiten fast immer ein Gemisch von psychischen und physischen Ursachen: Der wirklich Herzkranke trägt oft seine Alogotrophie sehr lange, ohne dass sie ihm oder auch dem aufmerksamen Arzte bemerklich wird, und nur ein heftiger Affect bringt die Symptome hervor (S. §. 200. Anmerkung) und das gesunde Herz kann Wochen und Monate lang heftig afficirt seyn und alle Symptome der Alogotrophie äussern, wenn Schreck, Kummer, Reitz im Darmcanal, in den Nieren, in den Zeugungsorganen u. s. w. auf dasselbe einwirken. Es giebt kein Symptom der Alogotrophie des Herzens, welches auf diese Art nicht Monate dauern und wieder verschwinden kann. Schmerz in der Gegend des Herzens oder unter dem Brustbeine auf einer beschränkten Stelle, nicht immer mit dem Pulse synchronistisches Herzklopfen, Athemlosigkeit, Erbrechen, lebhafte Vorstellungen jeder Art, angenehme oder unangenehme Beängstigung und Pusillanimität, Stockung aller Absonderungen besonders der Urinabsonderung und unüberwindlicher Ekel gegen alle Nahrung und jedes Getränk. Es kann ja keinem Zweifel unterworfen seyn, dass bei solchen Anomalien der Funktionen, auch Anomalien der Bildung momentan Statt haben müssen, wir haben Anfüllungen der Gefüsse gefunden und haben den Zustand, da er nicht den Character der Entzündung hat (B. I. Cap. 4. §. 36.), chronische oder venöse Entzündung genannt, Verengerungen, Verknöcherungen, Absonderungen von Eiter, coagulabler Lymphe u. s. w., ohne dass wir diese Erscheinungen als die Ursache der anomalen Funktion ansehen könnten, die wir bald im Psychischen bald in Anomalien entfernter Organe deutlicher entdecken. Fast dürfte ich behaupten, dass die Mehrzahl der Kranken, welche ich beobachtet habe, und ihre Zahl ist gewiss gross, auf diese Art litten: Ein junger Mann war dreimal mehrere Wochen dem Tode nahe und jedesmal hatte eine unbedachtsame Handlungsweise, die seine Ehre compromittirte, Veranlassung dazu gegeben, nach zwölf Jahren lebt er bei geregeltem Leben gesund und kann jede Anstrengung des Körpers ertragen. Eine zärtliche Mutter sollte nach dem Entschluss des etwas rauhen Ehemannes Wohnort und Lebensweise ändern und von ihren Aeltern und Freunden getrennt seyn; sie bekam alle jene Symptome der Herzkrankheit; der Ehemann änderte sogleich seinen Entschluss und sie wurde mit der grössten Zärtlichkeit und Theilnahme gepflegt, aber die Krankheit hatte einen so hohen Grad erreicht, dass den ganzen Winter hindurch niemand ihre Herstellung hoffen konnte. Jeder Versuch, sich im Bette aufzurichten oder umzuwenden, verursachte Ohnmacht, Erbrechen und intermittirenden Puls, jede Annäherung von Nahrung oder Getränk Abscheu; im Frühjahr erholte sie sich nach und nach; nach vierwöchentlichen Versuchen, wobei die mindeste Uebereilung Rückfälle veranlasste, konnte sie allein in ihrem Zimmer gehen, nach andern vier Wochen in benachbarte Zimmer und im Sommer kam sie zu Fuss eine halbe Meile weit her zu mir und ging denselben Weg wieder zurück, nach zwei Jahren ist sie von ihrem siebenten Kinde glücklich entbunden und alle Symptome der Herzkrankheit haben nun seit zwölf Jahren aufgehört. Bei einem andern sechs und dreissigjährigen Frauenzimmer sah ich alle die furchtbaren Symptome durch unglückliche Liebesverhältnisse entstehen, bei einem andern wechseln höchst beunruhigende Symptome der Herzkrankheit mit Nierenbeschwerden ab, woran mehrere Mitglieder der Familie leiden, aber auch bei ihr hat wahrscheinlich unglückliche Liebe diese individuelle Störung der Functionen zuerst veranlasst und Gemüthsbewegungen rufen sie ohnfehlbar wieder hervor. Eine merkwürdige Erscheinung habe ich bei allen diesen Kranken beobachtet: Bei Monate dauerndem gänzlichen Mangel an Nahrung und sehr wenigem Getränk und Schlaf, nimmt die Vegetation des Zellgewebes nicht im Verhältniss ab, sie werden nicht auffallend mager; im Gegentheil war mir bei mehrern, die ich Jahre lang beobachtete, eine grössere Zunahme von Fett (bei zweien selbst mit frischer Gesichtsfarbe, bei andern mit mehr Blässe), ein verdächtiges Symptom von herannahender Zufällen.

§. 202.

Welche Alogotrophien bei diesen Kranken im Herzen oder den grössern Gefässen Statt fanden, bin ich glücklicher Weise nicht im Stande zu bestimmen, die Erscheinungen haben mich nicht in der Diagnose der Krankheit irre gemacht, aber mich um so mehr grosse Vorsicht in der Prognose und in der Behandlung gelehrt, da die Annahme von unheilbaren Alogotrophien die Cur wahrlich nicht bestimmen kann, wohl aber den Muth des Kranken und des Arztes schwächen muss. Nur da ist der Verdacht solcher Alogotrophien grösser, wenn die Constitution des Kranken von Jugend auf cachectisch oder rhachitisch war wenn die Krankheit vielleicht unter verschiedenen Formen von dem Kindesalter in die reifern Jahre überging oder sich in spätern Jahren in den mannigfaltigen Formen von Gicht und Podagra manifestirte und wenn kein psychischer Einfluss als alleinige Ursache dem vertrauten Arzte zu entdecken war. In Rücksicht der Cur findet bei allen, ohne Ausnahme, dieselbe Behandlung Statt.

§. 203.

1. Grösste Ruhe des Körpers und des Geistes mit möglichster Erregung froher Hoffnungen. Jene Kranke, deren Zustand ich als Beispiel näher zu beschreiben gesucht habe, lagen mehrere Wochen und Monate auf unverändertem Lager oder wurden nur mit der grössten Sorgfalt von dem einen auf das andere gehoben, die Verdauungsorgane wurden nicht gezwungen, etwas aufzunehmen. Jede lebhafte Vorstellung wurde von ihnen möglichst entfernt.

2. Kleine Blutausleerungen durch Blutigel auf die linke Brust, Schröpfköpfe oder selbst kleine Aderlässe, von Zeit zu Zeit wiederholt, schienen bei mehreren hülfreich, wenn die Zufälle nicht heftig waren, bei andern ohne Nutzen und bei zweien brachten sie wirklich sehr heftige Zufälle hervor, ohngeachtet Puls und Constitution keinen besondern Blutmangel verriethen.

3. Arzneimittel, welche den Blutumlauf mindern, *Moschus*, *Digitalis*, *Aqua Laurocerasi* thaten momentan gute Dienste, letzteres schien bei der ersten Kranken wirklich zur völligen Wegschaffung des Uebels wesentlich beizutragen und wurde mehrere Monate mit Nutzen gebraucht, bei andern wirkte es gar nichts, oder selbst nachtheilig. Der Arzt hat grosse Ursache vorsichtig damit zu seyn.

4. Ableitungen, künstliche Geschwüre, Einreibungen von Brechweinsteinsalbe schienen mir nie eine wohlthätige Wirkung zu haben.

5. Bei keiner Krankheit hängt mehr von der theilnehmenden, ermuthigenden und beruhigenden Zusprache des Arztes ab, als bei dieser. In meinem sechs und siebenzigsten Jahre, wo ich kein Verlangen nach praktischer Celebrität mehr habe, wenn ich auch noch so jugendlichen Eifer in mir fühle, die Arzneikunst wieder zur Würde der Coischen Schule heben zu helfen, darf ich es versichern: Ich habe zwei Kranke wirklich durch Magnetismus geheilt, ohne sie in das Mittelding von Delir, Selbstbeschauung,

welches man Somnambulismus nennt und sinnliche Wechselwirkung von Arzt und Kranken zu versetzen. Die heftigen Zufälle verschwanden ohnfehlbar durch das Auflegen meiner Hand, durch Streichen, erst auf mehrere Stunden und dann auf Tage, sie sehnten sich auf eine bestimmte Stunde nach meiner Gegenwart, kamen dann in einen Zustand von Aufhören aller Sinnesthätigkeiten, sahen und hörten nicht und selbst, wenn ich nicht zu der bestimmten Stunde bei ihnen seyn konnte, kam dieser Zustand von selbst, beide wurden vollkommen geheilt. Ich wünsche dieses nur Aerzten sagen zu können, die mich verstehen, damit ich nicht wieder Gelegenheit gebe, dass jeder Feldscheerer seine Kranken streicht, sie halb toll macht und dann Mirakel schreit. Von Somnambulismus bis zum würdigen Vertrauen auf die Hülfe des Arztes giebt es unendliche Gradationen, die der wahre Arzt kennen und benutzen muss.

Cap. 14.

Krankheiten der Lungen. I. diathetische.

§. 204.

Die Lungen sind das Parenchyma, zu welchem alles Blut der rechten Herzkammer und aus dieser des ganzen Organismus geführt wird. Dieses Blut ist aber nicht der Nahrungssaft, wie ihn die Arterien in das Parenchyma des thierischen Organismus führen, es ist Venenblut, das seine Function in diesem verrichtet hat; zu der Ernährung der Lungen wird durch eigene Arterien Blut geführt.

Man könnte also den Lebensprocess in den Lungen eine umgekehrte Wiederholung des animalen Lebensprocesses im Organismus nennen, hier soll nicht vegetativ gebildet, auch nicht sinnlich percipirt werden, sondern der Nahrungsstoff, welcher bei der Vegetation gedient hat, vorzüglich aber das venöse Blut, welches in den Sinnesorganen, aus der Indifferenz mit dem eigenen Organismo und mit der Aussenwelt getreten ist, soll mit dieser letzten wieder indifferentiirt und wieder tauglich gemacht werden. So wenig wir unbedingt bestimmen können, was in dem animalisch-vegetativen Parenchyma vorgeht, um diesen Nahrungsstoff zu veranlassen, eine dem individuellen Bedürfnisse des einzelnen Organs passende Begrenzung anzunehmen, wenn wir auch in der Befruchtung des Eies eine strenge Analogie finden, eben so wenig sind wir im Stande zu sagen, was in den Lungen vorgeht, dass dieses Venenblut seine Bildungsfähigkeit wieder erhält, dass der unfruchtbar gewordene Stoff der Befruchtung und so der vegetativen Bildung wieder fähig werde.

§. 205.

Mit Gewissheit können wir aber schliessen: dass beide Functionen, sowohl die des vegetativen Zellgewebes, als der Lungen, im genauen Wechselverhältniss stehen müssen, wenn der Organismus seine Einheit behalten soll; dieses Verhältniss muss sowohl quantitativ, als qualitativ übereinstimmen. Die Lungen müssen in ihren Functionen quantitativ thätiger seyn, wenn der thierische Lebensprocess im ganzen Organismus oder in einzelnen Organen thätiger ist, die Quantität der ein- und ausgeathmeten Luft muss in dem Fall grösser seyn, wenn jener nicht schnell zerstört werden soll und umgekehrt geringer bei vermindertem thierischen Leben. Eben so muss aber auch der Lebensprocess der Lungen qualitativ verschieden seyn bei verändertem Leben des vegetativen Parenchyma's. Der Fieberkranke und das leucophlegmatische Mädchen sind ganz verschiedene Vegetationen und müssen also auch ganz verschieden athmen, zwischen diesen beiden Endpuncten schwankt das thierische Leben in jedem Momente und in jedem einzelnen Organ verschieden. Chemisches Verhältniss der verschiedenen ausgeathmeten Luftarten, Stickstoff, Kohlenstoff u. s. w., ist ein eben so unvollkommener Maassstab für das qualitative Verhältniss, als es bei der Bestimmung der verschiedenen vegetativen Gebilde in der thierischen Chemie ist.

Haben wir einen andern dafür? Keinen Maassstab, aber untrügliche Merkmale im Geruch und Geschmack des Kranken selbst und im Geruch seines Athmens für Andere, die dem aufmerksamen Arzt selbst das kranke Leben einzelner Organe, die specifische Ansprache in manchen Fiebern (Blattern, Scharlach u. s. w.) und in vielen Cachexien anzeigen können und den Kranken, wenn er sein vollkommenes Bewusstseyn hat, am meisten quälen. Der Athem ist z. B. ganz specifisch bei Unthätigkeit des untern Darmcanals, Verstopfung und *Ileus*, so dass es mich fast nie getäuscht hat, wenn ich diese Krankheiten durch den Geruch erkannte, der Geschmack des Kranken ist nicht bloss specifisch verschieden bei Störungen im Lebenssystem, sondern auch im Herzen (§. 179.) und in den Lungen.

Es ist um so weniger hier mein Beruf, diese Erscheinung im Einzelnen darzustellen, da sie durch so manche coincidirende Affectionen anderer Organe individualisirt werden kann und Geruch und Geschmack schwerlich classificirt werden können, da ihnen Form und Grössebestimmung abgeht. Ein allgemeiner Unterschied, der sich in den verschiedenen Affectionen der einzelnen Organe und nach der verschiedenen Aufregung des Lebens mannigfaltig modificirt, lässt sich aber nicht verkennen. Je mehr das animale Leben vorherrscht, desto mehr neigt sich die ausgeathmete Luft zum negativen Pol in ihren mannigfaltigen specifischen Verschiedenheiten, der Geruch und Geschmack derselben ist faulichter, bitterer u. s. w., je mehr das animale Leben unterdrückt ist und die Vegetation verhältnissweise vorherrscht, desto mehr neigen sich beide zum faden, süsslichten, sauern u. s. w. Faulfieber auf jener Seite, Bleichsucht, Scrofeln, Rhachitis u. s. w. auf dieser, sind die Endpuncte, zwischen welchen die verschiedenen Modificationen oft bemerkt, aber nicht abgemessen werden können.

§. 206.

Wie das allgemeine Zellgewebe in der Haut, so kehren sich die Lungen in den Bronchien der Aussenwelt zu und streben die Differenzen ihres Wechsellebens in dieser durch Aufnahme und Absonderung auszugleichen. Was in der Haut das Malpighische Netz, das ist in den Bronchien die Schleimhaut, in beiden sondert das allgemeine Zellgewebe in Folge des individuellen Lebens der einzelnen locomotiven Organe ab und nimmt von der Aussenwelt auf und beide stehen im genauesten Wechselverhältniss; jede bedeutende Veränderung des Lebensprocesses im vegetativen Zellgewebe bringt auch Veränderungen in den Absonderungen der Schleimhaut der Bronchien hervor.

Insofern diese veränderten Absonderungen in einem normalen Organismus durch zufällige oder diathetische Ansprachen hervorgebracht werden, gehören sie nicht in die Classe der Cachexien, sie verdienen hier nur eine nähere Bestimmung, insofern:

a. Das verminderte animale Leben des ganzen Organismus oder einzelner Theile, leichte Störungen im ganzen vegetativen Lebensprocesse zulässt und dadurch die Disposition zu jenen Krankheiten begründet. So sehen wir, dass die Luftröhrenentzündung zwar meistens eine epidemische Krankheit ist, dass aber rhachitische und scrofulöse Kinder ihr doch am meisten unterworfen sind oder dass eine Unterdrückung des Hautlebens durch Erkältung, Kummer, Schrecken, Furcht u. s. w. das epidemische Uebel unmittelbar herbeiführen, so wie letztere Ursachen die Receptivität für jede Ansteckung vermehren.

b. Nur da findet eine Ausnahme statt, wo das Hautleben mehr mit den Verdauungsorganen in Wechselwirkung getreten und wo dasselbe sehr vermindert ist; Personen mit trockener blasser oder missfarbiger Haut, kalten Extremitäten, gestörter Verdauung u. s. w. sind diesen Affectionen der Bronchien im Allgemeinen weniger unterworfen.

c. Unter gewissen Bedingungen bringt diese Wechselwirkung des Zellgewebes und der Lungen sehr bald eine wahre Cachexie der Lungen mit der ihr eigenen Alogotrophie, Knoten in den Lungen hervor, die unter andern Umständen durch eine vorübergehende Schleimabsonderung in den Bronchien beendet wäre. Diese Bedingung ist ein momentan gestörtes, vegetativ-animales Leben. Die Perioden der Pubertät, Menstruation, schnell veränderte Lebensart von einer sehr thätigen zu einer ruhigen, sizzenden u. s. w. Unter diesen Umständen habe ich wahre knotige Schwindsucht entstehen sehen, wo im Bau der Brust, des Halses und Rückens keine Anlage dazu vorhanden zu seyn schien.

d. Die Lungen empfangen nicht bloss das Venenblut aus dem Parenchyma des Organismus, sondern auch den in den Verdauungsorganen und durch die lymphatischen Gefässe neu aufgenommenen Nahrungsstoff, dem sie, wie dem Venenblute, das Verhältniss mit der Aussenwelt geben sollen, wodurch er Fähigkeit zur organischen Bildung erhält. Ist dieser Nahrungsstoff nicht in Uebereinstimmung mit dem Bedürfniss des Organismus in seinen einzelnen Theilen zubereitet, so werden auch die Absonderungen auf den Bronchien unvollkommen seyn und eine Cacochymie, welche die alten Aerzte bei grosser Abnormität der Verdauungsorgane atrabilarischen Zustand nannten, verhindert die Crise dieser Schleimabsonderungen, welche die Herstellung der normalen Respiration und Vegetation zum Zweck hatten.

e. Nach dem Bedürfniss zu diesen Bronchialabsonderungen und nach dem Leben der Schleimhaut geht 1) diese Crise entweder leicht und ohne grosse Theilnahme des ganzen Organismus vor sich (beim einfachen Catarrh), oder 2) die Schleimhaut ist im Anfange nicht fähig, die Crise zu beschaffen, alsdann tritt immer mehr Streben, die Schleimhaut zu verändern (entzündlicher Zustand) ein. Dieser entzündliche Zustand kann nicht bleibend seyn, es entsteht eine Absonderung, die in dem Maass fester und gelatinöser, thierischer wird und mit den absondernden Theilen mehr in lebendiger Verbindung bleibt, als es mehr durch epidemische Ansprache veranlasste Entzündung und die Schleimhaut unfähiger ist, ihr Genüge zu leisten. Oder 3) es wird wirklich ein Theil der Schleimhaut zerstört und es entsteht eine eiternde Fläche, deren Absonderung alle Grade der Eiterung von gutem, gleich gemischten Eiter bis zur schlimmsten Jauche durchlaufen kann. Welches ist also der Unterschied zwischen Schleim und Eiter? Ersterer wird von unverletzter, aber mehr vegetirender Schleimhaut abgesondert, letzterer von verletzter und nach Reproduction strebender (entzündeter Fläche). Nach dem eben Dargestellten können diese verschiedenen Zustände des Lebens der Bronchien in unendlich vielen Gradationen in einander übergehen, können in einzelnen Flecken Schleimabsonderung, in andern Eiterabsonderung seyn und das Product wird bei der Ausleerung noch auf mannigfaltige Art vermischt. Wie es also überhaupt schwer ist, Producte des Lebens durch chemische Reagentien allein vollkommen zu unterscheiden, so dürfen wir uns nicht wundern, wenn unsere Bemühungen, Schleim und Eiter aus den Lungen ausgeworfen, genau zu unterscheiden, von *Hippocrates* Zeiten bis auf die unsrigen vergeblich gewesen sind *).

Cap. 15.

Lungenschwindsucht.

§. 207.

Wenn an einem Leiden der Schleimhaut der ganze Organismus und vorzüglich das Zellgewebe in dem Maass

*) Durch Sinken des Eiters in Seewasser in ein kupfernes Gefäfs gefüllt.

Theil nimmt, dass dadurch Abmagerung desselben mit allen seinen Folgen (S. Buch IV. §. 170.), *Marcor* und vergebliches Streben des Lebens durch Fieber das Kranke zu reproduciren (hectisches Fieber) entsteht, so nennen wir das Lungenschwindsucht (*phthisis pulmonalis*). Man hat dieselbe auf mancherlei Art nach den vermeinten Ursachen, nach den vorherrschenden Symptomen, nach der Beschaffenheit der Absonderung und des Auswurfs u. s. w. eingetheilt. Ich glaube, wir könnten sie am sichersten eben so, wie die bisher abgehandelten Krankheiten, in zwei Hauptklassen eintheilen, ohne jedoch auch hier eine eigentlich generische und specifische Abtheilung, wie bei Körpern mit einem Naturzweck (B. I. §. 5.), zu beabsichtigen:

I. Durch Congestion nach den Bronchien, durch siderische und terrestrische Einflüsse, durch Affectionen anderer Organe u. s. w. veranlasst, entstehen critische Absonderungen auf der Schleimhaut von mannigfaltiger organischer Mischung, Wasser, Schleim, Eiter u. s. w., welche in dem Maass dem Leben gefährlicher werden, als die Crise selbst die Luftwege verstopft oder unvollständig in den Luftwegen einen kranken Zustand zurücklässt. Sie kann erscheinen als

§. 208.

I. *a.* Einfacher Catarrh bei vollständiger Crise,
   b. Stickfluss, *Catarrhus suffocativus* bei zu häufiger Absonderung;

II. *a.* *Catarrhus chronicus* bei unvollständiger Crise,
   b. *Phthisis pituitosa* bei zu häufiger unvollständiger Crise;

III. *a.* *Angina Trachealis* bei entzündlicher Crise,
   b. *Suffocatio anginosa*,
   c. *Peripneumonia vera*;

IV. *a.* *Phthisis Trachealis* bei unvollendeter entzündlicher Crise,
   b. *Vomica* bei Einschliessung des krankhaft abgesonderten in eigene Häute.

§. 209.

Merkmale dieser Congestionen *a)* in Rücksicht der critischen Organe.

Bei diesen Congestionen ist Folgendes unverkennbar.

a. Das Leben strebt die Störungen im Parenchyma oder den abnormen Lebensprocess durch Absonderungen auf den der Aussenwelt zugekehrten Flächen wieder in Harmonie zu setzen. Dieser Oberflächen sind drei Hauptabtheilungen: die Haut, die Bronchien und der Darmcanal. Nach angeborner Individualität, nach Gewohnheit oder zufälligen Reitzen wählt sie die eine oder die andere vorzüglich und die übrigen werden nicht so leicht afficirt. Daher ist *Hippocrates* Ausspruch vollkommen aus der Natur geschöpft.

Sanguifluis venis laborantes, neque morbo laterali, neque pulmonario, neque phagedaena, neque inflammationibus quae dothienes vocantur, neque iis qui therminthi id est cicera, fortasse vero neque lepris fortasse neque aliis (afficiuntur). Aphorism. L. VI. p. 48.

§. 210.

In Rücksicht des Verlaufs der critischen Anstrengungen.

b. Je regelmässiger ein Catarrh der Bronchien verläuft, mit Fieber und scharfem wässerigen Auswurf zuerst, dann mit Hautausdünstung und mehr animalisirtem consistenterm Auswurf, desto kräftiger und von Cachexie entfernter ist das animale Leben, und man kann einen solchen Brustcatarrh wirklich eine Wohlthat der Natur nennen; bei manchen Personen stellt er sich regelmässig zu gewissen Jahreszeiten ein und ist eine Crise für die kleinen Abnormitäten der ganzen Zeit, so wie einzelne Andere eine ernsthaftere Crise durch Pleuresie und Peripneumonie zu leiden haben. Je langsamer, fieberfreier und ohne gekochten Auswurf er verläuft, desto weniger thätig (cachectischer) ist das animale Leben, ohne dass wir daraus auf ein Localleiden der Lungen schliessen können. Hysterische, scrofulöse und gichtische Personen, vorzüglich aber das Alter, sind solchen oft zurückkehrenden, nicht critisch entschiedenen, Brustcatarrhen unterworfen *).

§. 211.

Einfacher Brustcatarrh.

c. Der Brustcatarrh kann epidemisch seyn, auch endemisch und contagiös, die Receptivität dafür beruht aber wenigstens nicht bloss auf dem Verhältniss des animalen zum vegetativen Leben, wenn auch sehr kräftig animalische Individuen diesen Ansprachen im Allgemeinen weniger unterworfen sind. Ich habe Hysterische und Cachectische gekannt, die jede grössere Gesellschaft meiden mussten, weil sie, wenn irgend ein Catarrhalischer darin war, ohnfehlbar angesteckt wurden. Dasselbe habe ich bei abnormen Absonderungen der Schleimhäute des Darmcanals gesehen. Ich kannte einen nicht schwachen Arzt, der keinen Ruhrkranken besuchen durfte, wenn er nicht wollte angesteckt seyn. Ist es nicht bei vielen Hautausschlägen derselbe Fall? Wer wird hier die Individualität auf Raum oder Zeitverhältnisse zu reduciren wagen?

§. 212.

Stickfluſs, *Catarrhus suffocativus.*

d. Bei ältern Personen und bei jungen Kindern veranlasst auch der einfache Brustcatarrh Erstickungszufälle und selbt Erstickung, wenn die Schleimabsonderung plötzlich so häufig und allgemein wird, dass alle Bronchien mit Schleim überfüllt werden (*Catarrhus suffocativus*). So

---

*) Raucedines et gravedines in valde senibus non coquuntur. Aphor. L. II. aph. 40.

sah ich eine 62jährige Frau, die übrigens gesund war, binnen wenig Minuten ersticken; sie hatte seit acht Tagen an einem nicht heftigen Brustcatarrh gelitten und war noch vor wenig Stunden unbekümmert im Zimmer umhergegangen. Ich fand, wie *Morgagni* *), die Lungen blass und schlaff und die Bronchien überall mit Schleim überfüllt. Bei jungen Kindern scheint mir diese Todesart nicht selten zu seyn, ich möchte nicht mit *Wichmann* **) die Existenz des Stickflusses abläugnen und alle Erstickungen der Kinder und Alten unter die sehr theoretisch-getrennten, nosologischen Species von millarschen Asthma und Luftröhrenentzündung bringen.

§. 213.

Verschiedenheit nach der Diathesis (specifischen Ansprache).

e. Jede Congestion setzt nicht allein vermehrten Zufluss des Bluts durch die Arterien, sondern auch vermehrte und lebendig modificirte Vegetation in denen die Congestion beschaffenden Arterienzweigen voraus, das Blut wird in ihnen mehr und anders positiv polarisirt, ist plastischer, coagulabler. Nach der Verschiedenheit der specifischen Ansprache (*diathesis*) ist dieses in Art und Maass verschieden. Jede Diathesis ist aber nicht ein Localaffect, sondern ein Affect des ganzen Lebens, und nicht allein nach ihrem Maass und ihrer Art, sondern nach der momentanen Individualität wird sie durch die Alogotrophie auf einer einzelnen Fläche befriedigt, oder verbreitet sich selbst auf entfernte Flächen, z. B. ist nicht durch Secretion auf der Schleimhaut der Bronchien befriedigt, sondern verbreitet sich auch auf die Schleimhaut der Gallenblase und Harnblase ***), ist bei der Go-

---

*) *Morgagni*, De sedibus et causis morborum C. XIII. 3.

**) *Hufeland's* Journal f. pr. Aerzte B. 1. S. 1.

***) Die Krankengeschichte und Leichenöffnung eines am Croup erstickten Kindes, welche *Harles* in *Hufeland's* Journal B. VI.

norrhoe nicht durch Secretion in der Harnröhre befriedigt, sondern macht Secretionen auf der Schleimhaut der Augen (*Ophthalmia gonorrhoica*), im Malpighischen Netz (*Herpes*) u. s. w. Nach diesen so manigfaltigen verschiedenen Momenten werden die serösen Absonderungen in den Bronchien sich modificiren von einfachem Catarrh bis zum völlig organischen Gebilde, oder von leicht auszuwerfendem Schleim bis zur gänzlichen Ueberfüllung und Verstopfung der Bronchien, ohne dass wir weder im Anfang der Krankheit, noch in ihrem Fortgange eine scharfe Grenze ihrer Verschiedenheit setzen können, sondern Character der Epidemie, Constitution des Kranken, andere momentane Affectionen, z. B. Erkältung, Furcht, Schreck, Veränderung der Atmosphäre u. s. w., bestimmen hier die Verschiedenheit. Ein dreijähriges cachectisches Kind litt an einem einfachen Brustcatarrh mit leichtem schon gekochten Auswurf, an epidemische Constitution, Ansteckung u. s. w. war nicht zu denken. Auf einer Reise im verschlossenen Wagen war es den ersten Tag ängstlich beim Fahren und unruhig, am Abend traten die furchtbarsten Symptome von *Angina laryngea* (*Croup*) ein, der es nach 16 Stunden erstickte.

§. 214.

Speckhaut, *lympha coagulabilis* im Blute.

f. Das coagulable Blut wird von den Venen aufgenommen, ist aber für diese ein mehr fremder Reitz und kann von ihnen nicht mit derselben lebendigen Kraft fortgeschafft werden. Ueberfüllung der venösen Gefässe und wenn die Congestion bedeutend, mehr coagulable Beschaffenheit des aus den Venen gelassenen Bluts (Speckhaut) ist daher das Eigenthum nicht bloss der Entzündungen,

---

S 551. mitgetheilt, ist in dieser Rücksicht eine der wichtigsten, so wie seine Combination der Erscheinungen höchst scharfsinnig, und ich verdanke ihr viel von meinen Ansichten.

sondern aller Congestionen, des Catarrh, des Rheumatismus, der Blutflüsse, der Schwangerschaft, des *Croups* u. s. w. wenn nicht ein Uebermaass der Venosität diesen Zustand umwandelt oder die Congestion im Verhältniss der ganzen Blutmasse geringer ist. *Crusta inflammatoria* ist daher eine zu specielle Benennung.

§. 215.

Cacochymie.

g. Bei allen serösen Congestionen und selbst bei den activen Hämorrhagien (die sich von serösen Congestionen nur dadurch unterscheiden, dass das venöse Gefässsystem das zugeführte arterielle Blut nicht aufnimmt) ist also die Vegetation allein (das arterielle System) in ihrer Thätigkeit erhöhet (B. I. Cap. 5.); man könnte sie eine acute durch Diathesis hervorgebrachte Alogotrophie nennen und als solche verursacht sie weder vermehrte Wärme, noch beschleunigten Puls, noch gehen sie in Brand über. Aber noch ein sehr wichtiges Moment bestimmt ihr Product und ihren Verlauf; dieses ist die Blutbereitung selbst. Die Fehler derselben kannten die griechischen Aerzte unter dem Namen der fehlerhaften Galle wohl nicht ohne Grund, da diese ein wichtiges Product des ganzen Blutlebensprocesses der Verdauungswege ist; die spätern Aerzte nannten es Cacochymie, begriffen aber oft alle specifische Verstimmungen des Lebens darunter, die nicht unmittelbar von der Blutbereitung in den Verdauungsorganen abhingen. Ohne uns jetzt auf die verschiedenen Modificationen dieses Processes zu verbreiten, begnügen wir uns hier zu erinnern: Dass zum Theil von dieser Cacochymie die Reaction des alogotrophisch Gebildeten auf den Organismus abhängt. Je mehr das alogotrophisch Gebildete oder Abgesonderte aus Bestandtheilen zusammengesetzt ist, die dem ganzen Organismus fremd sind, desto weniger wird es im Stande seyn, sich als festes zu erhalten und desto mehr wird es die benachbarten

Organe reitzen, das Fehlerhafte zu zerstören, neue Bildungen hervorzubringen. Das animale Leben (die venöse Blutbereitung) wird erhöht und der Entzündungsprocess tritt ein, der aber nur vermehrte Alogotrophie, mehr heterogene Absonderungen und Bildungen zur Folge hat. Nach den mannichfaltigen Abstufungen dieser Cacochymie entstehen die verschiedenen langwierigen Absonderungen in den Bronchien, die sich bald mehr dem Schleim, als dem Eiter nähern, mit mehr oder weniger Schmerz verbunden sind und bei längerer Dauer und grösserer Heftigkeit durch hectisches Fieber oder Erstickung das Leben bedrohen; chronischer Brustcatarrh, Schleimschwindsucht sind die Benennungen ihrer verschiedenen Abstufungen und meistens sind sie Folgen von Fiebern, die das Verdauungssystem sehr gestört haben, von fehlerhafter Diät, Gram und Furcht und geben auch bei sehr drohenden Symptomen noch immer Hoffnung zur Heilung, wenn jene Ursachen der Cacochymie gehoben werden.

§. 216.

Kehlkopfschwindsucht, *phthisis laryngea.*

h. Eine besondere Art dieser entzündlichen Alogotrophie ist die *phthisis laryngea*; sie verräth sich durch oft heftigern Husten, welcher beim Niederschlucken vermehrt wird, weniger articulirte, sehr veränderte Stimme, die oft wie im *Croup* lautet, geringeren aber abnormen eitrigen, jauchichten, oft mit Blutstreifen vermischten Auswurf, Schmerz oder wenigstens unangenehme Empfindung im Kehlkopf, öfteres Verschlucken u. s. w. Sie hat meistens einen schnelleren Verlauf, das hektische Fieber erfolgt heftig und schnell und bei den Kranken, welche ich beobachtet habe, war eine besondere Niedergeschlagenheit und Pusillanimität, so wie ein auffallend verminderter Harnabgang mit einem häufigen, dunkel gefärbten, fast schwarzen Bodensatz auffallend. Eine pathologische Frage könnte entstehen, warum sich diese bösartige Alogotrophie hauptsächlich auf den Kehlkopf beschränke, da aber auch um so zerstörender wirkt? Ist die Antwort, dass bei vielen Leiden von Organensystemen die äusserste Oeffnung des Ausführungsganges, bald schmerzhaft bald durch Congestionen afficirt wird, befriedigend? Dass also diese Krankheit in Rücksicht des Sitzes, mit Hämorrhoiden und bei höherm Grade vom atrabilarischem Zustande, carcinomatösen Verhärtungen des Mastdarms, mit ähnlichen Affectionen der Oeffnung der Harnröhre, der Gallengänge und des Mundes (z. B. Aphthen, Wasserkrebs u. s. w.) einige Analogie hat? — *Fickers* *) Bemerkung, dass sie hauptsächlich Hypochondrische, starke Trinker u. s. w. befällt, habe ich vollkommen bestätigt gefunden und die von *Sachs* **) mit seinem ihm eigenen Scharfsinn und Fleiss gesammelten Erfahrungen beweisen etwas Aehnliches ***). Nicht jede Alogotrophie des Kehlkopfs geht in diese *phthisis laryngea* über, ich habe alle Symptome von angeschwollenen Drüsen des Kehlkopfs mit veränderter schwer zu modulirender Stimme, öfterem Verschlucken, momentanem Husten mit Erstickungsgefahr, aber ohne Schmerz, ohne eiterartigen Auswurf und ohne hektisches Fieber Jahre lang dauern gesehen und durch Fontanellen zur Seite des Kehlkopfs verbunden mit lang fortgesetztem Gebrauch des gebrannten Schwammes (*Spongia usta*) geheilt. Auch diese *phthisis laryngea* ist nicht unheilbar. Es ist mir zweimal geglückt, im letzten Stadium der Krankheit das hektische Fieber und die Nachtschweisse durch kalte Bäder (zu 15° *Reaumur*) und Salbeithee, die Abdominalverstimmung durch Antimonialien, Schwefelmittel und von Zeit zu Zeit stärkere Abführungen aus *Calomel* und *Jalappe* nebst einer nahrhaften vegetabili-

*) *Hufeland* Journal XXXIV. C. 22.

**) Ideen zur Diagnostik. Hannover 1821.

***) Es scheint mir höchst wahrscheinlich: dafs *Hippocrates* diesen Zustand mit Erysipelas in pulmone bezeichnet. De morbis L. II. sectio V. p. 38. Edit. *Foesii*.

schen Diät, starkem Waizenbier u. s. w. und das Localleiden durch zwei grosse Fontanellen zur Seite des Kehlkopfs zu heilen. Den einen dieser Kranken, der einige Zeit Missbrauch von spirituösem Getränk gemacht hatte und gänzlich hoffnungslos, abgemagert und entkräftet lag, habe ich noch jetzt, nachdem er seit acht Jahren hergestellt ist, als einen rüstigen und glücklichen Familienvater zu sehen das Vergnügen.

§. 217.

Phthisis trachealis.

i. Anders verhält sich die *phthisis trachealis.* Man könnte sie einen langwährigen eiternden *Croup* nennen. Sie befällt cachektische, scrofulöse Individuen, Kurzathmigkeit, grosse Empfindlichkeit für die eingeathmete Luft, rauhe, aber nicht unarticulirte Sprache, wenig Schmerz, mehr Druck auf der Brust und über dem Brustbein, öfteres Räuspern, fast anhaltendes Hüsteln und nur heftige Anfälle von Husten und Erbrechen, wenn die Nahrung tiefer in die Speiseröhre sinkt, da sich dann der ganze Brustkasten fast krampfhaft hebt. Ich sah bei dieser Krankheit, an welcher die 26jährige Kranke mehrere Jahre litt, eine vollkommene Scheidung der Bifurcation eines Luftröhrenzweiges mit den heftigsten Erstickungssymptomen aufhusten und ausbrechen. Es ging dieser Ausleerung eine vollkommene Pneumonie vorher, und die Kranke wurde auf mehrere Monate dadurch besser aber nicht geheilt: sie starb nach 5jährigem Leiden an hektischem Fieber.

§. 218.

Lungengeschwür *Vomica.*

k. Vielleicht ist das verschlossene Lungengeschwür (*Vomica*) als ein partieller Zustand dieser Art in einem einzelnen Aste der Bronchien anzusehen, wo der Ausführungsgang desselben verschlossen ist und in dem Aste selbst eine Eiterabsonderung entsteht, die auf diese Art einen Sack bildet, der wie alle solche verschlossene Absonderungen sich ausdehnt und mit dichtem Zellgewebe umkleidet wird, bis er sich öffnet und durch die Luftröhre oder in einzelnen Fällen durch den Brustkasten sich einen Weg bahnt. Es hat dieses verschlossene Lungengeschwür wenigstens mit Lungenknoten keine Verwandschaft, es ist nicht die Folge von Pneumonie. Wenn die Natur dem Sacke einen Ausweg verschaffen will, geschieht dieses durch einen Entzündungsprocess, der oft mit Fieber verbunden ist, ich sah diesen Process bei einer Kranken jedesmal von einer Blatterrose im Gesichte begleitet, die mit Delir und heftigem Fieber eintrat und durch eine fast erstickende Ausleerung von eiterartigem Stoff aus den Lungen sich endigte, der Auswurf dauerte dann einige Wochen und die Kranke war auf mehrere Jahre frei von allen Beschwerden, fühlte selbst keine Kurzathmigkeit oder Mangel an Stimme u. s. w. sie erreichte das 83ste Jahr. Oft ist die Ausleerung demnächst selbst mit hektischem Fieber verbunden, ich sah Personen daran bis zum Skelett abgemagert und entkräftet. Hysterische Frauenzimmer oder empfindliche junge Männer habe ich am meisten daran leiden sehen. Ernsthafter wird die Krankheit, wenn sich die *Vomica* durch den Brustkasten einen Weg bahnt, ich sah davon mehrere Eiteransammlungen bis auf das Heiligenbein herabgesenkt und die Kranken starben am hektischem Fieber bei nicht zerstörten Lungen. Hätten sie vielleicht gerettet werden können, wenn man nach *Hippocrates* Anleitung die Verbindung des Eitersacks mit dem Brustkasten früher entdeckt und dem Eiter einen kürzern Ausweg bereitet hätte?

§. 219.

l. Sowohl die serösen Häute der Respirationsorgane *(Pleuritis)* als die Luftwege *(Pneumonia)* können diathetisch entzündet werden und es ist keine Veranlassung zu glauben, dass eine Cachexie der Respirationsorgane die Disposition zu diesen Krankheiten veranlasse. Nach dem verschiedenen Character der Epidemie befällt sie bald viele, bald einzelne Individuen, es geht ihr aber keine seröse oder blutige Congestion voraus, welche durch Entzündung weggeschafft werden soll. Sie hat das mit Blattern und manchen andern epidemischen Krankheiten gemein, dass die Entzündung Produkt der specifischen Ansprache und nicht eines Localreitzes ist und dass sie, nachdem die specifische Ansprache heftiger und der Organismus weniger fähig ist, ihr Genüge zu leisten, in Typhum übergeht. Geschieht ihr aber Genüge, so entsteht ausser andern critischen Thätigkeiten (Hautausdünstung u. s. w.) jedesmal Expectoration eines gekochten Schleims, sowohl wenn die Entzündung auf dem Brustfell als wenn sie in den Bronchien statt hatte und hierin, so wie in dem epidemischen Character ist sie dem epidemischen Catarrh ähnlich. Dieser Auswurf entsteht sowohl bei Entzündung des Brustfells als der Luftwege und ist nicht als Product der localen Entzündung, sondern als allgemeine Crise anzusehen.

Bei sporadischen Pneumonien ist aber immer die Frage erst zu berücksichtigen: Ist nicht diese Entzündung eine Anstrengung des Lebens, ergossene coagulable Lymphe (S. oben §. 214.) oder selbst Knoten in den Lungen wegzuschaffen? Bei phthisischen Personen entsteht von Zeit zu Zeit auf diese Art eine wahre Pneumonie: Ich sah sie mehrere Male bei lebhaften empfindlichen Individuen. Lange und oft vorhergegangenes Hüsteln, die Conformation des Brustkastens, die rothen begrenzten Wangen u. s. w. bezeichneten ihren Zustand der Lungen und die mit drohenden Symptomen verbundene Pneumonie hat keinen regelmässigen Verlauf. Kleine Aderlässe mögen in diesem Falle momentane Erleichterung schaffen, grössere sind schädlich und wohl nie geht diese Pneumonie in Typhum über.

Cap. 16.

Cachexie der Lungen.

§. 220.

In so fern wir uns die Lungen, ohne Rücksicht auf ihre Absonderung in den Bronchien, welche durch Wechselthätigkeit mit andern aussondernden Organen (*Colatoriis*) zum Theil bestimmt werden, als das Organ vorstellen, welches unter unmittelbarem Einfluss des absoluten Lebens (im mittleren Strange des Rückenmarks realisirt), die Differenzen des Microcosmus mit dem Macrocosmus indifferentiirt, können wir auch in ihren Functionen und in ihrer Vegetation Krankheiten bestimmen, die zwar durch Störungen in andern Organen auf mannigfaltige Art modificirt werden können, deren erste und nächste Ursache aber in dem absoluten Leben (der ἕξις) selbst begründet ist und welche daher den Namen der Cachexie in den Lungen ausschliesslich verdienen.

§. 221.

So lange man den Lebensprocess der Lungen als einen bloss chemischen betrachtet, kann man über die Organisation der Lungen und ihrer Alogotrophien nicht urtheilen, sie erscheinen uns dann als ein chemisches Gefäss, in welchem der Mischungsprocess, nach seiner Räumlichkeit und Locomotivität der Muskeln, mehr oder weniger vollkommen vorgehen kann. Alles muss uns aber überzeugen, dass die Function der Lungen, eben so wie jedes andere Organ, zugleich ein qualitatives Verhältniss hat, welches durch das Leben des ganzen Organismus, vermittelst des Nervenmarks, in seinen kleinsten Theilen bestimmt wird; nach der Thätigkeit jedes einzelnen Theils des thierischen Organismus, kehrt das Venenblut, mit einer veränderten Differenz gegen den Macrocosmus, zurück und diese Differenz gleicht das absolute Leben, vermittelst der Respirationsnerven, besonders des *Vagi*, aus. Wir sind nicht im Stande, den Gegensatz in diesen Respirationsnerven auf ähnliche Art nachzuweisen, wie es in den Sinnesorganen möglich ist, aber die allgemeinen Begriffe von Leben müssen uns überzeugen: dass zu jedem einzelnen Act der Respiration (in dem kleinsten Punkte der Lungen) ein positives momentanes Seyn, ein positiver Pol, und ein Wollen, ein negativer Pol erfordert wird und dass die differentiirte Luft die Kette schliesst und dadurch die Ausgleichung der Differenz, sich in der Luft als Mischungsveränderung in den eigenen Säften (Blut, Serum) (als flüssige Leiter) sich als veränderte Lebensfähigkeit manifestirt, wie dies in jedem Organe, welches ohne Bedeckung von Oberhaut mit der Luft in Berührung kömmt, mehr oder weniger der Fall ist und jedes solches Organ eine Art Lunge wird, d. h. den Polaritätswechsel häufiger vollendet, mehr oder weniger entzündet wird.

§. 222.

Die Leichenöffnungen zeigen uns bei gestörtem Organismus der Lungen zwei verschiedene Zustände, die wir als Ursache ihrer Unfähigkeit den Respirationsprocess fortzusetzen im Realen ansehen können. Tuberkeln *(Tubercula)* und den Zustand, welcher von den Neuern Hepatisation der Lungen, von Früheren Entzündung auch Blutschwamm (?) genannt ist. Wenn diese Zustände auch oft in denselben kranken Lungen zugleich vorkommen, oft die letztere Folge der ersten zu seyn scheint, so zeigen sie doch einen sich entgegengesetzten Lebensprocess, auf ähnliche Art wie Central- und Ciliarsystem im Auge, oder seröses- und Lebersystem in den Verdauungsorganen, und sie verdienen eine nähere Betrachtung.

Phthisis tuberculosa.

§. 223.

Die trefflichen pathologisch-anatomischen Untersuchungen von *Bayle* *), *Laennec* **) u. a. haben uns mit der Structur einer Art von Alogotrophie bekannt gemacht, die wir unter dem Namen Knoten, Tuberkeln *(Tubercula)* kennen, und bald für angeschwollene lymphatische Drüsen, bald für ein durch einen eigenen kranken Lebensprocess gebildetes Coagulum, auf jeden Fall aber für die Ursache vieler Krankheiten in einzelnen Organensystemen und namentlich der verderblichen Lungenschwindsucht gehalten haben.

Ehe ich zu der nosologischen Betrachtung dieser so allgemeinen und tödtlichen Krankheit übergehe, muss ich nothwendig das vorausschicken, was wir von diesen Tuberkeln mit Sicherheit wissen, welches wir grösstentheils dem genauen Forschen jener Männer verdanken.

1. Sie finden sich in allen thierischen Gebilden, jedoch am seltensten in muskulösen, der willkührlichen Bewegung dienenden, Theilen, am häufigsten in den Lungen und in der Leber, aber auch auf serösen Häuten, in Drüsen u. s. w.

2. Sie entwickeln sich in der Gestalt halbdurchsichtiger, grauer, zuweilen durchsichtiger und fast farbenloser Körner. Diese Körner werden grösser, gelblich und undurchsichtig, anfangs in der Mitte, allmählig in ihrem ganzen Umfange.

3. Mehrere dieser Körner vereinigen sich und bilden dann Massen von blassgelber Farbe, undurchsichtig und von einer Dichtigkeit, welche der des festen Käses gleicht: man nennt sie alsdann rohe oder verschlossene Tuberkeln *(Tubercules crus)*.

---

*) Recherches sur la phthisis pulmonaire. Paris 1810.

**) De l'auscultation medicale, ou traité du diagnostic des maladies des poulmons et du coeur.

4. Diese Massen und einzelnen Tuberkeln sind kein Product des Lungengewebes; dieses kann wenigstens lange ungestört von ihnen in seinem Normalzustande bleiben und erst später wird es durch neue Erzeugung von halbdurchsichtiger tuberkulöser Masse, welche das Gewebe anfüllt, hart, graulich, halbdurchsichtig.

5. Sie legen sich vorzüglich um die Verzweigungen der feinern Luftröhrenäste und schliessen diese ein; hingegen drängen sie die feinen Blutgefässe zur Seite; wenn diese in die Substanz der Tuberkeln treten, so sind sie verschlossen (durch geronnen Blut obliterirt) *).

6. Die Substanz dieser Tuberkeln besteht in dem Maass mehr aus Eyweissstoff, als sie vollkommen ausgebildet sind; *Abercrombie* fand in kranken Drüsen, die nur anfingen aufzuschwellen, etwa nur ein Sechstheil dieses durch Kochen erhärteten kranken Gebildes, hingegen Theile, die das halbdurchsichtige knorplichte Ansehn eines vollkommnen Tuberkels hatten, verloren etwa einen Viertheil durchs Kochen und drei Viertheile blieben, dem Gewichte nach, in demselben Zustande eines festen, undurchsichtigen, eyweissartigen Coagulums **).

7. So wie diese Afterbildungen älter werden, oder an Grösse zunehmen, hat diese eyweissartige Masse mehr Neigung sich aufzulösen, flüssig zu werden und sich auszuleeren. Dieses geschieht, indem der Tuberkel sich in die Luftröhren öffnet und sich in dieselben bald als ein dicker Eiter, welcher aber geruchlos und gelblicher ist als die rohen Tuberkeln, ergiesst, bald sich in zwei Theile trennt, einen sehr flüssigen, mehr oder weniger durchsichtigen und farbenlosen (wofern er nicht mit Blut vermischt ist) und einen andern undurchsichtigen, käseartigen und zerreiblichen Theil.

---

*) *Bayle* a. a. O.

**) *Abercrombie*, Ueber die Natur und Ursprung tuberkulöser Krankheiten. Transactions of the medico chirurgical society of Edinburgh und in Abhandl. für pr. Aerzte. B. 32. S. 200.

8. Die Höhlung, aus welcher der nun flüssig gewordene Tuberkel sich entleert, wird mit einer Art von Pseudomembran bekleidet, welche dünn, gleich, fast ganz dunkelweiss, sehr weich und beinahe zerreiblich ist und die man leicht mit dem Skalpel abschaben kann.

9. So wie der Tuberkel selbst nicht durch kranke Lebensthätigkeit des Lungengewebes, weder durch einen Entzündungsprocess, noch durch irgend eine Absonderung in demselben erzeugt wird, so sondert auch diese innere Höhle des geöffneten Tuberkels, wenn derselbe entleert ist, nicht weiter ab, sondern bildet mit den ihr zunächst liegenden Fistelgänge, die sich in die Luftröhrenäste endigen und in diese den erweichten Tuberkel anderer ausleeren. Um diese entleerten Säcke bildet sich nun immer mehr Tubermasse, welche das Lungengewebe auf mannigfaltige Art verdrängen und umbilden.

10. Der Tuberkel ist also kein Product einer gestörten Indifferentiirung der Polaritäten im Lungengewebe, sondern ein unmittelbares Product des sich selbst realisirenden absoluten Lebens, wie das ganze Nervensystem; und das Verhältniss seiner Bestandtheile vorzüglich aus Eyweisstoff, sein Verhärten beim Kochen in Salpetersäure u. s. w. *), seine Bildung aus dem flüssigen ins feste und seine Rückbildung (Auflösung) in eine mehr flüssige oder ganz wässerige Masse, ist der Auflösung des Gehirns S. B. VI. Cap. 1. §. 11. vollkommen ähnlich. Dass dabei eben so, wie im Gehirn, einzelne Theile des Parenchyma's (der Rindensubstanz) mit in die Auflösung gezogen und dadurch der nun u n b e l e b t e n Substanz verschiedene Eigenschaften in Consistenz und Farbe mitgetheilt werden können, ist gleichfalls beiden Lebensprocessen des realisirten absoluten Lebens gemein.

---

*) Beobachtet von *Soemmering* junior, *Logan* und *William Mackenzie*. S. Berliner Medicinische Zeitung des Auslandes 1833 N. 54. p. 215.

Wir dürfen daher nicht anstehen, diese Tuberkeln für eine Hypertrophie der peripherischen Seite des Nervensystems anzusehen, welche, da sie durch Differentiirung und Indifferentiirung ihr Leben nicht ferner manifestiren kann, sich eben so wieder auflöset, wie sich unter ähnlichen Umständen Theile des Gehirns auflösen.

§. 224.

Es liegt ausser dem Kreise meiner Untersuchungen, zu bestimmen, ob nicht ein solcher Tuberkel, wenn er mit einem lebenden parenchymatösen Organ zusammentrifft, ein eigenes, von der Einheit des ganzen Organismus getrenntes, Leben eine Zeitlang fortsetzen und so die Bildung der mannigfaltig gestalteten Hydatiden von der *Taenia hydatigena* im Gehirn, dem lebenden *Zistizerkus* in der vordern Augenkammer an bis zu den durch eigene Pseudomembranen eingeschlossenen Hydatiden auf verschiedenen Theilen der serösen Häute u. s. w. realisiren kann. In häufig vorkommenden Hydatiden, an der Leber, Nieren u. s. w., aber auch auf den Schleimhäuten können sie entstehen. Ich sah bei einer Bauchwassersucht zum Theil Hydatiden, noch häufiger aber Häute derselben, die sich in vielgestaltete lederartige Blätter geformt hatten, durch den Mastdarm abgehen, ohne dass ich bei der Section einen besondern Ort ihrer Erzeugung finden konnte. Durch den Urin sah ich sie mehrere Jahre lang bei einer Frau, welche viele Kinder geboren, in solcher Menge abgehen, dass sie oft den Harngang verstopften. Die Frau war anfangs vielleicht mehr durch Schreck über diese sonderbare Erscheinung sehr leidend: später erholte sie sich, ohne dass die Bildung dieser Afterorganisation aufhörte, wie das Nervensystem der untern Extremitäten, nachdem es in den Lendenwirbeln vom obern Theile und also von dem Gehirn getrennt war, noch mehrere Monate das eigene Leben derselben unterhielt *). Die schwie-

*) Meine Abhandlung über psychische Heilmittel.

rige Frage über *generationem aequivocam* und *per ovum* wäre dann aufgeklärt. Die Tuberkeln entstünden dann nicht von Hydatiden, wie Dr. *Baron* glaubt *), sondern umgekehrt diese von jenen. Sind die Hydatiden Geburten, *partus vesicularis*, *Heine* in Selle N. Beiträgen N. p. 128. nicht ganz ähnlichen Ursprungs, so könnte man dieselben eine Hypertrophie der ganzen peripherischen Verbreitung des Nervensystems nennen. Ich sah eine solche bei einer gesunden sehr erfahrnen Frau bei ihrer fünften Niederkunft. Bis zum 7ten Monat versicherte sie Bewegung des Kindes zu fühlen und der Ehemann bezeugte, sie äusserlich gefühlt zu haben. Zur rechten Geburtszeit gebar sie eine Masse von grössern Blasen, die einer Traube glichen, an der man vielleicht Zweige statt der Hände und Füsse sich denken konnte.

§. 225.

Lungentuberkeln sind folglich durch das absolute Leben (ἕξις) unmittelbar und ohne Indifferentiirung gebildete Alogotrophien, welche in den peripherischen Endigungen des die Respiration bestimmenden Nervensystems, also des mittleren Strangs des Rückenmarks entstehen, wodurch ihr Verhältniss zum übrigen Organismus besonders bestimmt wird.

1. Sie sind, wie der mittlere Strang des Rückenmarks, für äussere Reitze unempfindlich. Die Kranken fühlen daher, so lange die Tuberkeln geschlossen sind, keinen bedeutenden Schmerz in der Brust, erst, wenn diese als fremde Körper einen Entzündungsprocess in ihrem Umfange erregen, entstehen Stiche und Schmerz in der Brust, welche aber wie beim Krebs nicht anhaltend sind.

2. Dagegen sind sie für specifische Luftpolaritäten in der ersten Periode der ungeöffneten Tuberkeln auf ähnliche Art empfindlicher, als Alogotrophien einzelner Nervenäste

*) Abhandlung für pr. Aerzte B 32 S 208.

in den Anschwellungen derselben (B. VI. Cap. 1. §. 11.) es für äussere Reitze sind. Daher die grosse Neigung zu Catarrh im Anfange der Krankheit; sobald aber die Tuberkeln geöffnet und aufgelöset sind, hört diese Empfindlichkeit auf. Ich bin erstaunt gewesen, wie eine Schwindsüchtige im letzten Stadio der Krankheit das Einathmen einer Atmosphäre, die beinahe $\frac{3}{4}$ kohlensaures Gas enthielt, selbst mit Erleichterung Stunden lang ertragen konnte, die jedem Gesunden irrespirabel war.

3. Daher sind diese Kranken auch nur bei der ersten Bildung der rohen Tuberkeln oft mit gesteigertem Gemeingefühl ängstlich für ihre Gesundheit, in den spätern Stadien fühlen sie ihren eigenen Organismum weniger und finden die Symptome der Krankheit durch Schlussfolgen in äussern Veranlassungen, Diätfehlern u. s. w. begründet.

4. Man könnte diese Hypertrophien der Respirationsnerven mit den Veränderungen von Bäumen vergleichen, die, wenn ihr Leben durch unpassenden Boden und Clima geschwächt ist, in zweigigtes Gestrüpp ohne kräftigen Stamm ausarten. Ist die Anlage zu diesen Lungentuberkeln schon in der ersten Anlage begründet, so manifestirt sie sich gewiss auch durch Missbildungen des Kopfs (φοζοὶ), vorzüglich verengten und oft kleinen Kopf, längern und schmälern Hals, schmälere Rückenwirbel, zusammengedrückte Rippen und daher abstehende flügelartige Schulterblätter, sehr häufig schnellen Wachsthum des Körpers in die Länge, vorzüglich des Brustkastens, oft mit unpassenden Verhältnissen der Extremitäten, welche bald zu lang, bald zu kurz sind. Dieses hat vielleicht die Veranlassung gegeben, die Anlage zu dieser Krankheit bald rhachitisch, bald scrofulös zu nennen, da beide Körperbeschaffenheiten doch nur andere Manifestationen des gestörten absoluten Lebens sind.

5. Indem die Function der Lungen auf diese Art gestört und dem Bedürfniss der Indifferentiirung des Organismus mit der Aussenwelt nicht genügend ist, strebt das Leben dieses Bedürfniss in der Haut zu befriedigen: dieselbe

wird trockner und mehr venös gefärbt (*dirty complexion*), auf den Organen, welche mit den Respirationsorganen am genauesten verbunden sind, den Wangen, dem innern Munde u. s. w. entsteht vorübergehende Röthe und Blässe, demnächst in den Gefühlsorganen, Händen und Füssen. Diese Anstrengungen des Lebens nehmen immer mehr zu, so wie die Tuberkeln sich mehr verbreiten, und bilden dann das hectische Fieber.

§. 226.

Ein entgegengesetzter Zustand der Lungen ist, wenn der negative Pol (die Venosität) vorherrscht. Wir nennen das Entzündung, wenn durch einen Reitz (localen Reitz oder diathetische Einwirkung) das Lungengewebe lebendige Anstrengungen macht, das Schädliche zu entfernen und neu zu reorganisiren, und es entstehen die mannigfaltigen Modificationen von Pneumonie, an welchen immer das ganze Circulationssystem heftig Theil nimmt. Ist aber der Reitz langsam entstanden und nicht critisch zu entfernen, so entsteht chronische Entzündung, die sich in dem Lungengewebe durch dunklere Farbe desselben und grössere Dichtigkeit manifestirt und in diesem Zustande Hepatisirung der Lungen von den neuern Nosologen benannt ist *). Entsteht durch dieses vermehrte gestörte Leben, wobei der negative Pol vorherrscht, Absonderung, so ist sie kein gekochter Eiter, sondern Jauche, die dann in den Bronchien mancherlei anomale Absonderungen veranlasst. Diese chronische Entzündung kann von so mannigfaltiger Art einzelne Theile oder die Lungen im Allgemeinen afficiren, als die Reitze verschieden sind, *ex his quidem quae in corpore insunt, a bile et pituita, ex his quidem quae corpus extra afficiunt, ab aëre insito calori commixto quin etiam a laboribus et vulneribus* **). Bald sind es Rückbleibsel von

*) *Laennec* Abhandlung für pr. Aerzte B. 29. p. 14.

**) *Hippocrates*, De morbis L. I. sect. V. p. 7 edit. meae.

vorhergegangenen epidemischen Krankheiten, bald werden sie von zu grosser Anstrengung des animalen Lebens *(a laboribus)* veranlasst, vorzüglich wenn auf diese Anstrengungen eine unverhältnissmässige Unthätigkeit folgt; daher sieht man diese chronischen Lungenentzündungen vorzüglich bei Personen, die sich nach zu sehr thätigem Leben plötzlich zur Ruhe begeben, bei jungen Männern, wenn sie von einem freiern und ungeregeltern Leben plötzlich zu sizzender Arbeit mit Anstrengung oder gar mit deprimirenden Affecten übergehen; bei Trinkern u. s. w., aber auch durch angeborne Anlage, innere Reitze, Cacochymien aus den Verdauungsorganen werden sie veranlasst *(a bile)*, oder von Localreitzen in den Lungen, namentlich von ältern geöffneten Tuberkeln, oder auch von fremden in die Lungen gefallenen Körpern entstehen sie. (Ich behandle noch in diesem Augenblicke einen jungen Mann, der von seinen frühern Jahren her durch einen Kirschkern, durch die Luftröhre in die Lungen gebracht, an allen Symptomen dieser chronischen Entzündung, heftigem Husten, häufigem Auswurf mit einer serösen Flüssigkeit, die nur zuweilen mit etwas Eiterartigem vermischt ist, öfterem Erbrechen und Gefühl von momentaner Mattigkeit leidet, ohne dass das Leben des übrigen Organismus sehr dadurch gestört ist.) Daher finden wir diese chronische Entzündung sehr häufig mit Tuberkeln vereinigt, und sie ist vielleicht bei den meisten Kranken dieser Art das letzte Stadium der Krankheit.*). *Laen-*

---

*) *Morgagni*, De Causis et sedibus morborum, beschreibt Ep. VII. n. 19. einen Fall von Hepatisation, in welcher er zugleich Gebilde fand, die unbezweifelt ausgeleerte Tuberkeln waren; mehrere Fälle, wo er einzelne weiſse Tuberkeln in dem hepatisirten Gewebe fand. *Georg Langstaff*, Medico chirurgical transactions Vol. IX. P. II. p. 297. Abhandl. f. pr. Aerzte. B. 28. p. 187. u. f. hat mehrere Leichenöffnungen von dieser chronischen Entzündung, welche er Blutschwamm nennt, wo Tuberkeln deutlich mit derselben vermischt waren, eine, wo die linke Lunge hepatisirt, die rechte in ein Gewebe von Tuberkeln verwandelt war, gemacht. Dieselbe Erscheinung kömmt auch bei Tuberkeln in der Leber oft

nec theilt die Lungenentzündung in drei Grade, es scheint mir, dass man sehr mannigfaltige machen könnte, eben so, wie in jedem andern Zellgewebe nach Verschiedenheit des Reitzes und der Individualität des Gereitzten, die Erscheinungen anders werden müssen, und dass man bei einfacher Entzündung, trocknem und feuchtem Brande, rosenartiger Entzündung, Blutschwamm u. s. w. nur doch einen allen gemeinen Character der erhöheten Animalität im Verhältniss zur Vegetation, der vermehrten Verwandlung des Serums in venöses Blut, unter mancherlei in einander zum Theil übergehenden Formen, erkennen kann.

Aeltere Aerzte, namentlich der treffliche Beobachter *Richard Morton*, haben diesen Krankheitszustand der Lungen unter dem Namen *phthisis scorbutica* dargestellt, häufigerer Auswurf von Blut, anhaltender kitzelnder Husten, oft ein gedunsenes blasses Hautorgan, bezeichnen ihn oft und häufig endet er mehr durch Blutstürzungen aus den Lungen, als durch Abzehrung und Fieber, das Leben.

§. 227.

Nach dieser Ansicht sind Tuberkeln und Entzündung keine absolut von einander getrennte nosologische Erscheinung, sondern nur, nachdem sich der eine oder der andere Zustand früher und mächtiger entwickelt, erhalten die Krankheitserscheinungen andere Formen, deren letztes Resultat Störung des Respirationsprocesses ist. Mit seinem practischen Geiste hat *Hippocrates* diese Verschiedenheiten aufgefasst und die Krankheiten, welche von mehr acuter oder chronischer Lungenentzündung entstehen, in verschiedenen Krankheitsformen beschrieben, deren entschiedenste Form, welche wir nach unsern Ansichten typhöse chroni-

---

vor, und dieselbe ist von dunkelgefärbtem Parenchyma angeschwollen, in welchem Tuberkeln enthalten sind. *Morgagni* beschreibt mehrere, einen sehr deutlichen Zustand dieser Art *Roger* Revue medicale 1833.

sche Lungenentzündung nennen würden, *Erysipelas pulmonum* benannt, die Symptome aber, welche wir als Begleiter der Tuberkeln beobachten, nennt er *Tabes*. Von der chronischen Lungenentzündung beschreibt er Lungengeschwüre *(Vomicae)*, Eiterbrust *(Empyema)*, Hepatisirung der Lungen, Eiterung im Gefolg dieser allgemeinen chronischen Entzündung, Hämorrhagien der Lungen im Gefolg derselben. Alle diese chronischen Entzündungen entstehen vorzüglich durch Ueberreitzungen der Respirationsorgane, durch Missbrauch von geistigem Getränk, von heftigen Körperbewegungen u. s. w., überall räth er hier vorsichtige Ruhe des Körpers, reine freie Luft, kühlendes Getränk und Arzneyen, warnt in den meisten Fällen vor abführenden Mitteln, weil Diarrhöen meistens das Ende der Krankheit und des Lebens ist. Laue Bäder verordnet er in einigen Fällen, wenn der entzündliche Zustand (das Fieber) aufgehört hat. Kalte Bäder verordnet er in dem typhösen Zustande dieser Art und meine Erfahrung hat sein und *Galen's* Heilverfahren bestätigt. (S. B. I. Buch. 3. u. 165.) Von der *Tabes* (Lungentuberkeln) hat er zwei Arten. Beide fangen mit geringem unbedeutenden Fieber an. Bei beiden empfiehlt er das Hauptmittel gegen alle Cachexien, häufige körperliche Thätigkeit in freier Luft, oder Brechmittel, zwischendurch Abführungen und nahrhafte, angemessene Diät. In der ersten ist Entzündung und Eiterung local von den Tuberkeln erregt und häufiger dünner salziger Auswurf, mit allgemeiner Abmagerung, geschwollenen Füssen, gekrümmten Nägeln, Trägheit der Muskelbewegung, Schmerzen zwischen den Schultern und auf der Brust, trockenem Halse, oft eine Art von kleinen Pusteln im Halse, am Ende der Krankheit Ausfallen der Haare bezeichnen hauptsächlich diesen mehr entzündlichen Zustand, junge Frauenzimmer sind ihm vorzüglich unterworfen und die Krankheit ist in jeder Rücksicht sehr schwer zu heilen und meist binnen Jahresfrist tödtlich. Die zweite Art ist mehr langdauernd, hört oft im Sommer ganz auf und kehrt im Herbst und Winter zurück. Der Auswurf ist dicker und der Husten plagt vorzüglich ältere, der Druck auf der Brust ist grösser, als wenn ein Stein darauf lastete, das Ansehen ist aufgedunsener. Gewöhnlich dauert die Krankheit drei Jahre, ist aber gleichfalls meist tödtlich. Auch die ohne Entzündung vereiterten und in die Bronchien sich ausleerenden Tuberkeln, welche auf diese Art Fistelgänge bilden, scheint *Hippocrates* practisch erkannt zu haben, wenn er auch nicht die genaue anatomische Beschreibung, die wir *Laennec* verdanken, geben konnte *).

§. 228.

Die erste und wichtigste Rücksicht bei der Cur tuberkulöser Lungenschwindsucht dürfte die von *Hippocrates* bereits bestimmte seyn: In welchem Maass das Parenchyma durch einen chronischen Entzündungsprocess Theil nimmt, oder vielleicht selbst der erste Anfang derselben ist? Fieber, Auswurf und Schmerz in der Brust können dieses allein bestimmen. Je stärker das Fieber gleich vom Anfang der Krankheit oder von Zeit zu Zeit nach Witterung, Jahreszeit u. s. w. mit stärkerm Frost eintritt, oft selbst die Gestalt eines intermittirenden Fiebers annimmt, je mehr das Leben durch vicariirende Blutausleerungen in die Bronchien (Bluthusten) den kranken Zustand zu erleichtern sucht, je anhaltender und heftiger der Schmerz in der Brust und zwischen den Schulterblättern ist, desto mehr ist der Zustand als

*) De morbis L. II. p. 36. Si pulmonis fistula ulcere fervido et superficiario laborarit, febris lenis detinet, medio pectore dolor vexat et totius corporis pruritus, vox raucescit, sputum liquidum ac tenue expuit, interdum etiam crassum ac velut ptisanae succum. In ejus ore gravis odor qualis ex piscibus contingit, suboritur, subindeque in sputo duro quaedam velut fungi frustula ex ulcere apparent, superiora atque adeo totus homo extenuatur, malae rubent, temporis successu ungues contrahuntur, aridi et ex virore pallescentes evadunt. Confestim autem perit sanguinem et pus per sputum respuendo, nisi curetur. Postea etiam vehementer febres supervenientes eum interficiunt.

entzündlich anzusehen und Blutausleerungen, Ableitung durch Fontanellen und Hautreitze, Brennen der Brust nach *Hippocrates* als wirksamstes Mittel bei mehrern Arten empfohlen, in Aegypten häufig gebraucht und von Neuern empfohlen*), dürften da die wirksamsten Mittel seyn, zugleich mit einer mehr vegetabilischen Diät, Milch, freie, gesunde Luft auf dem Lande und sehr mässige vorsichtige Körperbewegung.

§. 229.

Man erinnere sich aber: dass chronische Entzündung eine sehr allgemeine Benennung der vermehrten Verwandlung des arteriellen Bluts in venöses ist und dass dieser Zustand eine specifische Lebensmanifestation im Gefolg des Reitzes ist, von leichter Verdichtung und Anschwellung des Parenchymas an, die sich in Absonderung endigt, bis zum Blutschwamm und der typhösen Entzündung. Der Arzt kann hier nur durch Versuche, durch *adjuvantia et nocentia* den möglichen, selten vom Anfange an zu bestimmenden Weg finden. Manche specifische Mittel, *Cicuta*, *Digitalis*, *Phellandrium aquaticum*, Balsame u. s. w. können hier glücklichen Erfolg haben. Ich habe einige Male von folgendem Pulver sehr glückliche Wirkung gesehen:

Rc. sulphur aurat. antim. ℈j.
Lactis sulphur. ℥Vj.
Seminis Phelland. aquat. ʒjjj.

M. D. Täglich dreimal einen kleinen Theelöffel voll. Mehrere zu diesem Zweck angewandte Mittel sind B. I. Cap. 3. §. 155. — 166 genannt.

§. 230.

Je mehr die ganze Körperbildung und namentlich die des Hinterkopfes, Halses und Brustkastens eine angeborne,

---

*) Die Litteratur dieses Mittels hat der fleissige Dr. *Pittschaft* gesammelt. *Hufelands* Journal für pr. A. B. LVII. f. p. 110.

oder in der ersten Kindheit, durch feuchte Luft, schlechte Nahrung, Unthätigkeit u. s. w. erworbene Cachexie verrathen, je mehr der Kranke schon früh zu Congestionen in den Organen, die durch die Gesichtsnerven von dem mittleren Strange des Rückenmarks unmittelbar bestimmt werden, geneigt ist, namentlich Nasenbluten, plötzlicher Wechsel der Röthe der Wangen, oder begrenzte Röthe in denselben, Blutungen aus den Bronchien, die gewöhnlich unbedeutend sind, oder plötzliche Absonderung von Speichel, Schleim u. s. w. in den Bronchien, im Rachen oder in den Speicheldrüsen; je leiser und kaum merklich Anfangs das hektische Fieber eintritt, je weniger Anfangs die Ernährungsorgane an der Krankheit Theil nehmen, oder gar in einer erhöheten Thätigkeit sind, dagegen aber die Ernährung selbst mehr abnimmt, je reger das thierische Bewusstseyn und die davon abhängige Locomotivität ist, ohne dass ein durch Combination der Vorstellung erregter Wille verhältnissmässige Kraft äussert, um so mehr darf man fürchten, dass unheilbare Hypertrophie der peripherischen Endigungen der Respirationsnerven vorhanden ist, ein trockner Husten, Gefühl von Druck auf der Brust, seltner und geringer Auswurf, meist von ungemischtem klaren Blut, der oft ohne Husten kömmt, oder doch von der Heftigkeit des Hustens ganz unabhängig ist, bestätigen in der Folge das Daseyn der gefährlichen tuberculösen Schwindsucht *).

§. 231.

Ihren mehr vegetativen, vom animalen Leben mehr unabhängigen Character verräth sie noch dadurch: dass sie an bestimmte Lebensperioden **), an bestimmte Jahreszeiten und vielleicht selbst Mondwechsel gebunden ist. Von der Zeit

*) *Hippocr.* De morbis vulgaribus L. III. wo auch das äufsere Ansehen dieser Kranken musterhaft beschrieben wird. *Stoll*, Rat. med. P. II. p. 455. und P. IV. p. 449.

**) *Hippocrates*, Coacae praenotiones 439. Tabe maxime periclitantur aetates ab anno decimo octavo ad trigesimum quintum.

der Mannbarkeit bis zum gereiften Alter sind diese Lungenhypertrophien geneigt, sich aufzulösen, weil sie ihr animales vegetatives Leben vollendet haben und bilden dann jene Lungenfisteln, die *Hippocrates* und *Laennec* beschrieben haben. Durch die der Vegetation günstige Jahreszeit und Himmelsstrich wird diese anomale Vegetation vom Absterben abgehalten und daher sind sie in wärmern Climaten weniger gefährlich *), und diese wärmeren Climate bei dem ersten Aufkeimen derselben als das kräftigste Heilmittel betrachtet worden. In Westindien, auf Madera u. s. w. ist diese tuberculöse Schwindsucht fast eine unbekannte Krankheit.

§. 232.

Von der Cur dieser Art von Schwindsucht können wir nur das sagen, was von allen Cachexien im Allgemeinen gesagt werden kann: Das in seiner Bestimmung durch Geburt oder lange Gewohnheit gestörte absolute Leben lässt sich schwerlich durch individuelle Reitze (*specifica*) allein umstimmen und was *Hippocrates* mehreren individuellen Krankheitsformen dieser Art hinzufügt (*morbus curatu difficilis*) gilt noch bis auf den heutigen Tag, ohne dass wir deswegen *Laennec's* Ausspruch: dass keine Cur der Tuberkeln möglich sey, beistimmen mögten.

Wie bei Rhachitis, Gicht, Hypertrophie des Gehirns u. s. w. lässt sich die erste Entstehung der Krankheit verhüten und die davon entstandene Alogotrophie heben, aber nicht die vollkommen ausgebildete Krankheit: Sorgfältige Diät, Clima und zweckmässige Erziehung sind die Mittel dazu. Das animale Leben, mit beständiger Rücksicht auf den individuellen Zustand des Kranken zu heben und thätiger zu machen, muss dem Curplane hauptsächlich zum Grunde liegen. Mit bewundernswürdigem practischen Scharfsinn hat *Hippocrates* diesen seinen Vorschriften zum Grunde gelegt. Wenn er in den Krankheiten der Brust, wo die

*) *Grant,* Von Fiebern p. 165.

venöse Blutbereitung (das animale Leben) vorherrscht, dieses mehr zu mässigen strebt, kühlende Arzneimittel und Diät, Aderlässe, Abführung, geringere Körperbewegung oder günzliche Ruhe, ableitende Hautreitze, Brennen u. s. w. zunächst der leidenden Stelle vorschlägt, so empfiehlt er hier das entgegengesetzte Heilverfahren: Stark nährende oft fette Nahrungsmittel, zwischendurch scharfe gesalzene, oder von scharfen Pflanzen eingemachtes (*opsonia*), selbst schwere Weine, wiederholte Brechmittel, aber Vermeidung der Abführungsmittel, Uebung und immer vermehrte Körperbewegung, aber keine anstrengende Leibesübungen durch Ringen, Laufen u. s. w. auch Brennen auf der Brust und den Schulterblättern und lange Unterhaltung der Eiterung empfiehlt er in ähnlichem Sinn, wie die neuern Aerzte, Fontanellen beim Wasserkopf, Haarseil und Brennen in der Schwindsucht empfohlen haben. Aufenthalt in einer möglichst gleichmässig temperirten freien Luft, vor kalten Winden geschützt, (S. B. I. §. 158.). In seinem 2ten Buche *De morbis* und im Buche *De internis affectionibus* hat er diese Ansicht deutlich ausgesprochen.

§. 233.

Bei Anwendung dieses allgemeinen Curplans auf die so mannigfaltig verschiedene Individualität des Kranken, wird dann der Arzt Gelegenheit haben, manche, als specifisch gerühmte Mittel, zu versuchen, die bei Vernachlässigung der Hauptcur immer unwirksam, oder momentan erleichternd bleiben werden.

Conium maculatum *), *semen Phellandrii aquatici* **), *Extractum Marrubii albi* ***), *Carduì benedicti* ****), *Bole-*

*) *Fothergill* sämmtliche Schriften II. p. 55. *Zeviani* Memorie di Matematica e Fisica IV.

**) *Länge*, Vom Wasserfenchel p. 21. 64.

***) *Hufeland's* Journal B. XLIV. D. 102. und B. LVII. f. 122.

****) *Thilenius* Medicinische und chirurgische Bemerkungen.

tus suaveolens *), *Oleum Asphalti* **) und Theerwasser ***), Eichelkaffee ****), kleine Opiate †), Heringsmilcher, welchen ich mehreremale mit Zutrauen und mit Nutzen habe angewandt gesehen. Der bestimmte grosse Nutzen, welchen ich nun unter sehr verschiedenen Umständen bei *Arthrocace*, bei Rhachitis und bei Missbildungen des Kopfes, die dem Wasserkopf nahe kam, von Leberthran erfahren habe, veranlasste mich zweimal dieses Mittel täglich zu drei bis vier Eslöffel voll auch da anzuwenden, wo ein trockner Husten, Missbildung des Bruskastens und mancherlei Congestionen den Verdacht von Tuberkeln in den Lungen erregten und die wohlthätige Wirkung entsprach meinen Hoffnungen.

Hippocrates dringt bei mehrern Formen dieser Brustkrankheit darauf, den Abfluss aus der Nase zu befördern, *Caput purgare.* Seine Erklärung, dass der Schleim im Kopfe erzeugt und dann durch die Gefässe in die Lungen und in andere Organe geleitet wird, mag als solche in anatomischer Rücksicht sehr ungegründet seyn, könnte aber in pathologischer und therapeutischer Rücksicht Aufmerksamkeit verdienen und den Zusammenhang zwischen Schleimerzeugung und abnormer Thätigkeit des dem absoluten Leben zunächst dienenden Nervenmarks (dem mittleren Strang des Rückenmarks) vermuthen lassen, auf jeden Fall ist *Hippocrates* Rath sehr gegründet und stärkerer

---

*) *Wendt* V. und VI. Nachricht p. 28.

**) *Bang* in Actis societatis medicae Havn. I. p. 1. *Leuthner* Neue practische Versuche über die Heilkräfte des Bergpechoels Augsburg 1777. *Lentin* Memorabilia p. 102. und 104.

***) *Episcopi Berkeley* siris or Inquiries concerning the virtues of Tar water London 1744. 8. Librae duae Aquae Congio miscentus et post biduum Aqua decantatur pro usu potus.

****) *Marx*, Bestätigte Kräfte der Eicheln p. 3. Von der Lungenschwindsucht p. 64.

†) *Meza* in Collectan. Havniensibus II. p. 309. Auserlesene Abhand. für pr. Aerzte B. III. p. 329.

Abfluss aus der Nase ist ein kräftiges Ableitungsmittel für die Lungen *).

§. 234.

Eine andere Art von Lungenschwindsucht beschreibt *R. Morton* sehr genau unter dem Namen *phthisis calculosa*. Vorzüglich von gichtischen und podagrischen Aeltern Erzeugte sind derselben unterworfen und sie verhält sich völlig wie die Erzeugung von gichtischen Concrementen in andern Organen; je nachdem die auf der Schleimhaut der Bronchien abgesonderten Steine in ihrer Form grösser und eckigter sind, nachdem die Schleimhaut empfindlicher und leichter zu Entzündung erregt wird, welches vorzüglich durch Erkältung, catarrhalische Constitution, Gemüthsbewegungen u. s. w. veranlasst wird, veranlassen sie heftigen, fast ununterbrochenen Husten, mit häufigem Auswurf von Bronchialschleim und oft bedeutenden Blutungen, einem unerträglichen Schmerz unter dem Brustbeine und mit inflammatorischem Fieber. Ich sah bei einem jungen Frauenzimmer, dass diese Entzündung sich wie eine *angina polyposa* ablösete und eine über 1½ Zoll lange Scheide der Bronchien mit deutlichen Ramificationen zugleich mit scharfen Steinen ausgeworfen und die Kranke dadurch auf mehrere Jahre von ihren Beschwerden befreit wurde, welche später tödtlich zurückkehrten. Sind die Concremente weniger gross und scharf geformt, so kann der Husten und Druck auf der Brust lange ertragen werden, bis eine Erkältung oder Catarrh das Uebel mit jenen oft tödtlichen Symptomen hervorruft. Hectisches Fieber ist nur am Ende der Krankheit bemerkbar, wenn das Respirationsgeschäft sehr gestört ist, und auch da sind Nacht-

*) Mit dem ihm eigenen practischen Scharfsinn hat *Brendel* De Tabescentium ad nares ducenda fluctione Goettingen 1756. diese Vorschrift des *Hippocrates* und anderer alten Aerzte practisch erläutert und verdient von jedem denkenden Arzte gelesen zu werden. S. Ej. Opuscula Tom II.

schweisse oder Diarrhöen nicht heftig. Erfolgt der Tod nicht durch jene heftigen Symptome der Entzündung, so kann die Krankheit bei immer mehr gestörtem Respirationsprocesse lange fortdauern, bis diese Störung den Lebensprocess ganz unterbricht und der Kranke an einer langsamen Erstickung stirbt.

§. 235.

Dem Arzte stehen hier nur solche Mittel zu Gebote, welche den heftigen Husten besänftigen und die Folgen des Reitzes möglichst abwenden können. Für den ersten Zweck sind Opiate unter mancher abwechselnden Form, *Extractum Hyoscyami* und *Moschus* unentbehrlich. Von *Extr. Hyoscyami* habe ich in zwei Fällen wirksamere Hülfe als von Opium selbst gehabt, alle diese Mittel müssen aber oft abgewechselt und in hinlänglichen Gaben gereicht werden. Demulcirende und einwickelnde Mittel leisten mehr, wenn sie zugleich etwas stringirendes haben: *Saccharum Myrrhae*, oder *Rc. spermatis Ceti* ʒjj, *Decoct. Altheae* ℥jV, *Myrrhae* ʒß *M. D. s.* Alle 2 Stunden einen kleinen Löffel voll. *Syr. Rad. senegae*, *Infus. Tussilaginis farfarae* u. s. w.

In Rücksicht des zweiten Zweckes räth *Morton* sehr practisch Auswurf von Blut nicht gewaltsam zu unterdrücken, es ist oft eine Art Crise, wodurch die Steine entfernt werden. Warme Dämpfe abwechselnd mit Dämpfen von Naphtha, und zwar besänftigende Mittel sind hier am wirksamsten, Aderlässe leisten selten etwas und können nur im dringenden Fall versucht werden. Dagegen sind Brechmittel von *tartarus emeticus* oft von sehr entschiedenem Nutzen und können in geringeren Gaben länger fortgesetzt werden. *Styptica* werden selten die Blutung stillen.

Ich habe zweimal nach der Analogie Kalkwasser und *Hb. Uvae Ursi* angewandt.

Buch VIII.

Cachexie der Ernährungsorgane.

Cap. 1.

Allgemeiner Begriff der Ernährung.

§. 236.

Wie wir das Gehirn mit allen den aus ihm gehenden Nerven als das unmittelbare Organ des absoluten Lebens betrachtet haben, wodurch die Aussenwelt ideal in dieses absolute Leben aufgenommen und dasselbe im Gefolg· dieser Aufnahme auf den realen Organismus einwirkt (sich begrenzt), um seine Einheit zu erhalten; wie die Brustorgane die Ausgleichung des durch das Leben Veränderten mit der Aussenwelt beschaffen; so ist ein eigenes Organensystem bestimmt, fremden Stoff aufzunehmen, und ihn dem eigenen Organismus absolut gleich zu machen, ihm dieselbe Polarität des eigenen Begrenzten (Organismus) zu geben und da dieses nur im Flüssigen geschehen kann, ihn in Saft, Lymphe, Blut u. s. w. des eigenen Organismus zu verwandeln, dem das individuelle Leben der einzelnen Theile durch Polaritätswechsel bestimmte Begrenzung und Cohäsion geben kann, um es in Gallerte, Nervenmark, Muskelfasern, Sehnen, Knorpel und Knochen zu bilden, nach dem Bedürfnisse des absoluten Lebens zur Einheit.

§. 237.

In den Pflanzen ist diese Aufnahme des fremden Stoffes einfach: Durch die Wurzeln und durch die ganze Oberfläche der Pflanze wird das fremde Flüssige, oder durch einen Polaritätswechsel flüssig Gemachte aufgenommen, erhält durch die Wechselwirkung (Polaritätswechsel) des Marks als Träger des absoluten Lebens der Pflanze, mit den bereits gebildeten Gefässen und Zellgeweben den specifisch individuellen Character (Polarität, Mischungsverhältniss, specifisches Seyn und Wirksamkeit), wodurch es fähig wird, zum neuen mit der Pflanze einigen Organe sich zu bilden, und so den ganzen Lebenszweck der Pflanze (individuelle Einheit im Begrenzten) zu erfüllen. Zugleich muss aber der Theil, welcher aus dem der Pflanze allein angeeigneten Safte gebildet werden soll, mit der Aussenwelt nicht differentiirt (derselben nicht fremd) seyn, er muss ein der Einheit des Macrocosmus zugleich angehöriger Theil seyn! Eine Indifferentiirung mit der Aussenwelt wird zu seiner Bildung nothwendig erfordert; durch die Luftgefässe, welche in den Pflanzen unmittelbar zu jedem neu zu bildenden gehen, wird diese Indifferentiirung mit der Aussenwelt beschafft.

§. 238.

Bei den Thieren der niedrigeren Ordnungen ist dieser Lebensprocess der Aufnahme des Fremden und Indifferentiirung mit der Aussenwelt nicht viel verwickelter, aus dem Speisebehälter gehen unmittelbar die Leitungscanäle des angeeigneten Fremden zu den zu bildenden Organen, durch unmittelbaren Zutritt von Luftgefässen und einfachen Nerven wird die Ausgleichung mit der Aussenwelt geschlossen, wodurch der Microcosmus fähig wird, in ungestörter Einheit mit dem Macrocosmus seine Einheit zu erhalten und weiter auszubreiten. Aber auch hier ist das Product des individuellen Schaffens des Thieres der Pflanze ähnlich: das Geschaffene hat nur die allen lebendigen organischen Gebilden eigene Fähigkeit, seine Expansion und Contraction des Parenchyma's zu ganz individuellen Zwecken, zur Erhaltung der Einheit zu bestimmen; wo diese individuellen Lebenszwecke unthätig sind, erstarrt das Parenchyma und verliert diese Contractilität momentan oder für immer, dem Holze gleich ist es nur die Geschichte des frühern Lebens. Gleich den Pflanzen kann dieser einfache thierische Organismus nur in einer für ihn individuell bestimmten Aussenwelt leben, nur in einem Medium, womit allein er sich ausgleichen kann, nur von einer eigenen Art der Nahrung u. s. w.

§. 239.

Je höher das Thier in der Ordnung des Lebens emporsteigt, je mehr individuell es die Aussenwelt percipiren und dadurch von ihr Vorstellungen sich aneignen kann, je mannigfaltiger es im Gefolg seinen Zweck, seinen Organismus verändern und individuelle Locomotivität manifestiren muss, um so mannigfaltiger und für das Individuelle empfänglicher, dasselbe mit dem eigenen Seyn vergleichender müssen auch die Sinnesorgane und die Ernährungsorgane werden. Die Sinnesorgane und die davon abhängenden Nerven sammlen sich in ein Hauptorgan, das Gehirn, die Respiration vereinigt sich in ein Hauptorgan, worin nicht mehr einzelne Theile, sondern die ganze Masse der mit dem Körper indifferentiirten Säfte auch mit der Aussenwelt indifferentiirt wird und so vereinigt sich die Aufnahme der fremden Nahrung in einen Canal, den Darmcanal, worin es mit dem eigenen Körper indifferentiirt wird, eigener Saft wird, welcher durch die lymphatischen Gefässe der allgemeinen Masse der Säfte zugeführt und mit ihnen in den Lungen mit der Aussenwelt indifferentiirt wird.

Je mehr das neu Aufgenommene und das bereits Vorhandene zu mannigfaltigeren Lebenszwecken dienen soll, je grösser und verwickelter die Reihen durch die einzelnen Lebensthätigkeiten entstanden sind und in den Lungen gleichsan in eine Gleichung gebracht werden sollen, desto mehr muss erst das Einzelne in mannigfaltigen Anostomosen der Venen und in den häufigern Assimilationsorganen (den lynphatischen Drüsen) subsummirt und so in grössere, dem Zwecke der Einheit sich stets nähernde Gleichungen gebracht werden. Daher sind diese Anostomosen der Venen und diese lymphatischen Drüsen im menschlichen Körper häufiger und dichter Knaul lymphatischer Gefässe.

§. 240.

Das Aufzunehmende in die Individualität (in den lebendigen Organismus) muss durch das absolute Leben auf dieselbe Art bestimmt werden, wie es in den Pflanzen geschieht: Das Fremde erregt das absolute Leben, dasselbe mit sich selbst zu vergleichen und im Verhältniss als es seiner Einheit zuträglich oder schädlich ist, sich im Seyn und Wollen zu differentiiren und sich so weit es möglich ist, durch Schliessung der Kette mit denselben zu indifferentiiren, d. h. das Fremde dem eigenen Seyn gleich zu machen, es zu assimiliren. Expansion und Contraction ist die allgemeine Manifestation der Indifferentiirung (des Polaritätswechsels) im realen; verändertes Seyn und Wollen die Wirkung im idealen *).

In den Pflanzen ist die reale Seite uns vorzüglich bemerkbar und bleibend. Die Pflanze wird durch das fremde Reale, Luft, Wasser, Erde u. s. w. erregt, differentiirt und indifferentiirt sich mit denselben und wählt dadurch aus, was zu der Entwickelung ihres realen Seyns (Wachsthum) tauglich ist und diese Entwickelung im realen ist für uns die bleibende Manifestation dieses Lebensactes, wenn wir auch aus ihrem ganzen Leben, aus der Verschiedenheit ihrer Entwickelung, nach verschiedenem Boden, Clima, Licht u. s. w. schliessen können, dass auch ihre ideale Seite einigermaassen verändert wird und uns in ihrer Differenz als ein Wollen erscheint z. B. die Pflanze ihre Wurzeln dahin verbreitet, wo diese Nahrung finden oder Hindernisse vermeiden können, ihre Zweige nach dem Licht und nach der Luft wendet u. s. w. Bestimmte momentane Veränderungen in ihrem Wollen und Seyn beobachten wir

*) Meine Abhandlung über Leben und Polarität. Berlin 1835.

nur da dunkel, wo ihr Leben auf einen Zweck, die Fortpflanzung ihrer Art, durch Differentiirung und Indifferentiirung in einzelnen Organen, allein gerichtet ist. Im allgemeinen können wir ihr aber keine bestimmte Differentiirung, in Seyn und Wollen kein deutliches Verlangen und Abscheu zuschreiben und daher dürfen wir sagen: Die Pflanze hat keine von aussen sich angeeignete Ideen, keine durch Combination derselben mit der eigenen entstandene Vorstellungen und durch die momentane individuelle Aussenwelt veranlasstes Verlangen und Abscheu, keine willkührliche Bewegung. Ihre, durch Expansion und Contraction realisirte Seite erscheint uns ausschliesslich, ist nur die Geschichte ihrer eigenen idealen Thätigkeit. Die Veränderungen im Macrocosmus, wodurch uns die Zeit verwirklicht und messbar wird, sind die vorzüglichsten Reitze, wodurch ihre Idee andere Richtung erlangt, ohne dass wir sie bedeutend verändert nennen können, es ist dieselbe Idee, welche im Tageslicht ihre realisirten Blätter ausbreitet und Nachts zusammenfaltet, im Frühling mit vermehrter Thätigkeit Sprossen und Blumen treibt und im Herbst sich zum Winterschlaf anschickt.

§. 241.

Dem Thiere ist ein thätigeres und die Aussenwelt umfassenderes, dieselbe sich ideal aneignendes absolutes Leben gegeben. Durch dieses kann es die Aussenwelt auch im einzelnen auffassen und dadurch wird der Raum für dasselbe bestimmbar, indem zwischen dem apercipirten einzelnen und ihm selbst noch mehreres einzelne apercipirt werden kann; Locomotivität der ganzen Individualität (Muskelbewegung) ist das Mittel, dieses Raumverhältniss für die Individualität zu berichtigen. Das subjective Verhältniss, worin das Thier mit dem einzelnen Theile des Macrocosmus steht, heisst Verlangen oder Abscheu. Die Bestimmung des räumlichen Verhältnisses desselben sinnlicher Begriff, sinnliche Idee.

Sinnesorgane hat das Thier, um das einzelne als sinnlichen Begriff dem Individuum anzueignen (mit demselben zu indifferentiiren.) Die Sinnesorgane sind folglich für die individuelle Idee, für die ideale Seite des absoluten Lebens, was die Ernährungsorgane für das vegetative Leben sind. Durch letzteres wird die reale Aussenwelt dem eigenen Organismus angeeignet und in so fern seine Ideen solches zweckmässig finden, in so fern diese dadurch mehr entwikkeln, sich mehr realisiren kann. Erstere nehmen nicht die reale Seite der Aussenwelt, sondern die ideale Seite derselben auf und assimiliren sie mit der individuellen Idee, in so fern diese dadurch in ihrem Streben zur Einheit (in ihrem Leben) gefördert wird. Von der einfachen Idee der Pflanzenthiere, die nur von wenigen Einzelheiten der Aussenwelt, die zu ihrer Ernährung dienen, sich Begriffe aneignen können, bis zum lebhaftesten Raubthier, welches mannigfaltige Begriffe bedarf, um sein Leben zu erhalten, sehen wir die mannigfaltigste Fähigkeit, dieses Sinnenleben zu manifestiren und in jedem Individuum wieder momentane oder anhaltend mannigfaltige Gradationen der zweckmässigen Aneignung. Wir nennen die vollkommene Gradation Lebhaftigkeit, die verminderte Trägheit. In so fern erst mehrere Begriffe vereinigt werden müssen, um eine zweckmässige ~~Aneignung~~ zur Erhaltung der Einheit zu erlangen, nennen wir die zweckmässige Vereinigung der Begriffe, Besonnenheit (Verstand?), die unvollkommene, welche daher ihren Zweck oft verfehlt, Unbesonnenheit.

Dem Menschen ist eine höhere göttliche Idee von der Einheit des Ganzen, verbunden mit seinem individuellen Leben, gegeben, dadurch kann er Begriffe zu Einheiten verbinden, die in ihrer Verbindung keiner Realisation fähig sind (geistige Begriffe) und kann sich diese zur Erhaltung seines Lebens in der Harmonie des Ganzen aneignen, die Manifestation dieser zweckmässigen Aneignung nennen wir Vernunft, die ganze Summe des angeeigneten, wodurch das absolute Leben fähig wird, seine Einheit im idealen zu erhalten, heisst Intelligenz (Einsicht).

§. 242.

Diese Manifestationen des absoluten Lebens müssen aber eine Realisation erhalten, wenn sie dem Individuum eigen seyn sollen. Wie wir diese Realisation in der Pflanze bleibend sehen, weil durch die Indifferentiirung der Polaritäten etwas Reales angeeignet wird, und die unveränderte Idee sich nur von der realen Seite manifestirt, so kann bei der Aneignung der sinnlichen und geistigen Ideen keine bleibende Realisation statt haben, indem die erregende, begrenzte Individualität (das Object) nur durch Polaritätswechsel (Licht, Schall, Geruch, Geschmack, Sturm und Kälte, Störung des eigenen Organismus durch Druck u. s. w.) das absolute Leben erregt und nicht selbst in die geschlossene Stelle kömmt, also durch unser Anblicken, Beriechen u. s. w. nicht mit unserm Organismus assimilirt werden und ihm keine neuen Theile aneignen kann. Die Realisation muss folglich im eigenen Organismus geschehen; das absolute Leben, indem es durch die Polarität des Objects erregt ist, differentiirt sich in Seyn und Wollen und bestimmt, ob es sich den Reitz durch Indifferentiirung mit dem eigenen Organismus aneignen oder ihn unbeachtet lassen will; die Aneignung geschieht im Idealen an der positiven Seite und erscheint uns als Perception, Vorstellung, Gedächtniss u. s. w. bleibend, die reale Seite manifestirt sich zunächst in den Säften, als negativ, das arterielle Blut wird in venöses verwandelt, oder in den Muskeln durch Veränderung ihrer Expansion und Contraction. Durch diese reale Veränderung des eigenen Organismus tritt aber der veränderte reale Theil aus der Einheit und muss mit den übrigen Theilen wieder assimilirt werden, zugleich tritt er aber aus der Einheit des Macrocosmus aus, er ist durch einzelne Polaritäten verändert und muss daher mit dem Ganzen wieder assimilirt werden (Er muss die angenommene Animalität aufgeben).

§. 243.

Zu diesem Zweck differentiirt sich das absolute Leben in seinem Organe, dem Nervenmarke, in zwei verschiedene Nerven.

1. In die positiven das absolute Leben allein realisirenden Nerven, die eigentlichen Sinnesnerven (*N. olfactorius*, *opticus*, *acusticus*, *sympathicus)*, welche ohne andere Verbindungen unmittelbare Fortsetzungen des Gehirns sind, sich mit keinem andern Nervenzweige verbinden und nach den Beobachtungen von *Ehrenberg*, *J. Müller* u. s. w. sich in der Structur ihrer Primitivfasern durch die knotige Bildung characterisiren.

2. In die locomotiven oder negativen Nerven (Willensnerven). Sie treten mit mehrern Wurzeln aus dem Gehirn oder dem verlängerten Rückenmark und dem vordern Strange des Rückenmarks in einer bestimmten Ordnung hervor, diese Wurzeln lassen sich noch tiefer in die Marksubstanz als begrenzte Fasern verfolgen; sie treten zwar mit den Gefühlsnerven bald nach ihrem Austritt in mancherlei Ganglien und Geflechte zusammen, ihre Primitivfasern bleiben aber von jenen stets gestrennt und characterisiren sich durch ihre nicht knotige sondern cylindrische stets parallel laufende Bildung.

Diese Verschiedenheit der unmittelbaren Organe des absoluten Lebens mussten von jeher geahnt werden, da Seyn und dessen Veränderung in der Perception und Wollen oder Veränderung in der Realisation des eigenen Organismus in uns selbst erkannt werden. *Galen* nannte erstere weiche und letztere harte Nerven, ohne ihr Wechselverhältniss im realen nachweisen zu können, die neuern Physiologen, *Gall*, *Bell*, *Jessen*, *J. Müller*, *Ehrenberg* u. s. w. beförderten die Aufklärung dieser Grundbegriffe der Physiologie in dem Verhältnisse mehr, als sie nicht bloss in der Form und Mischung der Manifestation des Lebens nachforschten.

§. 244.

Sensorielle Vegetation.

Um den realen thierischen Organismus vegetativ in der Einheit zu erhalten, differentiirt sich das Nervenmark als unmittelbares Organ des absoluten Lebens auf analoge Art wie in den Sinnesorganen in percipirende und locomotive Nerven, in Nerven des Seyns (positive) und des Wollens (negative), welche den vordern und hintern Strang des Rückenmarks bilden; bei den Thieren höherer Ordnung, wo die Luftgefässe nicht unmittelbar zu den zu bildenden Organen gehen, muss aber auch die Indifferentiirung des zu Bildenden mit der Aussenwelt in eine Summe in den Lungen subsummirt werden, und der dritte Strang ist dieser organischen Function bestimmt. Wie diese drei organische Functionen im ganzen Organismo zertheilt sind, wie sie mannigfaltige Ganglien (klein Gehirn) bilden, in welchen nur das Leben des einzelnen Theils durch Perception und Wollen bedingt ist, mit dem absoluten Leben aber als Zweige eines Stammes in Verbindung stehen, forscht die Anatomie durch Vergleichung der Gebilde in den verschiedenen Thierarten mit glücklichem Erfolge nach; wir dürfen aber den Hauptgrundsatz nicht aus den Augen lassen; dass diese Rückenmarks-Nerven, dem Mark der Pflanzen gleich, nur Aufnahme und Ausscheidung des Fremden vermitteln, sich aber dadurch von Pflanzenmark unterscheiden, dass sie nicht die Aufnahme einer Art von Nahrung vermitteln sollen, sondern im Gefolg der Mannigfaltigkeit der Organe und ihres steten Wechsels der Lebensthätigkeit, das Fremde in mannigfaltigen Formen apercipiren, zu dessen Assimilation mannigfaltige eigene Säfte abscheiden und in die Gefässe aufnehmen sollen. Das absolute Leben wird hier, wie im Gehirn, in dem eigentlichen Nervenmark (den knotigen Röhren, nach *Ehrenberg* und *J. Müller*) durch das Fremde erregt, manifestirt sich im Gefolg dieser Erregung wie in den Sinnesorganen als Wollen, eignet sich aber das Resultat dieses Polaritätswechsels nicht ideal an, sondern erregt im Realen Absonderung, reale Assimilation und Aufnahme in die Gefässe. Die ideale Seite dieses Lebensprocesses ist nicht Vorstellung, weil er mit keinen andern idealen Lebensmanifestationen vereinigt werden kann, sondern die Darstellung im absoluten Leben ist *a)* allgemeines Gefühl von Mangel (Hunger und Durst), oder *b)* von Befriedigung des realen Bedürfnisses, das sich durch verminderte animale Lebensthätigkeit oder Schlaf in mannigfaltigen Abstufungen äussert; oder *c)* in Beängstigung ausartet, wenn das absolute Leben diesen animalen vegetativen Lebensprocess momentan nicht zweckmässig unterhalten kann, wodurch es zu mannigfaltigen anomalen Lebensäusserungen (Krämpfe), unvollkommenen, nicht durch die Sinne entstandenen Vorstellungen (Träume, Delir, Convulsionen u. s. w.) veranlasst wird. Diese durch die Störung des absoluten Lebens veranlassten animalen Lebensäusserungen müssen so verschieden seyn, als die Individualitäten durch Erzeugung, Erziehung, Gewohnheiten und zufällige Vorstellungen verschieden sind und das ganze Heer der sogenannten Nervenkrankheiten hat in diesen Störungen des absoluten Lebens seine letzte Ursache, die in allen Organensystemen, sowohl im Gehirn durch Vorstellungen, als in den Lungen als gehinderte Respiration und den Verdauungsorganen und in den Organen der Fortpflanzung statt haben können, und deren Ursache im Begrenzten (materielle Ursache) wir oft vergebens suchen *).

---

*) Die Nervenkrankheiten ohne materielle Ursache, oft durch plötzliche Percéptionen, oft durch Vorstellungen erregt oder angeerbt, sind von wüthendem Wahnsinn bis zu einzelnen irrigen Vorstellungen u. s. w. zahllos. Aus einem Eitersack (Vomica) in den Lungen sah ich bei einem ältern Manne Wahnsinn entstehen; er bildete sich ein, er solle als wildes Schwein mit Hunden gehetzt werden; nach mehreren Jahren brach plötzlich der Eitersack auf, er leerte eine grofse Menge blutiges Eiter durch Husten aus und wurde von dem Augenblick an vollkommen besonnen, starb aber nach mehrern Monaten

§. 245.

Wenn wir uns den thierischen Körper als eine Pflanze denken, deren Theile ihr Leben momentan ändern und gleichsam andere Pflanzen werden, so ist es auch hier begreiflich, dass das einzelne Gefäss nicht die fremden realen Theile aufnehmen kann, welche das stets wechselnde Bedürfniss des einzelnen Organs erfordert; auch hier muss, wie in den Respirationsorganen, eine allgemeine Subsummirung aller realen Bedürfnisse geschehen, es muss ein Saft (Blut) aufgenommen und durch mannigfaltige Indifferentiirungen bereitet werden, der in dem einzelnen Organ zu dessen momentaner Realisation fähig ist, ein Blut, das allgemein indifferentiirter Bestandtheil des individuellen Organismus ist.

§. 246.

Unterschied der idealen und realen Assimilation.

Diese Aufnahme des Realen in den Organismus ist in dieser Rücksicht der Gegensatz von dem Sinnenleben. Ideale, nicht begrenzte Reitze erwecken im Sinnenleben das absolute Leben zur Differentiirung, und das Product der Indifferentiirung ist ideale Aneignung an das absolute Leben selbst; Veränderung im Realen (Verwandlung des arteriellen Bluts in venöses). Jene ideale Anregung ist bleibend, manifestirt sich als Perception, Vorstellung und Gedächtniss noch nach langen Jahren. Die Veränderung im Realen kann aber nicht bleibend seyn, das Blut wird schnell mit anderm Blute indifferentiirt und tritt durch den Lungenprocess, auch mit der Aussenwelt indifferentiirt, in den ganzen Organismus zurück. In dem Sinnenleben erscheint

---

am Zehrungsfieber. In den Verdauungsorganen suchen wir die Ursache, wenn wir Anomalien in den Functionen derselben bemerken. Im absoluten Leben ist aber die nächste Ursache, und das anatomische Messer kann nur die Mifsbildungen zuweilen ausfinden, welche durch seine Manifestation entstanden sind.

uns also nur die ideale Seite desselben als eine Einheit, das sinnliche Bewusstseyn, die reale Seite, als Blutumlauf, strebt beständig die Differenz zu heben und die Einheit des realen Organismus zu erhalten. In den Ernährungsorganen hingegen handelt es sich nicht um Aufnahme in das Ideale; das absolute Leben ist hier als vegetatives Leben ohne Vorstellung von der Aussenwelt thätig; das fremde Begrenzte soll durch Polaritätswechsel verändert und dem eigenen Organismo gleich gemacht werden. Das erste Erforderniss dazu ist Auflösung des Fremden (*Nulla actio sine solutione*), das zweite ein Polaritätswechsel, wodurch das Fremde dem Eigenen in jeder Rücksicht gleich gemacht wird. Je mannigfaltiger das Thier ist, d. h. je mehrere Relationen es mit der Aussenwelt hat, wodurch mannigfaltige Veränderungen in seiner Realität hervorgerufen und in eine Summe von Blut des eigenen Organismus subsummirt werden sollen, um so schwieriger muss diese Indifferentiirung werden, durch um so mannigfaltigere Stufen der Annäherung muss das Fremde gehen, bis es die vollkommne Assimilation erreicht, um so verwickelter müssen die dazu dienenden Assimilationsorgane seyn, und um so kräftigere negative Polarität (Wollen) wird in dem Maass mehr erfordert, als das Fremde dem Organismo different und in sich selbst begrenzt weniger flüssig ist.

§. 247.

Die sorgfältigen Beobachtungen von *J. Müller*, *Kiernan* und Anderen geben uns immer mehr Hoffnung, diesem Assimilationsprocesse im Begrenzten nachzuforschen, dessen positive Polarität bereits im Munde und Schlunde anfängt und mit dem Ausgange des Fremden durch den Mastdarm aufhört. Diese ganze grosse Fläche ist mit der *retina* des Auges vergleichbar; wie der negative Pol in dem ganzen Ciliarsystem des Auges sich manifestirt, so wirkt er in grösserm Umfange in dem ganzen Venensystem der Ernährungsorgane mit seinen mannigfaltigen Anastomosen, in der Leber, in der Milz u. s. w.

Der wesentliche Unterschied ist: das absolute Leben in den Sinnesorganen wird durch ein unbegrenztes Imponderables, also absolut flüssiges Ideales (Licht, Schall, Geruch und Geschmack) erweckt, bedarf also keiner Auflösung eines festen Ponderablen in seiner Einwirkung auf das ideale absolute Leben, das der Assimilation mit dem absoluten Leben momentan fähige Ideale, wodurch Vorstellungen gebildet werden können, wird durch Indifferentiirung, indem das absolute Leben negative Polarität (Willen) in sich selbst erregt, gewählt, und die ideale Seite dieses Polaritätswechsels erscheint im absoluten Leben als Empfindung und, wenn mehrere solcher Empfindungen durch Lebensmanifestationen zu einer Einheit vereinigt werden, als Vorstellung; ein jeder Polaritätswechsel muss sich aber auf diese im Realen manifestiren, und dieses geschieht im thierischen Organismo durch Verwandlung des mit der Aussenwelt indifferenten Arterienbluts in Venenblut, worin die thierische negative Polarität vorherrscht und welche daher wieder mit dem übrigen Venenblute in den Anastomosen, Blutbehältern u. s. w. assimilirt und demnächst mit der Aussenwelt in den Lungen indifferentiirt werden muss.

§. 248.

Anders verhält es sich mit den Ernährungsorganen, wo ein tropfbares Ponderables mit festen Theilen vermischtes dem absoluten Leben dargebracht wird, nicht um in ihm Vorstellungen hervorzubringen, sondern um es zur Erhaltung der Einheit des begrenzten ponderablen Organismus zu erregen. Die Indifferentiirung des fremden Ponderabeln ist hier der Zweck des absoluten Lebens; die ideale Seite des Indifferentiirungsprocesses tritt in die zahllose Reihe der einzelnen Lebensacte zurück, wodurch dieser Wille durch Zusammenwirkung des vordern und hintern Stranges des Rückenmarks zunächst in ihren ersten Ganglien und in der

Folge durch die vielfältigen Geflechte und Ganglien bestimmt wird, wie die reale Seite der Differentiirung in den Sinnesorganen in die mannigfaltigen Anastomosen des Venensystems zurücktritt, oder — wie sich die mannigfaltigen Farben, Töne u. s. w. in eine vereinigen, wenn sie einander so schnell folgen, dass das Einzelne keine begrenzte Empfindung machen kann.

§. 249.

Das auf den Ernährungscanal gebrachte Fremde kann, nach seiner verschiedenen Beschaffenheit, nicht in einem Acte mit dem Organismus indifferentiirt werden, es erfordert viele Indifferentiirungen, bis es animalisch aufgelöset, von den Wurzeln des Organismus (den lymphatischen Gefässen) aufgenommen und durch fortgesetzte Indifferentiirungen in den lymphatischen Drüsen zu einem, dem Organismo ganz gleichen, Safte, dem Blute, dem flüssigen Organismo umgewandelt werden kann. Die Anatomie hat uns bis jetzt noch weniger in den Stand gesetzt, die Leiter dieser Polaritäten (des Wollens und Seyns) genau zu bestimmen, als sie es in den Sinnesorganen im Stande ist, wenn auch *J. Müller* und *Ehrenberg* die locomotiven Nerven (die harten Nerven des *Galen*) selbst in den Ganglien als gerade laufende, nicht unter sich anastomirende, feine Röhren; die Empfindungsnerven, als knotige mannigfaltig sich unter einander verbindende Röhren (die weichen Nerven des *Galen*) erkannt haben. Wenn wir diese letztern als die eigentlichen Träger des positiven absoluten Lebens annehmen müssen, in welchen sich das absolute Leben in Seyn und Wollen differentiiren kann, so wie wir es im Gehirn deutlich sehen, also jeden noch so kleinen weichen Nervenknoten als ein Gehirn betrachten, welches zur Erhaltung der Einheit des Theils, dem er angehört, sich differentiiren kann, wie sich die Gehirnmasse in den drei Strängen des Rückenmarks differentiirt, so erhalten wir eine Vorstellung von den Lebensmanifestationen im Nervensystem, die uns über die gegen die Grundbegriffe des Lebens streitende Begrenzung, Leitung u. s. w. desselben erhebt, das Leben ist nicht begrenzt, es manifestirt sich durch Selbstbegrenzung!

§. 250.

Das erste reale Product dieses Lebensprocesses, diese Erregung der Perception, als Vergleichung des eigenen Seyns mit dem Fremden (als positive Polarität) und des in sich selbst erregten Wollens als negative Polarität, um sich mit dem Fremden zu einigen, ist die Absonderung vom Flüssigen, in welchem die negative Polarität vorherrscht und die also im Stande ist, sich mit der positiven Polarität des Fremden zu indifferentiiren, und sich das Fremde mehr oder weniger vollkommen zu assimiliren. So wird die Flüssigkeit im Auge, in den Gehörorganen, in der Nase und im Munde in den Sinnesorganen dargestellt, und, so weit unsere Beobachtungen reichen können, sind auch diese Flüssigkeiten in den Sinnesorganen fähig, fremde Körper aufzulösen. In den Sinnes- und Gehirn-Organen ist die reale Seite dem absoluten Leben nicht Zweck, sondern nur Mittel, es wendet sich ganz nach der idealen Seite, wo bewusste Empfindung und Vorstellungen vereinigt werden, und dieses reale Product (nach den verschiedenen Lebensthätigkeiten in Expansion sehr verschieden) kehrt als mehr negativ polarisirt, in die allgemeine Masse der Säfte in das Venensystem zurück. In dem vegetativen Lebensprocess hingegen ist die wirkliche Aneignung des Fremden der Hauptzweck des absoluten Lebens, und hier bringt Indifferentiirung des Abgeschiedenen mit dem Fremden Auflösung des letzteren und Vermehrung des dem Organismo eigenen Saftes hervor, welcher dann durch die Wurzeln der Thierpflanze (lymphatische Gefässe) aufgenommen und durch mannigfaltig wiederholte Polaritätswechsel, durch Anastomosen, in eine alle realen Polaritätsverhältnisse des lebendigen Organismus vereinigende Masse, das venöse Blut, vereinigt wird.

Cap. 2.

Anastomosensystem.

§. 251.

Wir können das ganze System der Ernährungsorgane in zwei Hauptsysteme theilen.

I. In den grossen Behälter zur Aufnahme des fremden Realen, um diesem die für die Individualität nöthige Mischung und Polarität zu geben (dasselbe mit dem Individuo möglichst zu indifferentiiren), so dass es als eigener Theil des Individuums in den Kreislauf aufgenommen werden kann. Dazu ist Perception desselben, Vergleichung mit dem momentanen Seyn des realen Organismus, Erregung der positiven Polarität und Erregung des Willens (der negativen Polarität) nothwendig, um mit dem Fremden die Kette zu schliessen und beide Polaritäten in ihm zu vereinigen (ihre vegetative Polarität mitzutheilen). Empfindungsnerven und locomotive Nerven und Gefässe müssen zusammentreten, um das Fremde vital aufzulösen. Diesen Lebensprocess nennen wir Verdauung (Digestion).

II. Das auf diese Art indifferentiirte Fremde hat aber keinen allgemeinen Character, jedes Atom desselben hat nur die vitale Polarität, welche ihm der durch das partielle Bedürfniss erregte Wille geben konnte. Ein anderes Bedürfniss ist für die Abscheidung der verschiedenen Flüssigkeiten in den Sinnesorganen, ein anderes für die Entwickelung und Bildung von Zellgewebe, Fleisch, Knorpel und Knochen. Alle diese Bedürfnisse sollen aber im Blute vereinigt, sollen unter eine gleiche, dem ganzen Organismo eigene, Polarität gebracht werden, jedes Einzelne soll sich mit allen einzelnen indifferentiiren. Dieses kann weder durch Empfindungsnerven, noch durch locomotive Nerven, noch durch Blutgefässe geschehen, keine einzelne Perception, kein einzelner Wille und keine Zumischung von Säften kann diesen ganz individuellen Polaritätswechsel der einzelnen Theile bewirken. Anastomosen, wodurch die Bluttheile unter einander in mannigfaltige Berührung kommen und sich unter einander indifferentiiren, ist das Mittel, und wir sehen, dass diese Anastomosen im Allgemeinen in den Thierclassen um so häufiger sind, als das Thier auf einer höhern Thierclasse, die Aussenwelt mehr percipirt und danach den eigenen Organismum verändert, und dass sie auch in den einzelnen Theilen des Thiers um so häufiger sind, als der Theil mehr thierisch lebt.

Bei den Thieren höherer Ordnung muss daher der durch die Digestion bereitete Saft (der Chylus) in seinen einzelnen Theilen um so verschiedener seyn, als das Thier verschiedenere Bedürfnisse des Ersatzes hat; in den einzelnen Theilen des Thiers muss das Abgeschiedene in seinen einzelnen Theilen um so verschiedener seyn, als die Thätigkeit des Theils verschieden ist. Daher nimmt das Anastomosensystem der Wurzeln des Thiers, welche das neu Aufzunehmende in die ganze Blutmasse führen soll, das System der lymphatischen Gefässe in dem Maass zu, als das Thier mehr animalisch lebt. In Knäuel gewundene Anastomosen dieser lymphatischen Gefässe (lymphatische Drüsen) finden wir nur bei den Säugthieren und einzelne bei den Vögeln u. s. w. Bei den Menschen sind diese Drüsen am dichtesten und verwickelter. Kein deutlicher specieller Lebensprocess findet in ihnen statt, keine deutliche Absonderung, sie sind wie die Anastomosen der Venen nur bestimmt, das Verschiedene unter eine allgemeine Indifferenz des Blutsaftes zu bringen.

§. 252.

Aufnahme des Fremden in den Organismum.

Wie und ob in den Ernährungsorganen die Aufnahme des Realen nur allein in begrenzten Gefässen geschieht, forscht die Anatomie durch microscopische Untersuchungen nach, Schleimhaut, Darmzotten und mannigfaltig gestaltete Drüsen sind die begrenzten Werkzeuge, und der Fleiss hat uns in dieser Rücksicht manchen Aufschluss gegeben. Das letzte Resultat derselben dürfte die Ueberzeugung seyn:

1. Dass wir auf der Grenze des Begrenzten und Unbegrenzten forschen und daher hier nicht immer vollkommen gebildete Canäle mit ausscheidenden Mündungen suchen dürfen. Auf dieser Grenze kann das Feste durch Polaritätswechsel mannigfaltige Grade der Cohäsion, das Flüssige mannigfaltige Fähigkeit, das Feste zu durchdringen, erlangen.

2. Zu jeder Assimilation wird ein, dem Organismo eigener Saft erfordert, in welchem die Polaritäten des realen Seyns und des realen Wollens sich vereinigen können, um das Fremde dem Organismo eigen zu machen (ihm dieselbe Polarität zu geben). Zu jedem absondernden Organ, dem kleinsten wie dem grössten, muss also ein Gefäss gehen, welches diesen Saft zuführt. Bei den Wirbelthieren endigen sich die zuführenden Arterien in seröse Gefässe und die Blutkügelchen gehen entweder in die zurückführenden Gefässe (die Venen über); oder werden selbst in Serum verwandelt, wie das bei den serösen Gefässen der Sinnesorgane, namentlich des Glaskörpers und der Crystalllinse des Auges wohl unbezweifelt ist.

3. Was aus diesem zugeführten Safte gebildet werden soll, muss durch Indifferentiirung des momentanen Seyns und Wollens des Theiles bestimmt werden, es muss also bei jeder Absonderung ein Träger für das Seyn (Gefühlnerve) und ein anderer für das Wollen (locomotiver Nerve) thätig seyn.

4. Es kann aber kein isolirtes Seyn und kein isolirtes Wollen, auch nicht in dem kleinsten Theile des Organismus statt haben, weil jeder Theil nur das percipirt, was auf die Einheit des Ganzen Bezug hat und nur das wollen kann, was mit der Erhaltung der Einheit des Gan-

zen übereinstimmt, beide also Manifestation des absoluten Lebens sind. Das percipirende und das wollende Organ (die Empfindungs- und Bewegungsnerven) müssen also, jedes für sich, eine Einheit machen, die nicht unterbrochen seyn kann. Die percipirenden knotigen Nerven müssen in einem ununterbrochenen Zusammenhange stehen, sonst könnte in einem Theile etwas percipirt werden, was dem Ganzen fremd wäre, und eben so würden, wenn die harten Nerven unterbrochen wären, Bewegungen entstehen, die zur Erhaltung der Einheit unpassend wären. *J. Müller's* und *Ehrenberg's* microscopische Untersuchungen über die Primitivnerven haben in dieser Rücksicht Aufklärungen gegeben, die der ganzen Physiologie eine festere Grundlage geben. Hingegen sehen wir diese Primitivnerven von beider Art in grössern und kleinern Strömen neben einander fortlaufen und in den Ganglien in mannigfaltige Wechselwirkung kommen, so dass die Perception in dem einzelnen Theile auch Wollen in denselben hervorbringen kann, ohne dass dadurch in den grössern Vereinigungen Lebensthätigkeiten oder Vereinigung derselben zu Vorstellungen statt haben. Wir stehen hier wieder auf der Grenze der Verbindung des Unbegrenzten mit dem Begrenzten, welche wir nur in den Manifestationen des unbegrenzten Lebens, durch keine microscopische Untersuchungen des kleinsten Begrenzten, beobachten können. Nur die Beobachtung, dass auch zu den Ganglien in dem Verhältniss mehr Blutgefässe gehen, und sie um so mehr mit grauer Substanz verwebt oder umgeben sind, also ein häufigerer Wechsel der Polaritäten, eine häufigere Verwandlung des arteriellen Bluts in venöses in ihnen statt hat, als diese Ganglien, aus mehreren Zweigen von Nerven zusammengesetzt sind, berechtigt uns zu dem Schluss, dass auch in den kleinsten Theilen Wechsel der Stoffe in denselben vorgeht.

5. Das durch die Verdauung gebildete Flüssige (dem Organismo mehr angeeignet und mit demselben mehr indifferentiirt) wird durch die Wurzeln der Thierpflanze auf

dieselbe Art aufgenommen, wie im ganzen vegetativen Leben der Nahrungssaft aufgenommen wird. Durch Expansion und Contraction, also durch Wechsel der Polaritätsverhältnisse, wird er weiter geschafft und erhält in den Pflanzen durch eigene Organe, Verbindungen von Gefässen, und Indifferentiirung mit der Luft, andre Eigenschaften, die ihn befähigen, dem absoluten Leben der Pflanze zur individuellen Bildung von Blatt, Stengel, Kelch, Blume und Fruchthälter zu dienen. Bei den Thieren soll aber diese Fähigkeit dem absoluten Leben zur momentanen Bildung zu dienen, in eine Masse (die Blutmasse) mehr oder weniger vollkommen vereinigt werden. So trennt sich das thierische Leben von dem Pflanzenleben in dem Maass mehr, als das Thier durch das Leben der Sinne (Cerebral-Leben) mehr im Stande ist, die Aussenwelt als Vorstellung aufzufassen und im Gefolg dieser Vorstellungen in seinem absoluten Leben mehr Verlangen und Abscheu zu erwecken und zur Erlangung oder Vermeidung den realen Organismus zu verändern.

§. 253.

Zweierlei Säfte sind also der allgemeinen Blutmasse zuzuführen:

a. Der neu bereitete, dem Organismo mehr assimilirte Saft, die Lymphe, der aber dem Macrocosmus in dem Verhältniss mehr fremd geworden ist (ihm mehr differentiirt ist), als er mehr oder weniger vollkommen dem Organismo (dem Microcosmo) angeeignet ist.

b. Das Blut, welches dem einzelnen Lebensprocesse gedient hat und dadurch der allgemeinen mit dem Macrocosmo indifferentiirten Blutmasse, dem arteriellen Blut, entfremdet ist, eine zur ganzen Summe der Polaritäten nicht passende und mit dem Macrocosmo weniger indifferentiirte Beschaffenheit angenommen hat (mehr thierisch geworden ist): V e n e n b l u t.

Beide Säfte haben aber von der allgemeinen Blutmasse (von der ganzen Summe der Polaritäten) so mannigfaltige Verschiedenheit erlangt, als die Lebensthätigkeiten, durch welche sie bereitet oder verändert waren, verschieden sind. Ein andres Venenblut tritt aus dem Auge, als aus einem andern Sinnesorgan, zurück, ein andrer Saft wird aus dem Glaskörper, als aus dem Gehörsäckchen, aufgenommen, und in diesen Organen durch jede einzelne Lebensthätigkeit ein andres verändertes Venenblut. So bei der Aufnahme des begrenzten Fremden eine andere Lymphe, die aus indifferenten flüssigem Wasser aufgenommen ist, und eine andere, die durch wiederholte Polaritätswechsel erst ihre begrenzte feste Gestalt verlieren und dann in Lymphe umgewandelt werden musste, und von jedem einzelnen Theile sind die Polaritäten nach dem verschiedenen momentanen Bedürfnisse der einzelnen Organe bestimmt. Eine andere Beschaffenheit muss das Venenblut haben, das von einem oder dem andern dieser Lebensprocesse zurückkehrt; das von den Muskeln der obern und untern Glieder zurückkehrende Venenblut eine andere Polarität, als das aus den Sinnes- und Verdauungsorganen. Wer wird es wagen, im Begrenzten allein durch Form- oder Mischungsverhältnisse diese mannigfaltigen Verschiedenheiten nachzuweisen?! Nur von einer höchst wichtigen Thatsache vermögen wir uns durch die Sinne zu überzeugen:

Je mehr Anstrengungen es dem absoluten Leben kostet, das Fremde sich zu assimiliren, je stärker der Polaritätswechsel zu diesem Zweck seyn muss, je stärker das Wollen des absoluten Lebens auf das Seyn des Fremden einwirkt, desto mehr wird auch das Blut verändert, und diese Veränderung ist unter dem allgemeinen Namen der Venosität begriffen. Comparativ dunklere Farbe und geringere Cohäsion (geringere positive Polarität) bezeichnen den Character des Venenbluts. Dieses durch so mannigfaltige einzelne Lebensprocesse veränderte Venenblut, welches man nach der verschiedenen Einwirkung des thierischen Wollens mehr oder weniger animalisirt nennen kann, soll als ein gleichartiges Venenblut in den Lungen mit dem Macrocosmus indifferentiirt werden, alle einzelne Venositäten sollen in eine gleiche Venosität subsummirt werden. Auf dieselbe Art soll auch das begrenzte Neuassimilirte als Lymphe unter eine Gleichung gebracht, diesem Venenblut beigemischt werden. Dieser bloss vegetative Lebensprocess lässt kein individuelles Wollen und keinen partiellen Polaritätswechsel zu, weil dadurch die Differenz des Einzelnen grösser würde, und in dieser Rücksicht dürfen wir sagen: dass Venen und lymphatische Gefässe nicht unter dem Einfluss des Nervensystems stehen, wenn sie auch ihren ersten Ursprung der Indifferentiirung dieser realen Werkzeuge des absoluten Lebens verdanken. Microscopische Beobachtungen von *Doellinger* haben uns hingegen überzeugt: dass in den einzelnen Theilen des Bluts eine eigene Bewegung, ein Anziehen und Abstossen der Theile, also ein Polaritätswechsel statt hat.

§. 254.

Unverkennbar strebt die Realisation des absoluten Lebens (die Bildung der einzelnen Organensysteme um die Einheit zu erhalten) dahin, die Vereinigung aller Verschiedenheiten in den einzelnen Theilen des Bluts, durch die mannigfaltigen Indifferentiirungen des Lebens hervorgebracht, so zu bewirken: dass nur ein venöses Blut durch Vermittelung des Herzens in die Lungen gebracht wird, welches als eine Differenz mit dem Macrocosmus, die Animalität, hat und diese mit der Luft indifferentiiren kann. Die Anastomosen der Venen und die Bluthälter sind die zu diesem Zweck gebildeten Organe, deren Thätigkeit in dem Verhältniss sich mehret, als die Aussenwelt mehr Wollen im Allgemeinen oder in einzelnen Theilen veranlasst. Diese Anastomosen und Blutbehälter müssen also vom absoluten Leben (von der Idee des Individuums) unmittelbar, nicht vom einzelnen Wollen, ausgehen, sie müssen in der ersten Bildung und Entwickelung der Organe begründet seyn, so dass ihre vegetative Thätigkeit nicht von zufälliger Differentiirung mit der Aussenwelt (Reitzen) abhängt, sondern durch diese nur vermehrt oder vermindert wird. So fungirt Leber, Milz, Ciliarsystem u. s. w. vom Anfange seiner Entwickelung an, aber die Reitze bringen das Mehr oder Weniger in der Thätigkeit hervor. Der thierische Organismus ist eine in ihrer Entwickelung vollendete Pflanze, die im Gefolg der Veränderungen der Aussenwelt ihre Lebensthätigkeit, aber nicht ihre Werkzeuge, verändern kann.

§. 255.

Wir können aber in diesen Mischungsapparaten wesentliche Unterschiede nicht verkennen.

a. Da, wo das absolute Leben durch ideale Reitze allein erregt wird, also in den Sinnesorganen und in den die äussern Glieder bewegenden Muskeln, auch in den Zeugungsorganen, ist eine häufige Mischung des Bluts durch Anastomosen hinreichend, die Subsummirung der Polaritäten zu bewirken, es kann da nichts Fremdes, dem Organismo nicht Eigenes, in das Venenblut aufgenommen werden. Im Verhältniss,. als der ideale Lebensprocess in dem Organe thätiger ist, sehen wir auch diesen vegetativen Mischungsapparat verwickelter und so im Verhältniss grösser, den Ciliarapparat der Augen verwickelter und grösser als des Gehörs, Geruchs u. s. w. Merkwürdig ist dabei, dass die Venen der ganz idealen Sinnesorgane sich wenigstens grösstentheils in die Blutbälter *(sinus)* des Gehirns ergiessen. Bei den Muskeln zur Bewegung des Körpers finden wir gleichfalls in dem Verhältniss mehr Venengeflecht, als sie zu mehreren Lebensmanifestationen bestimmt sind und mehr Selbstgefühl haben, so die Venen des Fusses und der Hand, noch mehr aber in den Organen, welche zu momentanen heftigen Lebensmanifestationen bestimmt sind, z. B. in den *Cor-*

poribus pampini formibus, *plexus pudendalis externus et internus*, *plexus haem rrhoidales* u. s. w.

§. 256.

b. Anders verhält es sich aber mit den Organen der Ernährung. Aus der Werkstatt der Assimilation des realen Fremden mit dem Organismo führen zweierlei Art einsaugende Gefässe den mehr oder weniger vollkommen bereiteten Saft der Thierpflanze ab.

1. Die Venen, welche das zu diesem Zweck gebrauchte Blut zurückführen; dasselbe ist mehr, als das Arterienblut einem thierischen Lebensprocesse unterworfen gewesen, ist also von der Indifferenz mit dem Macrocosmus entfernter (ist mehr animalisirt).

2. Die lymphatischen Gefässe, eine andere Art von Venen, die das durch Polaritätswechsel mehr oder weniger assimilirte Fremde aufnehmen, um es in den lymphatischen Drüsen ferner zu assimiliren und demnächst gleichfalls als Venenblut zur Indifferentiirung mit dem Macrocosmus zu führen. Wir kennen die Mündungen der Venen nicht, alle Erscheinungen sowohl in den Sinnesorganen, als in den Muskel- und Zeugungsorganen, als in den Verdauungsorganen, beweisen uns deutlich: dass die Venen nicht bloss nach dem Herzen zurückkehrende Blutgefässe sind, sondern dass sie einen Theil des durch die Arterien zugeführten und in den serösen Gefässen zu Serum verwandelten Bluts aus jener Werkstatt des realen Lebensprocesses, dem Parenchyma, aufnehmen. Aus den Ernährungsorganen kann durch diese Aufnahme auch ein Theil des Nichtassimilirten oder selbst Nichtassimilirbaren aufgenommen werden *), das Leben der Venen muss daher um so thätiger seyn, nicht allein um das aus diesen

*) Die in dieser Rücksicht angestellten mühsamen und vielleicht zum Theil überflüssigen Versuche hat *J. Müller*, Handbuch der Physiologie des Menschen, B. I. p. 226. gesammelt.

Organen zurückkehrende Venenblut durch Anastomosen in ein gleichpolarisirtes Venenblut zu vereinigen, sondern auch das unvollkommen Assimilirte abzuscheiden. Den Verdauungsorganen allein sind eigene Arten von Anastomosen beigefügt, welche beiden Zwecken (der Assimilation des Venenbluts und des neu aufgenommenen Saftes) genügen: die Milz und die Leber.

Cap. 3.

Aufnahme des bereits Flüssigen im Magen und seine Assimilation in der Milz.

§. 257.

Das in die Verdauungsorgane Aufgenommene hat entweder bereits einen Grad der Auflösung (Flüssigkeit) und der Indifferentiirung zum lebendigen Organismus, z. B. ganz reines Wasser und dieses wird von den einsaugenden Gefässen leicht aufgenommen, oder muss noch mehr seine eigene Begrenzung im Darmcanal durch Polaritätswechsel verlieren. *Hippocrates* Ansicht: dass im Magen das Flüssige vorzüglich aufgenommen und der Milz zugeführt werde, woraus er viele pathologische Erscheinungen bei Cachexien richtig erklärt, ist vollkommen gegründet.

Wir sind nicht im Stande, den Assimilationsprocess, wodurch dieses fremde Flüssige dem Organismus mehr angeeignet wird, in seiner letzten Bewegung zu beobachten, nur davon müssen wir uns überzeugen:

1. Dass dieses fremde, unter Bestimmung des absoluten Lebens vermittelst der Nerven, durch Wechselwirkung der peripherischen Endigungen der Arterien (seröse Gefässe) und der Venen in seiner Beschaffenheit (Polarität) verändert und fähig gemacht wird, in das Blut aufgenommen zu werden.

2. Durch diesen Assimilationsprocess werden also drei Flüssigkeiten in ihren Polaritäten verändert:

a. Das arterielle Blut (das eigene assimilirte, positive des Organismus) giebt einen Theil ab und theilt seine Polarität dem Fremden zur Assimilation mit.

b. Dasselbe wird dadurch mehr negativ (venös), und kann von den Venen aufgenommen werden.

c. Das fremde Flüssige wird durch die Assimilation zum Theil fähiger auf dem ihm bestimmten Wege durch die lymphatischen Gefässe der Blutmasse zugeführt zu werden, zum Theil geht es aber mit in die Venen über und bedarf einer ferneren Assimilation.

3. Dieses venöse Blut ist für sich mehr animalisirt (ist gegen die Aussenwelt [den Macrocosmus] negativer geworden), aber auch verschieden in sich selbst durch die mannigfaltigen Assimilationsprocesse, die von der verschiedenen Polarität des Fremden und von dem momentanen Bedürfniss des Organismus bestimmt werden, es bedarf also in dem Verhältniss mehr Anostomosen, um unter einer subsummirten Gleichung in den Lungen mit der Aussenwelt indifferentiirt zu werden.

4. In dem Verhältniss, als es mehr negativ geworden (mehr animalisirt ist), wirkt es auch noch fortwährend auf das noch nicht hinlänglich Assimilirte und der Aufnahme in die lymphatischen Gefässe noch nicht Fähige ein, und die Venen nehmen auch dieses Flüssige mit auf, und führen es durch die *Vasa brevia* einem grösseren Anastomosen-Apparat der Blutbereitung, der Milz, zu.

§. 258.

In diesem Blutbereitungsapparat geht ein doppelter Lebensprocess vor:

a. Durch Anastomosen wird das in den einzelnen Lebensprocessen differentiirte Venenblut unter sich assimilirt (unter eine Gleichung gebracht).

b. Das aus dem Magen in die Venen aufgenommene Flüssige soll ferner assimilirt werden: Zu diesem Lebensprocess wird ein eigener Assimilationsprocess erfordert, Arterien und Venen müssen unter der Bestimmung des absoluten Lebens wieder ihre Polaritäten mit dem Fremden vereinigen. Dieses geschieht wie jede Assimilation auf Membranen (Keimhäuten), die sich von der häutigen Bekleidung der Milz balkenförmig in das Innere derselben verbreiten und dieselbe in Zellen abtheilen, welche mit einander Gemeinschaft haben. Auf diesen membranösen Zellen geschieht, wie in jeder Drüse, die Assimilation des Fremden, welches dadurch fähig wird, in die lymphatischen Gefässe aufgenommen zu werden und eine grosse Zahl lymphatischer Gefässe gehen von der Milz den lymphatischen Drüsen zu. Das venöse Blut wird aber durch den Anastomosenprocess in ein mehr gleichartiges Venenblut vereinigt, welches durch die Milz-Venen dem Pfortadersystem zugeführt wird.

Dieser gedoppelte Indifferentiirungsprocess, wodurch das Fremde assimilirt und das venöse Blut unter eine Gleichung gebracht werden soll, geschieht auf der Grenze des Organismus, wo die individuelle Einheit der Bluttheile nicht aufhört, wenn auch die Gefässe verschwinden, das Blut nicht in eine Masse zusammenläuft, sondern die Gefässe in ihren Wandungen so einfach werden, oder ganz verschwinden, dass die enthaltenen Blutkerne ihre Polaritäten ungehindert wechseln können. So erscheint uns nur das zur Milz geführte venöse und arterielle Blut als eine durch die feinsten Gefässnetze nur schwach zusammenhängende braunrothe Pulpe, in welcher die feinsten Arterien und Venenstämme sich in grössere Venen vereinigen und das mehr assimilirte Blut zur fernern Assimilation der Pfortader zuführen.

Dass dieser Lebensprocess in der Milz energischer vorgeht als in andern Drüsen, weil hier das erst aufgenommene Fremde assimilirt und das Venenblut aller Gefässe der ersten Verdauung unter eine Gleichung gebracht werden soll, zeigt uns das grössere Verhältniss der *Arteria lienalis* zur Leberarterie *).

§. 259.

Wir können es also nicht verkennen: Dass die Milz das einfachste Assimilationsorgan ist, wo nichts neues begrenzt, der Organismus nicht unmittelbar sich mit der Aussenwelt ausgleichen soll, sondern das eigene Blut, welches im Magen zum mannigfaltigen Lebensprocess mit dem Fremdaufgenommenen gedient hat, unter sich selbst indifferentiirt und zugleich das mit dem Venenblut zugeführte Fremde noch ferner zu Lymphe assimilirt werden soll.

Dieser Lebensprocess ist dem vegetativen Lebensprocesse am ähnlichsten: Das bereits flüssige Fremde wird, mit dem eigenen Safte vermischt, in die Gefässe aufgenommen und erhält dadurch mit dem eigenen Safte gleiche Polarität (wird indifferentiirt). So wie aber der in der Wurzel aufgenommene Pflanzensaft in den verschiedenen Gefässen der Blätter, des Kelches u. s. w. erst andere Beschaffenheit (Polarität) erhalten muss, ehe er zur Blumenkrone, Saamenkapsel u. s. w. durch die verschiedenen Lebensprocesse realisirt werden kann, so kann auch der in der Milz assimilirte Saft nur in seiner ersten allgemeinen Indifferenz von den lymphatischen Gefässen aufgenommen werden; das Blut der Milz ist aber mehr differentiirt, bedarf anderer Assimilationsapparate, um als gleiches Venenblut den Lungen zugeführt zu werden. Auf diese Art nähert sich die Milz am meisten einem vegetativen Assimilationsorgane, bereitet kein gleich polarisirtes Blut, das für alle Lebensmanifestationen dienen könnte, hat daher die wenigsten Nerven und kann selbst weggenommen werden, ohne dass der ganze Organismus bedeutend leidet, so wie einzelne Wurzeln der Pflanze genommen werden können, ohne dass sie selbst abstirbt.

---

*) *Halleri* Physiologia 4to. L. XXI p. 416.

Haben wir im thierischen Organismuss mehrere Apparate zu derselben Bestimmung? Das Ciliarsystem des Auges, die Leber, die Nieren und — jede Drüse, sowohl die absondernden als die lymphatischen Drüsen geben uns dieselbe Anschauung: des Strebens des absoluten Lebens, Einheit im eigenen Organismus zu schaffen, die Netzförmigen Anastomosen aller kleinen Gefässe, die *Plexus venosi* an den äussern Gliedern und den Generationsorganen — die periodische Reinigung des mannbaren Weibes und die oft periodischen Hämorrhoidalbeschwerden der Männer, die Rückkehr der Venen der höhern Sinne in die Bluthalter (*sinus* des Gehirns) bestätigen dasselbe. Wir dürfen mit vollkommener Sicherheit erwarten, dass die Physiologie mit diesen Ansichten die Thätigkeit des absoluten Lebens, welches die Individualität (die Idee) in dem kleinsten Atom seiner Realisation zu bewahren strebt, mit den Formen zugleich zu erforschen, und dadurch von der todten Formenlehre immer mehr sich zu entfernen streben wird. *Döllner's* Beobachtungen über die innere Bewegung des Bluts beweisen diesen steten Polaritätswechsel der kleinsten Theile des Bluts.

§. 260.

In der ersten Bildung des Organismus erhält der Keim seine Nahrung aus dem Eie bereits vorbereitet und sein eigenes absolutes Leben wendet dieses Vorbereitete zur Realisation seiner Individualität an. Es bilden sich also nicht die Organe auf äussere Veranlassung, nicht der Verdauungscanal, weil ihm vorbereiteter Nahrungsstoff dargeboten wird, sondern weil das absolute Leben (die Idee) nur in diesen Formen sich realisiren kann. Mit diesem Bildungstriebe (mit der Nothwendigkeit, seine Idee zu realisiren) zieht der Keim seinen Nahrungsstoff erst mit seinen Häuten an, indifferentiirt ihn auf denselben und leitet ihn zu seinem Zwecke in Canäle und Gefässe. Nach der Trennung der Thierpflanze von der Mutter bedarf das warmblütige Wirbelthier, das seine Organe zu so mannigfaltigen Lebensmanifestationen entwickeln soll, noch einer vorbereiteten flüssigen Nahrung, die im Magen am leichtesten zur ferneren Aufnahme angeeignet wird; die Milz ist in dem Fötus und jungen säugenden Thieren thätiger, wechselt mehr Blut, um das Fremde zu assimiliren, ist röther *), ist aber im Verhältniss kleiner, indem die Ernährung durch die Haut, demnächst auch durch den untern Darmcanal vorzüglich geschieht.

§. 261.

Bei der sehr bedeutenden Function der Milz für die Aufnahme des Fremden kann sie dennoch bei Thieren und Menschen ausgerissen oder durch Krankheit ganz unthätig werden, ohne dass die Ernährung und das Leben ganz aufhört, weil sie der ersten und einfachsten vegetativen Assimilation vorsteht, welche durch die Anastomosen der Gefässe und durch die grössere lebendige Thätigkeit des untern Darmcanals, wenn auch unvollkommen, ersetzt werden kann; merkwürdig ist dabei die von älteren **) und neueren Anatomen***) beobachtete grössere Gefrässigkeit (Verlangen nach fester Nahrung für den untern Darmcanal) und die grössere Vollblütigkeit, also grössere Menge von rothen Blutkörnchen. Auch von einigen grössere Salacität, also im allgemeinen mehr thierische Natur ****).

§. 262.

Die weissen Körperchen in der Milz, von *Malpighi* zuerst beobachtet und neuerlich von *J. Müller* genau untersucht, gehören dem arteriellen System an. Sind es nervenartige Massen, wie sie sich in anomal thätigen lymphatischen Drüsen bilden, um die Thätigkeit des arteriellen Systems (des posi-

---

*) *Halleri* Physiologia l. c.

**) *Bohm*, *Malpighi*, *Denis*, *Heister*, *Bianchi*, *Pareus*, *V. Halleri* Physiologia L. XXI. p. 422.

***) *Dupuytren. V. J. Müller* Physiologie B. I. S. 555.

****) *Halleri* Physiologia l. c.

tiven Pols), vorzüglich bei Phytophagen zu vermehren? Fernere Nachforschungen werden Aufklärung geben, wenn die reale Seite (die Form des Organismus) nicht allein berücksichtigt wird.

§. 263.

So lange der Organismus aus dieser Quelle des bereits vorbereiteten oder leicht zu assimilirenden Flüssigen, seine Realisation erlangt, muss er sich der Pflanze mehr nähern, ohne dass das absolute Leben aufhört, sich gegen die Aussenwelt zur Erhaltung der eigenen Einheit in seiner Individualität zu manifestiren: Das entwickelte Auge sieht und der gebildete Muskel bewegt sich, im Verhältniss des Willens, der vom absoluten Leben in Gefolg von Verlangen und Abscheu erregt wird, kann also durch diesen in einzelnen Fällen selbst stärker sich manifestiren, als beim mehr animalisch organisirten Individuum; diese stärkere Manifestation kann durch geringere Veranlassung (Reitz) veranlasst werden, indem das absolute Leben den schwächern Organismus mehr zu schützen strebt, je mehr Muthlosigkeit (ἀϑυμια) in ihm herrscht; aber diese Reaction des Individuums gegen die Aussenwelt ist weniger der Erhaltung der Einheit als dem einzelnen Verlangen oder Abscheu zugewandt, das Individuum ist muthloser (ἄϑυμος), indem es nicht im Stande ist, alle Mittel zum Erlangen oder Abwenden sich zugleich vorzustellen und in dieser Rücksicht träger und unthätiger. So sehen wir bei den Thieren der niedrigsten Ordnungen oft Kraftäusserungen, welche den vollkommneren Thieren unmöglich sind und das schwächste Kind, Weib oder Kranke manifestirt bei Krämpfen Muskelkräfte, die dem stärksten Manne unmöglich scheinen. Aber nicht bloss gilt dieses von Muskelkräften. Das mehr vegetative Thier seinem Instinkte folgend apercipirt und combinirt alle Gegenstände genau, die zu seinem einzelnen Zwecke führen; so findet der Zugfisch seinen Weg durch den Ocean, der Zugvogel seinen Weg in entlegene Welttheile zur passendsten Zeit, das Kind und das hysterische Weib apercipirt durch die Sinne mit einer Schärfe und associirt solche Perception mit einem Scharfsinn, der dem gesunden unbegreiflich ist. Zu mannigfaltigen Perceptionen und Combinationen sind aber alle weniger fähig und in dieser Rücksicht nennen wir sie träge und ihre Lebensmanifestationen weniger geregelt.

§. 264.

So wie sich die Organe des Thieres mehr entwickeln und zu mannigfaltigern Relationen mit der Aussenwelt fähig sind, bedarf es mehr rothes Blut (ein an Blutkörnchen reicheres Blut), welches durch stärkere Lebensthätigkeit bereitet und so mehr animalisirt ist. Unverkennbar ist der Darmcanal die grosse Fläche, auf welcher das absolute Leben das fremde Feste apercipirt und zur Aufnahme in die lymphatischen Gefässe und Venen durch Polaritätswechsel fähig macht. Wie das Flüssige im Magen, so wird auch von dieser grossen Fläche das seiner eigenen Cohäsion Beraubte und dem Organismo Assimilirte in den Kreislauf aufgenommen. Wie die Milz als ein Anastomosenorgan zu betrachten ist, das zugleich das in die Venen Aufgenommene noch ferner assimilirt, zugleich aber das Venenblut unter sich in eine Gleichung subsummiren soll, eben so ist der grossen Assimilationsfläche des Darmcanals die Leber beigegeben, in welcher das von dieser Fläche durch die Venen in die Blutmasse zurückkehrende Venenblut unter sich assimilirt und das aufgenommene Fremde für die Wurzeln des Organismus, die lymphatischen Gefässe, geniessbar gemacht werden soll und in dieser Rücksicht könnte man die Leber die Milz des Darmcanals nennen.

§. 265.

Engere Verbindung des Sinnenlebens mit der Leber.

Hier hört aber die mehr vegetative Aufnahme des Fremden auf! Der thierische Organismus soll ein in seinen einzelnen Theilen mehr selbstständiges, zu mannigfaltigen Polaritäten mehr fähiges Blut erhalten, das aus den vorhin festen und durch den Verdauungsprocess assimilirten Nahrungsmitteln bereitet werden kann, und dessen Bedarf zwar das absolute Leben hauptsächlich bestimmt, aber dessen momentaner Bedarf in den thierischen Sinnesorganen, wo der Wechsel des Bluts vorzüglich vorgeht, bedingt ist. Die Nerven, welche den Polaritätswechsel in der Leber bestimmen, sind grösstentheils Hirnnerven des achten Paars und des grossen sympathischen Nerven, in der Glissonschen Capsel die Pfortader begleitend und ihre Lebensthätigkeit bestimmend.

§. 266.

Auch im Fötus der warmblütigen Wirbelthiere kann nicht der allgemeine Saft, durch die Häute des Eies bereitet, dieser individualisirten thierischen Blutbereitung dienen, wie er dem Magen und dem ganzen übrigen lymphatischen System als Nahrung dient. Wie im entwickeltern Organismo das Pfortader-Blut zur Leber geht, mit dem neu assimilirten festern Stoff vermischt, welcher letztere in der Leber ferner assimilirt wird, so dass er theils von den lymphatischen Gefässen aufgenommen werden kann, theils als vollkommen assimilirt durch die Hohlader in die Masse des Bluts geht, so wird auch im Fötus eine eigene Art von Blut für die Leber bereitet und durch die Nabelschnur der Leber zugeführt, nachdem es in der Pfortader mit dem Blute der Verdauungsorgane vermischt und mit diesem assimilirt ist. Das dem vegetativen Lebensprocess im Darmcanal gediente Blut kann noch keine Animalität erlangt haben und kann solche auch nicht durch Einwirkung der Hirnnerven in der Glissonschen Capsel (§. 265.) erlangen, da noch der Wille mit dem ganzen Sinnenleben im Gehirn schlummert, der ganze Organismus nur vegetirt. Der grösste Theil des durch den vegetativen Lebensprocess im Fötus bereiteten Bluts wird durch die Nabelschnur und den Mutterkuchen mit der Mutter in Relation gesetzt und nach dem Leben des Fötus zurückgeführt. Welche Veränderungen das Blut des Fötus durch diese unmittelbare Gemeinschaft mit der Mutter erhält, ist bis jetzt den physiologischen Forschungen dunkel geblieben, so sorgfältig auch die anatomischen Untersuchungen von *Weber*, *Jörg* und *J. Müller* *) angestellt sind und unsern Dank verdienen. Der Mutterkuchen nimmt kein Blut von der Mutter auf, ist also kein Ernährungsorgan — mit dem Respirationsorgan (den Lungen), wodurch das venöse Blut mit der Luft sich indifferentiirt, hat es nicht die Veränderung der Farbe und der Coagulabilität gemein, es haben nur sehr unsichere Unterschiede beobachtet werden können! — und wo sollte im Blute der Mutter die Luft herkommen, welche diesen Oxydationsprocess bewirkte? — Ich wage hier an die Ansichten des *Hippocrates* und *Aristoteles* zu erinnern, welche nicht die chemische Einwirkung sondern die Gemeinschaft des Individuums mit der Einheit des Macrocosmus, ihrem πνεῦμα, sowohl in der Luft, als im Wasser bei der Respiration der Wasserthiere als Zweck der Respiration betrachten **). Durch Wasser oder Luft kann der Fötus diese Gemeinschaft mit dem Macrocosmus nicht erlangen und bedarf ihrer nicht, da er nur ganz auf seine Selbstrealisation beschränkt ist, die Aussenwelt existirt für ihn noch nicht, weil seine Sinne noch nicht thätig sind. Aber die eigene Mutter ist seine Welt, deren Lebensthätigkeit seine Vegetation ununterbrochen erhält, von deren Leben das seinige unmittelbar abhängt und so sein πνεῦμα ist, mit welchem er sich stets indifferentiiren muss, wenn er nicht ein ganz isolirtes Wesen, ein *Nonens* seyn soll, das weder mit der Mutter, noch mit

*) *J. Müller* Physiologie p. 302.

**) Die erhabenen Ansichten des *Hippocrates* und *Aristoteles* Beobachtungen und scharfsinnige Bemerkungen habe ich in dieser Rücksicht mit den Meinungen neuerer Physiologen, namentlich von *Cuvier*, in meiner Schrift: Ueber Fieber und ansteckende Krankheiten und in meiner Pathologie dargestellt.

dem Macrocosmus eine Einheit macht. Ob er von ihr mehr Animalität erlangt? (das Blut der Nabelvenen müsste dann dunkler und nicht heller gefärbt seyn) wissen wir nicht, ist vielleicht selbst nicht wahrscheinlich, aber es kehrt in seinen vegetativen Organismus als Blut zurück, das dem Lebensprocesse auf ähnliche Art dienen kann, als das in den Lungen veränderte Blut des respirirenden gebornen Thiers, indem es mit seiner Welt, der Mutter, indifferentiirt ist. Eine Vergleichung der Respirationsorgane, der Eier aller niedrigern Thierklassen, wie sich der werdende Organismus immer mehr zu der unmittelbaren Gemeinschaft mit dem Macrocosmus ausdrängt, mehr Pflanze seyn will, weil er weniger mannigfaltiges Sinnenleben hat, wird dem denkenden Physiologen höchst interessant seyn und diese Ansicht aufklären *).

§. 267.

In der Leber, welche als Anastomosen- und das aufgenommene Blut indifferentiirendes Organ der Milz gleich ist, bildet sich noch ein absonderndes Organ: In den Gallengängen wird aus den serösen Gefässen die Galle abgeschieden, nicht aus der Pfortader **), erhält aber durch Polaritätswechsel mit dem Blute der Pfortader die Animalität derselben und ist fähig, sie dem neuaufgenommenen Speisebrei mitzutheilen. In dieser Rücksicht unterscheidet sich die Leber deutlich von andern absondernden Drüsen, die im Munde, Magen bis zum Zwölffingerdarm eine Flüssigkeit (Speichel,

*) Nennen wir *πνεῦμα* nicht das Leben selbst, sondern das Wechselverhältniſs der Individualitäten, um eine Einheit zu behaupten, so hat *Hippocrates* den Respirationsproceſs des Fötus durch die Nabelschnur bereits deutlich anerkannt (De natura pueri). Vollkommen beweiset ihn *Majow* Opera omnia physico-medica Hagae Comit. 1681. in seinem Tractatu De respiratione und seine Begriffe von spiritu nitro aëreo dürften mit *Hippocrates* Begriffen von *πνευμα* sehr ücereinstimmen.

**) *J. Müller* höchst wichtige Entdeckung in dieser Rücksicht. De glandularum structura penitiori. Lipsiae 1830.

Magensaft und pancreatischen Saft) zur (vegetativen) Auflösung des Fremden absondern, und so Anastomosenorgane des arteriellen Systems genannt werden könnten. Die Galle theilt dem Speisebrei schon einen Theil der vegetativen Polarität des thierischen Bluts mit, welchen er demnächst durch den Anastomosenprocess in der Pfortader vervollkommnet erhält. Von ihrer Absonderung hängt zum Theil die Menge des thierischen Bluts ab, und von diesem die grössere oder geringere thierische Thätigkeit des Organismus. Die älteren Aerzte haben das Verhältniss dieses ganzen Leberprocesses in Bereitung des rothen Bluts Temperament und nach der nächsten äussern Erscheinung warmes oder kaltes, trocknes oder feuchtes genannt, und darnach die Leber als den Ursprung der thierischen Wärme angesehen; dass dieses Temperament aber nicht von der momentanen Thätigkeit dieses thierischen Blutbereitungsprocesses, sondern von dem eigenen absoluten Leben (von der Idee des Thiers) abhängt, spricht bereits *Hippocrates* *) sehr bestimmt aus; sobald aber durch momentane Veranlassungen im Organismo, der thierische Lebensprocess beschleunigt wird (mehr Wollen statt hat), entsteht ein grösseres Bedürfniss von rothem Blut und die Leber wird in vermehrte Thätigkeit gesetzt; also in allen Fiebern und Entzündungen, wobei aber auch um so leichter die Absonderung der Galle vermehrt oder gestört wird. Daher ist diese Absonderung sowohl in Krankheiten mit vermehrtem Wollen (Fiebern, *morbis calidis*), als in Cachexien mit vermindertem Wollen (*morbis frigidis*) ein wichtiges Symptom, welches uns oft den Nachlass des Sturms oder die Rückkehr des normalen animalen Lebens anzeigt, ohne dass wir die Leber als ein Reinigungsorgan, zur Wegschaffung des Schädlichen, ansehen dürfen. Individualität erregt oder unterdrückt Thätigkeit einzelner Organe, epidemische Constitution (Gemeinschaft mit dem Leben des Macrocosmus) machen diese Erscheinungen so mannigfaltig,

---

*) De prisca medicina *Hippocr.* editio *Foesii* Sect. I. p. 14.

dass der helfende Arzt seinen einzelnen Kranken, den constitutionellen Character der Krankheit, die zufälligen Veranlassungen zu Beschleunigung oder Unterdrückung des thierischen Lebens studiren und diese pathologischen Ueberzeugungen als Hülfsmittel dieses Studiums anwenden muss, wenn er sein Ziel erreichen will.

§. 268.

Eine vorzüglich wichtige Berücksichtigung verdient bei dieser Blutbereitung und davon abhängigen Manifestation des thierischen Lebens die Haut des sich entwickelnden Thieres. Sie ist beim Embryo ein sehr wichtiges vegetatives Ernährungsorgan, das die umgebende flüssige Nahrung durch die lymphatischen Gefässe aufnimmt; im gebornen Thiere ist sie aber das eigentliche Organ des Tastsinnes, wodurch das Thier hauptsächlich in seiner ganzen Stellung gegen die Aussenwelt bestimmt wird, und unmittelbar Vergleichungen seiner ganzen Individualität mit der Aussenwelt macht, ohne dass dazu combinirte Vorstellungen, die Verlangen und Abscheu erregen, erfordert werden. So ist sie das unmittelbarste Communicationsorgan des absoluten Lebens.

§. 269.

Als Ernährungsorgan hat die Haut des Embryo unbezweifelt eine thätigere Function als der Darmcanal: Sie assimilirt durch Abscheidung und Resorption die fremde, für das Individuum vorbereitete, aber ihm noch nicht eigene Flüssigkeit. Ohne der Form der Organe, welche der Assimilation bei dieser ersten Aufnahme dienen, weiter nachzuforschen, deren nähere Aufklärung den neueren Physiologen so viel verdankt, dürfen wir Folgendes festsetzen:

a. Die Aufnahme und Assimilation des Fremden ist der der Pflanzen ganz gleich; auf dieser ersten Grenze des Organismus wird der fremde Saft nicht durch Auswahl einzelner Theile des Fremden, sondern durch einen Lebensact des absoluten Lebens, durch Differentiirung und Indifferentiirung, beschafft. Das aufnehmende Organ wird nach der Individualität der Pflanze durch die positive Polarität zur Thätigkeit (zum Wollen) der negativen Polarität bestimmt und durch Indifferentiirung beider Polaritäten erhält das Aufgenommene die individuelle Beschaffenheit der Pflanze.

b. Bei den weniger mannigfaltigen Lebenszwecken der Pflanze wird auch der Lebensact dieser Aufnahme weniger mannigfaltig seyn, wenn wir ihn auch nach der Einwirkung des absoluten Lebens der Pflanze durch äussere Einwirkungen der Aussenwelt verschieden finden, die Pflanze in angemessenem Boden und Clima üppiger und kräftiger sich entwickelt als im unangemessenen. Zu besondern Zwecken wird hingegen der Saft in besondern Organen erst vorbereitet.

c. Anders verhält es sich mit dem Organismus des Thiers: Von seiner ersten Entwickelung aus dem Keimbande an, sollen sich in dem Verhältniss mannigfaltigere Organe und in diesen mannigfaltige Lebensmanifestationen entwickeln, im Verhältniss als das Thier mit der Aussenwelt in mannigfaltigeren Beziehungen stehen soll und diese Entwickelung geschieht nicht sowohl durch Vorbereitung des assimilirten Saftes in besondern Organen, sondern ein assimilirter und mit der Aussenwelt durch Vermittelung des mütterlichen Lebens, durch den Mutterkuchen, indifferentiirter Saft, das Blut, soll alle zu ernähren im Stande seyn. Das Thier ist also vom Anfange seiner Entwickelung an, eine in jedem Moment veränderte Pflanze, die das Fremde nach dem momentanen Bedürfniss, nach seiner verschiedenen Beschaffenheit bald gierig aufzunehmen und zu assimiliren strebt, bald sein Organ weniger fähig seyn lässt. Auch in der Qualität muss dieser Assimilationsprocess, nach dem momentanen Bedürfniss der sich verändernden Thierpflanze, sich momentan abändern, der thätige männliche Körper hat ein anderes Blut als der Embryo und es wird durch die momentanen

Lebensäusserungen in jedem Moment anders, muss also auch durch einen andern Assimilationsprocess in seiner Einheit erhalten werden. Der Embryo und die Thiere der untern Ordnungen nähern sich in dieser Rücksicht dem Leben der Pflanzen, aber die Bildung und Entwickelung von Organen zu künftigem thierischen Leben macht ihnen eine mannigfaltigere Bestimmung der Assimilation und Indifferentiirung nothwendig, sie leben ein weniger thätiges aber doch immer animales Leben, in dem Verhältniss mehr, als ihre künftigen Relationen mit der Aussenwelt mannigfaltiger seyn werden. So giebt den untern Thierclassen ein mehr animalisch verbreiteter Stoff im Dotter eine geringe Nahrung und in den höhern Classen, den Amphibien und Vögeln, eine dem Fruchtwasser analoge Flüssigkeit, das Eiweis unterhält im geringeren Grade den Assimilationsprocess im Dotter, wo es zu dieser animalischen Nahrung verändert, vielleicht auch bei den Vögeln von der Haut aufgenommen wird; der Mangel lymphatischer Drüsen bei den Amphibien und die geringe Zahl derselben am Halse der Vögel überzeugt uns aber, dass dieser thierische Assimilationsprocess durch die Haut bei dieser Classe der Thiere sehr gering ist und durch den vorbereitenden Dotter ihr Embryonenleben realisirt wird. Erst das Wirbelthier mit warmem Blute entwickelt sich als Embryo mit mannigfaltigeren und für die einzelnen Zwecke lebensfähigern Organen und erhält für Haut und demnächst für den Darmcanal eine reichlichere flüssige Nahrung, dem Eiweis ganz analog, welche er in seine Wurzeln die lymphatischen Gefässe aufnimmt und sich durch die Drüsen assimilirt. Das warmblütige Wirbelthier bietet also bis zu seiner Geburt die ganze äussere und innere Oberfläche des Organismus (Respirationsorgane nicht ausgenommen) seiner Aussenwelt, dem Fruchtwasser, dar. Durch jede Realisation seines Lebens in der Bildung und Entwickelung seiner Organe wird es aber mit dieser seiner Aussenwelt eben so differentiirt, wie der durch die Geburt mit dem Macrocosmus in Relation gesetzte Organismus durch jede Selbstthätigkeit mit demselben differentiirt und durch Respiration wieder mit ihm indifferentiirt werden muss: So indifferentiirt sich die Pflanze und das Thier durch Wechselwirkung durch die Luft, die Wasserpflanze und das im Wasser lebende Thier durch das Wasser. Mit beiden kann das in der Mutter verschlossene Thier nicht in Wechselwirkung kommen, es ist noch ein Theil der Mutter, nur durch diese steht es mit dem Macrocosmus in Wechselwirkung und nur durch sie kann diese Wechselwirkung vermittelt werden, welche dasselbe als Theil des Macrocosmus erhält.

§. 270.

Durch die Geburt wird dieser Assimilations- und Ernährungsapparat des warmblütigen Wirbelthiers getrennt; der äussern und innern Oberfläche des Körpers wird der Nahrungsstoff entzogen und das Sinnenleben wird thätig, um diesen Mangel in der Aussenwelt selbst aufzusuchen und zu ersetzen. Die Aussenwelt kann der ganzen innern und äussern Oberfläche keinen Nahrungsstoff auf einmal darbieten, er muss im Begrenzten durch Willensmanifestation erlangt werden und wird durch den Willen auf die Organe gebracht, die in der ersten Bildung zu seiner Assimilation bestimmt sind. Die Function der lymphatischen Gefässe, in so fern sie auf der äussern Oberfläche der Haut als Assimilationsorgan den Nahrungsstoff aufzunehmen bestimmt seyn konnten, hört auf; aber nicht so die Function, das unter der Oberhaut im Zellgewebe abgeschiedene aufzunehmen. Indem der Organismus in die Aussenwelt tritt, muss die Haut eines der thätigsten Sinnesorgane werden. Jede Berührung mit derselben, auch viele Polaritätsverhältnisse mit derselben, Licht, Electricitätsverhältnisse, Wärme und Kälte, Muskelbewegung des eigenen Körpers u. s. w. werden von ihr apercipirt und veranlassen dadurch in ihr ein verändertes Leben, einen Polaritätswechsel und Absonderung im Realen. Die Haut wird ein sehr allgemeines absonderndes Organ und bietet den lymphatischen Gefässen Stoff zur Absorption dar. Wenn wir in dieser Rücksicht die Function der Haut mit der der innern Fläche des Darmcanals vergleichen wollten, so können wir sagen: die unmittelbare Aufnahme des Fremden auf der Haut hört auf und ist statt dessen auf der Fläche des Darmcanals erhoben, die Absonderung des Schleims, welcher dem Fremden die erste Assimilation giebt, ist nicht aufgehoben, steht aber mit dem Darmcanal in entgegengesetzter Wechselthätigkeit. Ist der Darmcanal vollkommen mit Nahrungsstoff versehen und ist seine lebendige Thätigkeit denselben zu assimiliren normal, so wird im Zellgewebe der Oberfläche auch mehr abgesondert, das Sinnenleben der Haut kann ungestört wirken und die Verwandlung des arteriellen Bluts in venöses ist normal. Ist der Darmcanal momentan oder anhaltender unfähiger, den assimilirten Nahrungsstoff in den Organismum zu bringen, so strebt das Ernährungsorgan der Haut diesen Mangel zu ersetzen, im Zellgewebe wird mehr absorbirt und die Oberfläche wird schlaffer, fällt mehr zusammen. So sehen wir die ganze Beschaffenheit der Haut nicht allein ihre Turgescenz, sondern auch ihre Farbe, Wärmeerzeugung u. s. w. sich momentan oder mehr anhaltend verändern und suchen bei Kindern mit Recht die Ursache in Störungen der Verdauungsorgane, bei Erwachsenen können Vorstellungen, die heftiges Verlangen oder Abscheu erregen (Leidenschaften), auf das absolute Leben wirken und ähnliche Erscheinungen im Leben der Haut hervorbringen.

§. 271.

Nicht allein mit der ganzen Fläche des Darmcanals und der Haut findet dieses entgegengesetzte Wechselverhältniss statt, sondern auch mit einzelnen Organen. Die gelbe Farbe der Haut bei Störungen der Leber, der vermehrte Blutwechsel in einzelnen Theilen (Congestionen) bei Anomalien des Verdaungsprocesses und die sehr verminderte (bleiche) Farbe in andern, das plötzliche Zusammensinken des Zellgewebes des Gesichts bei Uebelkeit, Erbrechen, Ileus u. s. w. in so mannigfaltigen Gradationen, machen diese Lebensmanifestation deutlich.

§. 272.

Sie müssen um so deutlicher seyn, als diese Organensysteme noch nicht durch vollkommne Entwickelung oder lange Gewohnheit in ihren Functionen befestigt sind. Daher sind sie bei neugebornen Kindern am deutlichsten; Mangel an Nahrung des Darmcanals spricht sich durch *Hippocratisches* Gesicht, Missfarbe der Haut u. s. w. nach wenigen Stunden oder Tagen deutlich aus; die Haut hat in der Jugend noch die Fähigkeit als Ernährungsorgan zu fungiren, Bäder mit Milch, Abkochung von Korn, Fleischbrühe, Wein u. s. w. leisten bei Kindern in dieser Rücksicht oft Wunder; von der Absorption der Haut in Bädern habe ich mich bei Erwachsenen durch mannigfaltige statische Versuche, welche ich mit eigends eingerichteter genauer Wage, als Badearzt, oft anstellte, nicht überzeugen können.

§. 273.

Die Geruchs- und Geschmacksorgane bestimmen die individuellen Relationen der Aussenwelt mit den Thieren, nicht durch Vorstellungen ihrer Bewegungen, ihrer Gestalt, Entfernung u. s. w., welche durch Assimilation mehrerer Perceptionen im Bewusstseyn entstehen, sondern durch unmittelbaren Wechsel der Polaritäten auf der peripherischen Seite des Nervensystems als Realisation des absoluten Lebens. Daher lässt sich Geruch und Geschmack nicht definiren, nicht durch Vergleichung von Grenzen zum deutlichern Bewusstseyn bringen. Das Thier kann sich nur erinnern: dass es früher eine gleiche Perception stärker oder schwächer gehabt hat, und im absoluten Leben wird unmittelbar nicht durch Vergleichungen der Begrenzung, der Entfernung, Verlangen und Abscheu erweckt; um so heftiger kann dieses aber werden, da es weder durch Vorstellungen geschaffen, noch durch entgegengesetzte moderirt werden kann. Die Vorstellungen werden leicht durch Rückerinnerungen dazu selbst erweckt, und so sind diese Sinne zugleich mächtigere Erwecker der Phantasie, als Augen und Ohren.

Der Geschmack ist als Wächter der Verdauungsorgane unmittelbar bestimmt, auch er ist keiner begrenzten Vorstellung durch Vereinigung mehrerer Perceptionen fähig. Er steht aber dem Verdauungsgeschäft besonders vor, statt dass der Geruch die Relation des Objects mit dem absoluten Leben selbst vermittelt. Daher ist der Geruchsnerve eine unmittelbare Fortsetzung der nicht differentiirten Gehirnmasse, die Geschmacksnerven nur Zweige von bereits differentiirten Nerven, und so wird der Geschmack mehr von dem momentanen Bedürfniss des absoluten Lebens bestimmt. Der Geruch ist mehr mit den Bewegungsnerven des Auges, der äussern Pforten des Mundes und des Geschmacks verbunden, damit nach den Relationen mit dem absoluten Leben das riechende Organ durch die Augen zu einer deutlicheren Vorstellung gebracht und ihm der Eingang in das Innere geöffnet oder versagt werden kann, der Geschmacksnerve mehr mit den Bewegungsnerven des innern Mundes, um das Object weiter in die Digestionsorgane zu befördern, oder schnell auszuspeien.

Beide Sinnesorgane haben ihre Nerven auf der ganzen Fläche der Schleimhaut ausgebreitet, ähnlich dem Gefühlsinn der Oberfläche des Körpers, weil ihnen keine Perceptionen nöthig sind, die durch Localität in dem Organe selbst eine Begrenzung des Objects zur Perception bringen könnten, wie das mit dem Bilde auf der Netzhaut und mit dem Schall auf der Schnecke der Fall ist; die Gefühlnerven der Oberfläche des Körpers erhalten hingegen Perceptionen von der Localität jedes einzelnen Theils des eigenen

Körpers und können diese mit den durch Augen und Ohren percipirten Begrenzungen des Objects assimiliren, wodurch ein sinnlicher Begriff entsteht, welches Wort wohl bildlich auf Verstandsbegriffe, logische Begriffe, sogar metaphysische Begriffe übertragen ist.

Der Geruchsinn ist unmittelbare Perception durch das in die Nase tretende, noch nicht differentiirte Gehirn (der Realisation des absoluten Lebens), und bestimmt daher dieses zu Verlangen und Abscheu ohne Vorstellungen; in so fern dieses Verlangen und Abscheu momentan im Leben vorhanden ist, erweckt er es auch ohne Vorstellungen, erweckt also den Instinct, der jedes Thier seine Nahrung zu wählen und die Fortpflanzung seiner Art aufzusuchen bestimmt ist.

Sic aliis alius nidor datus, ad sua quemque
Pabula ducit, et a tetro resilire veneno
Cogit; eoque modo servantur saecla ferarum.

Lucret. L. IV. 688.

Je mehr das Thier sich in Rücksicht der geringeren Relation mit den Individualitäten des Macrocosmus den Pflanzen nähert, scheint dieser Sinn mehr vorherrschend zu werden.

Nur die Richtung, aus welcher der Geruch dem Thiere zukömmt, muss ohne andere Vorstellungen im Organismo bestimmt werden, daher theilt sich der Riechnerve bei seinem Eintritt in das Geruchsorgan in zahlreiche Zweige, verbreitet sich in demselben auf Flächen in mancher Richtung und hat in dieser Rücksicht viel Analogie mit dem Gehörorgan, und das Organ selbst ist in den verschiedenen Thieren mehr oder weniger beweglich, um sich dieser Richtung am zweckmässigsten auszusetzen; in manchen Insecten als Fühlhörner am beweglichsten, in manchen Saugthieren zu andern, durch Vorstellungen veranlassten, Willensäusserungen zugleich als Rüssel brauchbar. Die beim Volke sehr allgemeine Ansicht: dass manche Krankheiten, Ruhr, Cholera u. s. w. hauptsächlich durch den Geruch der Excretionen ansteckend wird, weshalb man bei Ruhrepidemien stets sorgfältig die Excremente wegzuschaffen strebt, erhält durch die Thatsache von den amerikanischen Aerzten, namentlich *Hossack*, über das gelbe Fieber, neue Bestätigung. Der Geruch eines Krankheitsstoffs (eines kranken Excrements) kann, in einem kleinen Raume verschlossen, von einem Welttheil zum andern geführt werden, ohne dass die Schiffsmannschaft davon leidet. In der Pest hat die Eröffnung eines verschlossenen Stoffs oft plötzlich seine tödtliche Wirkungen durch Geruch geäussert, und der aufmerksame Arzt kann manche Krankheitsformen durch den Geruch unterscheiden.

Cap. 4.

Sanguification und Assimilation.

§. 274.

Die Bemühungen der Chemisten, die Bestandtheile thierischer Substanzen zu bestimmen, müssen uns immer mehr überzeugen: dass wir auch aus einer realen Welt in die andere, nicht ohne Vorsicht, hinüber gehen können. Die Lebensproducte des Microcosmus haben keinen chemischen Maassstab in denen des Macrocosmus. Die Chemie lehrt uns nur, jedes in seiner Art zu unterscheiden.

Der Chylus, die einzige reale Quelle thierischer Gebilde, hat fast keine andern Bestandtheile, als Eiweissstoff; der geringe Antheil an Faserstoff, Salzen u. s. w., dürfte wohl mehr ein späteres Product thierischer Thätigkeit, als Bestandtheil des durch die Verdauung bereiteten Blutsaftes seyn, welchen wir den flüssigen individuellen Organismum nennen könnten. Aus demselben wird nicht durch Zumischung irgend einer fremden, zum flüssigen Organismus nicht gehörigen, Substanz bereitet:

a. Nervenmark könnte man, wenn man die mehr zufälligen Bestandtheile, welche sich in den dasselbe enthaltenden Häuten und Scheiden (Neurilemen) erzeugen (verschiedene Arten von Fett, Phosphor, Fleischextract, Säuren, Salzen und Schwefel u. s. w.) als nicht wesentlich ansehen wollte, die allgemeinste Begrenzung des absoluten Lebens nennen, worin dieses zu Polaritätswechseln mit dem Macrocosmus und mit den einzelnen Theilen des eigenen Organismus am fähigsten ist, ohne selbst in sich Mischungs- oder Formveränderungen zu machen. Sein Hauptbestandtheil ist Eiweiss, in einem Zustande, den wir nur relativ flüssiger oder fester nennen können, und kömmt so dem flüssigen Organismo am nächsten.

b. Leim, eine thierische Substanz, welche nach ihren chemischen Merkmalen sich vom Eiweissstoff wesentlich unterscheidet, in ihren organischen Verhältnissen eine allgemeine Manifestation des absoluten Lebens, aber keinen örtlichen Polaritätswechsel seiner einzelnen Theile, wodurch bewusste Locomotivität hervorgebracht werden könnte, zeigt. Er verhält sich auf die Einwirkungen des absoluten Lebens, wie sich jede Materie auch im Macrocosmus verhält, wenn sie aus dem Flüssigen in eine durch ihr individuelles Leben bestimmte Begrenzung übergeht; Gerinnen und Crystallisiren nennen wir diese Erscheinung. Als Sehne, Knorpel, Knochen gerinnt sie in bestimmten Formen, oder crystallisirt sich als Zahn, Blasenstein, Gallenstein. Sie nimmt unter Einwirkung des Macrocosmus leichter wieder ihre flüssige Gestalt an und reagirt dann auf Substanzen des Macrocosmus auf ihre eigene Art.

c. Faserstoff, ist in seinem chemischen Verhalten weit mehr von den Producten des Macrocosmus verschieden, ist weder in Wasser, noch in Weingeist oder Aether auflöslich, wird durch Säuren und Alcalien auf eigene specifische Art mehr verändert, als aufgelöset, ist selbst durch die Wärme nicht sehr veränderlich u. s. w. Diese Substanz, so bestimmt in Behauptung ihres individuellen Seyns gegen die Aussenwelt, ist durch das Leben des eigenen Organismus eben so leicht in ihrer Begrenzung (in ihrer Expansion und Contraction) in mannigfaltigen Graden veränderlich. In geregelte Faserbündel gebildet, kann sie als Muskel Locomotivität in Gefolge des Willens schaffen; nicht durch Hinzufügen oder Wegnahme einer ihr fremden Substanz, sondern allein durch Veränderung ihres eigenen Seyns, ihrer Expansion und Contraction.

d. Eine noch mehr individuelle und dem Polaritätswechsel des animalen Lebens mehr fähige Form hat dieser Faserstoff als Blutkügelchen. Wir können keine Veränderung seines Seyns (seiner Contraction und Expansion) an ihm beobachten, wie an der Muskelfaser; aber desto deutlicher ist die Veränderung seiner Oberfläche bei jedem Wechsel der Polaritäten in den einzelnen Theilen des Organismus. Die Oberfläche dieser Blutkügelchen wird bei Wirbelthieren dunkler roth gefärbt, wenn das dieselben enthaltende Blut einen sensoriellen Lebensprocess befördert und aus den zuführenden Arterien in die Venen übergegangen ist. Ob aber dieser zu einer momentanen Individualität erhobene Theil des Bluts bei dem Wechsel der Polaritäten nicht auch seine Begrenzung verändert? Nicht so, wie er sich aus dem flüssigen Zustande selbst gebildet hat, auch momentan wieder in denselben zurücktreten kann? Das beantwortet bis jetzt nicht die messende und vergleichende Beobachtung, aber alle logischen Schlüsse bejahen es, müssen es eingestehen, wenn wir den Uebergang der Arterien in seröse Gefässe und dieser in Venen nicht als einen todten Abseigerungsprocess betrachten wollen.

e. Farbestoff, zeichnet sich, auch von der Einheit getrennt, noch mehr, als alle andere thierische Substanzen, durch seine Fähigkeit aus, durch die Polarität der Luft verändert zu werden: mit dem Macrocosmo sich zu indifferentiiren. In Rücksicht seiner ersten Realisation scheint er dem Faserstoff sehr ähnlich.

f. Fett, die indifferenteste Substanz, findet sich in allen thierischen Gebilden mehr oder weniger und scheint mit manchen, von ihrem ersten Ursprunge an, innigst verwandt zu seyn, so dass keine Beobachtung die Grenzen unterscheiden kann. So im Gehirn, im Knochen, in der Muskelfaser u. s. w. Man dürfte es also für etwas mehr als einen übergesparten Vorrath von Nahrungsstoff ansehen? — Wenn wir vermutheten, dass es als indifferente Substanz den Polaritätswechsel erleichtert, dass es also das *temperamentum humidum* und *siccum* in der realen Seite des Organismus auf ähnliche Art begründe, wie die Thätigkeit der Milz und der Leber das *temperamentum frigidum* und *calidum* im Realen begründen, so wagten wir uns auf ein Feld, wo sich Chemie und ideelle Anschauung noch nicht vollkommen verständigt haben.

§. 275.

Wie die Betrachtung des Lebens der Nerven uns auf die letzte Grenze unserer Begriffe, von dem nur in der Vereinigung und Trennung zur Erhaltung der Einheit erscheinenden Idealen und Realen, führt; wie wir bei derselben nicht verkennen können: dass in den Nerven Veränderungen in der idealen Seite des Lebens vorgehen, ohne dass in ihnen selbst eine reale Veränderung, eine andere Begrenzung uns bemerklich wird; wie in dem electrischen Conductor Veränderungen in der Polarität vorgehen, ohne dass sein Reales verändert wird, so führt uns die Betrachtung der Locomotivität des Organismus, welche allein durch Veränderung der Expansion und Contraction in den kleinsten Theilen geschehen kann, auf die entgegengesetzte Grenze: Wir sehen die organische Materie ihre Expansion und Contraction verändern, ohne dass wir im Begrenzten selbst ein Hinzufügen oder eine Wegnahme eines Realen voraussetzen können, wenn wir dieses hypothetische Reale uns auch noch so fein, als Nervensaft u. s. w., denken wollten. Der Muskel verkürzt oder verlängert sich, ohne dass eine andere Materie hinzugefügt oder weggenommen wird; so das Zellgewebe (*turgor vitalis*), der Knorpel und selbst der Knochen. Ueberall können wir von dem Lebendigen nur sagen, der Theil will sich expandiren oder contrahiren zur Erhaltung der Einheit des Ganzen.

§. 276.

Wenn wir uns nun überzeugen müssen: dass durch Expansion und Contraction das Wesen jedes Körpers sich im Raume manifestirt *), wenn wir das unbegrenzte Ideale als die correspondirende Ursache der Expansion und Contraction erkennen und nicht willkührlich in Begrenzung zwingen, es hypothetisch Nervensaft, *Electricum*, Wärmestoff nennen wollen, so müssen wir auf dieser Grenze unserer Erkenntniss stehen bleiben. Wie in den Nerven die ideale Seite des Lebens sich durch Differentiirung in positive Polarität (Seyn) und negative (Wollen) manifestirt, um die Einheit der Idee zu erhalten; so manifestirt sich die reale Seite in jedem Theile des lebendigen Organismus zur Erhaltung der Einheit desselben durch Expansion und Contraction, durch Indifferentiirung beider Polaritäten. Beides sind aber Manifestationen des einen absoluten Lebens. Alle Bewegung und so auch die organische wird durch diese Expansion und Contraction hervorgebracht. Die organische Materie, die bereits durch organisches Leben gebildet, ist also die reale Seite des Lebens selbst; von ihrem individuellen Leben hängt auch ihre Fähigkeit ab, sich als Expansion und Contraction zu manifestiren, wir dürfen diese vom Individuellen abhängige Fähigkeit organische Bildsamkeit nennen.

§. 277.

Der Pflanzensaft ist der bildsame Stoff, durch dessen Expansion und Cantraction, ohne Zufügen oder Wegnahme

*) Meine Abhandlung über Leben und Polarität, Berlin 1833.

eines andern Stoffs, sich im Gefolg der individuellen Idee Blätter, Blumen, Früchte u. s. w. bilden; manche Pflanzentheile können auch diese Bildung momentan aufgeben und wieder annehmen, welches Reitzbarkeit der Pflanzen genannt ist, aber zu jeder andern Bildung in derselben Pflanze wird auch ein anderer Organismus erfordert; das Auge bildet sich mit seinen Hüllen, um Blätter zu entwikkeln und durch das gemeinsame Leben derselben wird Blume und Frucht gestaltet. Was in diesem andern Organismo in Rücksicht des bildsamen Saftes vorgeht, durch welche Polaritätswechsel er fähig wird, Blumen oder Frucht zu ernähren, wissen wir nicht; aber nur in dem eigends sich bildenden Organismo ist das Leben dieser Schöpfung, nur dieser kann die bestimmte Blume oder Frucht schaffen, oder kann, wie jede andre Pflanze, durch Impfung und Pfropfen verpflanzt werden auf andere ihm verwandte Pflanzen, deren Saft ihm zur Nahrung dient, in seinem individuellen Leben aber keine Veränderungen macht. Er trägt dieselben Blumen oder Früchte als auf dem Mutterstamme. Dieselbe Idee bleibt, wenn auch die Aussenwelt verändert wird, und realisirt sich stets auf dieselbe Art.

§. 278.

Anders verhält es sich mit dem individuellen Thierleben. Die ideale Seite, die Idee, wird durch die Aussenwelt verändert und mit ihr ein Theil des Saftes. Im Gefolg der veränderten Idee kann auch die Realisation des Organismus momentan verändert werden, kann aber auch in seine frühere Bildung wieder zurückkehren. Der unterscheidende Character von Pflanze und Thier ist folglich : Dass in der Pflanze die realisirte Idee nicht verändert werden, sondern nur eine andere Idee in demselben Organismo entstehen und sich dann als anderer Organismus realisiren kann; im Thiere hingegen die Idee sich auf mannigfaltige Art verändern kann, und mit ihr die Realisation, beides aber in demselben Organismo, indem der Saft (das Blut) verändert wird.

§. 279.

Die Veränderung des Organismus wird also bei Beiden, Pflanze und Thier, im unbegrenzten Leben (in der Idee), nicht im Realen, begründet. Die veränderte Idee in der Pflanze ist ganz allein Folge der ersten individuellen Idee, welche sich beständig in ihrer Individualität erhalten will und zu dem Zweck sich in Blättern, Blumen und Saamen realisirt, von der Aussenwelt durch allgemeinen Polaritätswechsel, Licht, Wärme, Flüssigkeit u. s. w., in diesem Zweck begünstigt oder gestört wird, aber durch die Aussenwelt keine veränderte Idee aufnimmt, daher auch keine Organe hat, welche Ideen von der Aussenwelt aufnehmen und dadurch zu Veränderungen des individuellen absoluten Lebens Veranlassung geben könnten. Die Pflanze hat keine Sinnesorgane.

§. 280.

Das Thier hat Organe entwickelt, vermöge welcher es die individuelle Aussenwelt in ihren Einzelheiten in sein absolutes Leben auffassen, dieselbe mit sich selbst (mit seiner individuellen Idee) vergleichen und sich mit diesen Einzelheiten verbinden oder sie vermeiden kann. Diese Verbindung der Aussenwelt in ihren Einzelheiten mit unserm absoluten Leben nennen wir Perception. Durch den Unterschied der Einzelheiten von einander entsteht im absoluten Leben die Bestimmung des Raums und der Zahlen, statt dass in der Pflanzenwelt nur die Bestimmung der Zeit (des Wechselverhältnisses der Einzelheiten) unter sich statt finden kann, und so unterscheidet sich Thier und Pflanze wie Raum und Zeit *).

---

*) *Agardh* Lehrbuch der Botanik B. I. S. 160.

§. 281.

Dieses Raumverhältniss muss aber zugleich in der Einzelheit der Aussenwelt und in der Einzelheit des realisirten eigenen Lebens (des Sinnesorgans) existiren, wenn beide mit einander vereinigt und dadurch percipirt werden sollen. Perceptionen müssen also wie die individuellen Einzelheiten der Aussenwelt Localität erhalten. Im Nervenmark percipirt das absolute Leben, jede Perception muss also im Nervenmark eine mit der Aussenwelt übereinstimmende Localität haben, und zu dem Zweck verbreitet sich das Nervenmark unter verschiedenen Formen, und die ganze Oberfläche des Organismus, in so fern er mit der Aussenwelt in Verbindung kommen kann, als äusseres Sinnenorgan.

§. 282.

Einwirkungen der Aussenwelt (oder des eigenen Organismus) auf das absolute Leben ohne Localität nennen wir nicht Perception, sondern Empfindung, welche das Leben auf mannigfaltige Art zur Selbsterhaltung aufregen, ohne eine Vergleichung und also ohne Willen veranlassen zu können: so empfinden wir Licht, Schall, Geruch, Veränderung des eigenen Körpers u. s. w. ohne Localität als angenehm oder unangenehm, dem Leben drohend oder dasselbe befördernd und haben danach diesen Empfindungen (diesen allgemeinen Einwirkungen) ohne Localität mannigfaltige Namen gegeben, je nachdem die Localität deutlicher und die Beziehungen auf das Leben stärker oder schwächer sind. So wirken diese Polaritätseinflüsse auf die Pflanzen und erhöhen oder unterdrücken ihr Leben, ohne Localität und also ohne Perception.

§. 283.

Die Vereinigung des absoluten Lebens mit der individuellen Einzelheit der Aussenwelt (die Perception) kann aber nicht bleibend seyn, sie muss eben so veränderlich seyn, als das Verhältniss der Aussenwelt zum absoluten Leben, nicht für jede Perception kann eine eigene Nerven-Fiber, wenn wir sie uns auch noch so klein denken, begrenzt seyn; eben so kann der locomotive Nerve, welcher das Resultat der Perception, den Willen im Organismo, realisirt, für diese Manifestation des absoluten Lebens nicht permanent seyn. Wir würden den Organismum zu einem unbegrenzten, also nicht realen Wesen machen, wenn wir die ganze Erscheinung des Sinnenlebens auf die veränderte Realisation im Nervenmark allein beschränken wollten.

§. 284.

Es muss ein reales Mittelwesen geben, das local eine Einwirkung (eine Polarität) des einzelnen Theils der Aussenwelt aufnehmen und sie durch locale Einwirkung (Polaritätswechsel) dem absoluten Leben mittheilen kann. Indem es die von der Aussenwelt angenommene Polarität abgiebt, sein voriges Seyn (seine ursprüngliche Polarität) nicht wieder erlangt. Eben so muss ein solcher Mittler zwischen den Willensnerven (locomotiven Nerven) und den locomotiven Organen existiren, der dem unbegrenzten Willen eine räumliche Wirksamkeit giebt, die durch Perception oder Vorstellungen veranlassten Veränderungen im absoluten Leben als Willen local macht und dadurch Locomotivität im Realen hervorbringt?

§. 285.

Dieser Mittler muss selbst Realität, also Form und Mischung (Individualität), haben und muss fähig seyn, nach vollendetem Polaritätswechsel, als dem Organismo ganz eigener (assimilirter) Theil, in den Kreislauf (die Veränderung des realen Organismus ohne Zerstörung) wieder zurückzukehren. Nur das Ein und Alles des Organismus, das absolute Leben, kann sich in ihm begrenzen, kann ihn nur aus dem selbst bereiteten organisch bildsamen Safte, dem Blute, schaffen, im Verhältniss, wie es die reale Welt aufnehmen und sie verändern will. Es giebt einem Theile dieses Saftes bestimmte Expansion und Contraction, die sich in den Lebensthätigkeiten durch Polaritäten der Aussenwelt und des eigenen Organismus verändern können.

§. 286.

Wie diese vom absoluten Leben ganz abhängigen individuellen Mittler des Idealen der Aussenwelt und des eigenen Organismus (die Blutkügelchen) im flüssigen Blute sich begrenzen, hängt ganz allein vom absoluten Leben und von dem bildsamen Stoffe ab, und wir stehen hier auf der Grenze des Idealen und Realen, wo keine einseitige Beobachtung im Realen allein die Sache anschaulich machen kann. Eine Analogie könnten wir finden, wenn wir sehen, dass in einer ganz homogenen Auflösung sich einzelne Crystalle realisiren, wenn eine Polarität (also etwas Unbegrenztes) in dieselbe geleitet wird, in metallischen Auflösungen Metall am negativen und Oxyd am positiven Pole, wenn wir nur nicht den Galvanismus als etwas Begrenztes (*Electricum*), sondern als Manifestation des Lebens ansehen. Nur das begreifen wir: dass sie nicht in einzelnen Organen, also mit bestimmten individuellen Zwecken, bleibend erzeugt werden können, sondern für jeden Lebensact verändert werden müssen; wir können nicht sinnlich beobachten, wie sie von der Aussenwelt die Polaritäten aufnehmen, und dadurch in ihrer Expansion verändert werden, diese aufgenommene Polarität den percipirenden Nerven mittheilen und diese wieder auf ihre Expansion durch Polaritätswechsel wirken und Bewegung hervorbringen? Folgendes kann uns in dieser höchst schwierigen, aber für die Physiologie des thierischen Organismus höchst wichtigen Nachforschung, wodurch wir allein die Realisation des absoluten Lebens und ihre Gesetze unsern Sinnen begreiflich machen können, auf den Weg leiten.

§. 287.

1. Die locomotiven Organe, welche allein das Wechselleben zwischen Microcosmus und Macrocosmus vermitteln, welche die Thierpflanzen in den Stand setzen, die Aussenwelt in ihren Einzelheiten zu percipiren und auf dieselbe zu ihrer Selbsterhaltung local einzuwirken, also Muskelfasern und Blutkügelchen, bestehen aus einem eigenen Stoff, Faserstoff, der in den Pflanzen nicht gefunden wird, in der einzigen Quelle des Bluts, der Lymphe, in dem Brustgange entweder gar nicht, oder nur in sehr geringem Verhältniss als zufällig gefunden wird, also im Blute selbst und dem Eiweissstoff bereitet wird.

§. 288.

2. Die Blutkügelchen, aus diesem Faserstoff bestehend, werden mit heller rother Farbe vom Herzen aus in den Arterien dem ganzen Organismo zugeführt und kehren mit dunklerer Farbe durch die Venen zum Herzen wieder zurück.

§. 289.

3. Die rothe Farbe ist nur auf ihrer Oberfläche, Farbestoff des Bluts, derselbe besteht gleichfalls aus verändertem Faserstoff, der innere Kern derselben ist weiss, wie die ihm in Rücksicht des Stoffs gleichen Muskelfasern.

§. 290.

4. In Organen, welche zu bedeutender Veränderung nicht unmittelbar bestimmt sind, den Pflanzen ähnlich nur durch einzelne Manifestationen des Lebens realisirt werden, und welche wir daher vegetative Organe nennen, ist dieser Wechsel der Blutkügelchen geringer und nur zur Bestimmung des vegetativen Lebensprocesses erforderlich (Knochen, Knorpel, Zellgewebe u. s. w.). In andern können wir gar keinen Wechsel des rothen Bluts beobachten, Ner-

venmark, dasselbe ist aber überall mit grauer Substanz umgeben (nicht vermischt, es sind zwei für sich realisirte Organe), in welcher der Wechsel des rothen Blutes deutlicher als in den meisten andern Organen ist, ohngeachtet wir keine Bewegung in dem Gebilde selbst beobachten können. Das Ganze des Nervenmarks und die graue Substanz sind gemeinschaftlich mit dichtern Membranen umgeben, die überall zur Assimilation und Absonderung im ganzen Organismo erforderlich sind, mit der Keimhaut des ersten Anfangs organischer Gebilde vergleichbar. Wir können nicht verkennen: dass auf diesen Häuten in der grauen Substanz (Rindensubstanz) die Verwandlung des arteriellen Bluts in venöses, in dem Verhältniss häufiger geschieht, als Perceptionen, Vorstellungen und Wille sich häufiger und energischer manifestiren. Beide Organe sind nicht durch eigene Fibern oder Gefässe vereinigt, aber alle Erscheinungen müssen uns überzeugen: dass nur durch gemeinschaftliche Lebensthätigkeit eine deutliche locale Perception und demnächst Vorstellung entstehen kann. Einwirkung der Aussenwelt auf die Marksubstanz allein bringt gar keine Perception hervor, auf die Rindensubstanz allein verursacht sie allgemeine Empfindung im ganzen Organismo, allgemeinen Schmerz, Krämpfe u. s. w. ohne Localität. In Knochen, Knorpel und Zellgewebe bemerken wir auch keine locale Perception; sobald aber das absolute Leben im Gefolg einer Störung der Einheit in demselben dasselbe zu verändern strebt, verwandelt es das unempfindliche Organ in ein percipirendes und ein häufigerer Wechsel des arteriellen Bluts in venöses, mit seinen Folgen vermehrt, Wärme und grössere Expansion ist die Folge davon.

§. 291.

5. Die weissen Organe werden vegetativ von dem assimilirten einzigen organischen Safte, dem Blute, ernährt. Dieses wird ihnen, wie den Sinnesorganen, durch die Arterien zugeführt. Diese Blutführenden Arterien gehen aber

in ihnen bald in seröse Gefässe über, so dass Alles uns überzeugt, dass nur das Serum, nicht das rothe Blut, der Saft ist, aus welchem sie sich realisiren. Wird das Serum hier vom Blute getrennt und kehrt der Ueberrest des rothen Bluts, nun dunkler gefärbt, als Venenblut zum Herzen zurück, ist der Lebensprocess in den Endigungen der Arterien eine blosse Abseigerung? — Mein Zweck ist hier nicht, die dunkle Lehre von dem Uebergange der Arterien in Venen vollkommen aufzuklären. Von microscopischen Beobachtungen können wir diese Aufklärung schwerlich erwarten, so schätzbar auch die neueren Untersuchungen hierüber — als negative Bestimmungen sind, wir stehen hier auf der Grenze der sensoriellen und realen Manifestation des einen absoluten Lebens und dahin reicht kein geschärftes Auge und keine Trennung der begrenzten Atome. Wir mögen die netzförmigen Verbindungen der Gefässe noch so weit in ihre kleinsten Dimensionen verfolgen, *Haller's* Ansicht von den offnen Einmündungen der Arterien mit den Venen oder den vegetativen Process unabhängig von Gefässen als Endosmosen und Exdosmosen, wie in den Pflanzen uns vorstellen, so ist dadurch die Hauptfrage, welche ich zuerst in meiner Pathologie aufzuklären suchte *), nicht gelöset. Das rothe Blut, welches den Organen zugeführt wird, erscheint als weisse, mehr oder weniger durchsichtige Flüssigkeit oder Gebilde, in dessen Textur kein rothes Blut nachzuweisen ist und erst entfernter von diesen Gebilden, erscheint es als dunkleres Venenblut in grösserm Volumen, als das zugeführte Arterienblut; in den weissen Organen jeder Art, vorzüglich aber in dem ungefärbten Theile der Sinnesorgane (Glaskörper u. s w.) hat es seine rothe Farbe und seine Blutkügelchen abgelegt und erscheint in den entfernten Venen als dunkler gefärbtes Venenblut, und diese dunklere Röthe finden wir auf der Oberfläche der an sich ungefärbten Blutkügelchen.

*) Meine Pathol. 4te Abh. Cap. 2.

§. 292.

6. So lange wir die verschiedenen Formen der einzelnen Theile des Bluts (Faserstoff, Leim, Eiweis, Wasser, Fett u. s. w.) als etwas constant unveränderliches ansehen, das durch die Beschaffenheit seiner Atome allein sein Seyn erhält, wird diese Schwierigkeit nie gehoben, weder durch Anastomose noch durch Endosmose und Exdosmose. Wenn wir aber begreifen, dass diese uns erscheinenden Bestandtheile des Bluts momentane Manifestationen des absoluten Lebens sind: Dass die erste Quelle des Bluts und also des ganzen realen Organismus in den lymphatischen Gefässen nur allein als Eiweisstoff uns erscheint, dass sich in den lymphatischen Drüsen kaum Faserstoff zeigt, der doch nur durch Einwirkung des absoluten Lebens, nicht durch Zumischung eines andern Bestandtheils entstanden ist; dass erst in den Blutgefässen, in dem Kreislaufe des thierischen Saftes, der Faserstoff und die Blutkügelchen ohne Einwirkung unserer Verhältnisse ausgebildet sind, so kommen wir zu der Ueberzeugung:

a. Dass die Expansion und Contraction (die eigentliche reale Manifestation des Polaritätsverhältnisses der Ideen) in den einzelnen Theilen des Bluts vom individuellen absoluten Leben bestimmt und so lange der Organismus lebt, auch nur durch das absolute Leben, nicht durch irgend etwas begrenztes, verändert werden kann. Jede Einmischung eines fremden Stoffs, oder einer fremden, dem absoluten Leben nicht angeeigneten Polarität, wird das Blut arteriell in den Gefässen verändern, aber kein eigener Bestandtheil des Organismus werden. Durch die Haut, durch Einsprützung in die Venen und durch die Verdauungsorgane können wir fremde Stoffe momentan dem Blute beimischen, nie werden sie aber lebendige Bestandtheile des Bluts, sondern reitzen das absolute Leben, um dieses Fremde wieder auszuscheiden. Alle Versuche von Transfusion und Einsprützungen in die Venen überzeugen uns davon.

b. Hingegen kann das absolute Leben aus nährenden Substanzen der verschiedensten Art, Blut, Blutkügelchen, Faserstoff u. s. w. bereiten. Ganze Völker und einzelne Individuen leben bald grösstentheils von Pflanzenkost, oder Fleisch, oder Fett, ohne dass wir eine deutliche Verschiedenheit in ihrem Blute beobachten können, und wenigstens ein grosser Theil der Verschiedenheit ihres sensoriellen Lebens, die grössere oder geringere Lebhaftigkeit, Trägheit u. s. w. dürfte wohl eher in den angeerbten Sitten und Clima, als in der Nahrung ihren Grund haben.

c. Der Arzt sieht in den schwächsten und blutarmen Individuen, bei cachektischen Personen, schwachen Kindern u. s. w. durch irgend eine äussere oder innere Ansprache an das absolute Leben das Blut und seine Gebilde plötzlich verändert: Ein Fieber, eine locale Entzündung u. s. w. erzeugt nicht allein locale Entzündung, sondern die ganze circulirende Blutmasse nimmt Theil daran; der beschleunigte vollere Puls, das aus der Ader gelassene, zur Coagulation geneigtere Blut beweiset, dass in demselben eine vermehrte Neigung zur Selbstbegrenzung ist. Eine critische Thätigkeit, Absonderungen in einzelnen Organen u. s. w. verändert diesen Zustand eben so plötzlich und der Organismus tritt in seinen vorigen unthätigern Zustand zurück.

§. 293.

7. Das Blut wird durch das absolute Leben, nicht durch Zumischung einzelner Stoffe, sondern durch die schaffende Kraft dieses Lebens, durch dessen Selbstrealisation gebildet. In jedem thierischen Lebensacte, d. h. in jedem Acte, wo dieses thierische Leben apercipirt und durch Indifferentiirung sich (ideal oder real) aneignet, wo die Thierpflanze dem Leben zu andern Zwekken der Selbsterhaltung dienen soll, wird dieser Saft der Thierpflanze verändert und also differentiirt von dem Gan-

zen. Diese Differenz zu indifferentiiren wird es in Anastomosen, Bluthehältern und Drüsen vermischt, wo es seine Polaritäten gegen einander auswechselt, um demnächst in den Lungen mit dem Macrocosmus indifferentiirt zu werden. Je mehr das Individuum thierisch lebt, d. h je mannigfaltiger es seinen Organismum zur Selbsterhaltung verändert, desto mehr bedarf es der Indifferentiirungsorgane.

Cap. 5.

Assimilation von der idealen Seite.

§. 294.

Der vegetativ animale Assimilationsprocess, bereits im Munde anfangend, im Fortgange der Gedärme sich immer mehr von dem gemeinsamen Sinnenleben entfernend, soll für die stets veränderliche Thierpflanze den für jede momentane Veränderung tauglichen Nahrungssaft bereiten. Dazu wird erfordert: dass er mit dem absoluten Leben (dem Streben zur Einheit) real vereinigt sey. Wie in den Pflanzen das Mark, so sind hier die aus dem Rückenmark entspringenden Nerven, die Träger des absoluten Lebens. In mannigfaltigen Verhältnissen in Ganglien und Geflechte differentiirt, aber nach *Ehrenbergs* und *J. Müller* höchst wichtigen Untersuchungen, immer aus Primitivfasern bestehend, die stets von einander getrennt bleiben (nicht in einander übergehen) aus knotigen Primitivfasern, welche Empfindungsnerven genannt sind (Träger des Seyns, positive Nerven) und gerade laufenden Fasern, welche Bewegungsnerven (Leiter des Wollens, negative Nerven) heissen; auf dieselbe Art, wie die erste Theilung (Differentiirung) ihrer Hauptstämme in dem vordern und hintern Strange des Rückenmarks, ersterer aus knotigen Nervenfasern und letzterer aus geraden Fasern bestehen *).

*) *J. Müller's* Physiologie B. 1

Bei jeder Lebensmanifestation, auch in dem kleinsten Theile des eigenen lebendigen Organismus, ist eine Bestimmung des eigenen Seyns (des Ichs, des positiven) verglichen mit dem äusserlichen verschiedenen (dem Nichtich) erforderlich, um ein Wollen zu wecken, diese Verschiedenheit zu heben. Wenn Wollen und Seyn sich in dem äussern vereinigen, so wird dieses indifferentiirt, also dem Seyn und Wollen vereint gleich gemacht, wird assimilirt!

§. 295.

In diesem Seyn des kleinsten Theils ist also das absolute Leben. Das heisst, der kleinste Theil ist Mensch oder Thier; dieser kleinste Theil kann in Beziehung auf das Verschiedene nichts anders wollen: als was mit der Einheit des Ganzen übereinstimmt und so bringt das absolute Leben, indem es das eigene Seyn + Polarität und sein Wollen — Polarität dem Fremden indifferentiirt *), auch Gleichheit desselben mit sich selbst (Assimilation) hervor.

§. 296.

In den Sinnesorganen wird die Lebensmanifestation durch Inponderabilien (unbegrenztes) veranlasst (Licht, Schall, Geschmack, Geruch, Störung des eigenen Organismus u. s. w.). Diese Imponderabilien sind nicht, wie das Reale, einer Veränderung durch Indifferentiirung fähig, sie können nur das unbegrenzte Leben selbst verändern; ihm nichts hinzufügen oder wegnehmen, weil dazu Maass erfordert wird, sondern es veranlassen thätig zu seyn.

§. 297.

Soll aber eine Veränderung im thierischen Organismo durch diese Imponderabilien geschehen, so kann dieses nur durch Einwirkung auf die reale Seite desselben, welche der

*) Meine Abhandl. über Leben und Polarität IV. §. 44. u. f.

Aussenwelt zugekehrt ist, geschehen. Iene Imponderabilien müssen erst eine Veränderung der Polaritätsverhältnisse des Körpers machen, wodurch auch die ideale Seite verändert wird *). Einen solchen Polaritätswechsel im realen können wir im Auge nicht verkennen: Im Glaskörper wird das arterielle (dem Organismo indifferentiirte) Blut zu höherer positiver Polarität gesteigert und indifferentiirt sich mit dem Lichte, indem es seine erhöhte Polarität dem idealen Lichte ($+ x - y \infty - x + y$) abgiebt, wodurch dieses mehr positiv wird ($+ xa - yb \infty + ay - xb$), die reale Glasfeuchtigkeit aber noch einen Zuwachs von negativer Polarität annimmt, wodurch sie mit dem ganzen Organismo differentiirt wird.

§. 298.

Wie bei diesem Polaritätswechsel der positive Pol auf das absolute Leben und auf dessen Träger, das Nervenmark im Sehnerven, wirkt, ist nicht im begrenzten darzustellen, ist also unbegreiflich? — Man könnte sagen, das absolute Leben erhält mehr Licht, wenn bei dem unbegrenzten überall von einem messbaren die Rede seyn könnte. Wir können uns hier allein an die Manifestation halten, das absolute Leben empfindet das Licht.

§. 299.

Diese Empfindung würde aber eben so wenig als die Empfindung von Licht ohne Object zu einer Vorstellung der realen Aussenwelt kommen können, wenn nicht Localität nach allen Dimensionen dabei statt finden könnte. Auf einer Fläche, wie die Ausbreitung des Sehnerven ist, kann diese Localität in allen Dimensionen nicht statt finden! In einem Glaskörper, der den Blutkügelchen seinen Ursprung verdankt und der sich durch den Wechsel der Polaritäten wieder in Blutkügelchen umändert, ist eine Localitätsbe-

*) Daselbst §. 16.

stimmung nach allen Dimensionen denkbar, indem das von jedem Punkte des Objects kommende und durch jeden Punkt verschieden polarisirte Licht, in einem correspondirenden Blutkügelchen einen verschiedenen Polaritätswechsel und dadurch eine reale Nachbildung des Objects veranlasst, die von dem absoluten Leben nach seinem Zweck aufgenommen wird, um eine Vorstellung daraus zu bilden. Durch dieses Streben nach Vorstellungen lernt das Thier; sieht und übersieht bei sehr verschiedenem Lichte, im dunkeln Kerker und beim stärksten Sonnenschein.

§. 300.

Auch im realen reichen unsere Beobachtungen noch nicht hin, um einen vollkommen deutlichen Begriff dieses Lebensprocesses zu erlangen: Wir können bis jetzt nicht bestimmen, welche Form, Farbe, Durchsichtigkeit u. s. w. das Blut annimmt, indem es aus der Arterie in die serösen Gefässe tritt? Unsere Absicht kann es nicht seyn, durch Hypothesen das Dunkle noch dunkler zu machen, wir halten es für möglich, dass durch fortgesetzte Beobachtungen die Sache auch sinnlich deutlicher werden kann. Nur Folgendes dürfen wir nach den Gesetzen des Polaritätswechsels erkennen.

1. Das Blutkügelchen ist eine, nicht durch äussern Einfluss, sondern durch innere Bestimmung, durch eigene Idee begrenzte Individualität.

2. Die bestimmende Idee, durch welche es sich begrenzt hat, ist das individuelle absolute Leben des Thieres selbst, in ihm ist also das ganze Streben zur individuellen Einheit ungestört.

3. Die Idee einer Individualität kann nicht durch äussern Einfluss zerstört werden: wie jede Individualität, z. B. Metall, Erden u. s. w. in der Auflösung ihre Begrenzung aufgiebt, durch veränderten Polaritätswechsel aber wieder annimmt; das in Säuren aufgelösete Metall flüssig ist, oder als bestimmt geformter Crystall erscheint, durch

negative Polarität aber in derselben metallischen Form erscheint, oder durch andere Polaritäten in noch andern Formen, als Hyperoxyd, Suboxyd u. s. w. dargestellt wird, so muss es auch mit dem in eigener Idee realisirten Blutkügelchen geschehen, flüssig oder begrenzt, wird es im Gefolg der Polarität, die auf dasselbe wirkt, eine andere Begrenzung annehmen. — Auf die metallischen Auflösungen können wir nur einzelne positive oder negative Polaritäten wirken lassen, auf die veränderten Blutkügelchen wirkt die ganze Aussenwelt mit ihren unendlich mannigfaltigen Polaritäten, und so dürfte jedes Blutkügelchen eine andere Reduction erhalten und dadurch das Blut in dem Maasse unter sich (in seinen Blutkügelchen) mehr indifferentiirt seyn, als die Aussenwelt verschiedener auf das Ganze gewirkt hat.

4. Diese individuellen Differenzen werden durch die Systeme der Anastomosen, Blutbehälter u. s. w. ausgeglichen, und so kehrt das Blut in einer Einheit zum Herzen zurück.

5. Wir nennen das auf diese Art in seinen Begrenzungen positiv veränderte Blut, Serum, *humor vitreus aqueus*, Schleim u. s. w. eine Auflösung von wenig Eiweiss, einigen Salztheilen u. s. w. in Wasser. Wissen wir aber, welches Verhältniss dieses organische Wasser zum Wasser der Erde hat? Oft bemerken wir in Rücksicht der Auflösung anderer Körper, selbst schwer auflöslicher Mineralien, andere Eigenschaften an ihm u. s. w. Dass es z. B. Glas auflöset *).

6. Diese flüssige Animalität ist aber stets in Häuten enthalten, auch von dem Ursprunge dieser Häute wissen wir nichts. Sind sie permanent, oder mit den Lebensmanifestationen veränderlich? Haben sie Analogie mit dem Keimblättchen, worin die ganze Idee des künftigen Organismus enthalten ist, ohne dass es selbst deutlich organisirt ist?

---

*) *Berzelius* Lehrbuch der Thierchemie, Dresden. 1831. p. 63.

§. 301.

Dem unbegrenzten absoluten Leben kann nichts reales hinzugefügt oder weggenommen werden; aber je höher diese Idee in der Reihe der Wesen steigt, desto fähiger ist sie, in sich selbst Ideen zu schaffen, die verschiedenen Perceptionen in eine Einheit zu verbinden und diese geschaffene Idee nennen wir Vorstellung; die Verhältnisse unseres eigenen Seyns zu diesen Vorstellungen nennen wir Verlangen oder Abscheu, die Manifestation desselben im realen nennen wir Wollen. Die Fähigkeit des Lebens, eine Perception oder Vorstellung in sich selbst wieder hervorzurufen, um dadurch einer selbst geschaffenen Vorstellung mehr Einheit zu geben, nennen wir Gedächtniss. Das absolute Leben, in so fern es sich durch Vereinigung sinnlicher Perceptionen zu Vorstellungen und Gedächtniss entwickelt und durch Verlangen und Abscheu sich im realen manifestirt, nennen wir Sinnen - oder animales Leben *), im Gegensatz vom vegetativen Leben **), das sich nur als dieselbe Einheit (dieselbe Idee) im realen manifestirt.

§. 302.

Ein höheres, von begrenzter Assimilation noch mehr entferntes, Vermögen, in sich selbst Ideen zu schaffen und das Sinnenleben zur Vervollkommnung der Einheit der selbstgeschaffenen zu benutzen, ist dem Menschen gegeben: Ohne unmittelbare Vergleichung mit seinem vegetativen oder Sinnen-Leben, strebt er die Vorstellungen von der realen Seite ganz zu trennen und ganz ideal zu machen, um dadurch das Verhältniss des idealen zum realen zu erforschen. *Primas rerum cognoscere causas.* Die Manifestation dieses Selbstschaffens heisst denken; die dadurch geschaffene Einheit Gedanke, das auf diese Art sich manifestirende absolute

---

*) *Θυμος* des *Hippocrates*, De morbis virginum und in vielen Stellen seiner Schriften.

**) *Φυσις* *Hippocrates*, De morbis vulgaribus L. II. p. 85.

Leben heisst **Geist, Seele***). Die Geneigheit, dieses geistige Leben in Thätigkeit zu sehen, heisst **Liebe**, die vollkommne Einheit des absoluten Lebens mit der geschaffenen Idee heisst, **Ueberzeugung**; mit einer ausser ihr, nicht durch sie selbst, geschaffenen, **Glaube**. Der Inbegriff alles Idealen durch Selbstschaffung und dadurch auch der Realisation desselben ist Gott. **Gott ist allmächtig und die Liebe.**

Das absolute vegetative Leben assimilirt und secernirt, das Sinnenleben veranlasst Vorstellungen, Gedächtniss, Verlangen und Abscheu, das geistige Leben denkt. Das Thier ist Pflanze und Thier, der Mensch Pflanze, Thier und Geist. Die Pflanze nimmt den dargebotenen Stoff ihrer Assimilation an, das Thier sucht ihn durch die Sinne, Gedächtniss, Instinct, Scharfsinn und List auf, der Mensch manifestirt sein geistiges Leben durch Schaffen und Forschen von Ideen. Das reale Product dieses Schaffens heisst ein Kunstwerk, das ideale Product Ueberzeugung und **Liebe** erregt ihn zu einem oder dem andern. Das nachgeahmte Kunstwerk im realen ist Handwerk, im idealen Nachahmung. Nur die Liebe schafft und überzeugt **)!

Cap. 6.

Assimilation des Realen.

§. 303.

Der in die Verdauungsorgane aufzunehmende Stoff muss durch die Sinne aufgesucht, durch Locomotivität erlangt

*) *Γνωσις Hippocr.*, De officina medici (a principio).

**) Mag diese Ueberzeugung als Resultat eines vieljährigen Denkens über das Leben, als metaphysisch, hier am unrechten Orte erscheinen. Sie hat mir stets vorgeschwebt und mich nicht allein in meinem geistigen Leben, sondern auch in meinem practischen Handeln oft kräftig geleitet! — Der Arzt darf die Grenze, welche Encyclopädie setzt, nicht anerkennen, wenn Liebe ihn aus der Schule des Nachbetens entlassen hat.

und durch den Mund, Schlund, Magen und Darmcanal geführt werden. Im Mund und Schlund ist er noch grösstentheils dem Sinnenleben und der davon abhängenden Willkühr unterworfen. Aber schon im Schlunde hört diese thierische Willkühr zum Theil auf, der Verdauungsprocess nimmt immer mehr den Character des vegetativen Lebens an.

Dieser vegetative Assimilationsprocess soll aber für die stets sich verändernde Thierpflanze den Nahrungsstoff bereiten, der für jede Veränderung tauglich seyn kann? Dazu wird erfordert, dass er auch mit dem thierischen Sinnenleben, welches den grössten Theil der Veränderungen veranlasst, vereinigt sey. Die Manifestation dieses vereinigten vegetativen und animalen Lebens nennen wir Gemeingefühl. Wie in den Pflanzen das Mark, so sind hier die aus den beiden Strängen des Rückenmarks entspringenden Ganglien die Träger der vegetativen Bestimmung. Aber auch das thierische Bewusstseyn muss seinen Einfluss auf diesen Assimilationsprocess äussern können: Nerven, die unmittelbar aus dem Gehirn entspringen, sind die Träger dieses thierischen Bewusstseyns.

§. 304.

Eine Vorstellung der einzelnen Lebensacte im thierischen Bewusstseyn, durch Vergleichung des Objects mit mehreren Sinnen kann nicht statt finden; nur das durch das Gangliensystem sowohl als durch die Gehirnnerven erregte Gemeingefühl ist entweder der Einheit des Organismus vollkommen entsprechend und heisst dann Behaglichkeit, Wohlseyn u. s. w. oder die Störungen werden im Gemeingefühl als Unbehaglichkeit, Unwohlseyn gefühlt und in so fern das thierische Bewusstseyn nach Vorstellungen derselben, nach Kenntniss einer unbekannten Schädlichkeit strebt, heisst dieses thierische Wollen, ohne reale Vorstellung, nach seinen verschiedenen Gradationen Unbehaglichkeit, Niedergeschlagenheit, Beängstigung u. s. w. und erregt, wenn es durch die locomotiven Gehirnnerven zur Erhaltung der Einheit thätig zu seyn strebt, zweckwidrige, mit dem absoluten Leben nicht übereinstimmende Thätigkeiten, Krämpfe, Zukkungen, abnorme Congestionen und Secretionen nach der Individualität verschieden in verschiedenen Organen.

§. 305.

1. Von der Kraft des absoluten Lebens (ευϑυμια και ευσϑενεια) hängt also die Thätigkeit dieses Organensystems der Digestion allein ab. Je mehr der Organismus sich dem Vegetativen nähert, je weniger das thierische Bewusstseyn damit in Verbindung steht, je weniger es diesen Lebensprocess mit der Aussenwelt und sich selbst zu vergleichen fähig oder geübt ist, desto mehr nähert sich das Thier in seinem Assimilationsgeschäft den Pflanzen und den Thierclassen der niedrigern Ordnungen. Nur eine bestimmte Aussenwelt kann es zweckmässig erhalten! So bedarf auch der Mensch und die warmblütigen Wirbelthiere einen von der Aussenwelt mehr geschützten Aufenthalt, der ihm vorbereiteten Muttermilch u. s. w. Erst mit der Entwickelung und Uebung des thierischen Bewusstseyns wird auch das Leben der Assimilationsorgane thierischer, kann sich einer grössern Mannigfaltigkeit der Aussenwelt anpassen, wobei ursprüngliche Kraft des absoluten Lebens (ευϑυμία), Uebung und Gewohnheit mit bestimmt. Das kräftige Raubthier kann an mannigfaltige Nahrung, selbst vegetabilische gewöhnt werden, kann in sehr verschiedenen Climaten leben *); weniger das Gras fressende Thier; sein ganzer Organismus wird wenigstens durch Einfluss des Clima's und Bodens ungleich mehr verändert und zersplittert sich in kaum sich ähnlichen Varietäten. Der Vogel muss sein Clima und seine Nahrung

---

*) Der Tiger in der heifsen Zone auf der Küste Coromandels, 10° N. B. bis an die Lena, den Irtisch und in die Nähe von Irkutsch 52°. Der Löwe, Bewohner des heifsen Africa, aber in ältern Zeiten auch von Europa, zwischen den beiden Flüssen Nestos und Acheloos in Macedonien unter dem 41.° N. B. S. *Carl Ritter* Erdkunde von Asien B. IV. S. 688. u. f.

nach den Jahreszeiten in verschiedenen Climaten suchen, Amphibien und selbst einige warmblütige Wirbelthiere müssen ihr thierisches Leben suspendiren und der Pflanze gleich in Winterschlaf fallen.

§. 306.

Der in den Digestionsorganen vorbereitete Nahrungssaft wird von den Wurzeln der Thierpflanze aufgenommen. Das animale Leben nimmt an dieser vegetativen Ernährung keinen deutlichen Theil. Das Organensystem der lymphatischen Gefässe hat nach *Cruikshank* und *Mascagni* keine Nerven, *Nuck*, *Hewson* u. s. w. wollen sie einzeln und sehr klein beobachtet haben. In so fern man in den grösseren Verzweigungen selbst Blutgefässe beobachtet und Entzündung (vermehrter Wechsel der Polaritäten) in ihnen statt findet, muss dieses auch Nerven voraussetzen und sie dürften in dieser Rücksicht den Venen ganz ähnlich seyn. In kranken entzündeten Drüsen finden wir häufig eine Marksubstanz, welche mit dem hypertrophischen Gehirn, den einzelnen Nervenknoten (B. I. Cap. I. §. 11.) und den Lungenknoten (B. II. Buch 7. §. 223.) zu vergleichen seyn dürften, vielleicht auch mit den *acinis* in der Milz? Diese Wurzeln der Thierpflanze ergiessen ihren aufgenommenen Saft im menschlichen Körper in die Schlüsselbeinvenen und vermischen ihn so mit dem venösen Blute.

§. 307.

2. Beides, sowohl das venöse Blut, als der Chylus, ist durch die Einwirkung des individuellen Lebens, mit dem Macrocosmus in Differenz gesetzt und muss in den Lungen mit denselben indifferentiirt werden. Auch diese Indifferentiirung geschieht in dem Verhältniss häufiger (das Thier athmet mehr), als das animale und vegetative Leben, in gleicher Wirkung, thätiger erscheinen, die Aufnahme des Nahrungsstoffs und sein Verbrauch häufiger sind: Daher athmet das Kind weniger als der thätige Mann, der cachec-

tische weniger als der gesunde u. s. w. In demselben Verhältniss kann aber diese Indifferentiirung unvollkommener werden, als das absolute Leben weniger kräftig ist. Daher verlangt das Thier der niedrigern Ordnungen und der diesem ähnliche schwächere Mensch eine bestimmte Atmosphäre, der lebhafte, thätige Mann erträgt die mannigfaltigen Abwechselungen ohne bedeutende Störung.

§. 308.

3. Das durch den Digestions- und Aneignungsprocess Aufgenommene und durch die Respiration mit dem Macrocosmus Indifferentiirte, welches den vollkommenen Character (individuelle Polarität) des Individuums nicht erlangen kann, wird durch absondernde Organe ausgeschieden, nach der verschiedenen Bestimmung des Thiers und seinen momentanen Thätigkeiten sehr verschieden, wobei doch aber nicht zu verkennen ist: Dass vermehrte animale Thätigkeit nicht allein häufiger, sondern in ihrer Mischung mehr animalisirte Absonderungen veranlasst, welches durch grösseren Antheil von flüchtigem Laugensalz, Phosphor u. s. w. sich in den einzelnen verräth.

§. 309.

4. Das in den Verdauungscanal aufgenommene Fremde ist:

A. Flüssig. Es kann alsdann in dem Maass leichter mit den Säften des Magens indifferentiirt und so zur Aufnahme in die Gefässe fähiger gemacht werden, als es selbst indifferent ist. Reines Wasser wird folglich am leichtesten aufgenommen und es ist wahrscheinlich, dass auch sehr grosse Quantitäten reines Wasser auf diese Art aufgenommen und mit dem Blut vermischt werden können, wenigstens sah ich nie von solchen grossen Quantitäten vermehrte Ausleerung durch den Stuhl, sondern stets durch Urin und Schweiss. Ich selbst war bei einer heftigen Diarrhöe mit Krämpfen im Darmcanal gezwungen, 48 Pfund kaltes Wasser binnen 24 Stunden zu trinken. Die Diarrhöe wurde mit den Schmerzen dadurch gehoben und ein häufiger Urinabgang und allgemeiner Schweiss heilten das Uebel. So habe ich es bei sehr vielen Kranken erfahren. Das absolute Leben strebt stets im Kreislauf der Säfte das richtige Verhältniss zu bewahren, wir haben daher eben so wenig nöthig, eigene Leitungscanäle vom Magen zu den Nieren anzunehmen, als wir sie nach der Haut beweisen könnten. Die Nieren sind das gewöhnliche Absondererungsorgan des zu vielen in den Kreislauf gebrachten Flüssigen, sie werden daher bei einer solchen Aufnahme am deutlichsten und zuerst in Thätigkeit gesetzt, mit mehr Anstrengung des ganzen Sinnenlebens der Haut kann die Absonderung durch Schweiss geschehen

§. 310.

Hat das Wasser Substanzen vollkommen aufgelöset (flüssig gemacht), so sind diese entweder

α. Organischen Ursprungs und werden leicht im Magen assimilirt und in das Blut aufgenommen, wo sie dann auf das absolute Leben wirken. Diese Auflösung organischer Substanzen geschieht vorzüglich durch Gährung, Verflüchtigung und Kochen. Das nicht vollkommen aufgelösete wird nicht aufgenommen, sondern bleibt in dem untern Theile des Magens zurück, von wo es in den Darmcanal zu weiterer Assimilation und Verflüssigung als Speisebrei geschafft wird.

β. Nicht organische Substanzen werden im Zustand der vollkommnen Auflösung gleichfalls aufgenommen und vermehren im Blute das Streben zur Ausscheidung, von der Auflösung des kohlensauren Gases und der Sauren an bis zu den Mittelsalzen, metallischen Salzen u. s w., wobei aber jede Substanz ihre individuelle Relation mit den aus dem Blute absondernden Organen manifestirt, bald die Nieren, die Haut, die Speicheldrüsen, oder die absondernden Drüsen des Darmcanals in vermehrte Thätigkeit setzt. Das nicht aufgelösete wird durch den Pförtner weiter geschafft und erregt im Darmcanal vermehrte Thätigkeit (vermehrte Absonderung). So wirken leicht auflösliche Mittelsalze vorzüglich auf jene Absonderungsorgane, auf Urin, Schweiss, Speichelfluss u. s. w., die unauflöslichen auf den Darmcanal, Diarrhöe, veränderte Thätigkeit der Leber u. s. w.

Sind aber die nicht organischen Substanzen dem absoluten Leben sehr zuwider, indem sie lebensgefährliche Absonderungen zu erregen im Stande sind; so strebt dasselbe auf dieselbe Art sie sogleich aus dem obern Magen zu schaffen, als es auch unschädliche Substanzen, die zufällig ihm widrig vorgestellt sind, wegzuschaffen strebt. Ekel ist davon die sensorielle Vorstellung, Würgen und Ausleerung der im Magen enthaltenen Substanzen, Erbrechen heisst diese Anstrengung: Dass dieselben nicht von einem localen Reitze auf die Magennerven, sondern vom ganzen Leben veranlasst werden, zeigt die Thätigkeit aller Organe, welche zur Aufnahme und Weiterschaffung des Fremden in dem Verdauungscanal thätig sind. Die Muskeln des Mundes und des Schlundes werden zuerst in Thätigkeit gesetzt, ehe der Magen seine Umkehrung beginnt, demnächst strebt Zwerchfell und Bauchmuskel die Ausleerung zu befördern. *Orfila* und andere französische Aerzte haben diese Thatsache durch Vivisectionen deutlich zu machen gesucht. Nur in einzelnen Fällen, wo das Leben des ganzen Darmcanals heftig afficirt ist, schränkt sich diese Anstrengung nur auf den obern Theil desselben ein und die übrigen locomotiven Organe nehmen keinen Theil daran. Ohne vorgängige Uebelkeit und ohne Würgen wirft der Magen den Inhalt aus. Bei heftigen Affectionen des Darmcanals, Ileus, Intestinaltyphus, Hydrocephalus u. s. w. ist dieses eins der drohendsten Symptome, es zeigt, dass das absolute Leben sehr gesunken ist. Bei Krämpfen, wo das absolute Leben nur in einzelnen Organen zweckwidrige Locomotivität erregt, hat es keine so ernstliche Bedeutung, erscheint bald als Wiederkauen, *(Ruminatio)*, momentanes Erbrechen von Magensaft *(Hydremesis)* u. s. w., ohne dass die allgemeinen Symptome, Uebelkeit, Würgen u. s. w. damit verbunden sind. Bei heftigern Anstrengungen des absoluten Lebens wird auch der Inhalt des Zwölffingerdarms und selbst der übrigen Gedärme, Galle, Koth, Clystiere ausgebrochen.

§. 311.

B. Das nicht flüssig Gemachte wird als Speisebrei durch den Pförtner in den Zwölffingerdarm und von da in den übrigen Darmcanal gebracht und da durch Polaritätswechsel vermittelst des Lebersystems dem Organismo ferner assimilirt. Es ist nicht unser Zweck, den Assimilationsprocess durch den ganzen Darmcanal mit allen seinen organischen Apparaten zu verfolgen. Das Resultat dieses Lebens des Darmcanals von der realen Seite ist:

a. dass das Fremde in eine vollkommne, dem Organismo individuell eigene Flüssigkeit, Chylus, Blutsaft, aufgelöset wird, in welchem das absolute Leben seine Polaritäten frei manifestiren kann.

b. Die durch den Polaritätswechsel im Darmcanal bereitete und von den lymphatischen Gefässen aufgenommene Flüssigkeit heisst Chylus, die aus dem Zellgewebe aufgenommene und die aus den lymphatischen Drüsen in den Brustgang ergossene heisst Lymphe. Beide unterscheiden sich nur dadurch: dass erstere feinere fette und eine grössere Menge fester Theile enthält und unter dem Microscop mehrere Kügelchen zeigt, die aber sowohl an Grösse, als an Zahl, den Blutkügelchen nicht gleichen. In die Schlüsselbeine werden beide als eine gleichartige farbelose Flüssigkeit ergossen.

§. 312.

c. In den lymphatischen Drüsen finden wir keine Spur von individuellem Schaffen oder Absondern vermittelst einer Nervenleitung aus einzelnen Organen, oder Zufluss von arteriellem Blute, wir können nur einen allgemeinen Anastomosenwechsel der in den verschiedenen Organen bereiteten Lymphe wahrnehmen, wodurch die Einheit (die gleiche Polarität) des allgemeinen Blutsaftes erreicht wird.

§. 313.

d. In diesem allgemeinen Blutsafte im Brustgange finden sich keine deutliche Blutkügelchen; wir müssen uns also überzeugen, dass dieselben innerhalb des Kreislaufs selbst gebildet werden.

e. In der ersten Spur dieses rothen Bluts auf der Keimhaut des sich bildenden Individuums, wie in allen Manifestationen des Lebens in den einzelnen Organen, können wir es nicht verkennen, dass dieses rothe Blut in dem Verhältniss häufiger erscheint, als das Leben thätiger ist, *ubi irritatio ibi affluxus humorum.*

§. 314.

f. Ausserhalb des lebendigen Organismus hat dieser Blutsaft eine Neigung zu coaguliren, d. h. (durch Polaritätswechsel sich organisch zu begrenzen).

g. Diese Fähigkeit steht mit dem individuellen Leben, wodurch der Saft gebildet ist, nicht mit seinen begrenzten Bestandtheilen, auf dieselbe Art, wie das Blut, im Verhältniss. Je mehr das Leben des Thiers in sensorieller Thätigkeit gesunken ist, desto geringer ist die Neigung der Lymphe, sich zu coaguliren *), wie das Blut aller Thiere unter denselben Umständen weniger gerinnt.

§. 315.

h. In den Sinnesorganen (Augen und Gehörsäckchen, in der Lymphe, die von allen sensoriellen Organen, Hautmuskeln u. s. w. durch die lymphatischen Gefässe in den

---

*) *J. Müller* Physiologie B. I. p. 215.

Blutumlauf zurückkehrt) müssen wir uns überzeugen: dass das Leben im Blute diese Selbstbegrenzung auch wieder aufheben und das Begrenzte wieder flüssig machen kann, wenn wir die Entstehung der Glasfeuchtigkeit und des Wassers in den Gehörsäckchen u. s. w. nicht sehr mechanisch einen Abseigerungsprocess nennen wollen, wo die Lymphe, von den Blutkügelchen geschieden, diese, dunkler gefärbt, wieder durch die Venen zurückführt.

§. 316.

i. In der Glasfeuchtigkeit sehen wir aber wenigstens bei den Menschen: dass diese Aufhebung der individuellen Begrenzung noch einen höhern Grad erreicht hat, als sie ihn in der Lymphe und im Blutwasser hat. Nach *Berzelius* enthält die Glasfeuchtigkeit nur 1,42 Kochsalz, in Wasser auflösliche Substanz 0,02, Eiweiss 0,16, Wasser 98,40; dagegen die Lymphe Faserstoff 0,330, Eiweiss 5,736, Mittelsalze 1,434, und Wasser 92,500 Theil, das Blutwasser aber 8,00 Eiweiss, 1,41 Salze und Fleischextract und 90,59 Wasser.

§. 317.

k. Auch die Verschiedenheit der Bestandtheile der Crystalllinse, die doch mit der Glasfeuchtigkeit von ein und demselben Gefäss der Centralarterie abgeschieden werden, ist merkwürdig und zeigt, wie das Leben nicht durch Abseigerung, sondern durch Bestimmung und Polarität der Elemente den Organismum schafft.

§. 318.

l. Blutkügelchen und Muskelfasern bestehen aus einem eigenen thierischen Stoffe, der in der unorganischen und vegetabilischen Welt nicht vorkömmt, und ausser dem thierischen Körper sich hauptsächlich dadurch auszeichnet, dass chemische Reagentien ihn viel weniger, als andere organische Stoffe, verändern können. In lebendigen Körpern zeichnet er sich aber in demselben Maass durch seine Fähigkeit aus, nicht allein auf Einwirkung des eigenen Lebens des Organismus, sondern auch durch ideale Reitze der Aussenwelt, Licht, Galvanismus u. s. w. seine Expansion (Polaritätsverhältniss) zu verändern. In den Muskeln sehen wir dieselbe noch deutlich, wenn auch die Einheit des Thieres schon aufgehoben ist, im Blute auch ausser dem Körper, wenn Licht, Luft u. s. w. auf dasselbe wirken.

Cap. 7.

Störungen des Lebens durch die Sanguification.

§. 319.

Krankheiten sind Störungen des Strebens im absoluten Leben, die Einheit (Harmonie) seines Communicationswerkzeuges, des Organismus, in allen seinen Manifestationen, sowohl in der Realisation, dem Seyn (+), als in der Thätigkeit (—) zu erhalten.

Diese Störungen können nicht anders als in beiden Seiten zugleich begründet seyn; denn nur durch Vereinigung beider manifestirt sich das Leben. Systeme, welche die eine oder die andere Seite allein, oder vorzüglich berücksichtigen, müssen um so mehr einseitig werden, da das Leben selbst, als unbegrenztes, in jedem Individuo und in jedem Zeitmomente Verschiedenes, sich nicht ordnen, nicht systematisiren lässt.

Hippocrates nannte das individuelle Leben in jedem Individuo verschieden ἕξις (Individualität) und strebte, die äussern Ursachen kennen zu lernen, welche dasselbe krank machen können. *Galen* und die spätern Aerzte wollten die Krankheiten in der realen Seite auffinden, wollten das *Vitium solutae unitatis*, die Störung der Harmonie, in der Form des festen und in der Mischung des flüssigen Organismus, sinnlich machen und verwickelten sich in mancherlei Hypothesen, indem sie Wirkung und Ursache verwechselten.

Folgende äussere allgemeine Ursachen der Störung der Harmonie des Lebens, mannigfaltig sich modificirend, nach der Individualität und nach der Kraft der Einwirkung, können wir näher betrachten, wie sie *Hippocrates* bei Beschreibung seiner Erfahrungen stets vor Augen gehabt hat.

§. 320.

Auf zweierlei Art kann das Leben unmittelbar ohne sinnliche Perception von der Aussenwelt zu seiner Beförderung oder Störung afficirt werden.

1. Den Blutkügelchen als Vermittlern der Wechselwirkung zwischen der Aussenwelt und unserm Leben kann eine Polarität mitgetheilt werden, die stärker ist, als dass sie durch die Anastomosen könnte indifferentiirt werden; nach den allgemeinen Gesetzen der Polarität strebt sie alsdann, andere Blutkügelchen mit sich zu indifferentiiren, also mehr schädliche Einwirkung auf das Leben zu schaffen. In der Pathologie ist diese Mittheilung einer schädlichen Polarität Ansteckung genannt. Der ansteckende Stoff, als begrenzte Substanz, theilt sein Leben einem oder wenigen Blutkügelchen, also auch begrenzten Individualitäten mit und diese wieder andern. Diese Mittheilung geschieht also im Raum und in der Zeit, bis so viel Blutkügelchen die kranke Polarität angenommen haben, dass sie aufs Leben einwirken können, dessen Empfänglichkeit dafür von dem momentanen Verhältnisse des individuellen Lebens mit dem des Macrocosmus abhängt. Dadurch wird die latente Periode der Krankheit bestimmt und dadurch ist jede ansteckende Krankheit von der epidemischen Constitution zugleich abhängig *).

*) Ich glaube über diese Art der Störung des individuellen Lebens mich in meiner Pathologie von §. 103. bis 137. ausführlich aus-

§. 321.

Wir erlauben uns noch einige Fragen über die Mittheilung der Contagien und Epidemien, welche man auf gewisse Art eine umgekehrte Assimilation nennen könnte, indem das Fremde nicht von der Individualität, sondern diese von jenem assimilirt wird.

1. Indem wir uns überzeugen müssen: dass jede Ansteckung durch den Mittler zwischen dem Idealen und Realen, das Blut und in demselben vorzüglich die Blutkügelchen, geschieht, so fragt es sich: durch welche Organe das Contagium zum Blute kömmt?

a. Am deutlichsten durch Wunden, indem es mit dem Venenblute in den Kreislauf geführt wird.

b. Das nächste Organ des Polaritätswechsels des Bluts mit der Aussenwelt sind die Lungen, und es ist durch alle Beobachtungen bestätigt, dass auf diesem Wege die Contagien am häufigsten mitgetheilt werden. Durch die Lungen wird zugleich die momentane Einwirkung des Macro-

---

gesprochen zu haben, 30jährige Erfahrungen haben mir meine Ansichten noch mehr bestätigt. Zum Wohl der Menschheit wünsche ich, dass sie in der medicinischen Policei zu Abhaltung epidemischer und ansteckender Krankheiten stets der Ausübung zum sichern Grunde gelegt werden, indem der Character der gefürchteten Epidemie nicht durch Tradition, sondern durch sichere ärztliche Erfahrungen erforscht ist. Dass die Cholera nicht ansteckend sey, nur unter dem Pöbel sich verbreite, hat vielleicht manchem vornehmen Hofmann und — reichen Kaufmann das Leben gekostet und manchem geringeren, der gegen den gefürchteten Feind, bei allen Injurien der Witterung, Wache stehen musste und manchem Bürger grofse Kosten gemacht, die er vielleicht besser anwenden konnte. Der zum Theil unphilosophische litterarische Streit vieler amerikanischen Aerzte über die Natur des gelben Fiebers hätte wenig in der Sache aufgeklärt, wenn nicht treffliche Männer wie Dr. *Physik* in Neuyork u. A. mit besonnener Logik und gründlichen physiologischen Kenntnissen die Thatsachen gesammelt und verglichen hätten. So ist in Amerika der panische Schreck vor dem gelben Fieber vertilgt, aber die Vorsichtsmaafsregeln ernstlicher geregelt.

cosmus auf den Microcosmus, die Einwirkung des πνευμα des *Hippocrates* (die epidemische Constitution), vorzüglich bestimmt. Ist das Contagium mit dieser übereinstimmend, so wird die Ansteckung desto schneller und heftiger geschehen. So sieht man in grossen Volksversammlungen, vorzüglich bei Aufregung des Sinnenlebens durch Furcht, Enthusiasmus u. s. w., Contagien sich furchtbar schnell verbreiten.

c. Durch die Haut? In so fern die Haut zugleich ein Respirationsorgan ist, kann die Möglichkeit dieser Mittheilung nicht geläugnet werden, sie dürfte aber wohl weit seltner seyn, als häufig angenommen wird, und die Beobachtungen von *Larrey* *) und neuern bestätigen dieses. Daraus dürfte folgen: dass dieser Weg der Ansteckung seltner bei alten Personen, als bei jüngern und Kindern ist; dass Oeleinreibungen allerdings ein gutes Schutzmittel gegen die Ansteckung auf diesem Wege, aber nicht auf dem Wege der Respiration oder Inoculation ist und dass das Anziehen von verpesteten Kleidern oder andere Relationen des entblössten Körpers, der sonst bedeckt zu seyn gewohnt ist, und daher mehr respirirt, gefährlicher ist als die Berührung mit den Händen.

2. Kann die Einimpfung die Virulanz des Gifts vermindern, ist sie daher als Schutzmittel allgemein zu empfehlen?

Ich habe in Hildesheim die Inoculation der Blattern im Jahr 1787 — 1791 zuerst wieder eingeführt, nachdem sie durch verkehrte Nachahmung allgemein in Misscredit gekommen war. Ich habe in dieser Zeit mehrere Hunderte mit Glück geimpft und keinen einzigen unglücklichen Fall gehabt — und dennoch wage ich diese Frage nicht absolut zu bejahen! — Meine Sicherungsmaassregeln waren, *a*) dass ich nie impfte, wenn eine böse Blatternepidemie herrschte, oder überhaupt die epidemische Constitution bösartig war:

*) Meine Pathologie §. 120.

b) dass ich die Impflinge möglichst von Communication mit andern getrennt in freier Luft gesund erhielt; *c)* ohne Arzneien oder andere ungewöhnliche Veränderungen in ihrer Lebensart. Mein verewigter Freund *Wichmann* hatte später den Kummer, bei einer allgemeinen Epidemie mehrere Kinder und namentlich zwei einzige Söhne der ersten Familien durch die Inoculation zu verlieren.

3. Kann die Menge des ansteckenden realen Stoffs die Wirkung auf das Leben verstärken? Es hat mir nicht geschienen! Ich war gewohnt, die Blattern und nachher die Schutzblattern mit einem oder zwei Stichen mitzutheilen, welche ohnfehlbar wirkten, wenn ich sie unmittelbar unter die Oberhaut ohne Verletzung des Parenchyma's anbrachte; ich habe später viele Stiche 10 bis 12 auf jedem Arm angebracht gesehen, ohne dass die Reaction des absoluten Lebens dadurch verändert wurde, es erschienen dieselben Schutzblattern, nur die Localentzündung wurde beschwerlicher.

§. 322.

Das absolute Leben strebt seine eigene Idee zu realisiren und wendet zu dem Zweck um so mehr Thätigkeit an, als es durch die Ansteckung mehr gestört wird Κοινα πραγματα nennt *Hippocrates* diese Anstrengungen des Lebens zur Erhaltung der eigenen Idee. Das Wollen, der negative Pol, die Verwandlung des arteriellen Bluts in venöses, wird also im Verhältniss der Störung erhöhet. Entweder in allen sensoriellen Organen (allgemeines Fieber) oder in einzelnen, auf welche die Störung sich beschränkt (locales Fieber). Vermehrter und beschleunigter Zufluss des arteriellen Bluts in die sensoriellen Organe, beschleunigter Puls, vermehrte Verwandlung des arteriellen Bluts in venöses (vermehrte Röthe und durch den Polaritätswechsel vermehrte thierische Wärme), sind die Manifestation dieser allgemeinen oder localen Anstrengung.

§. 323.

Das auf diese Art mehr negativ polarisirte Venenblut muss durch den Anastomosenprocess mit dem übrigen Venenblute indifferentiirt werden, oder es giebt dem nächsten Venenblute seine kranke Polarität und muss wohl von zwei Bedingungen hauptsächlich bestimmt werden.

a. Von der Thätigkeit des Anastomosensystems. Je mannigfaltiger die Lebensthätigkeit des Organs ist, desto mannigfaltiger und thätiger ist das Anastomosensystem und desto leichter wird das kranke Venenblut wieder indifferentiirt. Daher findet in muskulösen Theilen, in den eigentlichen Sinnesorganen nicht leicht eine erysipelatische Entzündung statt; viel leichter auf serösen Häuten, wo die Blutgefässe nur zu einzelnen Absonderungen in seröse Gefässe übergehen.

b. Von der Art der Ansteckung. Sehr negativpolarisirte Miasmen erregen zuerst locale erysipelotöse Entzündung z. B. Schlangengift, Wuthgift, Blattern und andere exanthematische Gifte, wenn sie durch Wunden eingebracht werden, das absolute Leben strebt aber eine allgemeine Crise hervorzubringen und dadurch wird das Localleben mit in die allgemeine Anstrengung gezogen. Flüchtige riechende Substanzen (Therpentinöl und andere flüchtige Oele, flüchtige thierische Stoffe, faulende Substanzen u. s. w.) erregen das Erysipelas aus der Haut, fette Substanzen, indem sie die ausscheidende Thätigkeit der serösen Gefässe stören u. s. w., wobei

c. Sehr viel von der Individualität des absoluten Lebens abhängt.

§. 324.

Anders verhält es sich, wenn das Contagium im Verhältniss des individuellen Lebens zu stark ist und dieses nicht fähig, die Crise hervorzubringen. Wir nennen dann die Einwirkung desselben deprimirend. Es entsteht kein hinlänglich Streben, die Einheit des Organismus herzustellen: Die Blutbereitung und die Absonderung wird immer mehr gestört, wodurch Alogotrophien von mancher Art entstehen. In so fern sich dieser Zustand des verminderten sensoriellen Lebens, *status frigidus*, in den Säften manifestirt, haben ihn die ältern Aerzte Cacochymie genannt, vorzüglich wenn das Schädliche auf der Haut ausgeleert wird, ohne Crise zu vollenden *). Die chemiatrische Schule hat auch hier ein System von Beobachtungen in unbelebten Experimenten und willkührlichen Hypothesen den wahren anspruchslosen Naturforschungen des *Hippocrates* substituirt, der im begrenzten und einseitig beobachteten todten, die Manifestationen des unbegrenzten selbstschaffenden Lebens zu erklären nicht unternahm.

§. 325.

Weder die verstärkte Erregung des Lebens (*status calidus*), noch Cacochymie (*status frigidus*) wird durch Contagium und individuelles Leben allein bestimmt, das stete Wechselverhältniss des Macrocosmus mit dem Microcosmo (das πνεῦμα) bestimmt hauptsächlich die Manifestation, welche wir epidemischen Character nennen und den *Hippocrates* nicht durch allgemeine Gesetze, sondern durch momentane Beobachtung zu lernen strebte, woraus er das Vergangene zu bestimmen, das Künftige zu vermuthen, das Schädliche von dem Kranken ab- und das Heilsame anzuwenden unternimmt **). Alle systematische Eintheilungen der Krankheiten sind hier so wenig förderlich, als die systematische Meteorologie.

§. 326.

Der deprimirte Zustand des Lebens (Cacochymie, Asthenie u. s. w.) manifestirt sich in epidemischen Krankheiten:

---

*) *Galen* De temperamentis L. III. c. 3.

**) *Hippocrates* De morbis vulgaribus L. II.

a. Durch das Gefühl von Niedergeschlagenheit des ganzen Sinnenlebens in mannigfaltigen Modificationen, wenn auch kein einzelnes Sinnenorgan vorzüglich leidet.

b. Durch die Beschaffenheit des Kreislaufs, welcher schwächer und unvollkommener ist. Beklemmung, Herzklopfen, ungeregelter Puls sind die allgemeinen Folgen davon. Eine Alogotrophie kann in einzelnen Theilen das partielle Leben erregen und eine Art von verstärktem Leben (*Inflammatio spuria*) veranlassen. So erregt die Ruhr, der Rheumatismus u. s. w. momentan beschleunigten Kreislauf, so manifestiren sich die asthenischen epidemischen Krankheiten (Schleimfieber u. s. w.) oft im Anfange als hitzige Fieber (*hemitritaei Hippocr.*) aber alle diese Fieber zeigen keine allgemeine zu einem Zweck strebende Thätigkeit (κοινα πραγματα).

c. Nimmt die vegetative Lebensform (die positive Polarität) in einem Organensystem bedeutend zu, so hat das Venenblut für seine Gefässe nicht negative Polarität genug (ist nicht thierisch genug), es wird (wie bei den Thieren der niedrigeren Ordnungen) langsamer und für das individuelle Bedürfniss unvollkommner weiter geführt, die Venen werden mit einem dunkler gefärbten Blut überfüllt und geben dem Organ ein missfarbiges Ansehen. So die Haut in der Cholera und im gelben Fieber: Im Gehirn Ueberfüllung der Venen, die nie mit Entzündung zu verwechseln ist; in den Lungen Hepatisation; in den Verdauungsorganen langsamere Circulation, Stockung im Pfortadersystem. Bei allgemeiner Unterdrückung des animalen Lebens kann die Blutmasse venös werden, das aus der Ader gelassene Blut ist dunkler, weniger sich selbst begrenzend und fliesst träger.

d. Das Product dieses gestörten Lebens (vermindertes Wollen) ist nach dem einfachen und wahren Ausdruck der alten Schule: k a l t, d. h. weniger durch sensorielles Wollen indifferentiirt, wässriger, schleimig, Jauche, in dem gebildeten geringere Lebensfülle (*Turgor vitalis*), also entweder grössere Schlaffheit oder Steifheit. Das Abgesonderte ist für die Empfindung um so fremder und das absolute Leben erregender, ohne zweckmässige Reaction. Daher oft Schmerz oder chronische Entzündung erregend.

e. So wie die Krankheit selbst nicht ein critisches Streben des sensoriellen Lebens, etwas bestimmtes aus dem Organismo zu schaffen, genannt werden kann, so beobachten wir auch keine kritischen Ausleerungen oder Bildungen, die Ausleerungen vermehren die Krankheit, die kritischen Bildungen gehen bald in Alogotrophien und Brand über. So die Ausleerungen in der Ruhr, in der Cholera u. s. w. die Pusteln und Impfstiche in Blattern und andern Exanthemen.

f. Sie gehen leicht von einem Organensystem auf das andere und machen Metastasen, weil das absolute Leben keinen bestimmten Zweck hat. Catarrh zu Rheumatismus, Schleimfieber und Ruhr zu hartnäckigen Rheumatismen, Quartanfieber u. s. w. und diese Metastasen sind um so schwerer durch critische Thätigkeit zu heilen.

g. In der Haut äussert sich dieses verminderte sensorielle Leben am deutlichsten. Ungleiches Hautleben in den einzelnen Theilen, Frösteln, blasse oder missfarbige Haut ist der allgemeine Character dieser Krankheiten. Die serösen Gefässe können dabei zu abnormen Absonderungen (profusen Schweissen) veranlasst werden, ohne dass dadurch eine Crise bewirkt wird; in andern Momenten ist die Haut trocken und kühl. Dass das absolute Leben allgemeine harmonische Thätigkeit (κοινα πραγματα) zur Crisis macht, beweiset eine allgemeine dampfartige Transspiration, die weder profuse noch sehr anomal is.

h. Unter welchen Bedingungen das Leben des Macrocosmus, dessen allgemeinen Repräsentanten wir die Luft nennen, so bestimmt wird, dass es im menschlichen Körper eine bestimmte Krankheit hervorbringt, ist nicht zu erforschen, weil wir dieses Leben nur in einzelnen Manifestationen, nicht in seiner ganzen Einheit und Mannigfaltigkeit beobachten können. — Unverkennbar kann diese specifische Lebensmanifestation auf einen kleinen Raum, auf einzelne Gegenden, einzelne Wohnungen, selbst noch kleinere Lufträume beschränkt seyn. Der Wechsel des Aufenthaltes von sehr geringer Entfernung, der Wechsel der Luftbeschaffenheit u. s. w. können die Wechselwirkung ändern.

§. 327.

Hippocrates nennt das Product des hypervegetirenden (positiv polarisirten) Lebens φλεγμα, das des entgegengesetzten Zustandes, wo die negative Polarität vorherrscht, χολη, der erste ist der *status frigidus*, der letzte der *status calidus* *). Den Zustand des absoluten Lebens, worin erstere Polarität prädominirt, nennt er ἀθυμιαν, den des letztern εὐθυμιαν oder auch ὀξυθυμιαν **): „Der Durchgang des Bluts „durch die Venen ist im letztern Zustande leicht φλεβων ἡ „εὔρυτη, der ganze Lebensprocess geht rascher, in Krank„heiten sind die Crisen zum Guten oder Bösen bestimmter, „die Erregbarkeit ist grösser und d e r K ö r p e r i s t n i c h t „s o s e h r g e n ä h r t." Das Gegentheil (der *status frigidus*) „erhöhete Vegetation findet bei denen statt, bei welchen „der Durchgang des Bluts durch die Venen begrenzt ist: „Sie sind in allen Lebensthätigkeiten träger; Crisen zum „Guten oder Bösen gehen langsamer und unvollkommner „von statten und sehr häufig sind sie zum fett werden ge„neigt ***)." *Hippocrates* Ansicht: dass aller Schleim aus dem Haupte seinen Ursprung nimmt und wieder dahin zurückgeht, dass er in dem Verhältniss k ä l t e r (weniger animalisch) ist, als der Wille (das animale Leben, der negative Pol) weniger thätig ist, gewinnt mehr practische Wahrheit, wenn wir es ihm nachsehen, dass er im Realen die Wirkung als Ursache ansieht ****).

---

*) De morbis L. I.

**) De morbis virginum.

***) De morcis vulgaribus L. II.

****) In dem Buche De Carnibus und im 2ten Buche De morbis sind diese Ansichten der alten Aerzte so deutlich ausgesprochen, dafs es

§. 328.

Das Contagium giebt seine ideale Seite dem absoluten Leben (wie die Aussenwelt die ihrige durch die Sinnesorgane giebt). Das heisst: Es giebt dem Leben eine andere Idee, eine andere Neigung sich zu realisiren, wie bei jeder Perception, die zu Vorstellungen vereinigt und dann diese durch den Willen realisirt werden.

So wie der Wille befriedigt ist, hört die Idee auf, oder tritt in das Gedächtniss zurück. Die Befriedigung des Willens ohne Vorstellung heisst bei den Contagien Crise, die vollkommen oder unvollkommen, schnell entscheidend oder Jahre lang dauernd seyn, eine fixe Idee werden kann; im letzteren Falle mehrere verwandte Theile des Organismus (Haut, Knochen u. s. w.) in ihren Wirkungskreis ziehen kann, wie der Wille ohne Vorstellungen bei Krämpfen, oder mit einzelnen Vorstellungen bei Veitstanz, Somnambulismus u. s. w. sich in mehrern Muskeln oft wunderbar manifestiren kann. — Auch ins Gedächtniss kann sie, wie sinnliche Perceptionen, auf lange Zeit zurücktreten und wird bei gewissen Gelegenheiten wieder hervorgerufen: Ich kannte einen Arzt, der keinen Ruhrkranken besuchen durfte, ohne angesteckt zu werden, einen andern, der sich der grössten Gefahr bei Typhuskranken aussetzte und nach vielfältiger Ansteckung auch dieser Krankheit erlag. Wir begnügen uns dann mit — einem Worte, Disposition.

Diese Assimilation von zwei Idealen kann nur durch die Blutkügelchen statt finden (S. §. 280. — 284.) *nur durch Sinnesorgane kann das Contagium mitgetheilt werden*; im vegetativen Organismo findet keine Ansteckung statt.

§. 329.

Die reale Seite des Contagiums können wir oft beobachten. Wir können sie mit dem Blute in Relation setzen,

---

deutlich wird, dafs sie dabei an keine Röhrenleitung von irgend einer Art dachten.

die Krankheit einimpfen, wo wir doch aber der Thatsache einen zu bildlichen Namen gegeben haben: Bei dem Impfen und Pfropfen der Pflanzen leiden beide Realitäten keine Veränderung in ihrer Idee, das Auge oder Pfropfreis bleibt dieselbe Pflanze und eben so der Baum, auf welchem es gepflanzt ist, wogegen beim Uebertragen von Contagien die reale Seite des Contagiums oft verschwindet, oft überall nicht sinnlich wird und das angesteckte Individuum eine andere Idee annimmt.

Weit öfterer können wir aber die reale Seite des Contagiums nicht sinnlich darstellen; wir nehmen alsdann zu Ausdünstungen desselben die Luft zu Hülfe! — Aber auch durch die Sinne können Krankheiten von einem Individuo auf das andere übertragen werden, ohne dass die Perceptionen zu Vorstellungen und bestimmtem Willen vereinigt werden, im Gegentheil hindern Vorstellungen und bestimmter Wille dieselben. Krämpfe werden auf ganze Haufen disponirter Mädchen verbreitet, ohne dass eine Verlangen und Abscheu dazu hat. — Der Schreck der Mutter bestimmt in der Frucht eine andere Lebensidee, die in ihrer Realisation oft ihren Ursprung verräth. — Enthusiasmus ohne Gründe — Thierischer Magnetismus — Es ist unmöglich, hierüber durch Beobachtungen oder logische Schlüsse Aufklärung zu erlangen, wenn der Physiolog und Arzt nur nicht mit Gewalt die reale Seite allein darstellen und in Ermangelung derselben ihr Hypothesen substituiren will.

§. 330.

II. Wie die Sinnesorgane vermittelst des Bluts der Assimilation der idealen Seite der Aussenwelt vorstehen, so sind die Digestionsorgane hauptsächlich zur Aufnahme der realen Seite derselben bestimmt, beide werden aber vom absoluten Leben, von dem Streben, die Idee in ihrer Einheit zu realisiren, bestimmt.

Das Perceptionsvermögen der Digestionsorgane wird folglich nicht unmittelbar durch Form und Mischung, sondern durch die Geneigtheit und Fähigkeit des individuellen absoluten Lebens (der ἕξις) sich zu differentiiren bestimmt. Form und Mischung sind die Folgen der Indifferentiirung. Dieses absolute Leben des Thieres ist aber nicht wie bei den Pflanzen unveränderlich, sondern ist durch Erzeugung, durch Gewohnheit und momentane Erregung zu diesen Lebensmanifestationen fähiger oder unfähiger, steht also mit dem Sinnenleben in steter Wechselwirkung. Es kann aber um so leichter in seiner Thätigkeit gestört werden, als es die Perceptionen nicht durch mehrere Sinne und ihre Vergleichung zu deutlichen Vorstellungen erheben, hingegen durch einzelne Vorstellungen zu ungewöhnlichen und anomalen Thätigkeiten gereitzt werden kann *).

§. 331.

Das Sinnenleben ist der Thürhüter für den Eingang des Realen in den flüssigen Organismus nicht bloss für den obern Darmcanal, sondern für jeden Theil desselben, der zur Bereitung des Chylus thätig ist; erst in den Wurzeln der Thierpflanze in den lymphatischen Gefässen hört dieser Einfluss wenigstens grösstentheils auf, die Lebensthätigkeit derselben nähert sich dem vegetativen Leben.

Durch diese Thürhüter bestimmt das absolute Leben Qualität und Quantität des Einzuführenden, den Appetit. Das ungestörte gesunde Leben bestimmt das Bedürfniss des Flüssigen (Durst), welches unmittelbar in den flüssigen Organismus aufgenommen werden kann, und des

---

*) Dieses ist der Grundsatz, den *Hippocrates* in seinem trefflichen Buche: De alimentis, zu beweisen strebt und dessen wichtiges Resultat ist: dass alles durch äussere Einflüsse im Organismo Hervorgebrachte sich nicht erhält, wenn es nicht der ganzen Individualität angemessen und ihr angeeignet werden kann: Nicht etwa in der Gabe und Auswahl der Arzneimittel, der Nahrung, Ruhe und Bewegung u. s. w. allein soll der Arzt diesen Grundsatz stets vor Augen haben. Ob unsere Theorien, Analysen, Messungen und Reductionen ihn nicht oft verdunkelt haben?

Festen (Hunger), welches erst durch wiederholte Indifferentiirung zu flüssigem Organismus assimilirt werden muss, nach dem Bedürfniss des momentanen Zustandes; erfordert viel bei vermehrtem Verbrauch und wenig bei vermindertem, leicht anzueignenden Substanzen, bei vermehrtem Sinnenleben u. s. w. Gewohnheit, Clima, Vorstellungen u. s. w. modificiren hier das Individuelle auf mannigfaltige Art; vom Vielfresser, der täglich 10 und mehrere Pfunde fester Nahrung verzehrt, bis zum hysterischen Frauenzimmer, dem wenige Drachmen feste Nahrung genügen, giebt es mannigfaltige Abstufungen, die alle ohne deutlichen Nachtheil ertragen werden können, wenn das individuelle Leben den Appetit hauptsächlich bestimmt und aus dem Vielen oder Wenigen jedem Organe das Nöthige assimilirt. Man sieht Individuen, die durch vier und mehr Mahlzeiten täglich nicht fetter und nicht magerer werden, ihr Sinnenleben bis zu einem hohen Alter erhalten. Ich habe ein junges Frauenzimmer mehrere Monate genau beobachtet, welche an einer Störung im *Nervo vago* mit ununterbrochnem Husten, Athemlosigkeit und Herzklopfen litt, welche ihrer Mutter Hoffnung zur Besserung gab, wenn sie in zwei Tagen einige Theelöffel voll Fleischbrühe und ein ganz kleines Stück Brod genoss und doch weder auffallend mager, noch sensoriell schwächer wurde; so wie diese Störung in dem Bestimmer der Respirations- und Verdauungsorgane aufhörte, kehrte der natürliche Appetit zurück und sie erhielt ein gesunderes Ansehen.

§. 332.

Wenn in einzelnen wichtigen Organen ein vermehrtes vegetativ animales Leben vorwaltet; bei grossen Eiterungen ohne bedeutende Theilnahme des arteriellen Systems (ohne Fieber) nimmt der Appetit bedeutend zu. (S. B. I. Buch 3. §. 159.) und ist dann oft ein kräftiges Rettungsmittel des Kranken und beweiset sein thätiges absolutes Leben.

§. 333.

Bei inflammatorischen Fiebern nimmt der Appetit ab und der Durst zu, weil der vermehrte Wechsel der Polaritäten in den Endigungen der Gefässe (im Parenchyma) mehr Blut erfordert und das Blut mehr negativ in die Venen zurückkehrt und dadurch mehr Neigung hat, sich in sich selbst zu indifferentiiren, sich selbst zu begrenzen. Die Speckhaut *(crusta inflammatoria)* ist der Beweis davon. Das absolute Leben strebt daher mehr indifferente Flüssigkeit in das Blut zu bringen. Reines Wasser ist das beste Getränk in allen Fiebern mit vermehrter Lebensthätigkeit, so kalt, als es der Kranke vertragen kann.

§. 334.

Anders verhält es sich in Cachexien, wo der ganze Lebensprocess mehr vegetativ, nur auf einzelne sensorielle Zwecke gerichtet, Serum, Leim oder Fett, aber wenig oder gar keinen Faserstoff bereiten kann. Der Chylus, aus welchem sich im Blute der Faserstoff bildet, wird vermittelst mehr verbreiteter Anastomosenorgane (vorzüglich die Leber), in welchen die Vegetation immer vorherrscht, bereitet. Die Bereitung des rothen Bluts vermindert sich, die Leber wird blasser und im Volumen grösser, das Venensystem der Digestionsorgane ist weniger thätig, sein Blut in dieses grosse Anastomosenorgan auszuleeren, es entstehen in demselben Ausdehnungen, Blutaderknoten und selbst Blutbehälter *(sinus venosi)*, welche im Allgemeinen Stockungen im Unterleibe benannt sind und indem sie den ganzen Blutumlauf stören, Beängstigungen u. s. w. im absoluten Leben veranlassen. Die in ihrem Anastomosenleben weniger thätige Leber bedarf mehr Zufluss von arteriellem Blute, um dieses zu unterhalten, die Arterie wird im Verhältniss gegen die Venen grösser.

Wenn wir in dieser Rücksicht einen Blick auf die ganze Stufenreihe der animalen Schöpfung werfen, so scheint bei aller Mannigfaltigkeit der verschiedenen Relationen der einzelnen Geschöpfe mit der sensoriellen Aussenwelt Folgendes als bestimmt zu erscheinen:

1. Je weniger sensorielle Relation das Individuum mit der Aussenwelt hat, desto einfacher wird das System zur Aufnahme des Flüssigen, leicht zu Assimilirenden: beim Krebse und ähnlichen Thieren, wo der Magenmund die Verrichtung des äussern Mundes verrichtet. Hingegen zeigt die Structur des Magens überall kräftigere Einwirkung auf das fremde Aufgenommene. Die Cohäsion desselben soll schon hier grösstentheils aufgehoben, dasselbe flüssig und zur Aufnahme in die Wurzeln der Thierpflanze fähig gemacht werden. In demselben Verhältniss wird das Anastomosensystem dieser mehr vegetativen Sanguification geringer, schon in den Vögeln ist die Milz kleiner (*Cuvier Leçons d'Anatomie comparée XXII. Leç. p.* 67.) und beim *scolopax aegocephala* soll sie gänzlich fehlen. (*Aristoteles Hist. anim. L. II. Capp.* 18.) In demselben Verhältniss, als dieses Anastomosenorgan geringer wird, werden aber mehr Flüssigkeiten im Kropfe, Magen und obern Darmcanal unmittelbar abgeschieden, um die Auflösung des Fremden zu befördern, welches *Cuvier* mit anatomischer Genauigkeit nachweiset (l. c. p. 60.). Dagegen breitet sich das Lebersystem immer mehr aus. Das Lebersystem ist grösser, aber weniger vom venösen Blute gefärbt, wenn auch in einzelnen Fällen die Gallenabsonderung ihm eine dunklere Farbe giebt.

2. Um so mehr strebt das Thier nach fester Nahrung, der in andern Organismen mehr organische Bildsamkeit gegeben ist. Nur eine Ausnahme könnte hier statt finden: wo nämlich das Thier gleichsam ganz Pflanze wird und keinen andern Lebenszweck und dadurch keine andere Relation mit der Aussenwelt erkennt, als den für die Nachkommenschaft Nahrung zu bereiten; es strebt der Bildung der grössten Menge der Eier den häufigsten Stoff zu verschaffen, labt das eigene sensorielle Leben, mit dem Faserstoff, den es im frühern Leben als Larve gesammlet hat. Daher die oft

verheerende Gefrässigkeit mancher Larven und nach ihrer Entwickelung des vollkommnen Thiers zur Zeit der Fortpflanzung und das gänzliche Absterben oder der Winterschlaf derselben nach Vollendung dieses Geschäfts.

Noch deutlicher wird dieses Verhältniss bei gestörtem Leben, wo die sensorielle Thätigkeit vermindert ist. Was wir an der Leber der Gänse sehen, welche der sensoriellen Thätigkeit möglichst beraubt in einer wärmeren Temperatur genährt, die ungeheuren fetten Lebern liefern, das sehen wir an den Lebern in manchen Cachexien, wo das sensorielle Leben bedeutend gesunken ist. Die Arterien, welche nicht mehr zum Polaritätswechsel dieses absondernden Anastomosenorgans dienen, sondern Fett ab auf dieselbe Art, wie die Arterien der ruhenden Muskeln u. s. w., es wird weniger arterielles Blut in venöses verwandelt und die Leber wird heller gefärbt und durch ihren mehr vegetativen Lebensprocess grösser.

Unter manchen Umständen nimmt die Function der Milz und ihr Volumen zu, um das im Magen aufgenommene Flüssige gehörig zu indifferentiiren. Sehr practisch giebt *Hippocrates* dieses Wechselverhältniss zwischen Leber und Milz an. „Die eine grosse Milz haben, wenn sie zu „Gallenbereitung geneigt sind (ihre Leber verhältnissmässig „thätiger ist), haben eine schlechte Hautfarbe, bekommen „leicht bösartige Geschwüre, haben übeln Geruch aus dem „Munde, magern ab, die Milz ist hart und beständig von „gleicher Grösse, und sie leeren keine Ueberbleibsel von „Speisen durch den Stuhlgang aus. Die aber mehr zu Schleim „geneigt sind (*pituitosi*, mehr zur Bleichsucht geneigt), „haben von allen diesen Symptomen weniger zu leiden und „ihre Milz wird bald grösser, bald kleiner. Wenn diese „nicht hinlänglich gereinigt scheinen, so ist es gut, wenn „das Haupt und der übrige Körper gereinigt wird. Bedürfen sie aber der Reinigung nicht, so muss ihre Diät so „eingerichtet werden, dass dadurch der Körper mehr trok„ken und mager wird: durch Speisen, Getränk und mög-

„lichst häufige Körperanstrengungen und Gehen. Im Früh-„ling können sie durch das *Veratrum* nach oben gereinigt „werden *). Im Verlauf der Zeit geht dieser Zustand bei „Manchen in Wassersucht über, bei Andern wird er eiternd „*(purulentus morbus arthrocace?)* und muss durch Brennen „geheilt werden; oft bleibt die Milz gross und hart bis ins „Alter."

§. 335.

Wenn in diesem Zustande des geschwächten sensoriellen und erhöheten vegetativen Lebens, in den Digestionsorganen, auch keine eigentliche Crisen zu erwarten sind, so finden doch Anstrengungen des absoluten Lebens statt, um durch Absonderungen und Congestionen das Missverhältniss auszugleichen und die eigene individuelle Idee wieder herzustellen. Oft wogt aber in diesen Anstrengungen das Leben bald von einem Organensystem auf das andere, macht Apostasen mancher Art. So sieht man Oedem mit Störungen der sensoriellen Organe, der Vorstellungen, Delir, Wahnsinn, Hämorrhoiden mit Blutungen aus dem Halse und Luftröhre, sensorielle Bestimmungen des Bedürfnisses des ganzen Organismus mit Hunger und Durst abwechseln. In Wassersuchten ist der Durst oft heftig, oder hört ganz auf, und es ist immer ein sehr übles Zeichen, wenn dieses plötzlich und ohne Veranlassung geschieht **).

Durch Schlaf wird ein mässiger Durst gestillt ***).

§. 336.

So wird die Ansicht des *Hippocrates* vollkommen begründet: dass die Function der Milz ist: den vegetativen Lebensprocess zu leiten, wodurch auf den Schleimhäuten des Magens Flüssigkeiten abgesondert werden, die sich leicht mit neu aufgenommenen Flüssigkeiten

*) De affectionibus Lib. sect. V. p. 81. edit. meae.

**) *Hippocr.* Praedictorum L. 1. §. 7.

***) De morbis vulgaribus Lib. sect. IV.

indifferentiiren, und sowohl durch die Venen, als durch die lymphatischen Gefässe aufgenommen werden können. Ihre vermehrte Thätigkeit erzeugt einen serösen, an rothen Blutkügelchen ärmern Blutsaft. Auf wie manche Art sich dieses Missverhältniss manifestirt, beschreibt *Hippocrates* in mehreren seiner Bücher, vorzüglich in dem Buche: *De internis affectionibus;* er nennt die Krankheiten, welche dadurch veranlasst werden. Bleichsucht, Milzkrankheit, Wassersucht, Schleimkrankheiten u. s. w. Mit diesen ist die Thätigkeit der Leber auf mannigfaltige Art gestört, und chronische Entzündungen von verschiedener Art können zugleich dabei statt haben. Das absolute Leben strebt stets das Missverhältniss zu berichtigen, und die Neigung der Kranken, welche an den genannten Krankheiten leiden, zu harten Substanzen, basischen Erden u. s. w., scheint die Folge davon zu seyn. Daher nannten die ältern Aerzte die Milz das Organ, welches Kälte *(status frigidus)* erzeugt, die Leber das Blut bereitende, Wärme erzeugende Organ.

§. 337.

Das Fremde wird durch das absolute Leben geprüft, ob es dem Organismo zuträglich oder schädlich seyn kann. Diese Manifestation des Lebens nennen wir beim Menschen Geschmack, wenn sie in dem Eingange ins Innere durch Vergleichung mit andern Perceptionen zum Bewusstseyn erhoben werden kann. In jedem Organismo auch in der Pflanze muss aber eine solche Prüfung statt finden, und thierisches Sinnenleben wird also zu dieser Prüfung nicht nothwendig erfordert. In jedem Theile des Organismus prüft das Leben das Zuträgliche und Nachtheilige, und alle Aneignung und Ausscheidung wird dadurch bestimmt. Appetit können wir diese Lebensmanifestationen nennen, wenn das Leben das Fremde zur Aneignung tauglich findet; Ekel, wenn es dasselbe untauglich findet und auszuscheiden strebt.

§. 338.

Im Munde, Schlunde und Magen, als dem Haupteingange des Fremden in den Organismus, manifestirt sich diese Prüfung am allgemeinsten und kräftigsten, diese Thürhüter des Microcosmus müssen zunächst und am kräftigsten streben, das Ekel Erregende durch Erbrechen früh wegzuschaffen. Wenn wir oben (§. 337.) Ekel erregend nennen, was dem Organismo nicht angeeignet werden kann, so fasst dieser Begriff beide Seiten der Lebensmanifestation, sowohl die ideale, als die reale Seite. Also nicht bloss das reale Fremde erregt Ekel, wenn es nicht dem Organismo zugefügt werden kann, sondern auch das ideale Fremde, wenn es der idealen Seite des Lebens nicht assimilirt und durch Vereinigung und Vergleichung zum Bewusstseyn erhoben werden kann. Diese Manifestation des absoluten Lebens ist folglich nicht allein auf das in den Eingang ins Innere gebrachte Fremde beschränkt, sondern jeder Ekel, in jedem lebendigen Organe, ist im Stande, im ersten Eingange sich zu manifestiren und die Anstrengungen zur Ausleerung hervorzubringen.

a. Im Realen jede Einklemmung eines lebendigen Theils, z. B. Gedärme im eingeklemmten Bruch, Einschliessung von Absonderungen bei Eitersammlungen u. s. w., Einklemmung eines Zahns, eines Knochens, eines sehnigten Theils u. s. w.

b. Sinnliche Perceptionen, die nicht durch Vergleichung und Combination zu deutlichen Vorstellungen gebracht werden können; daher die Seekrankheit. Ich war in meiner Jugend leicht seekrank, wenn ich in verschlossenem Wagen, besonders wenn ich rückwärts fuhr, und ich erinnere mich sehr deutlich: dass meine Qual zunahm, wenn ich bei Stackitten, Hecken, die ungleich gehalten waren u. s. w., vorbeifuhr; mehrere ähnliche Kranke haben mir dieses bestätigt. Ich war aber bei meiner Praxis längst von diesem Uebel entwöhnt, so wie auf

Seereisen keine Seekrankheit bei mir so leicht zu erwekken, als ich zufällig in einer kleinen verschlossenen Chaise, meinen Gedanken überlassen, allein fuhr und bald heftig seekrank wurde. Da Oeffnung der Fenster u. s. w. mein Erbrechen nicht minderten, schrieb ich es einer zufälligen Störung in den Verdauungsorganen zu. Nach mehreren Wochen fuhr ich, ohne mich des Zufalls deutlich zu erinnern, in derselben Chaise, und meine Krankheit stellte sich alsobald mit derselben Heftigkeit ein. Ich wurde aufmerksam auf ein Netz, welches unter der Decke aufgespannt war, ich lösete es ab und sogleich war meine Krankheit beendigt. In kranken Sinnesorganen ist diese Anstrengung des absoluten Lebens noch auffallender. Ich hatte eine Kranke an Photophobie, die in einem absolut verdunkelten Zimmer noch einen schwarzen tuchenen Schleier trug. Der geringste Lichtstrahl aus einem fast eben so dunkeln Nebenzimmer erregte ihr ohnfehlbar Erbrechen. Das Erbrechen, ein so allgemeines Symptom ernsthafter Kopfwunden u. s. w., das Erbrechen bei anfangender Schwangerschaft, das periodische Erbrechen bei anfangender Amblyopie, das Erbrechen, womit sich die Aufnahme einer epidemischen oder ansteckenden Krankheit verräth, sind alles Aeusserungen desselben absoluten Lebens, um das nicht Assimilirbare zu entfernen. — Selbst die Zerstörungen, welche man im Magen einzelner Cadaver beobachtet, besonders solcher gesunder, die durch Zufall plötzlich gestorben sind und welche *Hunter* zuerst Verdauung des Magens nach dem Tode nannte, können eher einer gewaltsamen letzten lebendigen Anstrengung einzelner Fibern des Magens (einer Art von Erbrechen), als der chemischen Einwirkung der Magensäfte zuzuschreiben seyn, wenn wir sie mit andern Zerreissungen hohler Organe (*ruptura uteri*, *cordis*), selbst von Sehnen u. s. w. vergleichen, überall können wir da keine Frosion, noch weniger Entzündung bemerken, die Ränder des Risses sind verdünnt und auseinander gezogen*). Plötzliches Bersten des Magens bei scheinbar gesunden Personen und plötzlicher Tod bei Ueberfüllung des Magens dürften vielleicht unter demselben Gesichtspuncte zu betrachten seyn und eben so, wie die plötzlichen Todesfälle bei Pest, gelbem Fieber u. s. w., Manifestation des höchsten Grades des Ekels genannt werden können.

§. 339.

Im Idealen ist keine Ausscheidung oder Entfernung des Ekel erregenden möglich, das Leben kann hier bei hohem Grade des sensoriellen Ekels die Communication mit der Aussenwelt momentan aufgeben, um das Nachtheilige nicht zu apercipiren: Ohnmacht (λειποθυμία heisst es bedeutungsvoll bei den Griechen).

Sehr häufig wechselt sie mit Erbrechen oder andern Anstrengungen zu Ausscheidungen ab. Ihr höchster Grad ist Tod, und dieser erfolgt nicht selten da, wo das nicht Assimilirbare heftig wirkt, bei Ansteckung, Vergiftung von Arsenik, heftigen sinnlichen Perceptionen, Schreck, Freude u. s. w., ohne dass der Organismus in seiner Form sehr gestört ist. Plötzlicher Tod, heftige Ohnmacht und die leichtesten Schwindel sind Manifestationen des absoluten Lebens allein, die keiner Nachweisung im Realen fähig sind.

§. 340.

In wie fern das nicht Assimilirbare das Leben zur allgemeinen Reaction erregen kann, hängt vorzüglich von folgenden Bedingungen ab:

---

*) Nach *Hunter* und *Ballies* hat vorzüglich Dr. *Yellobys* die eigenen und Anderer Beobachtungen sorgfältig zusammengestellt, und wenn er auch die *Huntersche* Erklärung von Auflösung nicht bestimmt verwirft, doch wesentliche Zweifel dagegen erregt. Auch *Romeyn Beck* Elements of medical jurisprudence Vol. I. p. 170 u. f. hat diesen Gegenstand mit unpartheiischem Scharfsinn abgehandelt.

a. Von dem momentanen Seyn (Stimmung wird es genannt) des Lebens. Nach dieser momentanen Stimmung kann das reale oder ideale Object bald Ekel, bald selbst Verlangen erregend seyn. Ist dasselbe mit andern Perceptionen u. s. w. beschäftigt, so wird ein geringerer Ekel nicht percipirt. So kann der Hungrige und der lebhaft Beschäftigte selbst ekelhafte Substanzen geniessen; im Sturm, wo Alles zur Erhaltung des eigenen Lebens thätig seyn muss, hört die Seekrankheit auf; in der Hitze des Kampfs fühlt der schwache Verwundete weder Ekel noch Ohnmacht u. s. w.

b. Von der Mitwirkung des zum Bewusstseyn erhobenen sensoriellen Lebens. Wenn dieses die Assimilation zuträglich darstellt, so unterdrückt es den Ekel nicht allein, sondern verwandelt ihn selbst momentan in Verlangen. So können Anfangs Ekel erregende Substanzen, Arzneien, Nahrung, Vorstellungen u. s. w. durch das Bewusstseyn Verlangen erregend werden.

c. Hingegen dringt sich der Ekel bei Schwachmüthigen (αϑυμοις), bei Weibern, Kindern, momentan Furchtsamen und nicht mit andern Perceptionen Beschäftigten, leicht auf.

d. Diese Schwachmüthigkeit wird durch Nachahmung, Gewohnheit, Ueberraschung, verkehrte Vorstellungen leicht auf einzelne Objecte geleitet, und so kann der übrigens Starkmüthige (οξυϑυμος) bei einzelnen Gelegenheiten schwächer als das schwächste Weib erscheinen, vorzüglich wenn er gegen diesen Ekel oder Ohnmacht bloss mit eigenem Willen ankämpfen will. Ein Mann, der sich rühmte, Nerven wie Schiffsseile zu haben und über alle Empfindelei spottete, fiel neben mir plötzlich ohnmächtig nieder, als er, gegen meine Warnung, mich zu einer chirurgischen Operation begleitete. Die sentimentale Erziehung des 18ten Jahrhunderts brachte diese Erscheinungen der Pusillanimität im buntesten Gemisch auch bei böotischen Organismen hervor.

e. Von dem wirklichen Polaritätsverhältnisse des Fremden zum Leben. Je grösser die Differenz ist, desto grösser wird die Erregung des Lebens und desto grösser der Ekel. Gegen gewisse Ekel erregende Dinge, z. B. Arsenik, Pestcontagium, lebensgefährliche Erscheinungen, sind nur wenige oder gar keine Beherzte vor Ekel und Ohnmacht sicher *).

§. 311.

Dieses Polaritätsverhältniss zwischen dem Fremden und dem momentan individuellen Leben lässt sich auf keine allgemeine Gesetze bringen, da das individuelle Leben ein veränderliches unbegrenztes ist und das Fremde durch zufällige Ursachen leicht verändert werden kann. Durch Erfahrung können wir also nur nach der Pluralität der Fälle eine Wahrscheinlichkeit, nie eine Gewissheit, erlangen, und die Anforderungen des Criminalrichters, eine definirte Bestimmung von Gift und seinen Wirkungen zu haben, können daher von dem Arzte nicht definitiv, sondern nur nach dem individuellen Falle mit mehr oder weniger Wahrscheinlichkeit beantwortet werden.

---

*) Ob gegen Arsenik eine absolute Immunität statt finden kann, bezweifele ich; die Gradationen sind aber auch sehr mannigfaltig. Ich sah einen Ratzenjäger in der Apotheke grofse Stücke von weifsem Arsenik mit den Zähnen zerbeifsen und ausspeien; zwei Vergiftete von sehr grofsen Dosen nach mehreren Monaten wieder hergestellt, ohne dafs ich den glücklichen Ausgang der Schnelligkeit oder der vorzüglichen Zweckmäfsigkeit der Hülfe hätte zuschreiben können, und Andere von sehr kleinen Dosen, vielleicht 1 — 2 Gran, schnell sterben. Ich habe alte Aerzte gekannt, die eine vollkommene Immunität gegen Contagien zu haben schienen, ohne dafs sie mit bewufstem Willen gegen die Ansteckung anstrebten, und Andere die gewissen Contagien (der Ruhr, des Typhus u. s. w.) ohnfehlbar ausgesetzt waren.

§. 312.

Nur die durch individuelles vegetatives oder animales Leben gemischten Körper sind einer Assimilation im thierischen Organismo fähig. Alle mineralische Substanzen erregen also Ekel; nach ihrer Differenz heftiger oder kaum bemerkbar, im obern Darmcanal, wenn sie mit einer starken Differenz grosse Auflöslichkeit verbinden, im untern Darmcanal, wenn sie im Magen nicht ganz aufgelöset werden können, und in den Absonderungsorganen, wenn sie ohne heftige Reaction aus den Verdauungsorganen in die lymphatischen Gefässe und die Blutmasse aufgenommen sind. Wir können folglich alle mineralische Substanzen, in Rücksicht ihrer Polarität gegen den thierischen Organismum, absolut positiv nennen.

Die Heftigkeit ihrer Wirkung hängt von zwei Bedingungen ab.

a. Von der Differenz derselben mit dem absoluten Leben. Diese ist um so heftiger, als sie unmittelbar mit mehr animalisch lebendigen Theilen des Organismus in Wechselwirkung gesetzt werden. Es ist keine chemische Wechselwirkung, wo eine Zerstörung der Theile durch Auflösung statt haben könnte; weder todte, noch lebendige thierische Substanzen löset das Arsenik auf, in Wunden gebracht oder in die Venen gesprützt, findet man keine deutliche Spuren von Zerstörung, sondern überall nur die Wirkungen des heftigen Ekels, Uebelkeit, Erbrechen, Ohnmacht u. s. w., und diese um so heftiger, als das Gift das Leben unmittelbarer afficiren konnte. Wir haben selbst Fälle, wo diese Einwirkung des Gifts auf das Leben so heftig war, dass auch die gewöhnlichen Anstrengungen zur Ausleerung, Uebelkeit, Erbrechen u. s. w. nicht entstehen konnten, sondern Ohnmacht und Tod schnell, ohne alle Zerstörungen im Organismo, erfolgt *),

---

*) *Romeyn Beck* Elements of medical Jurisprudence Vol. II. p. 185.

wie Pest und Cholera den Tod ohne vorgängige Krankheitssymptome herbeiführen können.

b. Von der grössern oder geringern Neigung der mineralischen Substanz, mit andern Substanzen vermittelst der Auflösung sich chemisch zu verbinden. Je einfacher daher die mineralische Substanz ist, desto mehr zieht sie aus lebendigen organischen Theilen die Feuchtigkeit an und macht diese dadurch unfähig, ihre lebendige Einheit zu behaupten.

c. Von dieser grössern oder geringern Auflöslichkeit der mineralischen Substanzen hängt auch ihre Wirksamkeit auf den Darmcanal ab. Leicht auflösliche Substanzen werden schneller aus dem Magen in den untern Darmcanal geführt und manifestiren da ihr Polaritätsverhältniss mit dem Leben vorzüglich in den Absonderungsorganen und erst bei heftiger Wirkung auf das Leben, durch die Affectionen des Ekels auf den Magen, welche wir ohnmöglich aus unmittelbaren localen Reitzen auf denselben erklären können: Mässige Gaben von leicht auflöslichen Mittelsalzen erregen keine Spur von Magenaffection; grosse Gaben von Salpeter, Salmiak veranlassen heftige, oft tödtliche Zufälle auf ähnliche Art, wie andere Vergiftungen mit Ekel und Erbrechen, sie mögen unmittelbar in den Magen oder durch Wunden angebracht seyn.

d. Schwer auflösliche Salze wirken vielleicht auf den untern Darmcanal und vermehren die Leibesöffnung.

§. 313.

Anders verhält es sich mit Substanzen durch das vegetabilische Leben begrenzt. Aus einem Flüssigen, durch das individuelle Leben der Pflanze Polarisirten wird in jedem einzelnen Theile der Pflanze zu ganz individuellen Zwecken das Feste begrenzt und ist mehr oder weniger in dieses allgemeine Flüssige (den Saft der Pflanze) eingetaucht. Diese festen Theile haben also jeder sein individuell eigenes Polaritätsverhältniss, welches ihnen, so lange sie begrenzt sind und mit dem Safte der Pflanze sich indifferentiiren können, bleibt.

Das Zellgewebe hat ein anderes als die Säfte der Luftröhren, die Hülle des Samenkorns ein anderes als das Mark des Samens und dieses vielleicht noch in seinen einzelnen Hüllen verschieden; alle sind aber, so lange die Pflanze lebt, in ein allgemeines Polaritätsverhältniss des Saftes vereinigt, welcher in den verschiedenen Theilen sich mit den einzelnen Theilen indifferentiirt. Wir sind daher, indem diese individuellen Begrenzungen sich unsern sinnlichen Beobachtungen entziehen, nicht im Stande, einen begrenzten Stoff der Pflanze vollkommen in seinem eigenen Seyn (in seiner ihm individuell eigenen Polarität) zu unterscheiden, wenn wir auch mit den scharfsinnigsten Pflanzenphysiologen, *Robert Brown*, *Malpighi*, *Gärtner*, *Treviranus*, *Agarth* u. s. w., die verschiedenen Theile der Pflanze noch so sorgfältig unterscheiden und ihre Wechselwirkung auf unser eigenes Leben oder auf andere Stoffe zu unterscheiden streben. Der kleinste Theil des *Epispermii* u. s. w., wie der kleinste Theil des Zellgewebes, der Saftröhre u. s. w. sind, so weit unsere Sinne reichen, aus verschieden gebildeten Theilen zusammengesetzt, also durch verschiedene Indifferentiirungen gebildet und haben verschiedene Polaritäten, die dann, nachdem das absolute Leben der Pflanze durch die verschiedene Wechselwirkung mit dem Macrocosmus verschieden bestimmt ist, noch zahllose Modificationen erleiden. Wir sind daher nicht im Stande, einen Pflanzenstoff als eine mit bestimmten Polaritätsverhältnissen individualisirte Substanz zu beobachten, und unter allgemeine Gesetze der Wechselwirkung zu ordnen, wie wir sie in der nichtorganischen Welt als Verwandtschaftsgesetze festsetzen können.

§. 344.

So lange die Pflanze lebt, behalten die in den Pflanzensaft getauchten Qualitäten ihr Wechselverhältniss unter einander bei und die Pflanze realisirt dadurch ihre ursprüngliche Idee, wird das (Moos oder Baum u. s. w.), wozu sie bestimmt ist; sobald das allgemeine Leben in ihr aufhört, treten die einzelnen kleinsten Theile in ihr individuelles Polaritätsverhältniss und streben sich unter einander allein zu indifferentiiren. Dieses Streben zur Einheit nennen wir Gährung. Das Resultat derselben im Begrenzten ist, wie bei allen Indifferentiirungen der Polaritäten,

a. Auflösung (*sine solutione nulla actio*) des vereinbaren und

b. Indifferentiirung desselben zu andern individuellen Stoffen, die dann begrenzt ihr eigenes individuelles Polaritätsverhältniss haben und so zum Theil in die Reihen der nicht organischen Substanzen treten und uns als Pflanzenleim, Säuren oder Kalien, Mittelsalze und selbst mit metallischem Glanze erscheinen, sich gegen andere Substanzen positiv, oder negativ, oder indifferent verhalten, aber nur schwer oder gar nicht ihren vegetabilischen Ursprung verläugnen können und daher specifische Einwirkungen auf das absolute Leben behalten, aus der Flüssigkeit niederfallen oder dieselbe trüben.

c. Das Flüssige hat nach seiner individuellen Polarität das Bedürfniss, sich nicht allein unter sich zu indifferentiiren, sondern auch mit dem Macrocosmus. Die Erscheinungen im Begrenzten dieser Indifferentiirungen mit dem Macrocosmus vermittelst der Luft sind Entwickelungen von Gasarten, namentlich von Kohlensäure und Wasserstoffgas, beides in dem Verhältnisse mehr, als mehrere feste Pflanzentheile aufgelöset werden müssen, um die möglichen Indifferentiirungen hervorzubringen.

d. Ist die Indifferentiirung der heterogenen Theile unter sich und mit der Aussenwelt vollendet, so muss eine durchsichtige homogene Flüssigkeit zurückbleiben, in welcher keine einzelnen Individualitäten, durch Indifferentiirung begrenzt, mehr vorhanden sind, indem die gebildeten niedergefallen sind. In der Flüssigkeit selbst bleiben aber zwei Individualitäten aufgelöset, die nun mehr oder weniger rein in die Reihen der chemischen Reagentien treten und sich mit ihrer negativen oder positiven Polarität gegen andere Realitäten manifestiren. Weingeist, *spiritus vini*, ist die erste Individualität genannt, die sich als Reagens negativ verhält; Säure die andere, welche als Reagens positive Polarität manifestirt. Beide sind von der Chemie uns nicht rein und also für sich begrenzt (in fester Gestalt) dargestellt, indem sie einen Salzbilder von ihrem Ursprunge nehmen müssen, in welchem sich die Polaritäten begrenzen. Die negativen (Weingeist, Alcohol) erscheinen uns in jeder Flüssigkeit, die ihre weinichte Gährung vollendet hat, in so mannigfaltigen negativen Manifestationen als die Pflanzen, aus welchen sie entstanden, verschieden waren und ihre Indifferentiirungen mehr oder weniger vollendet sind und grössere Fähigkeit durch Wärme sich zu verflüchtigen (sich mit der negativen Polarität der Wärme zu einigen) ist ihr Hauptcharacter. Wenn es auch gegründet wäre, dass *Hutton* den wasserfreiesten Alcohol bei — 79° Kälte zum Erstarren und Crystallisiren gebracht, so würde dieses nun vollkommen begrenzt erscheinende Pflanzenproduct wahrscheinlich nach seinen verschiedenen Salzbildern eben so verschieden seyn, als es die Pflanzensäuren sind.

Der Character der sauern Gährung ist positiv, sie sind nicht flüchtig und crystallisiren leicht und wenn uns einige derselben, z. B. Benzoesäure, Kampfersäure u. s. w. als flüchtig erscheinen, so dürfte dieses wohl mehr von dem Uebermaas des Salzbilders herrühren. Die näheren Untersuchungen dieses wichtigen Gegenstandes, wodurch Chemie und Physiologie wieder innig verbunden werden, überlassen wir den Nachforschungen der Chemie. Wir dürfen nur noch ein allgemeines, unsere Ansicht bestätigendes Gesetz hinzufügen, dass die vegetabilischen Substanzen um so leichter in weinichte Gährung gehen, als sie einfacher und von fremden Theilen mehr gereinigt sind, und so wird Zucker als der vorzüglichste Stoff zu Weingährung angesehen, hingegen befördern bereits positiv realisirte Substanzen die saure Gährung und durch Zusatz von solchen kann man Zucker und alle Zuckerhaltigen Substanzen in saure Gährung versetzen.

§. 345.

Thierische Substanzen können nicht in Gährung gesetzt werden, weil ihr bildsamer Stoff in allen seinen verschiedenen Formen dennoch mit einer Tendenz des Sinnenlebens sich sein Communicationswerkzeug mit der Aussenwelt zu schaffen, entstanden ist und in einen allgemeinen bildsamen Stoff, Eiweisstoff, wieder aufgelösst werden kann. Hört das Leben in denselben auf, so ist Wechsel dieses einen Stoffes seiner Polaritäten mit dem Macrocosmus die einzige Manifestation, Vertrocknung, fauligte Auflösung und Erzeugung von Ammonium, Erden u. s. w. Product derselben.

§. 346.

Wir kehren nun zur Einwirkung dieser einfachen organischen Stoffe auf das thierische Leben zurück, die wie alle einfacheren Stoffe nicht leicht zu assimiliren sind, aber um desto mehr das thierische Leben zur Thätigkeit erregen.

A. Weingeist. So wie die mineralischen Substanzen mit zu starker positiver Polarität das thierische Leben unterdrücken, den Kreislauf vermindern und nur den Drang zur Ausscheidung vermehren, so erregt der Weingeist mit seiner negativen Polarität das Leben zu negativer Polarität, zum allgemeinen Wollen, ohne bestimmten Zweck, zu Ausleerung oder neuer Bildung. Das ganze Sinnenleben wird dadurch gesteigert und manifestirt sich allgemein in beschleunigtem Kreislauf, bald in schneller und stärker sich erzeugenden Perceptionen, Vorstellungen und dadurch veranlassten Willensäusserungen, bald im gesteigerten Appetit, vorzüglich zu flüssiger Nahrung, oder im gesteigerten Geschlechtstriebe. Das Wollen wird vom leichtesten Frohsinn bis zum schnellsten Wechsel von Perceptionen und Vorstellungen, die keine anhaltende Willensmanifestation veranlassen können und zuletzt bis zum Aufhören der zum Leben nothwendigen Functionen gesteigert. Man darf diese spirituösen Substanzen nicht *Narcotica* (betäubende Mittel) nennen. Sie lähmen nicht, heben nicht das Wollen auf, sondern erhöhen es (die Griechen nannten sie nach ihrem ersten Ursprunge μεθυοντα). Sie bringen ihre Wirkung auf das Sinnenleben (auf die negative Polarität) um so heftiger hervor, als durch Gährung oder Destillation ihre negative Polarität verstärkt (ihre Contraction und Cohäsion vermindert) ist. So wirken sie in reinerem Zustande in jeder Berührung mit dem sensoriellen System durch den Dunst, wenn sie durch die Respiration, im Munde, ohne dass sie verschluckt sind, wiederholt in denselben aufgenommen werden: Ich sah selbst durch das wiederholte Auflegen von starkem Branntwein auf die Magengegend, bei einem dazu Disponirten, Berauschung entstehen. Diese Wirkung ist ein allgemein erhöhetes Wollen des ganzen Sinnenlebens. Der Berauschte ist ein *would be*, ein Narr, der sich und andern mehr vorstellen will, als er zur wahren Assimilation mit seinem Seyn, durch Erweckung zur Einheit erforderliche Vorstellungen und Rückerinnerungen zum vollkommnen Bewusstseyn bringen kann. Dadurch beschleunigtes thierisches Leben, ohne bestimmten Zweck, beschleunigter Kreislauf, mehr Respiration und mehr Wärme im Hautorgan. Diese Erscheinungen sind aber nicht Fieber zu nennen, es sind nicht die κοινα πραγματα, wodurch das Schädliche entfernt werden soll, wenn auch, bei grösserem Missbrauch dieser Substanzen, wenn sie als Weingeist einen hohen Grad von Realität erlangt haben, durch die Lungen sie noch unverändert, selbst entzündbar ausgeschieden werden? In gewöhnlichen Fällen finden wir keine Spur von ihrer Ausscheidung; auf die Digestionsorgane, durch welche das Leben das Schädliche auch aus entfernten Theilen wegzuschaffen strebt, bewirkt der Missbrauch erhöheter positiver Polarität in der Nervenhaut den Zustand von Cachexie, Mangel an Appetit für feste Nahrung, ohne Ekel, aber vermehrten Durst: durch Flüssigkeit soll der Kreislauf befördert werden.

§. 347.

Im todten Körper zeigen sich nach dem Missbrauch dieser Substanzen alle Zeichen von vorhergegangenem Uebermaas des sensoriellen Lebens und dadurch vermehrte Verwandlung des arteriellen Bluts in venöses, Ecchymosen auf den Hirnhäuten und auf der Haut, Anhäufung von dunklem venösen Blut im Herzen und in den Lungen. Die einzelne abnorm vermehrte Thätigkeit des Organs der Vorstellungen (des Gehirns) wird durch einen langen und tiefen Schlaf wieder ausgeglichen, in welchem ungestörten Zustande der ganze Organismus seine gesteigerte negative Polarität mit dem Macrocosmus indifferentiiren kann. Grosse und tiefe Respiration, häufige warme Schweisse sind das Resultat dieser ungestörten Indifferentiirung.

§. 348.

Als vollkommen gleiche, reine Substanz ist der Weingeist wohl nicht darzustellen, da er in seiner Entstehung so viele vegetabilische Substanzen auflösen kann, welche dann auch specifisch auf den Organismum wirken. Biere, Methe, Weine, Brantwein u s. w. haben ausser der allgemeinen Einwirkung der Berauschung, noch specifische Eigenschaften auf einzelne Organe. Diese Verschiedenheit wird noch durch mancherlei Bedingungen vermehrt.

a. Sehr concentrirter Weingeist reitzt die sensoriellen Organe, welche er unmittelbar berührt, heftig und verhindert dadurch die Aufnahme in den Kreislauf, er erregt die Symptome des Ekels aber nicht der Berauschung*). Je

*) *Brodie* Experiments on vegetable poisons. Eclectic repertory Vol. 2. p. 272.

mehr er durch Wasser verdünnt ist, desto weniger erregt er Ekel, aber desto leichter geht er in den Kreislauf und erregt das sensorielle System schneller, wenn auch weniger heftig. Daher ist der Missbrauch der künstlich mit Branntwein bereiteten Getränke, von Grog, Punsch u. s. w. gewiss mit mehr Nachtheil verbunden, als der von derselben Menge unvermischten Branntweins. Manche Weine, z. B. Champagner u. s. w., berauschen schneller, ohngeachtet sie in Vergleich mit den Weinen heisser Climaten weniger Alcoholgehalt enthalten.

b. Die momentane Stimmung des sensoriellen Systems. Ist dieses bereits mit Vorstellungen, die das ganze Leben afficiren, in Thätigkeit gesetzt, vorzüglich mit Aerger, Zorn und deprimirenden Affecten, so kann eine weit geringere Menge Weingeist die heftigsten Symptome der Berauschung hervorbringen. Ich sah mehreremale bei Personen, die nicht Missbrauch von geistigen Getränken zu machen gewohnt waren, wüthenden Wahnsinn von einer ganz geringen Dose Branntwein entstehen.

c. Die in dem Branntwein aufgelöseten Substanzen wirken auf den Organismum specifisch und nach der momentanen Individualität verschieden. Manche derselben werden durch Gewohnheit erträglich, selbst zum Bedürfniss, so der Ginn dem Irländer, der Fusel dem nordischen Landmann u. s. w., die dem nicht daran Gewöhnten Ekel und dadurch Berauschung erregen, aber im allgemeinen zu endemischen Cachexien beitragen dürften; so ist jeder Weintrinker an seine besondere Art von Wein gewöhnt, und sehr abweichende Arten erregen ihm Ekel und bei Missbrauch einen Mittelzustand zwischen Ekel und Berauschung, das Sinnenleben wird in den Verdauungsorganen vorzüglich thätig. Manche dieser unaufgelöseten Substanzen sind aber allgemein giftig, ohne dass man sie in den Pflanzen selbst nachweisen kann. So ist jedes neulich gegohrne Getränk, jeder kürzlich destillirte Branntwein sehr schädlich, z. B. frischer Rum, Arrak u. s. w., noch lange geht in diesen Flüssigkeiten eine Indifferentiirung der Bestandtheile, eine Gährung vor, deren Producte uns nicht sinnlich werden. Wenn sie in jungen Weinen sich begrenzen und crystallisiren, so haben sie positive Polarität, sind saure Salze und wirken in einzelnen Fällen auf das thierische Leben mit positiver Polarität heftiger, als die Pflanzen, aus welchen sie durch Gährung entstanden sind, z. B. Oxalsäure.

d. Wie bei allen Perceptionen werden Vorstellungen, die dadurch gebildet sind, auch am leichtesten wieder hervorgerufen und so bestimmen diese die individuelle Wirkung vorzüglich, berauschen mit Freude oder Schmerz.

e. Wie erhöhetes Sinnenleben das eigentlich angenehme ist, in jeder Manifestation, selbst da, wo es mit schmerzhaften Perceptionen verbunden ist, so wird das Verlangen nach diesem Zustande immer mehr gesteigert, je öfterer es wiederholt wird; das ist mehr als Gewohnheit, es ist Verlangen nach diesem Zustande; desto mehr strebt aber auch das Leben sich in diesem Zustande zu erhalten, so wird Berauschung in jeder Gradation zu einer Leidenschaft (in so fern es dem humanen Leben des Individuums entgegenstrebt Laster); dass dies nur durch stärkern moralischen Willen bezähmt werden kann, in dem Maass schwerer als dieser Zustand öfterer wiederholt ist; es ist ein trauriger Anblick, einen solchen Unglücklichen im Bewusstseyn seiner humanen höhern Idee mit seiner Leidenschaft kämpfen zu sehen! Je länger diese Exaltation des Sinnenlebens gedauert und je öfterer sie wiederholt ist, desto unfähiger wird das Leben, Vorstellungen und Rückerinnerungen zu einer vollkommnen thierischen oder humanen Idee zu assimiliren, die einen kräftigen dauernden Willen erzeugen könnte, mit den besten Vorsätzen für den Augenblick; der Kranke sinkt immer mehr in den Zustand der Cachexie der Gehirnorgane, die leicht Perceptionen aufnehmen, aber nicht assimiliren können (Hypertrophie), wovon abnorme Associationen der

Perceptionen die Folge sind, bei den Hypertrophien abnorme Thätigkeiten der Hirnorgane ohne Vorstellungen (*phrenicula*), bei dem Trunkenbolde abnorme Thätigkeiten, die sich zu abnormen Vorstellungen und Willensäusserungen associiren, ohne der Idee selbst assimilirt zu werden, Wahnsinn in mannigfaltigen Modificationen, je nachdem die humane Idee noch Einfluss auf sie hat; und wie die *phrenicula* wird dieser Zustand vorzüglich durch äussere Veranlassungen (durch Störung anderer Functionen, des Darmcanals, der Haut, der Respirationsorgane und des Gehirns, selbst durch Affecte u. s. w.) herbeigeführt und hat im Verhältniss dieser Ursachen seinen Verlauf zur völligen Zerstörung des Organismus oder zur momentanen Stillung des Aufruhrs, wobei der Kranke eben so wie der an Hypertrophie des Gehirns leidende immer mehr zu neuen Anfällen disponirt ist, welche durch jene zufälligen Ursachen erregt werden können. *Mania potatorum* ist diese Krankheit von den Nosologen benannt*).

§. 349.

Eine andere vegetabilische Substanz, die sich als Reagens auf das thierische Leben characteristisch auszeichnet, wenn auch die Chemie ihr Polaritätsverhältniss gegen andere Substanzen um so weniger genau bestimmen kann, da sie als Product des vegetativen Lebens so mannigfaltig gemischt ist, als das Leben in den verschiedenen Pflanzen und ihren Theilen selbst mannigfaltig ist, nennen wir Bitteres. Zur vegetativen Assimilation untauglich will sie der Mund,

*) Auch *Brodie* On vegetable poisons, l. c. findet die Symptome der heftigen Berauschung denen der Hirnleiden ganz analog, wenn er auch keinen widernatürlichen Zustand im Gehirn fand, und ein erfahrner Beobachter bestimmt die Gefahr bei Berauschungen nach der Irritabilität der Iris: so lange diese ihre Contractilität behält, ist Hoffnung zur Herstellung; hat sie aufgehört, so sind willenlose Muskelbewegung, unvollkommne kämpfende Respiration und langsamer unterdrückter Puls die nahen Vorboten des Todes. *Bedingfield* in Edinburgh medical Journal Vol. 12. p. 493.

Schlund und Magen nicht aufnehmen, ihr Geschmack ist widerlich und wir finden keine deutliche Spur, dass sie in den Kreislauf aufgenommen wird, oder ist sie diesem aufgedrungen, so strebt das Leben sie durch die Nieren oder die Haut unassimilirt wieder auszuscheiden. Ist sie durch den Magen in den Zwölffingerdarm und untern Darmcanal gegangen, so erregt sie das zur Digestion der weniger assimilirbaren Substanzen, die nicht als flüssiges in das Milzsystem aufgenomen werden können, bestimmte Lebersystem zu grösserer Thätigkeit. Sie unterscheidet sich dadurch von allen mineralischen Substanzen, welche absolut positiv auf das Leben wirkend, nur Reaction zum Ausscheiden erregen. Ihre Wirkung ist folglich vermehrte Thätigkeit des Lebersystems, thätigere Verdauung und also Fähigkeit, mehr feste Nahrung zu sich zu nehmen. In Uebermaass genossen geschieht diese Steigerung des Lebens des Lebersystems auf Kosten des Sinnenlebens. Der Missbrauch der bittern Mittel verursacht Trägheit und Neigung zu Lähmung. Da wir aber diesen Stoff nicht als reine Individualität abscheiden können, so sind wir nicht im Stande zu entscheiden, ob die das Sinnenleben lähmende Wirkung in den so verschieden wirkenden narcotischen Substanzen, nur einer gesteigerten negativen Polarität des Bitterstoffs, oder eigenen Bestandtheilen zuzuschreiben ist. Der Chemist kann uns in den sogenannten vegetabilischen Basen Strychnin, Brunin u. s. w. die narcotischen Eigenschaften gesteigert darstellen, das Maass der Bitterkeit und die specifische Einwirkung auf einzelne Organe aber nicht. Chemie und Zoonomie trennen sich hier und Erfahrung, wie bei der Chemie, wo die Wechselwirkung zweier individuellen Substanzen, die der Chemist von allem fremden trennen kann, durch Erfahrung bestimmt wird, kann hier nicht statt finden, sondern eine organische Verwandtschaftslehre, welche die Wechselwirkung des Stoffs mit dem Leben, nach den Manifestationen des letztern in seinen einzelnen Organen bestimmt, muss die allgemeinen Grundsätze festsetzen, die dann in der Anwendung nach der Individualität des Lebens, auf welches der Stoff reagiren soll, mannigfaltig modificirt werden, wobei auch die individuelle Beschaffenheit des Stoffes, nach Clima, Witterung, Boden und Bereitungsart verschieden, in Betracht gezogen werden muss. Diese organische Verwandtschaftslehre kann folglich bis jetzt noch weit weniger als die der mineralischen Stoffe zur Wissenschaft erhoben seyn, der practische Arzt muss sie noch mit weit mehr Umsicht in seiner Ausübung anwenden, als der Techniker die Affinität nicht organischer Stoffe.

§. 350.

Gerbstoff verhält sich zum lebendigen thierischen Organismus und selbst zur abgestorbenen thierischen Faser mehr als irgend eine andere vegetabilische Substanz positiv, d. h. er nimmt der lebendigen ihre negative Polarität (ihr Wollen) und vermindert ihre Expansion; eben so theilt er der todten thierischen Faser und dem aus derselben entstandenen Leim eine grössere positive Polarität, mehr Contraction mit, auch als Reagens gegen unorganische Stoffe hat er mehr den positiven Character und könnte nach manchen Merkmalen als eine Säure angesehen werden. Im Munde erregt er einen zusammenziehenden Geschmack und auch im Magen, wenn er in einiger Menge genommen wird, eine mehr zusammenziehende Empfindung; wir haben keine Beweise, dass er im untern Darmcanal im Lebersysteme eine andere Veränderung des sensoriellen Lebens veranlasse, als dass er die Gallenabsonderung und die Ausleerung des Darmcanals langsamer macht (constipirt). Er wird in den Pflanzen in mancherlei Verbindungen von andern Stoffen, von bittern und nährenden, gefunden; in wie weit er von diesen seine specifischen Kräfte, namentlich gegen allgemeine und locale intermittirende Fieber, erhält, ist eben so wenig zu bestimmen, als aus welchem Stoff andere vegetabilische Säuren ihre oft so heftig wirkenden Kräfte auf das sensorielle Leben, z. B. Sauerkleesäure u. s. w., annehmen, deutlich scheint es uns: dass es zuerst der Mund, Schlund und Magen, also das vegetative System ist, dessen sensorielle negative Polarität er mindert und, in so fern intermittirende Fieber in diesem vorzüglich begründet sind, diese unterdrückt. Auch in Wunden scheint der Gerbstoff nur die sensorielle Thätigkeit, wodurch Absonderung geschieht, zu vermindern, ohne auf das absolute Leben andere specifische Einwirkungen zu äussern.

§. 351.

Durch Lebensthätigkeiten einzelner Organe wird in allen lebendigen Organismen, sowohl thierischen als Pflanzen, ein Stoff bereitet, den man die Realisation des Uebermaasses der negativen Polarität (des Wollens) dieses einzelnen Organs nennen könnte, und welcher daher zur Erhaltung der Einheit des ganzen Organismus überflüssig ausgeschieden wird. Dieser Stoff hat keine einzelne begrenzte Theile, und die geringere Cohäsion derselben ist für das Gefühl schlüpfrig, bald fast ganz flüssig, ölig oder talgartig und nach diesen ihn realisirenden Substanzen bald flüchtig, bald mehr fest wie Schlangengift, Eiter u. s. w. Fette Substanzen nehmen dieses ausgeschiedene Polaritätsverhältniss am leichtesten auf, wie die Gewinnung der sogenannten Essenzen und infundirten Oele zeigt. Die negative Polarität dieser Stoffe hängt von dem erhöheten oder verminderten Leben des ausscheidenden Organs ab, Wärme erhöhet dieses Leben im Allgemeinen. In wärmern Climaten bei warmer Witterung sind alle Pflanzen stärker riechend, das Schlangengift ist, wie *Aristoteles* bereits von einer Schlange auf der Insel Cypern gehört hat, *Mirab. Auscultat. L. p.* 712., und in Amerika von der Klapperschlange und andren giftigen Schlangen bestätigt ist, im Winter fast unwirksam; Contagien sind im Verhältniss des sie hervorbringenden Fiebers ansteckender u. s. w. So scheiden die meisten Pflanzen dieses Uebermaass des Lebens nur zur Zeit ihres, am höchsten gesteigerten Lebens, bei der Fructification ab, manche Thiere zur Zeit ihrer Begattung. Man könnte sagen, diese riechbaren Stoffe sind die Realisationen des Uebermaasses der negativen Polarität (des Wollens), wie das Fett das Uebermaass der positiven, des Seyns, und beide stehen in dem Wechselverhältniss, dass die Vermehrung der negativen Polarität das Uebermaass der positiven und so umgekehrt dieses jene modificirt, in der Kälte und bei geringerer Thätigkeit des sensoriellen Lebens die Fettabsonderung vermehrt wird, im entgegengesetzten Falle diese vermindert und jene riechbaren und ansteckenden Substanzen vermehrt werden. Auf den lebendigen thierischen Körper wirken diese Substanzen, welche wir bei Pflanzen unter dem allgemeinen Namen von ätherischem Oele, Campher u. s. w. und in der Mischung mit andern Säften der Pflanze Therpentin und Harze kennen, bei Thieren aber mancherlei Namen nach ihren verschiedenen Absonderungsorganen erhalten haben, allgemein auf das Sinnenleben: Geruch ist ihr Hauptcharacter, davon ein brennendes Gefühl auf der Zunge und im Schlunde, das aber leicht übergeht; auf die Haut gebracht, erregen sie das sensorielle Hautleben, und dadurch vermehrte Secretion, nach der Stärke ihrer negativen Polarität verschieden, von Blasenziehungs-Mitteln bis zum leichten Gefühl von Wärme, hingegen vermindern sie erysipelatöse Lebensthätigkeiten. Sie werden von den Gefässen sowohl im Munde, Schlunde und Magen, als auf der Haut begierig aufgenommen, wirken aber nicht auf ähnliche Art auf das Sinnenleben als Weingeist, sie erregen, wie dieser, nicht das ganze Sinnenleben, bewirken keine Berauschung, sondern ihre Wirkung ist auf die peripherische Seite des sensoriellen Systems eingeschränkt, da erregen sie vermehrte Wärme und vermehrte Absonderung. Dieses vermehrte peripherische Leben kann einen so hohen Grad erreichen, dass es die Functionen des Gehirns, wodurch Perceptionen zu Vorstellungen und Willen assimilirt werden, stört. Delir und Ohnmacht sind die Folgen davon, aber keine Berauschung, kein allgemein erhöhetes Sinnenleben ist zu bemerken. So hat es *Alexander* bei seinen gefährlichen Versuchen *) über die Wirkung des Camphers an sich selbst beobachtet, und so sah ich es öfterer, wenn ich grosse Dosen Therpentinöl gegen Bandwurm, Epilepsie u. s. w. bei Kranken versuchte. Nur bei grossen Dosen, in den Magen gebracht, erregt es durch unmittelbaren Reitz Erbrechen, und erstreckt sich ihre Wirkung auf den untern Darmcanal, so erregen sie auf ähnliche Art heftige schmerzhafte Stuhlgänge mit Stuhlzwang. Mit individuell specifischen Polaritäten in Balsamen, Harzen vermischt, wird ihre Wirkung nach diesen auf einzelne Organe mehr geleitet, doch aber stets auf das periphérische sensorielle System, z. B. Therpentin auf die Nieren, *Balsamus Copaivae* auf die Harnröhre, Tabak und Tabaksöl auf die sensoriellen Organe des Geruchs, *Anemon* auf die der Augen, und so kann flüchtiges Oel von bittern Mandeln, viele andere Substanzen, die Blausäure enthalten, das Gehirn überreitzen und unthätig machen. Durch Auflösung in den Magensäften wird ihre negative Polarität indifferentiirt und ist daher auf das sensorielle Leben unwirksam gemacht; nur die Blausäure und andere ähnliche vegetabilische Gifte können unverändert in das Blut gehen und ihre lähmenden Kräfte im Gehirn und Rückenmark äussern.

§. 352.

Vielleicht in allen Pflanzen wird ein zweifacher Stoff erzeugt, den man in so fern gegen das Leben indifferent nennen könnte, als keine allgemeine oder specifische Polarität in ihm hervortritt und das Leben ihn daher am leichtesten mit sich indifferentiiren und zu Lebenssaft umwandlen kann, in welcher Rücksicht er nährender Stoff heisst.

1. In eigenen Zellen bildet sich eine farbenlose Substanz in Form von Körnern, welche durch mechanische

*) *W. Alexanders* Medicinische Versuche, Leipzig 1773.

Mittel abgesondert, in ihrer Realität unverändert und als Satzmehl (*Amylum*) erscheint. Ihr Polaritätsverhältniss zu andern Substanzen ist durch die Chemie sorgfältig erforscht, wodurch sie in Kleister, Zucker, Gummi u. s. w. verwandelt werden kann; ihr Verhältniss zum thierischen Körper ist:

a. Sie erregt das thierische Leben nur zur Assimilation in den Verdauungsorganen, nicht zu erhöheten oder unterdrückten Manifestationen in einzelnen Organensystemen.

b. Diese Assimilation geschieht wenigstens grösstentheils schon im Magen durch das Milzsystem, und so kann man sagen, dass sie den vegetativen Lebensprocess vorzüglich erhält. Die davon genährten Thiere werden fett und träger.

c. Allein, oder grösstentheils allein, kann sie den thierischen Lebensprocess nicht erhalten; nach den Versuchen von *Orfila* und der französischen Physiologen können die warmblütigen Thiere, vorzüglich fleischfressende, ihr Leben nicht lange fortsetzen, sie mag ihnen als Mehl, Zucker, Gummi u. s. w. dargereicht werden.

2. In verschiedenem Verhältniss beigemischt, ist eine Substanz, welche Pflanzenleim und Pflanzeneiweiss von den Chemisten benennet ist. *Beccaria* stellte den Pflanzenleim zuerst aus den Ueberbleibseln des Weitzens, nachdem Satzmehl davon abgeschieden war, dar, und er wurde in den übrigen mehligten Samen gefunden; schon hieraus dürfte erhellen, dass die Zellen, in welchen das Satzmehl bereitet wird, vorzüglich aus diesem Pflanzenleim bestehen und wie sein chemisches Verhalten so bestimmte Aehnlichkeit mit dem aus thierischen Häuten bereiteten Leim hat, so dürfte auch die Aehnlichkeit dieser Zellen mit den thierischen Keimblättern, aus welchen der thierische bildsame Stoff überall seine bestimmte Organisation (seine individuelle Begrenzung) erhält, nicht zu verkennen seyn, so wie auch in seinen Entwickelungen Stickstoff, Ammoniak und fauligter Geruch seine thierische Natur verräth. Der

bildsame Stoff für diese thierischen Keimblätter ist Eiweiss, und ein ähnlicher Stoff findet sich in dem Safte fast aller Pflanzen, wie jener im Blute der Thiere. Der Pflanzenleim verändert das Satzmehl zum grössten Theil in Zucker und Gummi, ohne selbst in demselben Verhältniss verändert zu werden. Geht er aber mit ersterm eine innigere Verbindung durch lebendige Indifferentiirung ein, so wird dieser für Thiere mehr nährend, macht durch die Erscheinungen der Gährung die verschiedenen Arten von Brodt, bei welchen unverkennbar ist, dass sie das thierische Leben um so mehr erregen, als der Pflanzenleim inniger mit dem Satzmehl verbunden ist, ohne durch schnellen und heftigen Polaritätswechsel, wobei viel Kohlensäure und Stickstoff entwikkelt werden, zu sehr gestört zu seyn. Daher ist langsam gegohrnes Roggenbrodt, wovon die Kleien nicht abgesondert sind, Pumpernickel, für den obern Darmcanal zwar schwerer zu assimiliren, für den nicht daran gewöhnten Geschmack widerlicher, aber schon nach *Plinius* und des Griechen *Mnestheus* *) Nachrichten, für den starken Nordländer nährender.

Cap. 8.

Lebersystem.

§. 353.

Es ist uns nicht gegeben, den Ernährungsprocess in seinen individuellen Einzelheiten zu verfolgen und zu bestimmen, was jedes einzelne Organ beiträgt, um dem Blute, der allgemeinen Quelle aller Lebensmanifestationen, die vollkommne Einheit mit dem Ganzen zu geben, wodurch es befähigt wird, seine Expansion, Contraction und Cohäsion durch das individuelle Leben in den einzelnen

*) Meine Abhandl. über *humanes* Leben §. 44. Anmerkung.

Theilen so bestimmen zu lassen, wie die Realitäten im Macrocosmus durch chemische Assimilität und Polaritätswechsel bestimmt werden. Durch Polaritätswechsel wird alle Begrenzung bestimmt, so auch des bildsamen organischen Stoffs, aber die Fähigkeit, sich bestimmen zu lassen (die organische Bildsamkeit), kann ihm keine Indifferentiirung einzelner Polaritäten geben. Dieses ist das Geheimniss des ganzen Lebens der Individualität, der Erzeugung, das nicht bloss in der Fortpflanzung der Art, sondern in jeder Assimilation des Fremden zu einer organischen Einheit uns factisch erscheint, aber nicht im Begrenzten nachzuweisen ist, weil der eine Factor, die ideale Seite, unbegrenzt ist. Je mannigfaltiger die Relationen des individuellen Lebens mit der Aussenwelt sind, je mehr es sich in mannigfaltigen Formen im Realen manifestiren muss, je mannigfaltiger diese realen Formen abwechseln müssen, um andern idealen Manifestationen Raum zu geben, desto mannigfaltiger muss auch die organische Bildsamkeit des Bluts seyn, um dem steten Wechsel der Lebensmanifestationen zu genügen.

§. 354.

Von der einfachen Beschaffenheit der mineralischen Flüssigkeiten, die nur auf eine ihr eigene Art, auf andere mineralische Körper reagirt, nur in einer bestimmten Form als Crystall sich begrenzt und dadurch das Leben des Erdkörpers manifestirt, zu dem Pflanzensafte, der in jeder veränderten Form der Pflanze, im Blatt, Knospe, Blume und Frucht, die Bestimmung seiner Bildsamkeit erlangen muss, zu den Thieren der niedrigern Ordnungen, wo noch lymphatische und seröse Gefässe ähnliche Function haben, den bildsamen Stoff den einzelnen Organen zuzuführen, und wo nur für die Sinnesorgane eine allgemein bildsamere Flüssigkeit als Blut in Gefässen circulirt, bis zu den Thieren höherer Ordnung, wo die Blut bereitenden Organe immer mannigfaltiger werden, nicht um einen einzelnen Bestandtheil des Bluts zu bereiten, sondern durch mannigfaltigere Anastomosen die organische Bildsamkeit des Lebenssaftes allgemeiner zu machen (unter eine Gleichung zu bringen), können wir es nicht verkennen: dass die verschiedenen Organe der Assimilation in den höhern Thierclassen nicht zu individuellen Zwecken bestimmt sind, um den Stoff für eine individuelle Lebensmanifestation zu bereiten, die Milz, nicht um Schleim und vegetative Materie, die Leber, nicht um Faserstoff oder Blutkörner dem Blute zu geben, sondern es sind, gleich andern Drüsen, vorzüglich Anastomosenorgane, welche unter der Bestimmung des absoluten Lebens, durch die Nerven, die verschiedenen Polaritäten indifferentiiren sollen, welche im ganzen Verlaufe des Verdauungsprocesses dem Fremden die positive Polarität des Thiers (die Idee, das Seyn) mittheilen, und in den Venen als negativer Theil des Thiers wieder zur allgemeinen Masse zurückkehren. Das durch die einzelne Lebensacte assimilirte (thierisch gewordene, in Bezug des Thiers positiv polarisirte) erlangt dann in den lymphatischen Gefässen und Drüsen durch die mannigfaltigen Anastomosen eine allgemeine gleiche thierische Mischung, das negativ gewordene Blut in den Venen und deren Anastomosen, in den Blutbehältern, in der Milz und in der Leber eine allgemeine negative Polarität, welche es mit dem Macrocosmus in den Lungen und zum Theil auf der ganzen Oberfläche des Körpers austauscht. Diese thierischen Polaritäten manifestiren sich im Begrenzten überall, so wie im Macrocosmus, so im Microcosmus, auf dieselbe Art; das grössere Verhältniss des positiven Pols $+ > -$ manifestirt sich als Sauerstoff, das Umgekehrte $- > +$ als Wasserstoff, und so hat der thierische Lebensprocess seine chemischen Erscheinungen, wie der Lebensprocess der Erde und der Welt. Die Bestimmung des $\frac{+ > -}{- > +}$ hängt aber nicht von der Manifestation im Realen, sondern vom Idealen (von der individuellen Idee des Organismus) in jedem einzelnen Lebensacte ab, und so findet die Anwendung des Erdchemismus auf den thierischen Organismus eben so wenig statt, als die Erscheinungen dieses thierischen Chemismus in den einzelnen Organen auf andere Theile anwendbar sind. Der Knochen bildet nicht phosphorsaure Kalkerde, weil im Blute ihm diese mehr zugeführt wird, sondern weil die Idee des Thiers diesen chemischen Process bestimmt und das ihm zugeführte Blut die von dieser Idee bestimmte Bildungsfähigkeit hat.

§. 355.

Die Nerven, als Werkzeuge des Lebens durch Differentiirung die Aussenwelt ideal aufzufassen in eigenem Organismo, zur Erhaltung der Einheit Bewegung zu bewirken und zu demselben Zweck dem Fremden die eigene Polarität mitzutheilen, sind auch in den Verdauungsorganen die unmittelbaren Communicationswerkzeuge des unbegrenzten Lebens mit dem, durch die äussern Sinne geprüften Fremden, um in ihm das Assimilationsfähige aufzufinden und durch Indifferentiirung die eigene Polarität ihm mitzutheilen. — Das durch die Sinne Geprüfte ist nun allein Object, und das ideale Wollen (die negative Polarität), den Organismum in seiner Einheit zu erhalten, das allein Bestimmende dieses Lebensprocesses. Je mehr der Organismus durch Thätigkeit verändert wird, desto mehr muss das Leben in den Verdauungsorganen auf mannigfaltigere Art thätig seyn, um das in den einzelnen Organen, aus der Einheit Getretene (negativ Gewordene) in dem allgemeinen Thiersafte dem Blute zu ersetzen.

Diese Thätigkeit bedarf aber keiner idealen Vorstellung und Vergleichung mit der Aussenwelt; das Object ist bereits geprüft, eine möglichst vollkommne Idee von dem momentanen Zustande des Organismus, zur Vergleichung mit dem ihr dargebotenen Fremden, ist ihr nöthig, wie im Gehirn, zur Assimilation der dargebotenen Perceptionen zu Vorstellungen und Willensäusserungen, ideale Darstellung des momentanen Lebens (das Bewusstseyn) erfordert wird. Wollte man in dieser Rücksicht die Nervengeflechte der Bauchhöhle *Cerebrum abdominale* nennen, so träfe man die Aehnlichkeit wenigstens zur Hälfte. Im Gehirn wird die ideale Seite der Objecte dem Leben zur Assimilation dargebracht und aus diesem wird die ideale Einheit des Lebens, das Bewusstseyn erhalten; im Bauchgehirn wird die reale Seite der Objecte dargebracht, zur Erhaltung der realen Einheit.

§. 356.

Wo das Leben dieses Bedürfniss der Aufnahme des Realen befriedigen, d. h., wo es flüssigen Substanzen seine positive Lebenspolarität mittheilen kann, ist es thätig und nimmt dasselbe in seine Wurzeln, die lymphatischen Gefässe zu fernerer Assimilation auf. In den Verdauungsorganen, vom Munde an bis zum Ende des Darmcanals strebt es aber auch das noch nicht Flüssige flüssig zu machen und ihm so die Fähigkeit assimilirt zu werden, mitzutheilen. Eine Menge absondernder Organe, Speicheldrüsen, Pancreas u. s. w., beschaffen arterielle (positive) Absonderungen zu diesem Zweck, ganz verschieden von dem Anastomosensystem, den lymphatischen Drüsen, der Milz, der Leber u. s. w., die mit ihnen gleiche Namen erhalten haben.

§. 357.

Im Schlund und Magen wird das vollkommen Flüssige und also des Polaritätswechsels mit der positiven Polarität des Lebens Fähige, von den lymphatischen Gefässen und zum Theil von den Venen als thierisch geworden aufgenommen, das durch die abgesonderten positiven Säfte dieser Organe aus seiner Cohäsion gebrachte, aber nicht vollkommen polarisirte als Speisebrei *(Chymus)* in den Zwölffingerdarm und von da in die dünnen und dicken Gedärme gebracht. Folgende allgemeine Bemerkungen dienen zu unserm Zweck:

1. In den Saugthieren, die das ausgebreitetste und mannigfaltigste Sinnenleben (thierische Leben) haben, ist die Fläche, auf welcher der Assimilationsprocess vorgeht, bei weitem grösser als in allen andern Thierclassen.

2. Unter den Saugthieren zeichnen sich ganz allgemein die von blossen Vegetabilien lebenden durch die Länge ihres Darmcanals aus, zum Beweise, dass es einen fortgesetzten Assimilationsprocess erfordert, um vegetabilischen Substanzen thierische Polarität mitzutheilen.

3. Bei den Thieren mit minder ausgebreitetem Sinnenleben ist die Trennung der Cohäsion des Fremden (das Flüssigmachen) der Hauptzweck der Digestion, und dieser wird in dem ganzen Nahrungscanal auf mannigfaltige Art erreicht. Der Unterschied der Aufnahme des flüssig gewordenen und assimilirten, von dem noch durch fortgesetzte Lebenstätigkeit zu assimilirenden nimmt deutlich ab, so wie das Thier einseitiger und weniger Relationen mit der Aussenwelt hat. Die in den Magen genommene Nahrung wird schon in den Vögeln nicht mehr durch einen kräftigen Pförtner aufgehalten und in den niedrigern Classen verschwindet dieser Unterschied zwischen Magen und Zwölffingerdarm fast gänzlich. Vermöge der ersten Bildung aller Thiere finden wir in einer Art von Blinddarm die Spur der Vereinigung des im ersten Embryonenleben getrennten Darmcanals, aber die Klappe *(Valvula coli)*, welche den Speisebrei in den dünnen Gedärmen länger aufhält, nimmt immer mehr ab und verschwindet in den untern Classen gänzlich.

a. Das Assimilationsorgan, die Milz, wird in den Vögeln schon weniger thätig, erhält weniger Arterien, ist im Verhältniss kleiner und mehr blass von Farbe; in den niedrigern Classen der Thiere nimmt diese Function des Lebens, das in den obern Nahrungscanal aufgenommene bereits flüssige ferner zu assimiliren, immer mehr ab, so dass es bei den Fischen und manchen Amphibien schwer als solches zu erkennen ist.

§. 358.

Der in dem untern Magenmunde anfangende Darmcanal stellt ein anderes System der Assimilationsorgane dar: Das Bauchfell, das Mesenterium, das Netz u. s. w. dienen ihm vozüglich, die mannigfaltigen Verzweigungen der zu seinen Lebensthätigkeiten erforderlichen Arterien und Nerven aufzuehmen und sie in seine verschiedenen Abtheilungen zu verbreiten. Die von diesen Lebensthätigkeiten zurückführenden Venen vereinigen sich in die Pfortader und führen das venöse Blut zu einem Anastomosenorgane der Leber, dessen vorzüglichste Function ist, das venöse Blut von den verschiedenen Lebensprocessen aus dem Darmcanal zurückkehrend unter sich selbst zu mischen, dem noch nicht assimilirten durch Polaritätswechsel die thierische Polarität mitzutheilen, wozu Arterien erfordert werden, und so das ganze Blut der Pfortader als ein gleich polarisirtes Venenblut durch die Hohlader zum Herzen und von da in die Lungen zu führen. Auch das in der Milz assimilirte Blut wird diesem Anastomosenprocesse nochmals unterworfen, damit es mit allem Venenblute des Assimilationsprocesses gleiche Polarität erhalte. In dieser Rücksicht ist also die Function der Leber der der Milz vollkommen gleich. Auch in ihr wird das vollkommen flüssige und animalisirte durch lymphatische Gefässe aufgenommen und dem Anastomosenprocesse in den lymphatischen Drüsen übergeben. Sie unterscheidet sich aber von der Milz, dass in ihr ein von diesem Anastomosenprocesse verschiedenes Absonderungsorgan vorhanden ist, welches in den Gallengängen durch Polaritätswechsel vermittelst des arteriellen Bluts und des venösen Bluts der Pfortader die Galle absondert, welche einen venösen negativen Character hat und in den Verdauungscanal ergossen wird, um den in demselben befindlichen Substanzen durch Polaritätswechsel ihre positive Polarität zu indifferentiiren und sie der Assimilation fähiger zu machen, sie animalisch aufzulösen.

§. 359.

Es ist unser Zweck nicht, diesen Assimilationsprocess in seinen einzelnen Manifestationen zu verfolgen. Ein Blick auf die vergleichende Anatomie dieser Organe überzeugt uns: dass dieselbe in dem Maass weniger verwickelt und weniger mannigfaltig ist, als das Thier weniger sensorielle Relationen mit der Aussenwelt und weniger dadurch veranlasste Willensäusserungen hat, weniger Thier und mehr Pflanze ist. Aus der Form der einzelnen Organe ist dieses so wenig abzunehmen, als aus der Form einzelner Pflanzentheile die Idee der ganzen Pflanze zu bestimmen ist, aber unverkennbar ist es, dass die Ausbreitung der Fläche, auf welcher das Fremde dem Organismo angeeignet werden soll, im allgemeinen in dem Verhältniss kleiner ist, als das Thier weniger sensoriell lebt und von dieser Fläche in demselben Verhältniss weniger venöses Blut durch die Pfortader zur Leber geführt wird, dass diese daher weniger von dunklem venösen Blut gefärbt ist, dass der Kreislauf des Pfortaderbluts in der Leber weniger lebhaft ist und daher im Parenchyma indifferentiirte Substanzen, Fett, Oel u. s. w., häufiger abgesetzt werden, dass daher das Volumen des ganzen Organs sehr oft bei den Thieren niedriger Ordnungen grösser erscheint, dann aber auch im Verhältniss dieser Grösse heller gefärbt und fetter ist.

§. 360.

Es ist keine Spur vorhanden, die auf die Bereitung eines besondern Bestandtheils des Bluts in éinem oder dem andern dieser beiden Organe hinweise*). Die Blutkügelchen, als Vermittler des thierischen Lebens mit dem Organismo, bilden sich da, wo durch Indifferentiirung der Polarität (des Seyns und des Wollens) Serum in Venenblut verwandelt wird; so bilden sie sich auf der Keimhaut des ersten Anfangs des Thiers, so sah ich sie sich bilden, wo

*) *J. Müller* Handbuch der Physiologie B. I. p. 557.

durch Trennung des Rückenmarks die untern Extremitäten in Rücksicht ihres thierischen Lebens ganz vom übrigen Organismo getrennt waren und durch die Arterien und Venen dieser Theile ein Blutumlauf in denselben erhalten wurde. Das arterielle Blut gieng schnell in Serum über und ein fast farbenloses Serum fand sich in den Venen und in dem Parenchyma, die Glieder waren Bewegungs- und Empfindungslos, verbildet, die Haut mit einer Aussatzartigen Schärfe bedeckt. Nur an einzelnen Stellen, wo ein äusserer Reitz, scharfe Unreinlichkeiten, Aufliegen u. s. w. einzelne Nervenäste in Thätigkeit gesetzt hatte, waren die Venen um die gereitzte Stelle mit rothem Blute angefüllt und ein Entzündungskreis hatte sich um diese Stelle gebildet. Die negative Polarität war in dem einzelnen Nervenzweige erweckt und hatte mit den serösen Gefässen eine thierische Lebensmanifestation, eine Indifferentiirung, hervorgebracht.

§. 361.

Zu jeder Lebensmanifestation wird aber neben den entgegengesetzten Polaritäten, ein dem lebendigen Organismo eigener bildsamer und flüssiger Stoff erfordert, in welchem sich die Polaritäten indifferentiiren und andere Bewegungen darstellen können. So erscheint das Leben des Macrocosmus in chemischen Verbindungen und Trennungen der Bestandtheile, so in den Pflanzen und so im thierischen Körper. Die Blutkügelchen und Muskelfasern sind die Vermittler der idealen und realen Seite des Lebensprocesses und werden vom absoluten Leben im flüssigen Blute selbst gebildet, dazu wird aber in dem Verhältnis mehr dem Thiere ganz assimilirter bildsamer Stoff erfordert, als mehrere und mannigfaltigere Lebensmanifestationen geschehen sollen, die von der idealen Seite dem Thiere allein als Perceptionen erscheinen, von der realen Seite aber in dem Blute Veränderungen machen. Dieses Blut wird in den Assimilationsorganen, dem Darmcanal und der Haut bereitet und erhält in den Anastomosenorganen, Milz, Leber und lymphatischen Drüsen seine mehr oder weniger vollkommene Einheit und so mehr oder weniger Fähigkeit, dem Leben zu dienen. Wenn dieses Blut als Vermittler der idealen Seite des Lebens gedient hat, so erscheint es uns in seiner Begrenzung, als ein dem thierischen Organismo allein eigener Stoff, Faserstoff, und es ist kein Zweifel, dass das ausgebreitetste von dem ganzen Gehirn des Unterleibes bestimmte Assimilationsorgan der Gedärme das mit der Leber als Anastomosenorgan verbunden ist, vorzüglich beiträgt, dem Blute die vollkommne Einheit mit dem lebendigen Organismo zu geben und dass in dem Maass, als das Thier mehr sensoriell lebt, in diesem System das Blut auch die Fähigkeit mehr erhält, als Faserstoff begrenzt zu werden, ohne dass in ihm als Chylus oder Lymphe dieser Faserstoff schon gebildet erscheint, indem er nur Folge der individuellen idealen Lebensmanifestationen ist.

Daher steht die Thätigkeit dieses Assimilationsorgans nicht allein in allgemeinem Verhältniss mit dem Sinnenleben der Thierart, wodurch diese von den kaum von den Pflanzen zu unterscheidenden Infusorien bis zu den verschlagensten sinnlichen Menschenähnlichen Thieren emporsteigen, an welchen wir aber den göttlichen Funken, die Anschauung der Einheit der Welt ausser uns, die Vernunft nicht beobachten können; eines höhern Lebens, dem das Sinnenleben als Werkzeug dient, wie dem thierischen Leben der Wechsel der Polaritätsverhältnisse: sondern in jedem Momente, so oft sich das Thier verändert, muss das absolute Leben dieses Verhältniss zu erhalten streben, welches uns bemerklich wird, wenn stärkere Affecte ein heftigeres Wollen veranlassen, wodurch die lebendige Thätigkeit der Leber erhöhet wird und im entgegengesetzten Falle, wenn vermindertes Sinnenleben auch das Wollen vermindert und so auch die Thätigkeit der Leber. In so fern lebendiger Polaritätswechsel in den einzelnen Organen thierische Wärme erzeugt, wird im erstern Falle diese vermehrt und im entgegengesetzten Falle vermindert. Die Ansicht der ältern

Aerzte vom Ursprunge des Bluts und der thierischen Wärme wird uns klar, wenn wir keine anatomischen Nachweisungen und keine Beweise mit dem Thermometer von ihnen verlangen *).

§. 362.

Den ersten Zufluss von bildsamen Stoffen erhält das werdende Thier durch die lymphatischen Gefässe der Oberfläche, wo diese mit dem nährenden Fruchtwasser in Berührung kommen können. Diese würden aber durch die vereinzelten Lebensthätigkeiten der lymphatischen Gefässe keine allgemeine Lebenspolarität erlangen können, wenn sie nicht durch den Kreislauf, durch die Nabelgefässe und durch die Leber demselben Polaritätswechsel unterworfen würden, als das venöse Blut und ein Theil des Chylus der Assimilationsorgane der Erwachsenen. Durch diesen Lebensprocess wird die vom Fötus aufgenommene Lymphe thierisches Blut. In dem ersten Kindesalter wird das Junge mit vorbereiteter Nahrung ernährt und diese wird als flüssig von den Gefässen des Magens zum grossen Theil aufgenommen und durch die Milz anastomosirt. So wie das Sinnenleben thätiger wird, und mit der Aussenwelt in mannigfaltigere Relationen tritt, bedarf es mehr durch das Assimilationsgehirn animalisirte Nahrung und die Thätigkeit der Leber (die nie ruhete, weil Sinnesorgane gebildet und geübt werden sollten) wird nun erhöhet. So stehen Haut, Milz und Leber in einem bestimmten Wechselverhältniss. Ist Milz und Haut thätiger, d. h. strebt das Leben mehr durch diese Organe seine Einheit im Realen zu erhalten, so nähert sich der Organismus mehr dem Zustande der Embryonen oder der niedern Thierclassen (*Temperamentum, status frigidus*); ist das Lebersystem thätiger, so ist das Sinnenleben erhöhet,

---

*) *Hippocrates* Ansicht hierüber hat uns deutlich *Galen* in L. VI. De Placitis *Hippocratis* et *Platonis*, und *Aretaeus* De morbis acutis L. 2. cap. 8. aufbewahrt.

es wird mehr Wärme erzeugt. In beiden Fällen kann die Assimilation thätiger seyn; im ersten Falle hat dann ein *status frigidus humidus* statt, im zweiten ein *status calidus humidus*, oder sie ist unthätiger, wo dann *status frigidus* oder *calidus siccus* erscheint.

Dieses ist die Grundlage der Totalanschauung des Lebens in seinen Manifestationen im Realen der ältesten Aerzte, welche durch spätere anatomische und chemische Theorien wohl verdunkelt, aber nie vernichtet werden konnte. Dass aber das Leben selbst als ein unbegrenztes, sich auf unbegrenzt mannigfaltige Art manifestiren kann, in jeder Individualität und in jedem einzelnen Theile der Individualität verschieden, nach angeborner Art, nach Einwirkung der Aussenwelt, Clima, Lebensart, Alter und humaner Aus- und Verbildung verschieden, fasste vorzüglich *Hippocrates* mit practischem Blick kräftig auf, und seine practischen Lehren, wie er bald das thierische, bald das vegetative Leben zu heben oder zu mässigen strebt, durch Bewegung und Ruhe, Vermehrung oder Verminderung der Nahrung und des Getränks, äussere Kälte und Wärme, Beschwichtiguug oder Erregung von Affecten u. s. w. erscheinen dem denkenden Arzte immer wichtiger, je mehr er die traditionellen Lehren von specifischer Wirkung einzelner Heilmittel und Formeln in der Ausübung schwankender und unsicherer findet.

§. 363.

Die in dem Begriffe von Lebensmanifestation begründete und durch *Ehrenberg's* und *J. Müller's* scharfsinnige Beobachtungen im Realen nachgewiesene Ueberzeugung: dass auch in den Assimilationsorganen des Unterleibes die Differentiirung und Indifferentiirung des Lebensprocesses durch zweierlei Art unter sich verschiedener Nerven (weiche und harte Nerven) realisirt wird, führt uns zu der Ueberzeugung: dass das empfindende Nervensystem sich nach der Aussenseite des Organismus verbreiten muss, um das von den Sinnen Geprüfte zur unmittelbaren Communication mit dem absoluten Leben zu bringen. Wie die empfindenden Sinnesorgane sich aus dem Gehirn nach aussen in Flächen verbreiten, um die Aussenwelt zur Perception zu bringen, die Lungennerven als unmittelbare Fortsetzung des Gehirns, vermittelst des mittleren Strangs des Rückenmarks, sich auf die Schleimhaut der Bronchien ausbreiten, um die Differenz des Bluts mit der Aussenwelt zur Perception zu bringen, um demnächst vermittelst der harten Nerven die Indifferentiirung (den eigentlichen Lebensprocess) zu bewirken; eben so breitet sich im ganzen Darmcanal eine Nervenlage (*Tunica nervea*) aus, um das in denselben gebrachte Fremde mit dem absoluten Leben in Wechselwirkung zu setzen. Die Schleimhaut ist also das eigentliche Organ, in welches sich die weichen Nerven ausbreiten, sie bedürfen aber auf dieselbe Art, wie die Sinnesorgane und die empfindenden Lungennerven in jedem kleinsten Theile, wo Lebensthätigkeit (Polaritätswechsel) entstehen soll, auch eines bestimmenden (harten) Nervens, eines negativen Pols, wodurch die Verwandlung des arteriellen Bluts in venöses und die zweckmässige Bewegung des Organs auf dieselbe Art, nach dem Bedürfniss des ganzen Organismus, beschafft wird, wie das Sehen durch die Ciliarnerven, nach dem Bedürfniss des ganzen Organismus, realisirt wird. Diese negativen (harten) Nerven können wir in den Gefässnerven, welche in der Leber, in der Milz, dem Pancreas und den Nieren und in den serösen Häuten des Bauchfells die Arterien begleiten und sie mehr oder weniger umstrikken, nicht verkennen. Auf dieselbe Art, wie die Ciliarnerven des Auges sich nirgend auf Flächen verbreiten, sondern sich in feinen Fäden, im Parenchyma, dem forschenden Auge entziehen. Auf welche Art diese zwei, in ihren Functionen verschiedenen, Nervensubstanzen sich aus den grössern und kleinern Ganglien des Unterleibes entwikkeln, oder vielmehr sich mit dem ganzen Nervensysteme (der realen Seite des absoluten Lebens) vereinigen, um durch dasselbe eine lebendige Einheit zu realisiren, wird die feinere Anatomie noch immer mehr zu erforschen suchen, unser Zweck ist gegenwärtig, die verschiedenen Functionen beider in ihrer Realität getrennten Nerven zu bestimmen.

§. 364.

Die gemeinschaftlichen Functionen von beiden sind

1. In jedem Puncte des Darmcanals, dem Fremden, durch Indifferentiirung der Polaritäten, eine dem momentanen Bedürfniss der Einheit des Organismus erforderliche Mischung (Polarität) mitzutheilen. Das Fremde dem Organismo zu assimiliren.

2. Durch Muskelthätigkeit Bewegung im Darmcanal hervorzubringen, um das noch nicht assimilirte Fremde weiter zu schaffen und es ferneren Assimilationsprocessen zu unterwerfen.

In der ersten Function erscheint uns die Nervenhaut (positiver Pol, der das momentane Seyn mit dem Fremden in Relation setzt) als Hauptfactor, eben so als uns die Netzhaut des Auges als Hauptfactor des Sehens erscheint, ohne dass wir ihre Thätigkeit vereinzelt und ohne gleichzeitige Thätigkeit der Ciliarnerven uns denken können.

In der zweiten Function (der Muskelthätigkeit) tritt vorzüglich das arterielle System und seine harten Nerven hervor, wie in der Bewegung des Auges und seiner innern Theile das Ciliarsystem vorzüglich thätig ist. Das Thier sieht mit der Netzhaut — will aber das individuelle Einzelne durch vereinzelte Lebensthätigkeiten, durch das Ciliarsystem, percipiren; durch das Ciliarsystem wird nicht allein die Richtung des ganzen Auges, sondern auch das innere Verhältniss jedes einzelnen Theils desselben momentan bestimmt, so dass jeder einzelne Punct der Aussenwelt mit einem bestimmten Puncte des innern Auges, der Netzhaut und dem ihr angehörigen positiven Glaskörper in individuelles, besonderes Polaritätsverhältniss gesetzt werde. Ohne

Differentiirung des momentanen Seyns (der bestimmten positiven Polarität) von dem Wollen (der bestimmenden negativen Polarität) und der Wiedervereinigung (Indifferentiirung) beider in dem Objecte, in dem Glaskörper und in der Netzhaut (durch das äussere Object polarisirt) lässt sich kein Act des individuellen Sehens denken, und so sehen wir nur das, was wir sehen wollen, Empfindung von Licht und Finsterniss ist kein individuelles Sehen, und durch dieses sehen wir das Bild des Objects nicht auf einer Fläche, welches der Fall seyn müsste, wenn die Netzhaut allein thätig wäre, sondern wir sehen das Object in allen seinen Dimensionen, zwischen welchen Polaritätswechsel mit dem innern Auge (dem Glaskörper und der Netzhaut) statt haben kann.

§. 365.

Derselbe Grundsatz ist auf alle Lebensacte anwendbar, durch welche die Aussenwelt oder ein Theil des Organismus objectiv dem eigenen Leben ideal angeeignet oder percipirt werden soll, nur im Realen erscheint uns das Product dieser Lebensacte als Verwandlung des arteriellen Bluts in venöses, als Absonderung und als Assimilation des Fremden mit dem eigenen Organismo.

In allen diesen Lebensmanifestationen durch weiche und harte Nerven ist keine Veränderung in der Form und dem Gewebe der Nerven bemerkbar, und alle bisherigen Hypothesen von Leitung einer willkührlich angenommenen feinen Flüssigkeit, von Vibrationen und Contractionen der feinsten Nervenfasern sind nicht auf beweisliche Thatsachen gegründet. Die Nervensubstanz ist nur reales Instrument des unbegrenzten, zu Differentiirung seines Seyns und Wollens fähigen Lebens, das in jedem kleinsten Theile des Organismus bereit ist, sich zu indifferentiiren, um die Einheit desselben zu erhalten.

Ob aber von diesem realen Werkzeuge nicht bei jeder Lebensmanifestation auch etwas in die reale Veränderung tritt, der weiche Nerve etwas Reales zu der Mischung der assimilirenden Flüssigkeit giebt, und der harte Nerve etwas zur Bildung der bestimmenden Membran, ist eine Frage, die bis jetzt ausserhalb unserer sinnlichen Beobachtungen liegt. Wenn *Hippocrates* sagt, dass aller Schleim aus dem Gehirn seinen Ursprung hat; so könnte er davon eine Ahndung gehabt haben, wenn er Nervensubstanz im Allgemeinen statt Gehirn im Speciellen genannt hätte. Dass er sich dabei keine Leitung des Schleims durch Gefässe dachte, ist ihm zuzutrauen, und alle pathologischen Beobachtungen, wo wir sehen, dass übermässige Absonderungen auch das reale Werkzeug des absoluten Lebens unvollkommner machen, könnten seine Ahndung begründen.

§. 366.

Der empfindende Nerve bringt das Einzelne der Aussenwelt oder des eigenen Körpers objectiv, mit dem absoluten Leben in Polaritätsverhältniss, aber nicht zur Perception, dazu wird Wollen, also die Differentiirung des Lebens erfordert. Das Einzelne muss mit einem Einzelnen des ausgebreiteten empfindenden Nerven in Polaritätswechsel gesetzt seyn. Ist dieses Einzelne des Nerven der Wechselwirkung nicht fähig, so entsteht keine lebendige Thätigkeit. Diese Unfähigkeit des Einzelnen kann entweder hervorgebracht werden

a. Indem das Wollen auf andere Objecte gerichtet ist, so dass es für dieses Einzelne nicht thätig seyn kann: So macht das stärkere Wollen, ein anderes Object zur Vorstellung zu bringen, die Differentiirung für andere Objecte unmöglich, wenn auch im realen Nerven keine Unfähigkeit ist: Schwindel, Ohnmacht u. s. w. ist in den Sinnesorganen, gestörte Respiration, Aufhören des Lebensprocesses der Haut (Kälte, Frost u. s. w.), zuerst in den Extremitäten, Uebelkeit und Widerwillen in den Verdauungsorganen, Lähmung der Schliessmuskeln der Ausführungscanäle u. s. w. in mannigfaltigen Abstufungen die momentane Folge, welche aber aufhört und selbst mit vermehrtem Wollen auf das erste Object abwechselt, sobald jenes heftigere Wollen aufhört.

b. Durch die erste Bestimmung des absoluten Lebens (der Idee) in der Erzeugung, oder durch spätere Veränderungen desselben in seiner Realisation, können einzelne Nerven, sowohl empfindende als motorische, unfähig werden, dem Leben als Communicationswerkzeug für gewisse Polaritäten zu dienen und in Rücksicht dieser aus der Einheit des Organismus treten, ohne dass ihre Vegetation (die Realisation des Lebens im allgemeinen) aufhört. Ersteres begreift die Erbkrankheiten, letzteres die mannigfaltigen Ansteckungen und Metastasen. Wir können diese Beschaffenheit der Nerven im Realen Alogotrophie des einen oder des andern Nervenastes nennen, in so fern wir die Ursache im Realen nachweisen oder uns vorstellen wollen, müssen uns aber stets erinnern, dass diese Erklärung einseitig ist, dass der Lebensact jeder Art durch das Leben selbst bestimmt wird und dass dieses Leben in jedem Organe zur Erhaltung der Einheit thätig ist. Crisen und Metastasen und die mannigfaltigen im Realen nicht erklärbaren Erscheinungen, wo das Leben, durch unmittelbare Einwirknng auf einzelne Organe geleitet, in diesen Lebensfähigkeiten bewirkt, sind nur begreiflich, wenn wir dieses Ideale als die einzige und letzte Ursache alles Polaritätswechsels anerkennen.

§. 367.

Das Wesen des weichen Nerven ist Expansion, positive Polarität (Selbstseyn?), durch Indifferentiirung wird er in seiner Polarität und also auch real (S. §. 365.) verändert, und das absolute Leben strebt ihn durch Absonderung vom Nervenmark in der Einheit zu erhalten. Bei vollkommen absolutem Leben bleibt dadurch das Werkzeug der Gemeinschaft des Lebens mit der Aussenwelt normal und kann die Idee vollkommen realisiren. Ist die negative Polarität in der

Indifferentiirung zu schwach, ist geringerer Wille da, als realisirtes Seyn, so wird die positive Polarität in ihrer idealen Thätigkeit erhöhet, der weiche Nerve ist empfindlicher, zugleich wird aber auch seine Realisation verändert, er hat mehr Expansion und der weiche Nerve ist im Zustande der Hypertrophie. So sehen wir ihn im hypertrophischen Gehirn, in den Lungenknoten und in den Verdauungsorganen als Hypertrophie der Nervenhaut, nur wird diese Erscheinung im realen für uns immer verwickelter und schwerer, den Zustand des weichen Nerven allein zu unterscheiden, je mannigfaltiger der Organismus in seiner Bildung wird, je mehr Parenchyma die weichen Nerven umgiebt. In den Lungen manifestirt sich diese Hypertrophie zuerst durch Vergrösserung der Schleimhaut und vermehrte Absonderung von dünnem, weniger indifferentiirtem (weniger gekochtem) Schleim; werden aber einzelne Nervenäste hypertrophisch, so erregen sie im umgebenden Parenchyma vermehrte einseitige Reaction, Alogotrophie, dasselbe wird verdichtet, schliesst den stets wachsenden hypertrophischen Nervenast ein und erscheint als Tuberkel, dessen eingeschlossener aufgeschwollener Nervenast sich durch alle seine realen, nicht zur Einheit des Organismus wirkenden Veränderungen als Nervenmark manifestirt; liegen diese Tuberkeln mehr nach aussen, so wird die Pleura mit in die Alogotrophie gezogen und es entstehen Cohäsionen der Lungen mit der Pleura und Pseudomembranen mancher Art.

§. 368.

So zeigt sich die *Tunica nervea* in den Verdauungsorganen als verdickt und nicht vollkommen indifferentiirten Schleim absondernd, die Assimilation wird dadurch unvollkommen *(dyspepsia)*. Entstehen aber in einzelnen Nervenästen solche Hypertrophien, so wird das umgebende Parenchyma auf ähnliche Art, wie in den Lungen, zu vermehrt vegetativer Reaction erregt, es steht mit der unterliegenden Muskelhaut und den alle Eingeweide umschliessenden Peritonäum in noch engerer Wechselwirkung, es macht daher in diesen Alogotrophien, welche sich auch den nächstgelegenen Organen mittheilen. Bildung von Pseudomembranen, Verwachsungen und endlich Trennung der enthaltenden Haut ist der Character dieses Zustandes, dessen so mannigfaltig gestaltete Entwickelung, von dem geringsten Grade des rhachitischen unförmlichen Kopfes bis zum die Sinnesorgane stöhrenden Wasserkopf, vom leichtesten Catarrh bis zur unheilbaren tuberculösen Schwindsucht, von zufälliger Dyspepsie bis zur Verwachsung und Selbstöffnung des Magens und der Gedärme, nicht durch die feinste Anatomie versinnlicht werden kann, weil sie von ihrem ersten Anfang an in einem Missverhältniss der individuellen Idee und des dieselbe realisirenden Lebens mit der Aussenwelt zu suchen ist. Dieses Missverhältniss kann momentan oder von der ersten Zeugung an bleibend und bestimmt seyn, wird aber stets durch die Wechselwirkung beider modificirt und aufmerksame practische Beobachtung dieser Wechselwirkungen in der grossen Pluralität der Individuen, wie sie uns zunächst in unserer eigenen Umgebung erscheinen, demnächst aber von treuen Aerzten jedes Zeitalters unter verschiedenen Erklärungen erzählt sind, bilden den practischen Arzt.

§. 369.

Der Character der negativen Polarität im Allgemeinen ist Contraction, und so breiten sich auch die locomotiven Nerven nicht in Flächen aus, sondern ziehen sich in Fäden zusammen, welche sich im Parenchyma unsern Beobachtungen entziehen. Dieses Parenchyma besteht aus Membranen und Gefässen, und in demselben geht der reale Wechselprocess vor, in diesem wird das arterielle Blut in venöses verwandelt und die vegetative Bildung des Organismus vollendet. Wenn wir uns jede kleinste Membrane als ein Keimblatt denken, auf welchem das ideal Bestimmte seine Realisation, seine Form und Mischung erhält, so müssten die Fasern der harten Nerven diesen Membranen ihre Bestimmung geben, wovon Veränderung in der Vegetation (Locomotivität) die Folge ist. Im gesunden Zustande des Thiers wird dieses Wollen durch das absolute Leben zur Erhaltung der Einheit bestimmt. Ist aber ein einzelner Zweig des harten Nerven aus der Einheit getreten, so trifft die negative Polarität entweder hinlänglichen bildsamen Stoff, womit sie sich anomal (ohne Bestimmung zur Einheit) indifferentiiren kann, das Parenchyma schwillt auf, die Membranen werden dichter (*Turgor vitalis auctus*) und durch den Polaritätswechsel wird mehr Wärme erzeugt. Das Parenchyma entzündet sich. Findet sie nicht hinlänglichen bildsamen Stoff und positive Polarität, so zieht sich das Parenchyma zusammen, wird härter und es wird weniger Wärme erzeugt. Kreislauf des Blutes und Polarität der Nerven treten auf diese Art zusammen, um den Vegetationsprocess im Parenchyma normal oder in unzählbaren Abstufungen bis zum völligen Absterben des Organs zu realisiren. Im normalen Zustande des thierischen Organismus wäre auf diese Art der ganze vegetative Lebensprocess und namentlich auch die Bildung der mehr vegetativen Organe, Zähne, Haare, Schuppen und Muscheln anschaulich, und die Pflanze unterschiede sich vom Thiere dadurch: dass sie keine Sinnesorgane zur Perception des Individuellen in der Aussenwelt hat, sondern ihr absolutes Leben mit dem absoluten Leben der Aussenwelt (dem πνευμα) in unmittelbarer Wechselwirkung steht.

§. 370.

Ich wage hier eine Erscheinung zur Sprache zu bringen, welche die Physiologen auf mannigfaltige Art beschäftigt hat, ohne genügende Aufklärung zu erlangen: die Entstehung der Hydatiden, *Cysticercus* und *Echinococcus* und mancher ihnen verwandten Entozoen. Mit löblichem Fleiss suchen die systematischen Naturhistoriker ihre äussere Form zu beschreiben und sie nach dieser in die Classen der Thiere zu ordnen. Unsere Hydatiden wenigstens haben aber weder die wesentlichen Charactere der Thiere noch der Pflanzen; sie haben keinen innern bestimmten Naturzweck, keine ihnen eigene Idee, sie haben weder bestimmte Organe, um die Aussenwelt ideal in sich aufzufassen und danach ihr eigenes Seyn durch Wollen zu bestimmen (keine Sinnes- und willkürliche Bewegungsorgane), sondern sie üben ihre Indifferentiirung mit dem Organismo, in welchem sie sich befinden, ohne übereinstimmende Bewegung zu ihrer Selbsterhaltung an dem Orte, wo die einseitige Wechselwirkung begonnen hat.

§. 371.

Eben so wenig können wir Respirations- oder Digestionsorgane in ihnen bemerken. Das, was man für ihren Mund (eine ganz einfache unverhältnissmässig kleine Röhre beim *Cysticercus*, die oft ganz verschwunden ist, oder eine mit einem Hakenkranze versehene warzige Oeffnung) hält, steht mit keinem andern Assimilationsorgane in Verbindung und lässt sich oft von dem übrigen Körper trennen *), oder ist bei den einfachen Blasen gar nicht vorhanden. Ihre ganze Realität wird mehr durch Einsaugen, Endosmosen, auf der ganzen Oberfläche beschafft, und sie bilden aus diesem aufgenommenen bildsamen Stoff bald helle durchsichtige Flüssigkeit, bald trübere, oder gar dem Fette ähnliche Substanzen. Die *Echinococci* haben allerdings eine mit einem Hakenkranze warzige Oeffnung, die sich in einen einfachen Canal fortsetzt, aber ohne Werkzeuge der Assimilation und aus diesen konnte die Realisation dieses Wesens eben so durch Ecdosmosen geschehen, wie bei den Blasen durch Endosmosen, sie könnten in dieser Rücksicht mit der äussern Haut des Eies der Säugthiere verglichen werden, und die mit dem Hakenkranze umgebenen Warzen erinnern an die so mannigfaltig verschieden gestalteten Zellen der äussern Haut des Exis (*Exochorion*). In beide,

*) *Rendtorff* in *Hufeland's* Journal B. L. 10. p. 46.

sowohl in den Blasenwurm, als in das Ei wird ein organischer Stoff aufgenommen, im Ei wird dieser von einem lebendigen Fötus, nach einer bestimmten Idee, durch mehrere Assimilationsprocesse angeeignet; in den Hydatiden existirt kein lebendiges Thier, welches ihn ferner assimiliren könnte. Die äussere Form des *Cysticercus* ist daher mehr oder weniger rund, die des Bandwurms und *Echinococcus* länglich, weil da der organische Stoff in eine Röhre aufgenommen wird, welche, durch Ecdosmose nach aussen gebracht, die zu keinem organischen Zweck gebildete Form giebt; in dem *Cysticercus* ist der aufgenommene organische Stoff sehr verschieden, bald ganz homogen und wasserhell, bald gefärbt, bald fester bis zur Consistenz des Talgs. So sah ich bei derselben Kranken aus den Nieren mit dem Urin bald wasserhelle Blasen, bald runde Körper von der Grösse eines Taubeneies ausscheiden, welche dem Fett am ähnlichsten waren und bei dem Durchgange durch den Harngang Verhaltung des Harns und einige Schmerzen verursachten *).

§. 372.

Eine andere Kranke, deren Leiden sich durch Schmerzen in der Gegend des Pancreas und consensuelle Affection der Speicheldrüsen, ohne bedeutende Störung der Digestion und Assimilation verrieth, leerte mehrere Jahre von Zeit zu Zeit durch Erbrechen eine vollkommen talgartige Materie aus, die durch Geschmack der Kranken und durch ihre Brennbarkeit sich auszeichnete; bald in rundlich geformten Klumpen, mit einer dünnen Haut umgeben, bald ungeformt und wie geschmolzenen Talg. Jede Ausleerung gab auf einige Zeit Linderung ihrer Schmerzen im Pancreas.

Eine Frau, die an Bauchwassersucht litt, leerte durch den Stuhl oft grosse Massen bald lederartigere bald dünnere Häute aus, von der mannigfaltigsten Form von Blättern,

---

*) So sah sie auch *Thom. Bartholin* Historia anatomica. Cent. VI. Obs. 84.

Halbkugeln u. s. w. In dem Unterleibe einer Frau, die seit Jahren an einer ungeheuren Ausdehnung des Unterleibes gelitten hatte, aber demohngeachtet mehrere Male leicht und glücklich von Kindern entbunden war, fand ich sieben Säcke, von der Grösse eines Kinderkopfes, von dichtem lederartigem Gewebe, zwei in den Beckenhöhlen, alle mit sehr losem Gewebe mit dem Bauchfell in einiger Verbindung, alle unzählige Blasen von der Grösse einer Erbse bis zur Grösse eines Hühnereies, theils vollkommen wasserhell, theils gefärbt enthaltend, und an einigen grössern Blasen konnte ich einen Faden bemerken, welcher weder mit dem grossen lederartigen Sacke, noch mit andern Blasen oder Fäden zusammenhing, sondern mit einem ganz feinen Nervenfaden zu vergleichen war.

§. 373.

Der Hauptbeweis, dass diese Körper *(cysticerci)* der eigenen Idee (eines bestimmten Naturzwecks) ermangeln, ist ihr gänzlicher Mangel an Fortpflanzung: Die unveränderliche Einigung des Seyns und Wollens zur Realisirung strebt der Vernichtung entgegen, und das *omne vivum ex ovo* hat in dieser Rücksicht seine vollkommne Gültigkeit, hier aber ist eine negative Polarität, ein Wollen von seiner Einheit getrennt, mit einem positiven organischen Stoff, der gleichfalls von seiner Einheit getrennt ist, zusammengetreten und hat eine organische Begrenzung ohne eigene Idee hervorgebracht. Die Bandwürmer sollen Eierstöcke wie Laubwerk gestaltet haben, ohne andere sichtbare Geschlechtsorgane. Konnte man dieses nicht eben so gut Fortsetzungen der innern negativen Röhre nennen, die sich als Wollen fortgepflanzt und bald in einem folgenden Gliede sich mit dem aufgenommenen organischen Stoffe durch Ecdosmose indifferentiirt, bald sich verzweigt und neue Glieder in der Gestalt von Laubwerk bildet? — Eier mit einem Embryo hat man in ihnen nicht beobachtet.

§. 374.

Wo finden wir diese Hydatiden (*Cysticerci*) vorzüglich? — In Organen, wo das arterielle System durch das absolute Leben, vermittelst bestimmender negativer Nerven, allein zu Absonderungen veranlasst wird, ohne dass empfindende Nerven die ideale Assimilation durch Indifferentiirung hervorbringen, wo also, mit andern Worten, mehr ein vegetativer als sensorieller Lebensprocess vorherrscht. In den Nieren, im Pancreas, in den Absonderungsgängen der Leber, auch in andern kleinern Absonderungsorganen, in dem Mutterkuchen, den Speicheldrüsen u. s. w., auf dem Peritonäo und den serösen Häuten des Darmcanals und der Lungen. Ueberall, wo die Arterien ausschliesslich thätig sind. Die grössern lederartigen Säcke, welche die eigentlichen *Cysticercos* enthalten, fand ich vorzüglich im Peritonäo, wo die Arterien von bestimmenden Nerven umstrickt, durch Membranen getrennt sind und wo eine gehäufte Zahl der erzeugten Hydatiden als Fremdes auf die benachbarten Theile wirkt und sie zu einer Trennung des Fremden, dem Organismo nicht gehörigen, durch Haut veranlasst, wie das bei jedem Fremden geschieht. Im Gehirn, wo die Arterien nicht von Nerven des Rückenmarks begleitet sind, sondern diese unmittelbar durch die harten Nerven (austretenden Nerven) des Gehirns bestimmt werden, finden sie sich im *plexu choroideo* und wenn sie sehr zahlreich sind, werden sie auch da von einer abtrennenden Membran eingeschlossen.

Die Bandwürmer hingegen finden sich allein im Darmcanal, wo ein weicher Nerv mit dem serösen Gefässe oder den bestimmenden Nerven zusammentritt und in den Schleimdrüsen mit den lymphatischen Gefässen eigene Organe zur Assimilation und Absorption der Nahrung bildet. Wenn ein solches mit positiver und negativer Polarität versehenes Organ sich von der Einheit des ganzen trennt, so kann es, wenn es Stoff zur Assimilation findet, sein einseitiges Leben fortsetzen, und das seröse Gefäss kann sich in die innern

Röhren, als eine Art von Darmcanal verlängern und die positiv bildsamen Materien durch Ecdosis nach aussen eine Art von organischer Begrenzung annehmen, der harte Nerve wird im innern bleiben und die fernere Realisation dieses Unthiers bestimmen.

§. 375.

Wenn nun auch selbst schon Intestinalwürmer noch mehr Organe entwickeln (S. *Treviranus Biologie B. I. p.* 394.), so zeigt dieses nur, dass die zufällige Einigung von Seyn und Wollen mit ihr passenden Organen mehr Leben (mehr Streben zur Erhaltung der Einheit) erlangt hat und dieses Streben in Hülfsorganen manifestirt. Noch deutlicher wird dieses Streben in Pseudoorganismen, welche mehr mit der Aussenwelt in Conflict kommen und noch mehr eigene Organe zu ihrer Selbsterhaltung entwickeln, Füsse, Saugrüssel, eine Art Palpen, die mit dem Hakenkranze der Bandwürmer zu vergleichen sind, und eine Art von Fühlhörnern. Sie haben aber mit den Entozoen die einfache Röhre, durch welche sie den Bildungsstoff aufnehmen und durch Endosmose in eine Art von Sack aufhäufen, gemein *); auch der Mangel an eigentlichen Assimilations-

*) *Aristoteles*, De generatione animalium L. III. c. 11., der die Würmer von den Thieren höchst scharfsinnig unterscheidet, spricht dieses sehr deutlich aus: „Die Würmer haben ihren Bildungsstoff „gleich vom Anfange in sich und wenden ihn zu ihrer Entwickelung „an, bedürfen also keiner Assimilation, ihre sogenannten Eier ent„halten keinen Embryo; den Thieren wird von den Aeltern ein Stoff „vorbereitet, den sie als Embryonen sich assimiliren können und „den sie, wenn sie geboren sind, selbst aufsuchen müssen.“ Ueber die Erzeugung der Würmer, auch der Epigonen, der Mücken, Fliegen u. s. w. spricht sich *Aristoteles* Histor. animal. L. V. c. 31. mit sehr genauer Sachkenntniss deutlich genug aus. „Mücken „und Fliegen erzeugen sich in feuchten, faulenden organischen Stof„fen, Flöhe in trocknem Kehricht, Mülben in kleinen Pusteln, „Läuse an den Haarwurzeln und an den Kielen der Fe„dern, daher sind Vögel, welche am meisten befiedert sind, auch

organen, so wie der Sinnesorgane. Ihre Hauptbeweglichkeit ist in den Palpen. Generationsorgane hat man ihnen bestimmt beigelegt, und sie sollen Eier gebären? — Diese sind aber mit einer Feuchtigkeit angefüllte Säcke, in Rücksicht ihrer Grösse und Menge ganz unverhältnissmässig mit der Grösse der Mutter, und in diesen Säcken ist kein Embryo, sie sind halbdurchsichtig und entwickeln aus sich

---

„dieser Plage am meisten unterworfen, der Esel ist wegen seiner „dichten trockenen Haut frei von Läusen und Bremsen (κροτωναις). „Oft sind diese Erscheinungen von Epigonen mit „Krankheiten verbunden." Der Systematiker mag nun durch sehr unsichere Versuche entscheiden, ob sein mifsverstandener Grundsatz omne animal ex ovo unbezweifelt ist, oder ob die Angaben des *Aristoteles* und des Volksglaubens nicht zu verwerfen? aus welchen sie ihre nothwendigen Hülfsorgane bilden. Der treffliche Beobachter *Swammerdam* hat bei den Läusen nicht nur Eierstock, Digestionsorgane, sondern selbst ein Pancreas und ein Organ zu Absonderung des Leims entdeckt, womit das Thier seine Eier (Nisse) an die Haare klebt. Ich wage nicht über die Verdauungsorgane Zweifel zu äufsern, aber bei sorgfältiger Untersuchung mit der einfachen Linse schien es mir stets: dafs die sogenannten Nisse ein integrirender Theil des Haares und nicht ihnen angeklebt sind, wie bei manchen Pflanzen, Warzen u. s. w. durch den Stich von Insecten entstehen. Ich sah oft eine solche Warze auf der andern hervorkommen. Sie haben dieselbe Farbe und denselben Glanz wie die Haare, ihre Gröfse steht, wie die des Thieres selbst, mit der Dicke des Haares im Verhältnifs, sie sind klar und dünn in sehr feinem Haare, und so ist auch das Thier. Die Thiere, besonders aber die Leibläuse, φθειρες ἀγριοι, halten sich ganz ausschliefslich an den Haarwurzeln auf und ihre Locomotivität ist so gering, dafs sie schwerlich in kurzer Zeit so grofse Zahl von Eiern unter die Haut und an die Haare kleben können, ungerechnet, dafs ihr kleiner Körper keinen Raum dafür haben dürfte. Es könnte fast wahrscheinlich seyn, dafs die φθειριασις eine Krankheit der Haarwurzeln wäre, wodurch das einzelne Haar bis zum Thierähnlichen vegetirt und so von dem Stiche der Laus fortgepflanzt würde. Ich sah sie entstehen, als nach einer cachectischen Krankheit das Haupthaar abgeschoren wurde. Mit Vergnügen habe ich in diesem Augenblick die Beobachtungen von *Amelang* gelesen, *Hufelands* Journal 1837. August p. 13., welche mit den meinigen übereinstimmen, wenn auch unsere Erklärungen verschieden sind.

selbst, nicht durch Ausschliessen oder Verpuppung, die Hülfsorgane, es ist daher schwer, sie so zu nennen, und *Aristoteles* nannte sie nicht so. Nur die spätern Naturforscher, die nur das Gebildete, nicht das Bildende, berücksichtigten, konnten hierüber Zweifel erregen.

Auch die Mücken und Fliegen zählt *Aristoteles* in diese Classe der Geschöpfe, und wir dürfen daher nicht fragen, ob ihre Eier (welche sie eigentlich nicht haben) durch den Kreislauf oder aus irgend einem andern Canal in die Nieren, (oder Würmer in die vordere Augenkammer, wo sie gesehen worden sind,) geführt werden, wenn die wahrhaftesten Beobachter dergleichen Maden oder Fliegen in den Nieren gefunden oder durch den Urin ausgeschieden gesehen haben.

Ich kann mit aller möglichen Ueberzeugung versichern: dass ich bei einem Kranken theils lebendige kleine schwarze Fliegen mit dicken Hinterschenkeln, die sich im Herbst in Deutschland häufig zeigen, Flügel und Beine derselben Art durch den Urin habe ausgeleert gesehen. Der Kranke wurde durch den Gebrauch des Therpentins von der ihn sehr bekümmernden Beschwerde geheilt.

§. 376.

Wenn das Fremde dem Organismo mehr assimilirt ist, wird die Theilnahme des Sinnenlebens geringer und der Assimilationsprocess unbewusster. Mehr vegetativ ist die Thätigkeit der dünnen Gedärme, die Muskeln derselben sind blässer und in ihrer Structur einfacher, das Fremde erregt hier nicht so leicht das animale Leben, um sich davon durch Erbrechen zu befreien. Um so mehr wird aber das absolute Leben wie von einer unbekannten Gefahr afficirt, Beängstigungen jeder Art werden hier leichter, als durch Schädlichkeiten im Magen, erregt. Nur der vegetative Lebensprocess dieser Organe, das allen organischen Gebilden eigene Fortschieben des Fremden wird vermehrt, jede peristaltische Bewegung wird beschleunigt und kann, wenn sie ungleich in den einzelnen Theilen ist, Hindernisse in ihrem Fortgange leiden, welche als Colikschmerzen local percipirt werden. Das Fremde, nach seinem verschiedenen Polaritätsverhältnisse mit dem Darmcanal, erregt entweder mehr die positive Seite in der Absonderung, also vorzüglich alle mineralische Substanzen, Mittelsalze, metallische Salze u. s. w., wässerige Diarrhöe *(hydragoga)* oder grössere Anstrengung zur Assimilation die negative Seite des Lebersystems *(cholegoga)*.

Affecte des absoluten Lebens zum vermehrten Wollen (excitirende Affecte) erregen hier vorzüglich die negative Seite des Lebersystems. Deprimirende Affecte stören vorzüglich die positive Seite und unterdrücken die Absonderungen oder vermehren die wässerigten. Schreck, Reitze in entfernten Theilen des Organismus, Steine in den Nieren, anomale Thätigkeiten in den Generationsorganen, die nicht zur bewussten Perception und Vorstellung kommen, verschlossene Geschwüre u. s. w. erregen nach der verschiedenen Stimmung der Digestionsorgane und ihrer Gewohnheiten bald das eine oder das andere. Sehr oft wirken diese unbewussten Reitze in entfernten Organen auf ähnliche Art, wie auf die einzelnen Schliessmuskeln der Excretionsgänge, auf einzelne Theile des Darmcanals verschieden, und erregen in dem einen Theile vermehrte, in dem andern verminderte Muskelthätigkeit, wodurch anomale peristaltische Bewegung sich bald als Colikschmerz, bald als schmerzloses Geräusch der Gedärme (Poltern *borborygmi*), bald als Ausdehnung des Unterleibes, wobei oft einzelne harte Knoten durch die Bauchdecken zu fühlen sind, welche aber ohne Ausleerung von Flüssigkeit oder Luft eben so schnell verschwinden. In sehr einzelnen Fällen können diese anomalen peristaltischen Bewegungen Verwickelungen und Ineinanderschieben *(intussusceptio)* veranlassen, die dann als Strangulation des einzelnen Theils dauernder ist und im schlimmsten Fall Absterben des eingeklemmten Theils herbeiführt. Bei Kindern und hysterischen Frauenzimmern, bei welchen beiden die negative Polarität (das Wollen) am schwächsten ist, kömmt dieser Zufall am häufigsten vor, bei hysterischen Frauenzimmern jedoch mit minderer Gefahr der Gangrän.

§. 377.

Diesen anomalen krampfartigen Bewegungen des untern Darmcanals sind vorzüglich Frauenzimmer (αθυμαι) und ihnen ähnliche Männer unterworfen. Oft scheinen sie in unbewussten Stöhrungen in den Geschlechtsorganen ihre Veranlassung zu haben, sind vorzüglich bei jungen Frauenzimmern das erste Symptom des Hysterismus, haben dadurch den Volksnamen: Aufsteigen der Mutter oder die Mutter ist lose, erhalten, bringen dann aber durch ihre so mannigfaltigen Formen und durch ihre Verkettung mit andern nicht zur Perception kommenden Lebensthätigkeiten sehr verschiedene Erscheinungen und Töne hervor, sind die Vorläufer von Muskelkrämpfen, Veitstanz u. s. w. Der gewöhnlichste Laut ist, als wenn eine Flüssigkeit aus einer engern Oeffnung in ein weiteres Gefäss geschüttet wird, oder als wenn Luft durch enge Oeffnungen entlassen wird, auch Klopfen, als wenn auf einen harten Körper geschlagen wird. Ein junges Frauenzimmer litt am Veitstanz, dessen tägliche Anfälle, meist in bestimmten Tagszeiten, sich jedesmal durch ein lautes dreimaliges Klopfen, als wenn an die Zimmerthür hart geklopft würde, ankündigte. Die Aerzte witterten, wie so oft bei Erscheinungen, welche man nicht gleich erklären kann, Betrug, und es wurden alle Maassregeln, das Klopfen zu verhindern, genommen, indem man sie in eine Hangmatte bettete und alle harte Körper entfernte. Alles war vergebens — bis ein junger Arzt sie wenigstens von diesen Zufällen heilte, indem er sie heirathete.

Die unbedeutendsten Veranlassungen, z. B. das zerstreute oder verlegene Reden mit Fremden, der kleinste Schreck, ungewohnte oder unerwartete Berührungen des Körpers u. s. w., rufen anomale Bewegungen des untern Darmcanals hervor, ohne dass man irgend eine Wechselwirkung mit den Generationsorganen vermuthen darf. Eine Frau von etwa dreissig Jahren und kräftiger Constitution bekam diese Ventriloquacität ohnfehlbar, wenn man mit dem Daumen über ihren bekleideten Unterleib strich. — Ich würde die Erscheinung im Allgemeinen gern Stottern des untern Darmcanals nennen, wie alle Muskelkrämpfe mit diesen Krämpfen der Sprachorgane zu vergleichen sind. Der ganze Assimilationsprocess kann dabei ungestört fortgehen, wie beim Stottern das Gedächtniss des Worts.

Sehr häufig verliert sich diese Bauchrednerei mit den Jahren oder durch Heirath. Oft gehen die anomalen Bewegungen auf die Speiseröhren über und verursachen Zusammenziehen und Unfähigkeit des Schluckens und selbst des Athmens. Ist dieser Zustand fixer und anhaltender, so heisst er im System Dysphagie (*Dysphagia*); er kann ja auch von organischen Alogotrophien in der Speiseröhre entstehen und ist dann oft auf eine traurige Art tödtlich; zweimal habe ich ihn aber durch Bougies, welche ich in die Speiseröhre führte, geheilt, ob durch Schmelzen der Geschwulst oder durch Hebung des Krampfes, weiss ich eben so wenig, als ich weiss, ob Stricturen in der Harnröhre nicht oft ein ähnlicher localer Krampf sind.

§. 378.

Eine sehr gefährliche Krankheit wird diese gestörte peristaltische Bewegung in einzelnen Theilen der dünnen Gedärme, vorzüglich auf der Grenze von *Ileon* und *Colon*, wenn sie anhaltend ist und die Weiterschaffung des Fremden gänzlich verhindert und in seltnen Fällen Einschiebungen und Einklemmungen der Gedärme verursacht. *Hippocrates* nennt sie *Ileus*, der Volksname ist *Miserere*, die Excretion des Darminhalts ist hier verhindert, aber vielleicht selten oder niemals die Absorption von unten nach oben; sehr häufig wird Alles, was in den Mastdarm gebracht wird, durch den Mund wieder ausgeleert. In den Leichenöffnungen hat man den Erscheinungen, welche in diesen Theilen vor und im Tode entstanden sind, im Realen nachgespürt und diese Wirkungen als Ursachen der Krankheit angegeben. Einschieben der Eingeweide, Verschlingungen derselben, Verhärtungen, Entzündungen und Gangrän, Verengerungen *(stenochoria)* u. s. w. — (von einem der neuesten Nosologen als allgemein vorausgesetzt und die Krankheit für unheilbar erklärt!!) Letzterer Zustand widerlegt sich fast immer durch das Erbrechen aus dem untern Darmcanal.

Am häufigsten kömmt diese Krankheit bei Kindern im frühesten Lebensalter bis zu einem, höchstens zwei Jahren vor, wo der Darmcanal in seinen, zu einem Zweck wirkenden Functionen noch unvollkommner gewöhnt ist; in der Gegend des Blinddarms ist der Sitz der gestörten Muskelbewegung und Einschiebung der Gedärme die Folge davon. Ich glaube die Neigung zu diesem *Ileus neonatorum* mehreremale als Familienkrankheit beobachtet zu haben. Häufiger entsteht er in spätern Jahren beim weiblichen Geschlecht, als beim männlichen, bei hysterischen und hypochondrischen Personen häufiger als bei Willenskräftigen; erregt bei erstern aber auch nicht die heftigen Reactionen und ist daher weniger lebensgefährlich. Heftige Affectionen des Lebens ohne deutliche Vorstellungen, Steine in den Nieren, Erkältung der untern Extremitäten, Einklemmungen in entfernten Organen, von Eiter, Knochensplittern, Zähnen u. s. w. können ihn auch bei kräftigern Organismen hervorbringen. Vorboten hat die Krankheit nicht, wenn auch die veranlassende Ursache ein Uebelbefinden, Niedergeschlagenheit u. s. w. kurze Zeit vorher bewirken kann. Die Reaction tritt plötzlich ein und deutlich zeigt es sich, dass die Thätigkeit des ganzen Darmcanals die entgegengesetzte Richtung angenommen hat. Heftiges Erbrechen, mit grosser Anstrengung der Thätigkeit des ganzen Darmcanals, oft aber ohne vorhergehendes Gefühl von Uebelkeit, wodurch oft der Inhalt der dicken Gedärme nach oben ausgeworfen wird, heftige Schmerzen im Unterleibe, vorzüglich in der Nabelgegend, oder über den ganzen Bauch, kalte Extremitäten, eingefallenes blasses Gesicht, keine bedeutende Theilnahme des arteriellen Systems zeigen, dass das Wollen vorzüglich auf diese Störung des Darmcanals gerichtet ist. Ein characteristisches Symptom, welches die verkehrte Bewegung des Darmcanals und die Gegenwart des Koths in dem obern Theile desselben beweiset, ist der ganz specifische Geruch des Athems, der mehr oder weniger dem Kothgeruch ähnlich ist, indem nun der ganze Darmcanal dem Blute die verdorbene Lymphe zuführt. Uebler Athem entsteht bei manchen Personen, die durch Diätfehler oder Nachlässigkeit, oder Anomalien des untern Darmcanals diesen überfüllt haben und so die nach den Lungen geführte Lymphe verderbt wird; hier ist dieser Geruch aber specifisch und das Leiden dadurch unverkennbar. Fieber (κοινα πραγματα des *Hippocrates*) ist nicht zu bemerken, wenn auch bei sehr vermindertem Hautleben, besonders der Extremitäten, der Puls klein und schneller wird; es ist folglich auch von keiner örtlichen Entzündung in den mehr vegetativen dünnen Gedärmen Verdacht, da diese überhaupt zu entzündlicher Thätigkeit wenig geneigt sind. Wie die Krankheit mit dem eingeklemmten Bruche alle Symptome gemein hat, die leidenden Theile wohl zum Absterben, durch Strangulation aber nicht zu thätiger Entzündung geneigt sind, so kann auch dieser Ileus unter den drohendsten Symptomen noch längere Zeit, als der eingeklemmte Bruch, dauern, indem Strangulation des Darms nur in seltenern Fällen bei Erwachsenen statt hat, und noch jetzt lassen sich viele Aerzte durch diese Symptome zu sehr schrecken und geben die Hoffnung voreilig auf. Ich sah noch am 14ten Tage bei den heftigsten Symptomen Rettung. Organische Fehler, Verengerungen durch Geschwulst, Entzündung u. s. w. hat der Arzt durchaus keinen Grund anzunehmen, da diese ganz andere Symptome veranlassen. Anfüllung der Blutgefässe, Röthe und Geschwulst der Gedärme u. s. w. findet man in den Leichen als Folgen der Einklemmung und der zweckwidrigen Verwandlung des arteriellen Bluts in venöses, wie das bei allen Krämpfen geschieht. Aderlässe können daher nur im ersten Anfange der Krankheit als beruhigendes, die anomale Thätigkeit unterdrückendes, Mittel anwendbar seyn, müssten dann aber sehr kräftig bis zur Ohnmacht angewandt werden und sind als schwer zu moderirendes Mittel selten rathsam. Im Verlauf der Krankheit dürften sie die Neigung zur Gangrän befördern.

Wenn die Krankheit bei dem Gebrauche vermeinter rationeller Heilmittel, als Aderlass, *antiphlogistica*, *drastica*, *Mercurius vivus* u. s. w., in sehr einzelnen Fällen geheilt war, so wurde sie doch im Allgemeinen (wie der Kinnbackenkrampf und andere ähnliche Krankheiten), nach der Pluralität der Fälle, für unheilbar gehalten. *Hippocrates* nennt sie eine höchst gefährliche Krankheit, und in dem einzelnen Falle, welchen er nosologisch so trefflich beschreibt, fügt er hinzu, die Krankheit war nicht zu heilen! *Epidem. L. II.*; die von ihm angerathenen Mittel zeigen aber, dass er sie nicht als Verengerung des Darmcanals, sondern richtiger als einen krampfartigen *motum antiperistalticum* angesehen hat, er strebt nicht, durch heftige *drastica* auf den obern Darmcanal angewandt, den Durchgang zu erzwingen, sondern räth, den obern Darmcanal, nachdem er nöthigenfalls gereinigt und Aderlass angewandt ist, durch Kälte unthätiger zu machen, den untern Darmcanal durch reitzende Steckpillen aus Honig, Ochsengalle, Lavements zu reitzen und, wenn dieses nicht hilft, durch Ausdehnung desselben die abnorme Thätigkeit zu unterdrücken, wozu er zwar in unserer Zeit nicht gewöhnliche, aber merkwürdige Mittel vorschlägt: durch einen Schmiedeblasebalg Luft in den Mastdarm zu pumpen bis zur möglichen Ausdehnung, oder durch einen in den Mastdarm geschobenen Schwamm so viel Flüssigkeit wie möglich in denselben zu bringen. *De affectionibus p.* 83.

Friedrich Hofmann sah einen empirischen Landarzt Eis und kalte Umschläge mit glücklichem Erfolg gegen den

Ileum anwenden, wo er selbst die Hoffnung zur Heilung aufgegeben hatte, versichert aber: dass er nicht den Muth habe, es in ähnlichen Fällen anzuwenden. Dieses und die glückliche Wirkung, welche ich von der Anwendung des Eises bei eingeklemmten Brüchen bereits erfahren hatte, veranlassten mich, in einem ganz verzweifelten Falle, wo ich, da zwei erfahrne Aerzte die Anwendung von Mitteln als unnütz widerrathen hatten, nur gefragt wurde, wie lange der Kranke noch wahrscheinlich leben könne? am eilften Tage der Krankheit dasselbe anzuwenden und der Erfolg war glücklich! Ich verband damit den innern Gebrauch eines gefrornen Chinadecocts und kleine Gaben Opium, nach 24 Stunden war das Erbrechen gehoben, der Schmerz liess nach und die Extremitäten wurden wieder warm, nach vier Tagen erfolgte Diarrhöe und völlige Herstellung. Seit der Zeit, 1794, habe ich dieses Mittel wenigstens zwanzigmal anzuwenden Gelegenheit gehabt, und der Erfolg entsprach selbst da meinen Erwartungen, wo alle Symptome und die Dauer der Krankheit Gangrän und nahen Tod fürchten liessen, wenn das Mittel nur anhaltend und beherzt gebraucht wurde. Aufhören des Erbrechens, des Schluchzens (*singultus*) ist der erste glückliche Erfolg oft nach 12 Stunden, Rückkehr der Wärme der Extremitäten lässt demnächst eine glückliche Heilung hoffen, Oeffnung erfolgt oft erst am 3ten oder 4ten Tage und ist gewöhnlich flüssig und häufig, Neigung zur Nahrung erst zuletzt. Zu keiner Art von eröffnenden Mitteln liess ich mich verleiten. Nur in sehr einzelnen Fällen, so viel ich mich erinnere, bei zwei oder drei von der ganzen Zahl, entsprach das Mittel den Erwartungen nicht, vielleicht weil es nicht beharrlich genug angewandt oder mit Purgirmitteln, ohne mein Wissen, abgewechselt war. Eine Frau im Krankenhause, bei welcher ich, auf Bitte des Arztes, das Mittel anwandte, bekam nach drei Tagen Oeffnung, war frei vom Schmerz und sprang aus dem Bette auf, um mir für ihre glückliche Heilung Dank zu sagen; ich sah also mein Geschäft, die Wirkung des Mittels zu beweisen, für beendigt an und besuchte sie nicht ferner, erhielt aber die Nachricht, dass sie drei Tage nachher gestorben sey. — Ein erfahrner Arzt (mein Freund *Dr. Suadicand)* klagte mir beiläufig, dass ein hoffnungsloser Kranker am *Ileus* wohl an dem Tage sterben würde, da die Krankheit bereits 11 Tage gedauert und alle Symptome des nahen Todes vorhanden seyen. Meinen Rath wollte er nicht wagen anzuwenden, da alle Symptome der Gangrän zu deutlich wären. Am folgenden Tage fand er den Kranken noch lebend und theilte den Verwandten meinen Rath als zu versuchendes Mittel mit, da doch nicht mehr geschadet werden könne! Nach acht Tagen war der Kranke vom *Ileus* geheilt und erholte sich bald.

§. 379.

Mit dem Namen *Ileus* (εἴλεος) bezeichnet *Hippocrates* die meisten Störungen in den Digestionsorganen, welche wir mit dem Namen Unterleibsbeschwerden bezeichnen müssen, wenn wir nicht theoretisch die Ursachen der Erscheinungen im Begrenzten erforschen und Stockungen des Bluts im Pfortadersystem, Stockungen in der Leber oder in irgend einem andern einzelnen Organe, Anhäufungen von Excrementen u. s. w., welches Folgen dieses gestörten Lebens sind und auf unendlich mannigfaltige Art sich manifestiren, als Ursachen ansehen wollen. Einfacher findet *Hippocrates* die Ursache in dem Missverhältniss der Thätigkeit des Darmcanals gegen die der übrigen Organe, der Aufnahme des bildsamen Stoffs gegen den Verbrauch desselben. Unverhältnissmässige Ruhe der locomotiven Organe, d. i. verminderter Wechsel der bildsamen Stoffe vermittelst der Verwandlung des arteriellen Bluts in venöses, und zu reichlicher Genuss reitzender Nahrungsmittel und Getränke ist die letzte Ursache. Die Erscheinungen dieses Missverhältnisses manifestiren sich für den Arzt vorzüglich im Hautorgan, in welchem der Polaritätswechsel sich am deutlichsten beobachten lässt, und *Hippocrates* beschreibt in dieser Rücksicht drei verschiedene Arten seines *Ileus*, die vollkommen die Natur darstellen.

1. „Der schleimige *Ileus:* die Haut ist bleifarbig, auf„gedunsen und teigig, so dass sie Eindrücke des Fingers „behält; im Bade schulfert sie mit vielem Schmutz stark „ab, vorzüglich an den Geburtstheilen, den Kranken friert „leicht, besonders sind die Füsse stets kalt. Beim Aufstei„gen von Anhöhen oder Treppen wird er leicht kurzath„mig, er athmet im Allgemeinen öfterer und die Schultern „scheinen in die Höhe gehoben. Nachts hat er Durst, die „Speisen jeder Art gehen unverdaut durch den Stuhl ab. „Die Füsse ermüden leicht und sind vorzüglich auf die be„schriebene Art angeschwollen. Vorzüglich wird die Krank„heit hervorgebracht, wenn der Kranke im Winter (wo „die Haut weniger perspirabel ist) mehr erhitzende, negativ „polarisirte, geistige Getränke geniesst und nicht im Ver„hältniss des Genossenen thätig ist, gesättigt nur schläft „und demnächst sich anhaltender Kälte aussetzt. Bei zweck„mässiger Behandlung und Diät pflegt die Krankheit bin„nen einem Jahre aufzuhören, kömmt aber nach zwei Jah„ren wieder und erfordert dieselbe Behandlung; kömmt sie „zum dritten Male, so erscheint keine Geschwulst, son„dern der Kranke magert ab, das Gesicht wird eingefal„len und hat eine mehr weisse Farbe, zuweilen entsteht „Bauchwassersucht, die aber nicht durch Abzapfen zu hei„len ist, das erträgt der Kranke nicht, sondern stirbt. „Dieselben Mittel sind anzuwenden wie bei Wassersucht aus „Fehlern der Milz, die aber nur hülfreich sind, wenn sie „im ersten Anfange der Krankheit angewandt werden, auf „jeden Fall ist diese Krankheit sehr gefährlich und erfor„dert viel Sorgfalt.“

Sein wesentlicher Curplan, den wir im einzelnen nicht befolgen können, da unsere Sitten, Lebensart und Form unserer Heilmittel von denen jener Zeit sehr verschieden sind, besteht vorzüglich darin, den Lebensprocess der Haut und des Darmcanals vor allen andern durch angemessene Thätigkeit und äussere passende Wärme zu erhöhen, die unvollkommen assimilirten Stoffe durch mehr reitzende Purganzen, oder selbst durch Brechmittel zu entfernen und in der Zwischenzeit die Oeffnung durch Eselsmilch zu befördern, wenig nährende aber mehr adstringirende Speisen, Linsen, in sehr herbem Wein gekochte Sepien u. s. w., öftere Bäder, oder wenigstens Salbungen der Haut. Wir haben statt des *cheorum* und *hippophaes* das *Extractum Aloes*, *Colocynthidis* u. s. w., als adstringirendes Mittel das Eisen, statt der Eselsmilch *Magnesia* mit Rhabarber in unsere Praxis aufgenommen, die Pillen aus *Extr. Aloes aquos.*, *Myrrh. aquos.* und *Limat. martis* $\overline{aa}$. sind eins der kräftigsten Hülfsmittel in dieser Art der Unterleibsbeschwerden, sie können aber nur in der Hand des Arztes hülfreich seyn, der, wie *Hippocrates*, den Zustand des Lebens mit allen Veranlassungen dieser Störungen und der Individualität des Kranken richtig ins Auge gefasst hat und danach die Thätigkeit der einzelnen Organe zu leiten strebt, und dasselbe spricht *Hippocrates* deutlich aus.

2. „Gelbsüchtiger Icterus, *εἰλεος ἰκτερωδης*. Kommt in „sumpfigen Gegenden, vorzüglich im Sommer, vor, am häufig„sten vom Wassertrinken; vorzüglich bei solchen, die bei hef„tigem Kopfweh sich der heissen Sonne viel ausgesetzt haben. „Sie leiden an ähnlichen Zufällen, ausgenommen dass ihre „Farbe blasser und den unreifen Granatäpfeln ähnlich ist. „Sie sind auf ähnliche Art zu behandeln, ein Decoct von „weissen Kichern mit Wein vermischt sey ihr Getränk."

3. „Blutiger Icterus, *εἰλεος αἱματιδης*. Alle obenge„nannten Beschwerden der Verdauungsorgane sind häufiger. „Er fängt im Herbst an und folgende Symptome kommen „hinzu: Aus dem Munde athmet der Kranke übeln Geruch, „von den Zähnen trennt sich das Zahnfleisch, aus der Nase „fliesst Blut. Zuweilen brechen an den Beinen Geschwüre auf, „diese heilen zwar, es brechen aber stets neue hervor, ihre

„Farbe ist schwarz, die Haut zart, der Gang des Kranken „ist aber leicht und rasch.“

Die Cur ist wie bei den beiden ersten: Reinigung der Digestionsorgane, besonders des untern Darmcanals durch schärfere Lavements, vorzüglich von Milch, Honig und reizenden Kräutern und leichte Diät. Man kann unter dieser Benennung den Zustand nicht verkennen, welcher von spätern Aerzten Scorbut genannt ist.

4. „Die dicken Krankheiten (τα παχεά νυσήματα) ent„stehen, wenn der Schleim und die Galle im Körper ge„mischt in den Darmcanal fliesst, daselbst sich anhäuft, „sich regt, nach oben und nach unten strömt, es entsteht „Frost und Fieber, Kopfschmerzen, wenn sie sich auf den „Kopf wirft; kömmt sie in die Gedärme, so entsteht ein „Würgen, zuweilen bricht der Kranke sauren Schaum aus, „zuweilen salzigen und wenn er das ausgebrochen hat, so „scheint ihm der Mund bitter zu seyn. In den Seiten er„scheint rother Ausschlag, indem der Schleim in dem Darm„canal angehäuft, das durch die Wärme verdickte Blut nach „der Haut getrieben wird und so Blutunterlaufungen in den „Seiten entstehen und in den Seiten fühlt er vorzüglich „Brennen. Der Theil zwischen Zwerchfell und Hüften kann „nicht gebogen werden und ist er sehr schmerzhaft, so er„trägt der Kranke nicht sich zu kratzen, er fühlt, als wenn „es Geschwüre wären, die Muskeln zittern vor Schmerz, „die Hoden ziehen sich in die Höhe, am Gesäss und auf der „Blase entsteht Brennen und Schmerz, der Urin ist dick, „wie bei Wassersüchtigen, die Haare fallen vom Kopfe, „die Füsse sind immer kalt, der Schmerz sitzt vorzüglich „in den Seiten, im Rücken und im Nacken und es ist ihm, „als wenn auf der Haut etwas kriecht. Die Krankheit ist „bald heftig bald nimmt sie wieder ab. Im Verlauf nimmt „sie aber immer zu, die Kopfhaut wird angeschwollen und „roth. So leidet der Kranke oft sechs Jahre, zuletzt er„giesst sich ein häufiger übelriechender Schweiss, oft wird „er im Schlaf durch wollüstige Träume beunruhigt, er hat

„häufige Pollutionen und der Saame ist missfarbig und blu- „tig. Die Krankheit entsteht von der Hitze der Sonne und „vom Wassertrinken. Gelinde Abführungen, dann dieselben „Mittel wie bei den vorherbeschriebenen Krankheiten, die „Diät wie bei Wassersucht, und wenn es der Kranke irgend „erträgt, viel Bewegung. Bei grosser Schwäche, Linsen- „decoct und zum Getränk recht herben schwarzen Wein. „Die Krankheit tritt vorzüglich zur Zeit der Herbstfrüchte „ein, wird sie binnen sechs Jahren geheilt, so ist es gut, „sonst dauert sie wohl bis zum zehnten Jahre und kann, „wenn sie nicht früh geheilt wird, den Kranken bis ins „Grab verfolgen."

„Demnächst beschreibt *Hippocrates* die Symptome, wenn „die Krankheit den Kopf und die Leber angegriffen hat, „ersterer schmerzt vorzüglich in den Schläfen, letztere „schwillt auf, die Sinnesorgane werden geschwächt, es ent- „steht Delir mit abwechselnden hellen Intervallen. Das *Ve-* „*ratrum* wird hier angerathen mit süssem Wein infundirt, „oder Lavements davon mit *Nitro aegyptiaco* u. s. w.

„Dann die fauligte dicke Krankheit, welche in den „Füssen anfängt und demnächst in den Magen und dünnen „Gedärmen aufsteigt, sich durch Aufstossen mit widrigem „Geruch, als wenn der Kranke Rettige gegessen und zuletzt „mit Erbrechen einer ölicht riechenden Flüssigkeit auszeich- „net, auch sehr langdauernd, aber im allgemeinen weniger „gefährlich ist. Hüftweh (*Coxalgia*), chronischer Rheuma- „tismus, selbst Gicht und verschiedene Hautkrankheiten rech- „net *Hippocrates* zu diesen Unterleibs-Beschwerden." — Es scheint uns eine vergebliche Mühe, *Hippocrates* Namen in unser nosologisches System bringen zu wollen; er behandelt Kranke von andern Sitten und Lebensart und spricht aus: dass die Symptome nicht das Wesen der Krankheit machen. Diese Krankheiten der Verdauungsorgane, Hartleibigkeit, Stuhlzwang, weicher Leib und Diarrhöe sind unter sich ähnlich und es fragt sich nur, durch welche Stöhrungen der Lebensmanifestationen sie entstehen? Noch weniger würden die Bestimmungen der Arzneimittel für uns von practischem Nutzen seyn. Er erkennt, dass das Leben die Assimilation bestimmt, dass durch dieses Unbegrenzte die Individualitäten des fremden Nahrungsstoffes aufgehoben und derselbe generisch mit dem Organismo gleich wird (indifferentiirt wird) *); und seine practische Frage ist, auf welche Art das Leben diesen Ernährungsprocess unvollkommen machen kann? Setzen wir statt Schleim als ein Begrenztes die Realisation des absoluten Seyns des positiven Pols in der Schleimhaut, und statt Galle das Wollen des absoluten Lebens, sein Werkzeug, den Organismum, in seiner Einheit zu erhalten, so wird uns *Hippocrates* deutlich. Er ist auch weit entfernt, die Mischung von Schleim im Magen als einen Gährungsprocess anzusehen, auch in jedem Theile des übrigen Körpers findet diese Mischung (Indifferentiirung) der Polaritäten statt, bestimmt die gesunde oder kranke Beschaffenheit des Blutes und wirkt auf den Assimilationsprocess des Darmcanals ein.

§. 380.

Das Resultat der *hippocratischen* Lehre, welche von allen practischen Aerzten, die nicht ihre Kunst im Realen allein durch Chemie des Macrocosmus oder mechanische Leitungen geträumter Flüssigkeiten begründen wollen, anerkannt ist, dürfte Folgendes seyn:

---

*) In seinem Buche De alimento spricht er seine Ansichten aphoristisch, aber für den, der das Leben im Leben selbst sucht, mit bewundernswürdigem Scharfsinn aus. *Galen* ist geneigt, das Buch (welches er übrigens sehr wortreich commentirt) einem noch ältern Verfasser zuzuschreiben. Das wäre ein Beweis mehr, unter vielen andern! dafs Naturphilosophie (den Observatoren oft verhafst) ihm um so klarer erschien, dafs er Erfahrungen und Beobachtungen sich so sicherer angeeignet hatte, als der menschliche Geist noch nicht durch die Menge der Erfahrungen und Observatoren schwankend gemacht war; so wie das Kind die einzelnen Individualitäten mit allen ihren Wechselverhältnissen leichter und fester auffafst (sich dieselben mehr assimilirt) als der Erwachsene, der vieles auf einmal sich zu assimiliren strebt.

Das individuelle Leben (ἕξις) wird angeboren und kann nicht von aussen bestimmt werden (φυσεις παντων αδιδακτοι) *), wird aber durch den Macrocosmus veranlasst, thätiger zu seyn und dadurch können abnorme Manifestationen begünstigt oder unterdrückt werden. Keine Cachexie kann daher durch ein bestimmtes Heilmittel geheilt werden, sondern die ganze Einwirkung der Aussenwelt auf die negative Polarität (auf das Wollen) muss möglichst zum Zweck leiten. Nur eine kräftige, fortgesetzte Leitung dieses Wollens kann diesen Zweck erreichen und *Hippocrates* giebt in dieser Rücksicht das Muster, nicht nur seine Arzneimittel, seine Maasse zu Bewegung und Ruhe, seine Nahrungsmittel u. s. w. Kranken auf dieselbe Art zu geben, sondern seine kräftige umfassende Berücksichtigung der Verhältnisse des Kranken und der Möglichkeit, die Abnormitäten zu berichtigen oder zu mildern, nachzuahmen. Er ist weit entfernt, den Kranken mit falschen Hoffnungen von der Wirkung des einzelnen zu schmeicheln, er heilt nicht jede Krankheit, sondern räth zum bessern.

Cap. 9.

Einzelne Krankheiten des Darmcanals.

§. 381.

Dyspepsia.

Der ersten Aufnahme der Nahrung aus dem Magen in die Blutmasse können manche locale und momentane Hindernisse entgegenstehen, wir beschäftigen uns hier nur mit denen, welche in dem absoluten Leben (in der ἕξις) begründet sind und von der Wirkung der Nerven der Abdominal-Geflechte (*cerebri abdominalis*) abhängen. In der Milz geschieht die Verwandlung des arteriellen Bluts und des durch

*) *Hippocrates*, De alimentis.

die *Vasa brevia* aufgenommenen assimilirten Fremden in venöses, welche das nothwendige Erforderniss jedes thierischen Lebensactes ist. Der Magensaft ist folglich ein ähnlich indifferentiirtes Product des Lebens, wie die Glasfeuchtigkeit des Auges und die Bewegung der Muskelfibern des Magens kann mit der Locomotivität der Pupille und des ganzen Auges verglichen werden, die Verwandlung des arteriellen Bluts in venöses in der Milz mit dem Ciliarsystem des Auges und in beiden, so wie in der Leber, liefern die Arterien, welche zu diesem Organe gehen, nicht allein den Stoff zu dieser Blutverwandlung, sondern das im Magen abgesonderte und zum Theil das assimilirte Fremde, in so fern es durch den Lebensprocess indifferentiirt ist, wird in diesen Organen assimilirt. Daher sind in diesen Organen die Arterien weit kleiner als die Venen, sind in der Leber kleiner als in der Milz, weil erstere einem verwickelteren und ausgebreiteteren Assimilationsprocess vorsteht, und sind in den Thierclassen in dem Verhältniss kleiner, als das Thier mehr sensoriell lebt. Färbende und riechende Substanzen in den Magen gebracht, finden sich in der Milz unmittelbar nach der Einnahme wieder, nach häufig genossenem Getränk schwillt die Milz auf, besonders bei Bleichsüchtigen *). Wenn *Hippocrates* die Milz mit einem Schwamm vergleicht, der das Flüssige aus dem Magen aufsaugt und aus der grössern oder geringern Thätigkeit der Milz das absolute Leben (Temperament) beurtheilt, so dürfte er in den Thatsachen Recht haben.

§. 382.

1. Je jünger das Individuum ist, je mehr es sich auf ein bloss vegetatives Leben einschränkt, sich an festere manigfaltige Nahrung noch nicht gewöhnt hat, desto leichter kann dieser Polaritätswechsel momentan oder auf längere Zeit gestört werden. Junge Kinder sind diesen Stöhrungen

---

*) *Hippocrates*, De affectionibus L. p. 81

vorzüglich unterworfen, das im Magen nicht hinlänglich mit dem Organismo Indifferentiirte geht alsdann in saure Gährung.

2. Derselbe Fall ist mit vielen Cachectischen, die durch angeborne Anlage oder durch zweckwidrige Lebensart diesen Polaritätswechsel gestört haben. Sitzende Lebensart, Kummer und Sorge; aber auch anhaltend wiederholte Erregung der negativen Polarität des Magens, vorzüglich durch geistige Getränke, scharfe und gewürzhafte Mittel; leicht gährende Früchte, unvollkommen gegohrne Säfte derselben, junger Wein in Uebermaass *) u. s. w. Anomale Absonderungen in den vegetativen Organen, in den Nieren als Gries und Stein, in den Gelenken als Gicht und Podagra.

3. Der unvollkommen bereitete Chymus stört vorzüglich das der ferneren Indifferentiirung vorstehende Lebenssystem. Unvollkommene venöse Blutbereitung in denselben, beschwerliche Circulation des unvollkommen assimilirten Pfortaderblutes, Störungen in dem Kreislauf der Respiration, dadurch veranlasste Beklemmung und Angst (Herzensangst), übelriechender Athem **) sind die Folgen davon, die ältern Aerzte nannten daher die Milz *Apothecam atrabilarii succi.*

4. Bei sehr gestörter Circulation durch nicht assimilirte scharfe Flüssigkeiten veranlasst, kann wahre Entzündung mit nachfolgender Eiterung entstehen, wie in der *Iritis* und dem *Hypopio.* In den meisten Fällen dürfte aber auch hier eine epidemische Ursache mitwirken. Sie wird mit Entzündung des Brustfells leicht verwechselt, scheint das mit der *Iritis* gemein zu haben, dass der Uebergang in Eiterung oder Brand oder Scirrhus weit schneller geschieht als bei andern Entzündungen ***).

5. Ist die Thätigkeit des Assimilationsprocesses des

*) *Hippocrates.* De internis affectionibus Cap. XXXII.

**) *Hippocrates.* l. c.

***) *Hippocrates,* De intern. affect. Cap. XXXII., XXXIII. und XXXIV. *van Swieten* l. c.

Magens sehr vermindert, so übernimmt der untere Darmcanal und zuletzt das Hautorgan die seröse Absonderung: Dysenterie, Lienterie und allgemeine Wassersucht sind die Folgen davon. Diese Dysenterie manifestirt sich vorzüglich durch anhaltende Schmerzen um den Nabel, also in der Gegend des Blinddarms, häufigen Drang zu Stuhl, Abgang von weniger oder enorm copiösen flüssigen Stühlen, bei Erwachsenen oft mit Blutstreifen gemischt, bei Kindern aber stets von hellgrüner Farbe, Erbrechen, völligen Mangel an Appetit, in der Folge der Krankheit oft Schwämmchen auf der Zunge und im Schlunde.

6. In Westindien war diese Krankheit eine zeitlang häufig, ich sah einen daran Gestorbenen geöffnet: Der ganze Darmcanal war mit kleinen weissen Flecken besetzt, deren viele die Muskelhaut durchlöchert hatten. Ich mögte sie nicht Geschwüre genannt haben, wie sie *Celsus* und *Galen* nennen, sie hatten keine Spur von Entzündung im Umkreise. Eine Frau von etwa 35 Jahren kam aus Westindien, um von diesen Schwämmchen im Munde und Schlunde geheilt zu seyn, sie wurde durch häufige Bewegung, die ich Anfangs durch Schaukeln ersetzen musste, Abführungen von Calomel, demnächst Stahlmittel und sorgfältige Diät vollkommen geheilt. Ist der *Typhus enteritisericus* eine epidemische Form dieser Krankheit, wie manche Augenkrankheiten? Hingegen kann diese vicariirende Thätigkeit auch das Leiden der Milz heben oder vermindern und *Hippocrates* Ausspruch: *Dysenteria non longa splenicis utilis, longa vero mala, desinente enim ea hydropes aut lienteriae fiunt lethales* *).

7. Von verhärteten und krebsartigen Milzen sind mehrere Beobachtungen gesammlet, wir können uns aber aus den Beobachtungen überzeugen: dass bei übrigens kräftigem Leben die übrigen Assimilationsorgane sich lange nach diesen bedeutenden Störungen einrichten und dadurch den Or-

*) *Coacae* praenotiones.

ganismus erhalten können, so wie im entgegengesetzten Falle Wassersucht, heftige Störungen im Lebersystem und Hämorrhagien die Folge davon.

8. Merkwürdig ist die Manifestation des absoluten Lebens bei der Stöhrung der Milzthätigkeit. Die Kranken haben einen unwiderstehlichen Appetit zu harten erdigten Substanzen, Kalk, Kreide, Thon, harten Brotrinden u. s. w., aber Abscheu gegen alle animalische Kost, in der Nosologie ist das *pica* genannt. Bei Schwangern, deren ganzer Lebensprocess mehr vegetativ ist, kömmt diese Neigung unter mancherlei Formen und oft selbst mit Vorstellungen verbunden vor *).

§. 383.

Magenerweichung, *Malacia*.

9. Ist dieser Polaritätswechsel des Magens noch mehr gestört, so kann die Muskelhaut als die locomotive Seite des Polaritätswechsels darunter leiden und sie wird unvollkommen, oder in einzelnen Stellen gar nicht reproducirt, der Magen wird erweicht oder durchlöchert. Dass eine solche Erweichung oder Zerstörung des lebendigen Muskelgewebes nicht von äussern chemischen Verhältnissen, Auflösung durch schärfere Magensäfte u. s. w. entstehen kann, liegt zum Theil schon in dem Begriffe von dem Verhältnisse der lebendigen Fiber zur Aussenwelt: Kein lebendiger Theil lässt sich ohne Reaction des Ganzen, ohne vermehrte Lebensthätigkeit (Entzündung) der benachbarten Theile tödten; diese Erweichung oder Durchlöcherung zeigt aber oft durchaus keine solche Reaction; oft ist die Entzündung nur in den äussern Häuten entstanden, die sich mit andern Organen zu vereinigen streben. Das ganze Gewebe ist weicher, oft als weiche weisse Masse aufgeschwollen, oder dünn, farbenlos und schlaff, die Ränder der Oeffnungen sind fase-

*) *Hippocrates*, De superfoetatione Cap. IV.

rigt, ohne Spur von Entzündung *) und die seröse Haut ist an andern Stellen aufgeschwollen, missfarbig und leicht zu trennen.

§. 384.

Bei Kindern, *atrophia ablactatorum Cheynii.*

Am häufigsten muss begreiflich diese Krankheit bei neugebornen und jungen Kindern vorkommen, wo diese lebendige Thätigkeit des Magens noch nicht durch Gewohnheit bekräftigt ist. *Cruveilhier* **), *Jaeger* ***), *Joh. Gairdner* ****) haben sie beschrieben. In dem ersten Jahre der Kindheit kömmt sie am häufigsten vor, vorzüglich beim Entwöhnen der Kinder, wo eine neue Nahrung gelernt werden muss. Dr. *Cheyne* nennt sie daher *atrophiam ablactatorum.* Als Cachexie trifft sie auch oft mehrere Glieder derselben Familie (*Gairdner*). Die ersten verdächtigen Vorboten können als allgemeine Cachexie oder als Folge anderer Krankheiten längere Zeit vorher vorhanden seyn. Die bestimmte Störung der Milzpolarität manifestirt sich durch häufige, sehr geringe, grüne Stühle, denen sich gleich Anfangs oder nach einigen Tagen Erbrechen des Genossenen zugesellt; die eine oder die andere Ausleerung kann Stunden oder selbst einige Tage aufhören, kömmt dann aber um so heftiger zurück, heftiger Durst und Abscheu gegen alle feste Nahrung, grösste Mattigkeit, eingefallenes,

---

*) *Abercromby*, Pathological and practical researches on the disceases of the stomach etc. Edinb. 1828. *Camerer*, Versuche über die Natur der krankhaften Magenerweichung Stuttgard 1828. Vorzüglich merkwürdig ist es, dafs letzterer die pons Varolii und die Medullam oblongatam als Ursprung des Vagi verhärtet gefunden hat.

**) Medicine practique eclairée par l'anatomie et la physiologie pathologique Paris 1821.

***) *Hufeland* Journal 1811 und 1813 und *Zeller*, Dissert. inaugur. De natura morbi ventriculum infantum perforantis, Tubing. 1818.

****) Transactions of the medico chirurgical Society of Edinburg 1824 p. 331. Abhandl. für pr. Aerzte B. 32. p. 474. und B. 34. p. 130.

lebloses Gesicht, schnelle Abmagerung des Körpers beweisen die heftige Störung des ganzen Assimilationsgeschäfts. Nicht selten sind Alogotrophien in der Brusthöhle, Knoten in den Lungen, die vorzüglich ein cachectisches nicht entzündliches Leiden beweisen, damit verbunden und oft ist ein trockner Husten längere Zeit Vorläufer der Krankheit, welche bei jungen Kindern, wenn Dysenterie in hippocratischer Bedeutung, Erbrechen, heftiger Durst und eingefallenes Gesicht eingetreten sind, schnell in 8 Tagen, oder wenigen Tagen tödtlich ist, bei ältern Kindern aber mehre Wochen und selbst Monate mit abwechselnder Heftigkeit dauern kann.

§. 385.

Cur der Krankheit.

Zur Heilung der Krankheit haben wir nur dann Hoffnung, wenn dieselbe einen mehr chronischen Verlauf hat. Warme Bäder mit Milch, Abkochung von Kalbsfüssen, Abkochung von Wiesenklee u. s. w. sind in jedem Stadio ein wichtiges Mittel, das selbst in verzweifelten Fällen momentane Milderung der Zufälle brachte, wir setzen dadurch das Kind in sein Fötusleben zurück und daher müssen sie oft und eine Viertel- bis halbe Stunde dauernd fortgesetzt werden. Durch Abführungen von Calomel können wir *Hippocrates* critische Lienteria vielleicht bewirken und in jedem Stadio der Krankheit sind sie rathsam. In chronischen Fällen dürften aber Eisenmittel, als das wahre *specificum* gegen Störungen der Milzfunction das sicherste Mittel seyn, welches in der Hand eines vorsichtigen Arztes gewiss sehr häufig rettet. Man darf in Rücksicht der Gaben nicht zu ängstlich seyn, den *Crocum martis aperitivum* mit etwas *Magnesia* und einigen Gran Rhabarber habe ich von zwei Gran bis zu einem halben Scrupel täglich dreimal gewiss mit Nutzen gegeben. Opiate, auf den untern Darmcanal wirkende Abführungsmittel, als Aloe u. s. w. dürften auf jeden Fall zu vermeiden seyn.

§. 386.

Bei Erwachsenen.

In seltenen Fällen kömmt diese Krankheit auch bei Erwachsenen vor, bei cachectischen verzärtelten Personen, und nach *Hippocrates* als Folge des übermässigen Genusses gährender Substanzen. Unregelmässige, missfarbige, kleine Stühle, ein drückendes Gefühl in der Magengegend, ohne starke Beängstigung, öfteres Erbrechen, das Anfangs bald nachlässt, bald wiederkehrt, im Fortgang der Krankheit aber anhaltend ist, Mangel an Appetit und grosser Durst, vorzüglich aber schnelle Abmagerung des Körpers, stärkere wie bei irgend einem Schwindsüchtigen, eingefallenes, lebloses Gesicht und Kraftlosigkeit des ganzen Muskelsystems sind die characteristischen Symptome, die Monate und länger dauern können. Ich habe zwei solche Gestorbene zu öffnen Gelegenheit gehabt. Bei dem ersten, einem sehr mässigen, für seine Gesundheit besorgten Mann, dessen Berufsgeschäft im Sommer mit viel Bewegung und öftern Unterbrechungen der bestimmten Mahlzeiten, im Winter aber mit anhaltender sitzender Lebensart verbunden war, dauerte die Krankheit so lange, dass er mehrere der berühmtesten Aerzte zu Rathe ziehen konnte; heftige drastische Abführungen, welche der eine verordnete, beschleunigten deutlich die Zunahme der Krankheit. Er kehrte ganz entkräftet und im höchsten Grade abgemagert zu mir zurück. Das Erbrechen und der Durst waren nun anhaltend, die Leibesöffnung bald verstopft, bald dysenterisch. Plötzlich hörte mit einem eigenen, aber nicht sehr schmerzhaften Gefühl in der Magengegend das Erbrechen auf, aber nicht der Durst und der ganz erschöpfte Kranke glaubte sich gerettet. Er lebte noch zwei Tage, der Unterleib schwoll bedeutend auf und er starb mit vollkommnem Bewusstseyn und ohne Todeskampf sanft in meinen Armen. Bei Eröffnung der Bauchhöhle strömte alles in diesen Tagen Genossene uns entgegen, und eine Oeffnung an der kleinen Curvatur des Magens, so gross, dass eine geballte Faust durchgehen konnte, zeigte bald den Weg, welchen das Genossene genommen hatte. Der ganze Magen, mit Ausnahme eines kleinen Stücks, vielleicht 6 oder 8 Quadratzoll am obern Magenmunde, war völlig desorganisirt, keine Muskelhaut, keine Schleimhaut waren zu unterscheiden, sondern das Ganze eine weisslichte, aufgeschwollene, breiigte Masse, die sich unter den Fingern zerreiben liess und dem Fett am ähnlichsten war. Die übrigen Eingeweide waren blutleer, blass und zusammengefallen, die Leber dunkelgefärbt und hart, die grösseren Stämme der Pfortader enthielten schwarzes, theerartiges Blut, ohne sehr ausgedehnt zu seyn.

Ein zweiter Fall betraf einen Kutscher, der, so viel ich weiss, keine bedeutende Abweichungen von der gewöhnlichen Diät solcher Menschen gemacht hatte, er litt länger als ein halbes Jahr an den beschriebenen Beschwerden, und nach seinem Tode fand sich eine bedeutende Oeffnung in der kleinen Curvatur, und die Schleimhaut um sie und an einzelnen Stellen des Magens angeschwollen und missfarbig.

Aus allen den Fällen, welche *Abercromby*, *Jäger* und viele andere der ältern und neuern Beobachter von pathologischen Erscheinungen in Leichen gesammelt haben, dürfte man wohl das Resultat ziehen: Dass es mit diesen Desorganisationen des Magens eine ganz ähnliche Bewandtniss habe, als mit manchen Vereiterungen der Lungen, welche wir unter dem allgemeinen Namen von Lungentuberkeln kennen gelernt haben: Der erste Kern dieser Desorganisation ist eine Eiweissstoffartige Masse, in einer Hülle (Neurilem), die sich erweicht, in die Bronchien einen Ausfluss bahnt und in dem angrenzenden Parenchyma chronische Entzündung erregt. Denselben Lebensprocess sehen wir hier, nur mit dem Unterschiede, dass die Nervenmasse in genauerer Verbindung mit der Muskelhaut steht und ihre tuberkelartige Alogotrophie schneller als Desorganisation verbreitet, von ihrem Neurilem aber schon mehr entkleidet ist, so dass kein eigentlicher chronischer Entzündungsprocess entstehen kann. An Stellen, wo die Magengeflechte sich in dichten Flächen anlegen, an der *cardia* und dem *pylorus* *), so wie im Zwölffingerdarm **), besonders am letztern, sind wirklich wahre Tuberkeln beobachtet. Nach der grössern oder geringern Ausbreitung dieser Anschwellungen der peripherischen Nervenendigungen wird die Desorganisation und ihre Verbreitung auf nahe liegende Theile in sehr verschiedenen Formen erscheinen: Ihre Verwandtschaft mit den Lungentuberkeln ist aber aus der oft gleichzeitigen Existenz beider Arten***), aus der cachectischen Anlage zu beiden Krankheiten und aus der Beschaffenheit des kranken Products, nicht zu verkennen. Wie in den Lungen wechselt auch hier Verdichtung des Zellgewebes mit eiterartiger Auflösung in einzelnen Theilen ab und hier kann, vorzüglich beim Pförtner, eine geringere Affection der Endigungen der harten Nerven eine tödtliche Erhärtung des Pförtners hervorbringen. Ich öffnete die Leiche eines 48jährigen Mannes, der länger als 6 Monate an den Symptomen dieser Art von Dyspepsie gelitten hatte und ganz abgemagert gestorben war. Ich fand den ganzen Magen unverletzt, den Pförtner aber in eine knorpelartige Substanz verwandelt und rings um ihn her eine grosse Menge kleiner Tuberkeln.

§. 387.

Kranke dieser Art haben fast allgemein mit Kranken, die an tuberkulöser Lungenvereiterung leiden, das gemein, dass sie zwar durch die beschwerlichen Symptome der Krankheit und durch die zunehmende Schwäche sehr belästigt, aber in ihren Hoffnungen auf Leben nicht gestört werden, und dadurch eine Art heitere Geduld bis an ihr Lebensende behalten. Die venöse Blutbereitung ist nicht so gross, dass

---

*) *Abercromby* a. a. O.

**) *Irwin* Philadelphia Journal of the medical and physical sciences. Vol. VIII. p. 406. Abhandl. für pr. Aerzte B. 34. S. 621.

***) *Abercromby* a. a. O.

dadurch Hindernisse im Kreislauf nach dem Herzen und Herzensangst entsteht, im Gegentheil wird bei zunehmender Krankheit das Verhältniss des Blutwassers zum Cruor vergrössert. Nur bei bedeutenden Störungen im Lebersystem können solche Beängstigungen mit eintreten. Auch sie erklären ihre lästigen Krankheitssymptome aus äussern Veranlassungen, und wie Schwindsüchtige wechseln sie gern täglich Arznei und Diät stets mit neuen Hoffnungen. In den meisten Fällen ist die Krankheit unheilbar, sobald sie erkannt wird. Gelinde öffnende Mittel, *Calomel*, *Magnesia* mit Rhabarber und Eisenmittel können hier im Anfange der Krankheit mit zweckmässiger Milchdiät noch Hoffnung geben. Bäder wirken bei Erwachsenen weniger.

§. 388.

In der Milz selbst finden wir bei diesem cachectischen Zustande des Magens keine bedeutende Alogotrophien beobachtet, ausser dass *Hippocrates* anmerkt: dass bei Cachectischen (*pituitosis*) die Milz abwechselnd, bald gross bald klein ist *). Häufiger sind in diesen Fällen Verhärtungen im Pancreas beobachtet worden, dessen Mitwirkung zur ersten Polarisiruug des Genossenen bis jetzt aber noch nicht gehörig aufgeklärt ist, so wie wir überhaupt noch manche Aufklärung bedürfen, um den ganzen Vorgang dieser Indifferentiirung zu übersehen. Die Milz kann gänzlich mangeln, in ihrer Organisation gestört seyn, ausgeschnitten werden, ohne dass die Magenfunction ganz aufhört? — Das beweiset, dass die negative Polarität, die Venosität den Gefässen des Magens auch ohne dieselbe durch das Gangliensystem mitgetheilt werden kann und diese ihre Function fortsetzen können.

Bleibende Anschwellungen der Milz, zu grosse Venosität derselben, die oft in eine völlige Auflösung ihres Gewebes ausartet, sind meist Folge von diathetischen Krankhei-

*) De affectionibus sect. V. p. 81

ten, oder climatischer Einwirkung, in heissen feuchten Gegenden *), wirken zwar auch auf die Functionen des Magens, können Dyspepsia, Erbrechen und Abzehrung veranlassen, oder durch Ergiessungen von Blut schnell tödten, aber diese Desorganisationen des Magens sind nicht damit verbunden. Sie scheinen mehr mit ähnlicher Hypervenosität des Lebersystems verbunden zu seyn. *Hippocrates* giebt Missfarbe der Haut, bösartige Geschwüre, stinkenden Athem, Abmagerung und Hartleibigkeit als Folgen dieses Zustandes an**). *Sennert* nennt diesen Zustand wohl mit Recht Scorbut ***).

§. 389.

Magenkrampf.

Eine momentane Störung dieses Polaritätswechsels bringt bei jüngern Personen Schmerz hervor, welcher gewöhnlich Milzstechen genannt wird. Eine länger anhaltende, aber doch auch meist ohne Desorganisation vorübergehende Störung ist der Magenkrampf, welcher vorzüglich beim weiblichen Geschlecht oft plötzlich, ohne bemerkbare äussere Veranlassungen eintritt, bei der Dauer von mehreren Stunden und selbst Tagen zu solcher Heftigkeit steigt, dass er Ohnmacht erregt, dann aber so plötzlich wieder aufhört, ohne eigentlich lebensgefährliche Folgen zu hinterlassen. Gemüthsbewegungen rufen diesen Krampf am leichtesten hervor und er wird, wie alle Krämpfe, bald zu einer Gewohnheit und jede Störung des Lebens manifestirt sich durch denselben. Sehr oft, ich mögte sagen ohnfehlbar, habe ich von dem Pulver aus *Limat. martis* gr. Vjjj., *flor. sulphur.* ℈j. *Extr. Quasiae* gr. V. schnelle und bleibende Hülfe erfahren. Opiate, *Naphta*, warme Aufschläge wurden ohne Nutzen angewandt. Anders gestaltet sich ein Schmerz unter den obern Rippen, etwas nach der rechten Seite hin, wel-

*) *Chalmer* On diseases of south Carolina p. 22.

**) De affectionibus l. c.

***) Dissertatio De scorbuto. Wittenberg 1620.

cher meist mit einer gelben Hautfarbe, vorzüglich im Auge auftritt und eben so heftig und länger dauernd ist. Er entsteht vom Krampf im Gallengange, der von durchgehenden Gallensteinen, aber auch von allgemeinen Störungen der Lebensfunction entsteht. Die Mischung aus *Naphta* mit *Oleo Therebinthinae* ist hier ein ohnfehlbares Mittel, wenn es auch nicht wahrscheinlich ist, dass es chemisch als Auflösungsmittel der Gallensteine wirkt. Ein Fall von solchem Magenkrampf, der auch auf gewisse Art periodisch mehrere Wochen wiederkehrte, kam mir vor und wurde schnell geheilt, indem die Kranke nach einer Gabe von *Ol. Therebinth.* ℥jj. sich erbrach und eine Zahl Larven von *Dermestes Lardarus* ausleerte.

§. 391.

Blutbrechen.

Dass bei allen diesen Störungen des Lebens, bei dieser nicht aufgehobenen, aber von der Einheit getrennten Einwirkung des Willens auf die Vegetation (auf das Seyn), auch wie bei andern tuberkulösen Krankheiten Congestionen entsehen, die Anfangs sich in den Endigungen des Canals als Nasenbluten, blutiges Zahnfleisch, Blutungen im Gaumen, bei heftigern Congestionen aber aus den serösen Gefässen des Magens selbst, als heftiges Blutbrechen manifestiren, ohne dass man dabei an eine Diabrosis der Gefässe zu denken Ursache hat, liegt in dem Begriffe der Krankheit und wird durch vielfältige Erfahrung bestätigt. Wie der Kranke in tuberkulöser Schwindsucht oft an Blutsturz aus den Lungen plötzlich stirbt, oft aber auch viele Jahre sie von Zeit zu Zeit ertragen kann (ich sah einen Mann beinahe 20 Jahre daran leiden), so endet der an diesen Magenkrankheiten Leidende oft an Blutbrechen. Wie alle diese Cachexien ihre unzählbaren Gradationen, von der leichtesten Dyspepsie und Brustbeschwerde bis zu unheilbaren Alogotrophien haben, so kann sich auch dieses Blutbrechen, nach der verschiedenen Euthymie und Athymie des Individuums sowohl, als nach der nächsten Veranlassung der Congestion auf mannigfaltige Art modificiren, wo uns viele Symptome auf Knoten in den Lungen schliessen lassen, kann eine zufällige Ursache, namentlich aber Gemüthsbewegung die Störung des Lebensprocesses mit vermehrter Arterosität (Congestion) auf die Verdauungsorgane leiten und heftige Blutungen aus der Schleimhaut derselben veranlassen, und es ist mir sehr wahrscheinlich, dass die heftigen Blutstürzungen, welche oft das Leben der Schwindsüchtigen plötzlich endigen, nicht der Zerreissung der Gefässe in den Lungen, sondern einer Hämorrhagie im Schlunde oder selbst im Magen zuzuschreiben ist. Ich sah eine Frau, die länger als sechs Monate an heftigem Husten, sehr häufigem Eiterauswurf, vollkommen ausgebildetem hectischen Fieber und Oedem der Füsse und grosser Mattigkeit gelitten hatte, plötzlich von einer wahren Hämorrhagie befallen, wodurch sie vielleicht sechs bis acht Pfund Blut ausleerte. Die Hämorrhagie kehrte mehreremale zurück, hörte aber bei dem Gebrauch des Bleizuckers zugleich mit dem hectischen Fieber und Husten auf, und die Frau hat noch viele Jahre gesund gelebt und Kinder geboren. Eine Fürstin von sehr zärtlichem Körper, öfterm Husten, blassem Ansehen u. s. w. wurde von einer heftigen Hämorrhagie nach einer Gemüthsbewegung befallen, die Ausleerung war mit heftigem Husten und Würgen verbunden. Ein sehr erfahrner Arzt hielt es für Bluthusten und wollte den ganzen Apparat der antiphlogistischen Cur anwenden. Ich erklärte es für Hämorrhagie aus den Schleimhäuten der Verdauungsorgane, war im Stande, eine günstige Prognose zu stellen und verordnete Eiswasser und grosse Dosen des Hallerschen Elixirs, und nachher gelinde Stahlmittel mit bittern Mitteln. Später beschränkte sich diese Blutstürzung auf ein einfaches Nasenbluten, wenn Gemüthsbewegungen eine Congestion veranlassten, und die Kranke erreichte ein hohes Alter.

Häufiger kommen solche blutige Congestionen bei Cachexien des Magens vor, die Blutausleerung ist da noch weit grösser, ohne dass man Ursache hat, Zerreissung oder Vereiterung eines Gefässes anzunehmen; sie hört, wie andere blutige Congestionen am leichtesten durch Ohnmacht oder auch durch das Erbrechen selbst auf, indem das Abgeschiedene mehr serös wird. Bei cachectischen Frauenzimmern (*αθυμαις*) ist sie in der Regel am wenigsten gefährlich, sie mag durch Unterdrückung der periodischen Congestion nach den Geburtstheilen, oder aus andern Ursachen entstanden seyn, so sah ich sie auch bei einem Manne zum drittenmale zurückkehren, dessen blasse Hautfarbe und öftere Dyspepsie eine pituitöse Cachexie, aber keine Störungen in der Leber verrieth; er behauptete, dass sie bis dahin immer nach sieben Jahren zurückgekehrt sey. Durch den Gebrauch des Driburger Wassers wurde er gänzlich geheilt. Bei Andern, deren ganzes Assimilationssystem mit in das Leiden gezogen ist, endet sie das Leben schnell, vorzüglich da, wo der abgemagerte Körper, gelbe oder blassgelbe Hautfarbe, anhaltende Trägheit des untern Darmcanals, Schmerzen in der rechten Seite, öftere Beängstigungen u. s. w. auf bedeutende Störungen im Lebersystem schliessen lassen.

§. 392.

Aphthae. Schwämmchen im Munde.

Bei allen diesen Cachexien, welche ich tuberculöse nennen mögte, beschliessen Schwämmchen im Munde, mit mehr oder weniger zerstörenden Alogotrophien, die selbst bis zur sogenanntem Mundfäule (*stomacace*) ausarten können, die Leiden des Kranken *). Diese Schwämmchen bilden sich auch in diathetischen Krankheiten, sind selbst epidemisch beobachtet **); vorzüglich häufig kommen sie bei jungen Kindern vor, deren Digestionsorgane noch nicht geübt sind; bei scrofulös cachectischen zeigen sie sich oft

---

*) *Lafont.*, De aphthis phthisicorum. Havniae 1768.

**) *Raulin*, von Erhaltung der Kinder II.

mit sehr beschwerlichen Alogotrophien bis über die Mannbarkeit hinaus; aber selbst in diathetischen Krankheiten geht ihnen ein schmerzhaftes Gefühl von der Herzgrube bis zum Nabel gewöhnlich voraus *). Alles dieses dürfte es sehr wahrscheinlich machen, dass diese Alogotrophien des Mundes und Schlundes, welche durchaus keinen entzündlichen Character zeigen, ein tuberkulöser Zustand (eine Anschwellung der äussersten Nervenenden) der Gehirnnerven, die dem Geschmacksinn dienen, seyn.

§. 393.

Hippocrates Cur dieser Krankheiten.

Hippocrates schreibt bei dieser Classe von Krankheiten, die er bald *pituitam albam*, bald grosse Milz u. s. w. nennt, und welche in unsern Nosologien nach dem Localleiden sehr verschiedene Namen erhalten und nach diesen Localleiden auch mancherlei örtlich einwirkende Mittel erfordern, im Allgemeinen die Behandlung vor, die bei aller verminderten Manifestation des animalen Lebens (der negativen Polarität) und ungeregelten Vegetation unbezweifelt die wirksamste ist, so sehr sie auch oft über dem Eifer, die Mittel dem Localleiden anzupassen, oder auch durch einseitige Theorien übersehen ist. Ich setze die ganze Stelle hierher.

„Die an Phlegmasie leiden, haben jene Leiden, verhärtete Milz, Missfarbe, böse Geschwüre, stinkenden „Athem, Abmagerung und schadhafte unverdau'te Leibesöffnung nicht; bei ihnen ist die Milz bald grösser, bald „kleiner. Ihnen ist zuträglich, wenn sie nicht gehörig purgirt sind, den Kopf **) und den übrigen Körper zu pur-

*) *Birnstiel*, Sterblichkeit im Krankenhause zu Bruchsal.

**) Das Purgiren des Kopfs geschah durch Niesmittel und den Speichel erregende scharfe Mittel gekäut. *Galen* giebt eine Menge Vorschriften dazu. De compositione pharmacorum secundum locos. L. II. *Archigenes* de apophlegmatismis. Vielleicht verdienen diese Mittel mehr Aufmerksamkeit, als sie in den neuern Zeiten gehabt haben.

„giren; bedürfen sie aber der Purgirmittel nicht, so muss „ihre Lebensart so geordnet werden, dass der Körper mehr „trocken (in *Hippocratischem* Sinn, s. hierüber B. I. Cap. 4. „§. 38.) und belebt (ἰσχναίνοντα *)) werde, durch angemes„sene Speisen, Getränke, Brechmittel und möglichst viele „Leibesübungen und Spatzierengehen, auch kann im Früh„jahr ein Brechmittel aus *Helleborus* gegeben werden.

§. 394.

Wenn *Hippocrates* auch mit unsern, oft sehr wirksamen, Arzneimitteln nicht bekannt war, so enthält doch sein Ausspruch den ganzen Curplan in allen diesen Krankheiten sehr bestimmt, und der Arzt wird glücklich heilen, der ihn den Kräften, Sitten und Gewohnheiten des Kranken gehörig anpasst und die Arzneimittel als momentane Hülfsmittel gebraucht, die aber ohne diesen Hauptcurplan nicht allein helfen werden. Ueber die Purgirmittel in allen diesen Phlegmasien, die sich durch alle Organensysteme bald im Zellgewebe, auf den Schleimhäuten, in den locomotiven und Sinnesorganen mit sehr verschiedenen Symptomen manifestiren und doch in demselben Lebensverhältnisse begründet sind, hat *Hamilton* treffliche Beobachtungen geliefert **), die neu genannt zu werden verdienten, weil sie im *Hippocratischen* Sinne waren.

Das kräftigste Arzneimittel in diesen Krankheiten ist unbezweifelt das Eisen, wenn es in Verbindung mit *Hippocrates* Curplan angewandt wird. Man muss sich aber wohl erinnern, dass der Appetit des Magens gerade in diesen Krankheiten sehr individuell verschieden ist. Bei Kindern ist diese individuelle Verschiedenheit am geringsten,

*) *Schneider* erklärt nach zwei Stellen aus dem Aeschylus das Wort ohngefähr so. Die Uebersetzer des *Hippocrates* haben es sinnlos durch dünn, tenuis, übersetzt.

**) Observations on the utility and administration of purgative medicine by *James Hamilton*. Edinburg 1821. Auch in den Abhandl. für pr. Aerzte übersetzt.

sie haben noch keine sensorielle Bestimmung der Aussenwelt, und daher sind Eisenmittel in allen Modificationen der Cachexie der Kinder, in den Atrophien, Rhachitis, Scrofeln u. s. w., in Verbindung mit lauen Kleienbädern, kalten Bädern, nöthigen Abführungen aus Calomel und Jalappe, besonders aber mit freier Bewegung in freier Luft, von entschiedenem Nutzen, und die Eisenoxyde, namentlich das kohlensaure Eisen, können diesen in grössern Dosen gereicht werden; so sind sie bei Erwachsenen in der Bleichsucht, im weissen Fluss (in Verbindung mit *secale corniculato*, *Croci martis* gr. V, *secale corniculati* gr. VIII täglich drei Mal, wovon ich mehrere Erfahrungen gemacht habe), im unterdrückten Monatsfluss bei cachectischem Körper, in Magenkrampf (*Limat. martis alcoholis.*, *flor. sulphur.* āā gr. VIII. *Extr. Quass.* gr. IV.) Die Fälle, welche *Abercromby* anführt, wo Eisenvitriol gr. jj mit etwas aromatischem Pulver und einer kleinen Gabe Aloe, um den Darmcanal offen zu erhalten, selbst da noch vollkommne Heilung bewirkte, wo eine mehrjährige Dyspepsie und sehr fixer Localschmerz eine Desorganisation des Magens fürchten liessen *), bestätigen die Wirksamkeit des Eisens; nur ist auf die Idiosyncrasie des Kranken immer um so mehr Rücksicht zu nehmen, als eine Athymie (Empfindlichkeit der Nerven) sich mehr ausgebildet hat. Ich sah eine Dame, die nach dem Genuss von zwei Weingläsern Pyrmonter Wasser den Geschmack des Eisens in mehreren Wochen nicht los werden konnte. Die reitzendsten Eisenpräparate, als Eisenfeil, kohlensaures Eisen, *ferrum suboxydatum nigrum*, Vitriol, scheinen hier oft die passendsten zu seyn, weil sie nicht so leicht mit dem Serum indifferentiirt und von den Venen der Milz aufgenommen werden.

---

*) *Abercromby* in Abh. für pr. Aerzte B. 32. S. 352.

§. 395.

Delirium tremens.

Noch eine traurige Krankheit gehört in diese Classe der Cachexien der Verdauungsorgane, welche ich leider nur zu oft zu beobachten Gelegenheit gehabt habe. Wenn durch Missbrauch gegohrner Getränke das Leben in den Zustand gekommen ist, wo die positive Polarität (das Seyn) vorherrscht, weil es durch das schwankende Wollen ohne Object nicht bestimmt wird (s. §. 346.), so hat derselbe mit allen Cachexien das gemein: dass es von Zeit zu Zeit das Wollen (die negative Polarität) verstärkt, um die Alogotrophien im vegetativen Leben wegzuschaffen oder zu mindern. Wir können dieses Crisen und Lysen der Cachexien nennen. So macht die Rhachitis ihre Anstrengungen in der Periode des Zahnausbruchs und tödtliche Zahnfieber oder Krümmung der untern Extremitäten sind die unglücklichen oder glücklichen Crisen. Veränderungen der Erscheinung in Scrofelkrankheiten, vorzüglich zur Zeit des Zahnwechsels, der Pubertät oder eines allgemein veränderten Lebens sind solche Crisen und Podagra eine sehr deutliche dieser Art. S. B. I. §. 233. So erregt das Leben auch bei Individuen, welche sich durch Missbrauch geistiger Getränke in den Zustand der Cachexie versetzt haben, eine momentane Aufregung zu heftigen Willensäusserungen, ohne bestimmtes Object.

Die nächste Vorstellung muss dem Kranken zum Object dienen, ohne dass sie seinem idealen Seyn assimilirt ist. Der Berauschte hat noch ein bewusstes Seyn, dem er die Objecte anzueignen strebt, der am *Delirium tremens* Leidende hat sehr vermindertes oder gar kein Bewusstseyn, sondern nur einen vermehrten Willen, thätig zu seyn. Nach der nächsten Veranlassung manifestirt sich dieser allein, und der dem Kranken sonst eigene Character hat wenig oder selbst gar keine Gewalt, ihn zu leiten, der Kranke ist in dem für ihn selbst und für Andere gefährlichen Zustande der ideellen objectiven Bewusstlosigkeit, alle Banden der Liebe und Pflicht sind in ihm mehr oder weniger gelöset.

Wie in manchen andern Crisen, wodurch das absolute Leben die anomale Thätigkeit einzelner Organe zu berichtigen strebt, die momentanen Anstrengungen des Lebens periodisch erscheinen, so ist auch diese Krankheit einem Wechsel unterworfen. Dieser Wechsel hängt aber nicht von periodischen Veränderungen der Aussenwelt, sondern allein

a. Von der individuellen Kraft des absoluten Lebens und

b. Von zufälligen Veranlassungen in der Aussenwelt ab.

So lange diese Kraft im Individuo vorherrscht, manifestirt sich auch hier der Anfall mit heftigen Willensäusserungen, heftigem Fieber u. s. w., und ist dadurch für den Kranken und Andere um so gefährlicher, geht aber auch schneller vorüber. Der Kranke ist ein Berserker (ob die Berserker am *Delirio tremente* litten, wissen wir nicht). Das vollkommne ideelle Bewusstseyn kehrt in seiner vollen Stärke wieder zurück und quält den Unglücklichen oft mit Reue, so wenig er auch neuen Anfällen widerstehen kann. Ich hatte einen muskelkräftigen gutmüthigen Fährmann mehrere Jahre zu behandeln, der sich beim Anfall heimlich von seiner Familie in einem Boote in das nächste Dorf schlich, dort im Kruge ohne Veranlassung Alles, was ihm vorkam, meist zerschlug, so dass die Gäste, welche seine Krankheit kannten, eiligst flüchteten; er wurde gebunden nach Hause geführt und nach höchstens acht Tagen war er vollkommen hergestellt und der Freund vieler Menschen und namentlich jener Dorfsbewohner. Als Heilmittel erhielt er nur ein Brechmittel.

Je kräftiger die Crise ist, desto deutlichere Anzeigen gehen ihr vorher, vorzüglich eine ungewöhnliche Aufregung des ideellen Bewusstseyns, oft ein auffallendes Bestreben, sich beliebt zu machen, Heiterkeit zu erhalten u. s. w. Ich hatte einen sehr kräftigen Schenkwirth mehrere Jahre zu behandeln, dessen Krankheit sich immer durch erzwungene Heiterkeit ankündigte, er gieng wider seine

Gewohnheit auf Spaziergänge, wo mehrere Menschen, besonders Kinder, waren, spielte mit diesen u. s. w. Plötzlich trat der Anfall ein, und er beleidigte nun ohne Rücksicht und Schonung. Weil er mehrere Male dadurch der Strafpolicey anheim gefallen war, richtete er sich eine Kammer, mit starken Brettern ausgeschlagen und mit Ketten in der Wand befestigt, ein. So wie er die Annäherung seines Anfalls fühlte, bat er seine Frau und, nach ihrem Tode, seine erwachsene Tochter, ihn in sein Kämmerlein zu führen, wo er sich anketten liess und dann oft mehrere Wochen rasete. Er hatte Zutrauen zu mir; wenn ich mich dann in diesem Zustande ihm näherte, so nahm er mein freundliches Zureden erst dankbar auf. Ja ja, es wird ja wohl übergehen! wiederholte er immer schneller, und dann: um Gotteswillen, entfernen Sie sich! und seine Wuth brach gegen mich, wie gegen jedes Lebendige und Todte aus; die Betten und Kleider wurden zerrissen u. s. w. In der freien Zeit, die nach Veranlassungen ein Jahr und länger dauern konnte, war er ein tüchtiger Bürger und liebevoller Hausvater, ich konnte ihm in dieser Zeit ein Zeugniss geben, dass er vollkommen sich bewusst und ein Testament für seine Kinder zu machen fähig sey. Nach seiner eigenen Aussage war er dem Trunke als Soldat einigermaassen ergeben gewesen, glaubte aber den Ursprung der Krankheit Hämorrhoiden zuschreiben zu müssen, welche plötzlich durch Kälte unterdrückt waren. Jetzt geniesse er, nach der Aussage seiner Familie, sehr wenig Branntwein. Wie viel? Ob nicht heimlich?

§. 396.

Diese Crise ist an sich nicht lebensgefährlich, wenn nicht Thätlichkeiten, Selbstmord u. s. w. einen unglücklichen Tod veranlassen. Nach den genau geführten Listen im Friedrichshospital starben an nicht complicirtem *Delirio tremente* von 162 Kranken 10. Auch die öftere Wiederkehr scheint die Gefahr nicht zu vermehren, wenigstens wurden mehrere geheilt, bei denen die Crise zwölf- und mehrere Male zurückgekehrt war. Die fortgesetzte Vergiftung aber, der die Unglücklichen selten widerstehen können, stört die Lebensverhältnisse immer mehr, und der Kranke endigt sein immer unglücklicheres Leben häufig an Störungen in den Respirationsorganen. Epidemische und contagiöse Krankheiten dürften bei ihm eine gefährlichere Complication herbeiführen. Nach diesen Complicationen dürfte dann auch der Leichenbefund verschieden seyn, aber immer auf ein vermehrtes animales Leben, grössere Blutmasse und schnellern Wechsel in derselben hindeuten.

Die nächste Ursache, Vergiftung durch gegohrne Getränke, bleibt stets constant und ist die einzige. Die Crise kann aber heftiger und schneller herbeigeführt werden:

Durch Gemüthsbewegungen, vorzüglich excitirende Leidenschaften. Ich sah bei einem trefflichen Jünglinge den ersten und heftigsten Anfall urplötzlich durch eine Nachricht herbeigeführt, die Schmerz und Zorn bei ihm lebhaft erregte;

Durch andere Krankheiten, welche heftiges Fieber erregen, namentlich *Typhus*, *Scarlatina*, *Erysipelas* u. s. w.;

Den fortgesetzten Missbrauch des Gifts! Es ist für den Arzt schmerzlich zu sehen, wie es selbst gebildeten Kranken dieser Art schwer wird, der Neigung zu berauschenden Getränken zu widerstehen; erlauben sie sich erst, ihr heimlich nachzuhängen, so ist fast alle Hoffnung zu ihrer Rettung verloren; selbst Todesfurcht, Verlust der öffentlichen Achtung, wonach sie kräftig gestrebt haben, Familienbande u. s. w. sind für sie keine entscheidenden Abhaltungen. Vorzüglich aber ist ein tiefer Kummer, verfehltes Ziel des Lebens jeder Art, in ihnen ein mächtiger Bewegungsgrund, der unglücklichen Leidenschaft zu fröhnen. Die Wissenschaft bietet hier dem Arzte kein Hülfsmittel dar: alle in dieser Rücksicht genannten Mittel sind thörigt, die Natur der Krankheit verspottet sie; liebevolle kräftige Ansprache und ein neugesetztes Ziel des ideellen

Lebens, welches die ganze Thätigkeit in Anspruch nimmt, sind vielleicht fähig, die unglückliche Neigung vergessen zu machen. Zuweilen hat es mir scheinen wollen, als wenn angeborne Anlage vorhanden wäre. Schwaches ideales Bewusstseyn, Misstrauen auf eigene Kräfte und auf Begünstigung des Schicksals befördern die unglückliche Neigung gewiss.

Nicht allein die Listen der Krankenhäuser, sondern auch die Privatpraxis zeigen, dass das weibliche Geschlecht diesem *Delirio* ungleich seltener ausgesetzt ist. Ihre ἀθυμια macht sie zum Missbrauch der geistigen Getränke gewiss geneigter, ihre Sitten und Erziehung halten sie mehr ab, ihr absolutes Leben ist aber der heftigen entscheidenden Crisen weniger fähig. Wie sie selten Podagra haben, häufiger Gicht und *Hysterismus* in mancherlei Formen, so erscheinen sie, wenn sie sich dem Trunke ergeben, leicht als Besoffene oder als Hysterische, Gichtische u. s. w., selten als *delirantes*. Die Neigung zu diesem Laster ist bei ihnen noch schwerer, als bei Männern, zu heilen.

§. 397.

Wie bei der Berauschung, ist auch hier Schlaf das einzige Mittel, das erhöhete Sinnenleben zu beruhigen; Opium giebt diesen, wenn es im Verhältniss der Aufregung und des absoluten Lebens des Kranken beherzt angewandt wird. Sollen erst andere beunruhigende Symptome, heftige Congestionen nach dem Kopfe, Unreinigkeiten im Darmcanal u. s. w. beseitigt werden? — Jene sind Wirkungen der Krankheit und werden durch Schlaf gehoben; diese können der schnellen Wirkung des Opiums allerdings hinderlich seyn, und ein Brech- oder Abführungsmittel kann nützlich seyn, wenn die Function des Darmcanals sehr gestört ist. Der Arzt soll Schlaf schaffen! Die Gabe des Opiums muss durch die Wirkung selbst bestimmt werden. Mit zwei Gran Opium steht er nicht in Gefahr, den Kranken in Todesschlaf zu bringen; helfen diese nach vier Stunden nicht, so wiederholt er dieselbe; oder noch eine grössere Dose, bis ein *sopor* erfolgt, der sich demnächst in ruhigen Schlaf auflöset. Kleine wiederholte Gaben dürften in ihrer Wirkung unsicher seyn, sie afficiren, wie alle Gifte, das absolute Leben, ohne das Leben der Digestionsorgane zu erhöhen (ohne den Kranken in den Zustand des Gesättigten zu setzen). Fortgesetzter Gebrauch kleiner Gaben ist gewiss nachtheilig und ohne Nutzen.

Man erinnere sich aber stets, dass das *Delirium tremens* eine Crise ist, die

1. Wie Podagra u. s. w. zurückkehrt, so wie sie durch äussere Ursachen begünstigt wird. Man kann daher Opium nicht Heilmittel dieser Krankheit, sondern Besänftigungsmittel des Anfalls nennen, welches aber in der Hand eines sorgfältigen Arztes höchst wohlthätig ist.

2. Es ist eine Crise! Sollen wir es dem absoluten Leben überlassen, diese Crise erst zur ganzen Vollendung zu bringen? — *Hippocrates* und spätere Aerzte hatten diese materielle Ansicht des *Galens* nicht und milderten die Schmerzen des Fusses beim Podagra gern durch vorsichtige Anwendung der Kälte. Ich dächte, bei den weit beunruhigendern Affectionen des Sinnenlebens sollte man hier noch weniger warten, bis der Aufruhr den höchsten Grad erreicht hätte.

3. In drei Fällen sah ich, dass Podagra die Crise dieses Delirs war. In allen drei Fällen waren die Kranken gebildete Männer und nicht Säufer von Profession. Periodisch, wie beim Podagra, geriethen sie aber in eine sinnliche Aufregung, die Anfangs sich nur durch eine eigene Art von Polypragmosyne und Gefallsucht verrieth, und in dieser Zeit genossen sie geistige Getränke im Uebermaass, binnen einem Monat ging dann dieser Zustand in heftiges Delir über, und nach längerer Zeit erschien dann das Podagra als beste Crise und stellte ihre Gesundheit auf längere Zeit her.

Auch durch andere Mittel auf die Digestionsorgane kann

man in diesen das Leben erhöhen und dadurch das Sinnenleben vermindern. Nach *Stoll* und Andern habe ich in meiner frühern Praxis grosse Dosen Brechmittel mit schnellem entschiedenen Nutzen angewandt, besonders da, wo das Delir zuerst entstand, bei Personen, die nicht Trinker von Profession waren, sondern durch momentanen Missbrauch, bei heftigen Gemüthsbewegungen, einen wüthenden Anfall bekamen. Die Gabe muss gross seyn und so oft alle ½ Stunden wiederholt werden, bis heftiges Erbrechen erfolgt.

Ob die *Digitalis* als Brechmittel hier den Vorzug verdient, wie *Neeff*, Dr. *Cless* und Andere beobachtet haben (*Schmidt's* Jahrbücher 1835. B. V.), bin ich nicht im Stande zu entscheiden, da ich keine andern Versuche gemacht habe, und die specifische Wirkung dieser Mittel auf andere Organe fürchte, ihre Wirksamkeit auch verschiedenen Zufälligkeiten in Rücksicht des Bodens, wo die Pflanze gewachsen ist, der Aufbewahrung und Bereitung unterworfen ist.

Das *Friedrichs*-Hospital in Kopenhagen hat zu Beobachtungen dieser Krankheit nur zu häufige Gelegenheit gegeben, welche von *Bang*, *Goldberg* und Andern in schätzbaren Dissertationen bekannt gemacht sind. *Dissertatio de delirio tremente particula prior et posterior auctore Goldberg. Hafniae* 1836.

§. 398.

Im untersten Darmcanal nimmt das Sinnenleben wieder zu. Das ganz Fremde, nicht mehr zu Assimilirende, soll bei Thieren der höhern Ordnung zur passenden Zeit und an gehörigem Orte weggeschafft werden.

Je mehr dieses dem Organismo nicht zu Assimilirende im Mastdarme angehäuft wird, um so mehr haben die einsaugenden Venen und lymphatischen Gefässe nicht assimilirten Stoff in die Blutmasse aufzunehmen. Je unvollkommner der Assimilationsprocess in den dünnen Gedärmen vorgeht, desto häufiger wird dieser nicht assimilirte Stoff im untern Darmcanal resorbirt und in die Blutmasse eingeführt, und sowohl die lymphatischen Drüsen sind oft nicht fähig, die assimilirte Lymphe zu verbessern, als die grössern Assimilationsorgane, die Leber und Milz, dem venösen Blute eine vollkommne Individualität zu geben.

1. Die Haut ist dann das vorzüglichste Reinigungsorgan, wodurch das Leben das Heterogene des Organismus auszuscheiden strebt, wenn der Darmcanal nicht hinlänglich dazu fähig ist. Wenn auch nicht alle Hautkrankheiten in Störungen der Digestionsorgane ihren Ursprung haben, so äussern letztere durchaus alle einen sehr bedeutenden Einfluss, modificiren dieselben in mannigfaltige Formen, und in ihnen und der Indifferentiirung des durch sie bereiteten cacochymischen Bluts kann man wahrscheinlich den Zusammenhang zwischen manchen Hautkrankheiten und der epidemischen Constitution finden, indem das Pneuma des Macrocosmus vermittelst der Respiration auf das Heterogene vorzüglich wirkt und eine mehr oder weniger schädliche anomale Polarität mittheilen kann. Auch über die Hautkrankheiten spricht sich *Hippocrates* sehr practisch aus: Die Lepra, das Jucken, die Krätze, die Flechten, der *Alphus* *), die Kopfglatze (αλωπεκια) entstehen alle aus dem Schleim (positiven Polarität), und sind eher Verunreinigungen **), als Krankheiten zu nennen. Der böse Kopfgrind, scrofulöse Geschwülste (χοιραδες), die *Psydracia* ***),

*) Hautflecken.

**) Der Unterschied zwischen Verunreinigung (von aufsen auf die Haut gebrachte Anomalie) und Krankheit ist wesentlich; jene durch zufällige Ansteckung, Unreinlichkeit des Individuums u. s. w. veranlafst, erfordern hauptsächlich äufsere Mittel, diese letzten hauptsächlich auf den Darmcanal wirkende Mittel.

***) *Lorry.* Krankheiten der Haut, B. 2. p. 38. Eine Beule, die sich langsam entzündet und mehr in Schaalen mit weniger Eiter als vollkommner Eiterung endigt. Ich habe sie in den Augenbraunen, in den Achselhöhlen u. s. w. beobachtet und mehrere Umstände gaben mir die Vermuthung, dafs kranke Haarwurzeln die erste Entstehung veranlafsten.

die Blutschwär und der Furunkel bilden sich auch durch den Schleim, den sie reinigen. Arzneimittel müssen so angewandt werden, dass die, welche mehr zum Gallichten neigen, solche Mittel erhalten, die auf das Lebersystem mehr wirken, die mehr schleimig sind, Schleimauflösende u. s. w.

2. Der auf diese Art unvollkommen assimilirte Chylus muss in den Lungen mit dem Macrocosmus indifferentiirt werden und theilt dadurch der exspirirten Luft einen fremden, oft sehr widerwärtigen Geruch mit. Unverkennbar wird dieser Geruch widriger, wenn viel Resorption im untern Darmcanal geschieht. Eingeklemmter Bruch und *Ileus* sind davon die sichersten Beweise; aber auch bei scheinbar gesunden Personen äussert sich dieser Geruch, wenn die Unterleibs-Ausleerung zurückgehalten wird, und in dem Maass mehr als das Lebersystem (die dünnen Gedärme) in ihrem Polaritätswechsel unvollkommen thätig sind. *Hippocrates* nennt daher übel riechenden Athem als das Hauptsymptom seines *Ilei biliosi.* Sehr häufig ist diese *segnities alvi* Folge von übler Gewohnheit, dem Rufe der Natur nicht sogleich zu folgen, ist daher der sitzenden Lebensart sehr eigen, vorzüglich wenn die Nahrung nicht im Verhältniss mit dem Bedarf des Organismus steht, mehr oder weniger ist, als verbraucht wird.

3. Durch dieses gestörte Leben im Mastdarm, veranlasst durch Störungen im Lebersystem, entstehen venöse Congestionen am Ausgange des Mastdarms, wie bei Störungen des Respirationsprocesses Congestionen und Blutungen in der obern Luftröhre, bei Störungen in dem Milzsystem Congestionen und Blutungen im Schlunde und in der Nase, bei einzelnen Störungen in der Leber und in der Milz Blutungen im Magen entstehen. In dieser Rücksicht erklärt *Hippocrates* die, welche an Hämorrhoiden leiden, frei von andern, aus den Digestionsorganen entstehenden Congestionen, Seitenschmerz, Lungenentzündung, phagedänischen Geschwüren, Furunkeln, selbst von den mehr serösen Haut-

übeln, Hirsenausschlag (*terminthus*), vielleicht selbst von der Lepra, oder auch von den Schwinden (*Vitiliginibus*). Werden diese Hämorrhoiden aber zu unvorsichtig und schnell geheilt, so entstehen eben jene Krankheiten oft schnell danach und nicht minder gefährlich. Es geht damit wie mit andern zu schnell unterdrückten Krankheitsversetzungen, ἀποστασεις, z. B. bei fistulösen Geschwüren, die zur Heilung anderer Krankheiten dienen.

§. 399.

Bluthusten beobachten wir hauptsächlich bei Lungentuberkeln und Alogotrophien des Herzens, also bei Anomalien der empfindenden Nerven, Nasenbluten vorzüglich bei abnormem Kreislauf durch die Milz, und also bei Störung des positiven Pols im obern Darmcanal, wir können daher Hämorrhoiden als ähnliche Anstrengungen des Lebens ansehen, den Blutumlauf im Lebersystem bei gestörter positiver Polarität desselben zu erleichtern; wie Bluthusten und habituelles Nasenbluten, sind die Hämorrhoiden auch hauptsächlich in der ersten Bestimmung des Lebens begründet, werden meist angeboren, oder durch lange fortgesetzte Diätfehler erzeugt, wie jene Krankheiten, sind sehr häufig erblich, wie jene. Durch die Kunst können wir sie nicht hervorrufen, und die Versuche, bei Bluthusten, Nasenbluten u. s. w. sie als Ableitungen anzuwenden, dürften wohl vergeblich seyn. Nur da, wo angeborne oder ererbte Anlage Anomalien im Lebersystem veranlasst hat und diese auf andere Organensysteme, namentlich auf das sensorielle Leben schädlich einwirken, können wir künstlich durch Anlegung von Blutigeln an das Gesäss dem Leben seinen Hülfsprocess erleichtern, sie müssen dann aber oft und periodisch (alle Monate) bei der besondern Disposition angewandt werden; so habe ich mehrere Male Schwindel und heftiges periodisches Kopfweh durch fortgesetzten Gebrauch der Blutigel gehoben.

Wenn das am Gesäss gebildete neue Organ der Hämorrhoidenknoten längere Zeit gedauert hat, so verdickt sich das die Gefässe umgebende Zellgewebe und bildet Sackhämorrhoiden, welche dann oft, wie andere Blutadergeschwülste, ein anhaltendes Bluten veranlassen. Diese Blutungen sind aber local und haben auf das Leben nur in so fern Einfluss, als sie die Function des Mastdarms und die normale Ausleerung des Darmcanals immer mehr stören und dadurch den Assimilationsprocess des Lebersystems hindern, nicht der Blutverlust, sondern die Alogotrophie des Mastdarms bringt hier die Erscheinungen der unvollkommnen Ernährung des Körpers, oft die Neigung der Haut zur Gelbsucht und die Affectionen des Sinnenlebens, Schwindel, Niedergeschlagenheit u. s. w. hervor; *Hippocrates* räth zweckmässig in diesem Falle das Abbinden der Afterbildungen *); ich habe sie zwei Mal, das eine Mal durch Abbinden, das andre Mal durch Aufspalten der Geschwulst, mit dem glücklichsten Erfolge anwenden lassen. Was auflösende Mittel aller Art nicht zu heben im Stande waren, wurde durch die Operation in kurzer Zeit bewirkt und die Kranken erhielten das verlorne Assimilationsvermögen wieder. Tödtliche Hämorrhagien aus dem Mastdarm sah ich nur zwei Mal in Fiebern entstehen, wie in andern tödtliches Nasenbluten bei Scharlach und andern epidemischen Fiebern vorkommt, die mit Hämorrhoiden nur den allgemeinen Begriff von Anstrengung des Lebens auf ein einzelnes Organ gemein haben.

§. 400.

Wenn wir uns überzeugen, dass der Assimilationsprocess im Darmcanal sich dem Sinnenleben in dem Maass mehr entzieht, als er sich von den Organen, welche die Aufnahme des Fremden in den Organismum sinnlich prüfen und das Schädliche abhalten sollen, mehr entfernt, so erscheint uns jede Abnormität in dem Leben des Darmcanals als eine

---

*) De victus ratione in morbis acutis. Sect. IV. p. 77.

Gefahr, welche durch Vergleichung der Sinne nicht zu einer deutlichen Vorstellung gebracht werden kann. Die Einwirkung auf das absolute Leben muss daher so mannigfaltig seyn, als die nicht zu Vorstellungen zu bringenden Perceptionen von der Aussenwelt sind. Von dem geringsten Licht, Schall, Geruch bis zum erschütternden Knall, verblindenden Licht, widerwärtigen Geruch u. s. w. bringen diese Perceptionen allein keine wahre Vorstellungen, sondern Aufmerksamkeit, Besorgniss, Schreck, Schwindel und momentanes gänzliches Aufhören des Sinnenlebens, oder Vermuthungen, Angst, zweckwidrige unbewusste Willensäusserungen oder selbst falsche Vorstellungen hervor, je nachdem das Individuum Lebenskraft (Muth) und Gewohnheit hat, die Thatsache zu untersuchen. Das einmal Bekannte bedarf keiner weitern Untersuchung, und so schläft der Schmidt bei dem Eisenhammer, und wird durch das dröhnende Geräusch, durch das blendende Licht u. s. w. nicht gestört, es werden ihm im Gegentheil diese Perceptionen zum Bedürfniss, wie der Arzt *Herz* in Berlin erst aus einem Fieberdelir zur Besinnung kam, als er in sein gewohntes Bibliothekzimmer gebracht wurde (sich zu besinnen). Dasselbe geht in dem Sinnenleben vor, wenn ungewohnte Polaritätswechsel in seinem Darmcanal geschehen; der Unterschied ist hier, dass die unbekannte Perception anhaltend ist, oder periodisch zurückkehrt und daher leichter zu falschen Vorstellungen, zweckwidrigen Willensäusserungen, Aufhören des Sinnenlebens u. s. w. Veranlassung giebt*). Den Zusammenhang dieser Lebensmanifestation im Begrenzten durch Nervenleitung, Verzweigung einzelner Nervenäste u. s. w. nachzuweisen, ist unstatthaft, weil der lebendige Organismus kein Automat ist; es bloss psychisch auf allgemeine Gesetze bringen zu wollen, ist eben so unstatthaft, weil das der eigentliche Character der Individualität vom chemischen Atom bis zum Menschen ist, dass sie ihr

---

*) *Höchstetter* Observ. Dec. I. nr. 8. 9. 10. *Vogel.* Medicinisch-chirurgische Zeitung 1791. II. p. 235.

eigenes Leben, ihr eigenes Bestreben der Selbsterhaltung besitzt, welches nur in sich selbst seine Gesetze hat. *Mens sana in corpore sano* ist die Sicherung gegen alle Sinnestäuschungen und falsche Vorstellungen, Pusillanimität durch Erzeugung oder Erziehung bestimmt und anomale Thätigkeiten in den Assimilationsorganen, gleichfalls angeborne oder erzogne, die zwei sich auf mannigfaltige Art verwickelnden Abnormitäten, wodurch diese Anomalien in den Sinnesorganen hervorgebracht werden. Je tiefer im Darmcanal diese Abnormitäten vorgehen, desto mächtiger wirken sie auf das Sinnenleben, und wir nennen diesen Zustand der dünnen Gedärme oft biliös, weil er auch auf die Leberabsonderung, wie auf ihre ganze Function der Assimilation allein wirkt und wir diese Absonderung allein im Begrenzten beobachten können, atrabilarisch bei noch heftigerer Einwirkung auf die Leberabsonderung, wodurch das Abgesonderte noch mehr eine abnorme negative Polarität erhält. Aber die Einwirkung auf das Sinnenleben kann dieser Absonderung nicht allein zugeschrieben werden, und wir sehen daher Atrabilarische mit ganz ungestörten Sinnen, und Milzkranke (in der positiven Polarität des Magens gestört) mit mancherlei Abweichungen der Perceptionen und Vorstellungen. In der Individualität, nicht nach allgemeinen Gesetzen des Organismus können diese Krankheiten erkannt werden.

Bei nicht pusillanimen Individuen, vorzüglich Männern, ist die Thätigkeit des Sinnenlebens allein gestört, ohne dass es zu falschen Vorstellungen kömmt, wenn die Störung der Assimilation im untern Darmcanal statt hat, bei ihnen bringen daher Hämorrhoidalbeschwerden am häufigsten Schwindel, Ohnmachten und — Apoplexien? hervor, bei pusillanimen Männern Sinnestäuschungen, Sehen von Objecten, die nicht vorhanden sind, Hören von Tönen, die nicht lautbar sind u. s. w., ohne dass die ganze Association der Perceptionen dadurch unterbrochen wird, einen wachenden Traum.

Cap. 10.

Gestörte Assimilation beim Fötus und Neugebornen.

§. 401.

Der Embryo wird Anfangs allein, später grösstentheils nicht vermittelst des Darmcanals, sondern vermittelst der Einsaugung der Oberfläche mit dem Fruchtwasser ernährt; erst wenn sich Magen und Gedärme zweckmässig gebildet haben, ist auch ihre innere Fläche Ernährungsorgan. Er nähert sich also auch in dieser Rücksicht in seinem Leben den Pflanzen, die durch ihre einsaugenden Gefässe auf ihrer ganzen Oberfläche Nahrung aufnehmen und derselben sich assimiliren. Die Wurzeln des werdenden Thiers (die lymphatischen Gefässe) nehmen das ihm durch den Muttertheil des Eies vorbereitete Fremde auf und das System der Spinalnerven, noch durch kein Sinnenleben gestört, bestimmt seine individuelle Assimilation in den verschiedenen Organen, wie das Pflanzenmark die Aneignung des aufgenommenen und assimilirten Pflanzensafts in den verschiedenen Pflanzentheilen bestimmt.

§. 402.

Diese Assimilation und Aneignung kann auf zweierlei Art gestört werden.

1. Durch die von der Mutter zubereitete Nahrung. Wäre diese ganz allein die Ursache der Störung, so müsste die cachectische Mutter auch cachectische Kinder gebären, wir sehen aber das Gegentheil oft. Ich sah eine im letzten Stadio schwindsüchtige Frau, deren Leben nur durch eine Schwangerschaft und Säugen des Kindes sehr kümmerlich gefristet wurde; das Kind wuchs gesund und kräftig auf. Gesunde Mütter gebären oft unvollkommen ernährte Kinder, selbst Syphilis, Scrofeln, Flechten der Mutter werden selten dem Kinde mitgetheilt. Alles zeigt, dass das

ganze Leben der Mutter auf den vegetativen Fortpflanzungsprocess gerichtet ist, die Mutter wird selbst pflanzenähnlich, um die Vegetation des neuen Keimes nicht durch animale Perceptionen und Vorstellungen zu stören. Nur heftige unerwartete Perceptionen, die Schreck erregen, können in dem Nahrungsstoff eine Mittheilung des mütterlichen Lebens hervorbringen, wie jeder Ansteckungsstoff die ähnlichen Anomalien in dem andern Organismo erregt. Die Thatsache ist seit Jahrtausenden anerkannt und nur von Physiologen geläugnet, die alles im Begrenzten erklären wollen. Ich habe selbst zwei Fälle erlebt, wo der Fötus mit Blattern angesteckt war, ohne dass die Mutter selbst daran litt, aber in beiden Fällen hatte Schreck der Mutter beim Anblick eines Blatterkindes zu der Ansteckung beigetragen. Im Scharlach dürfte dieses vielleicht noch häufiger seyn, wenigstens sind in Scharlachepidemien Abortus und Frühgeburten sehr häufig *).

2. Durch die unvollkommene Erzeugung. Unsere Forschungen im Begrenzten hören hier auf. In manchen Fällen hat es mir geschienen: Dass Väter mit geschwächtem absoluten Leben (αϑυμοι), durch verweichlichte Lebensart, vielleicht durch mehrere Generationen schon fortgepflanzt, ängstlich Nachkommenschaft wünschend, die, mit einem Worte gesagt, ihr geschwächtes Leben durch Vorstellungen von dem vegetativen Acte der Erzeugung abwenden, vorzüglich diese cachectischen Kinder erzeugen, die dann unter manchen individuellen Formen, als Rhachitis, Scrofeln u. s. w. die Sünden der Väter büssen müssen. Es sind mir mehrere Fälle vorgekommen, wo selbst schwache cachectische Frauen in einer solchen Ehe unfruchtbar, in einer zweiten, von einem gesunden Manne, eine gesunde und zahlreiche Nachkommenschaft hatten.

---

*) *Farion* Journal de medicine. T. XLII. p. 333. Philosoph. Transact. nr. 403. Art. 8. *Pechlin* Observ. L. II. Obs. 15. in L. III. würdigt dieser scharfsinnige Arzt den Einfluſs des Schrecks und der Angst auf Ansteckung, Empfängniſs und Ernährung.

§. 403.

Kinder unvollkommen erzeugt, oder durch äussere Einwirkungen in ihrem Leben gestört, haben in der Geburt einen gefährlichen Lebenswechsel zu bestehen.

1. Die Haut wird in ein anderes Medium versetzt, hört zum Theil auf, ernährendes Organ zu seyn und muss mit der bis dahin ungewohnten Luft sich indifferentiiren. Bei schwächern Kindern habe ich drei lebensgefährliche Folgen davon gesehen.

2. Die Luft, besonders kältere, bringt bei dem Neugebornen, wenn es auch normal athmet, Apoplexie hervor. Ich sah zweimal vollausgetragene und normal organisirte Kinder, plötzlich, fast ohne Convulsionen, sterben, ohngeachtet sie durch Schrei ihre Respiration gezeigt hatten, die unvorsichtig einer kalten Luft gleich nach der Geburt ausgesetzt waren. Ich hatte Gelegenheit, das eine zu öffnen, fand die Lungen mit Luft gefüllt und konnte keinen organischen Mangel entdecken, ausser dass die Blutgefässe des Gehirns sehr angefüllt waren.

3. Das Neugeborne ist nach der Trennung von der Mutter durch Abschneiden der Nabelschnur nicht allein ein Verwundetes, sondern, so lange die Lungenthätigkeit nicht vollkommen seiner Individualität angemessen ist, ein Ersticktes. Sein durch kalte Luft afficirtes Hautleben stört auf dieselbe Art den vegetativ - animalischen Lebensprocess des Spinalnervensystems, wie es in heissen Climaten bei Erwachsenen geschieht, die in mehr vegetirenden Organen, in Sehnen, Knorpeln u. s. w. verwundet sind, wo das Leben nicht sogleich Entzündung erregen kann; es erfolgen zweckwidrige Anstrengungen in den Willensorganen, *Trismus*, Kinnbackenkrampf mit seinen verschiedenen Symptomen, wie alle Muskelkrämpfe zweckwidrige Anstrengungen des Willens in den Muskeln sind, das Schädliche zu entfernen. In meiner Privatpraxis liess sich diese Ursache des Kinnbackenkrampfes der Neugebornen nie verkennen, vor-

züglich überzeugte ich mich aber in einer Geburtsanstalt; dieser Kinnbackenkrampf verbreitete sich in zwei Sälen auf eine beunruhigende Art. In diesen zwei Sälen allein waren Ventilatoren in der Decke angebracht, um die Luft recht rein zu erhalten. Wenn auch die mancherlei Krankheitsursachen, welche die Mortalität in solchen Anstalten so sehr vermehren, auch in diesen zwei Sälen nicht fehlten, so war doch das Verhältniss dieser besondern Krankheitsform zu auffallend. Man hatte sich nicht erinnert, dass jedes Thier den abgeschlossensten Ort zur Erziehung seiner Jungen wähle und dass das Neugeborne eben so wenig ein Uebermass von respirabler Luft bedarf, als von Nahrung, es verlangt die möglichst gleiche Temperatur in Rücksicht der Wärme und der Oxydation und findet sie am sichersten in der nächsten Umgebung der Mutter. Daher habe ich schwache Kinder gern im Bette am Busen der Mutter oder Amme schlafen lassen, wenn die gehörige Vorsicht dabei beobachtet werden konnte. Anatomisch hat man den Ursachen dieses Kinnbackenkrampfes am Nabel selbst noch neuerlich vergebens nachgeforscht und da nichts mehr gefunden, als was sich auch in den Wunden der Erwachsenen zeigt, Mangel an Entzündung, wo das Leben derselben bedurfte *).

§. 404.

Eine sehr verwandte Krankheit, die ihre Wirkung der gestörten negativen Polarität nicht in dem 5ten Paar der Nerven allein manifestirt, sondern im ganzen Spinalsystem, in den Muskeln und in dem, diesem als Parenchyma dienenden Zellgewebe, ist die Zellgewebeverhärtung junger Kinder. Ich habe Gelegenheit gehabt, mich zu überzeugen, dass sie aus derselben Ursache entstehen kann und vielleicht am häufigsten daraus entsteht. Ich hatte ein sehr gesundes Kind von $1\frac{1}{2}$ Monat vaccinirt; der Verlauf der Vaccine

*) S. die vergeblichen und sich widersprechenden Nachforschungen von *Collet* und *Labatt* in Edinburgh medical and surgical Journal April 1819. p. 216.

war vollkommen regelmässig, die Schorfe der Vaccine bereits abgefallen, als die Aeltern Anfangs Juni ein Gartenhaus bezogen. Die Amme setzte daselbst unvorsichtig das Kind einer scharfen Zugluft zwischen zwei Fenstern aus. Von dem Augenblicke wurden die Impfstellen missfarbig, das Zellgewebe umher erhärtete sich und binnen 24 Stunden hatte sich diese missfarbige Erhärtung über beide Arme und Brust verbreitet, es gesellten sich Zuckungen hinzu und in den zweiten 24 Stunden starb das Kind unter Krämpfen. In der Leiche fanden sich keine Alogotrophien innerer Organe; nur Anhäufung von dunklem Blut in den grossen Venenstämmen und die abnorme körnigte Beschaffenheit des Zellgewebes fast über den ganzen Körper *).

Sehr schmerzhafte Erfahrungen habe ich gemacht: dass auch beim Zahnausbruch junger Kinder dieselbe Ursache abnorme Anstrengungen der locomotiven Muskeln (Krämpfe) hervorbringt.

§. 405.

Eine andere, oft sehr lebensgefährliche Störung des Hautlebens neugeborner Kinder hat in den Nosologien der Kinderkrankheiten bis jetzt keinen eigenen Namen gefunden, weil man das Geschrei der Kinder nur für eine sensorielle Manifestation von Schmerz hielt und in manchen innern und äussern speciellen Reitzen die Ursache suchte. Die Manifestation von Schmerz kann aber nie so anhaltend seyn. — Die Volkssprache hat dieser Krankheit einen eigenen Namen, Schreischärken oder Schreigichtern, gegeben. Sie ist von keinen Symptomen eines localen Schmerzes be-

*) *Carus* hat einen Fall dieser Art genau beschrieben und die Litteratur der Vorgänger sorgfältig gesammlet. *Hufelands* Journal, B. XLII. B. p. 116.

**) *Rosenstein* Kinderkrankheiten p. 16. *Underwood* Treatise on the diseases of childern, Edinburg 1795., beschreibt einige Fälle und erklärt sie für Folge organischer Mängel und den Ausgang für tödtlich.

gleitet; Colikschmerz, Uebelkeit u. s. w. werden bei neugebornen Kindern meist durch stille Zuckungen der Gesichtsmuskeln angedeutet. Ich habe dieses unaufhörliche Geschrei, wobei die Kinder zuletzt ganz erschöpft hinsterben, mehreremale mit Schreck gesehen. Ein Kind fiel zwölf Stunden nach der Geburt in dieses unaufhörliche Schreien Mittag um 12 Uhr, so dass das Athmen oft dadurch unterbrochen wurde, setzte dasselbe bis Nachts 2 Uhr fort, in welcher Zeit von mir und zwei andern Aerzten zweckmässig scheinende Mittel ohne allen Erfolg angewandt wurden. Von der sehr leichten Geburt an, war das Kind mit der grössten Sorgfalt behandelt, die Nachricht, dass zwei Geschwister unter ähnlichen Zufällen gleich nach der Geburt gestorben, macht die Prognose zweifelhafter. Um 2 Uhr Nachts, als die Stimme immer schwächer und das Gesicht dunkler gefärbt war, liess ich den ganzen Körper mit warmen Oel waschen. Dieses wirkte vollkommen als ein Zaubermittel, das Geschrei hörte sogleich auf, nach 5 Stunden Schlaf sog das Kind begierig die Brust und war gesund. Später habe ich Gelegenheit gehabt, dieses Mittel noch in einem andern Falle mit gleichem Erfolge anzuwenden. Sehr ähnliche Fälle beschreibt der treffliche *Hossack* *). Ihm halfen Bäder mit Chinadecoct, Branntwein, Salmiakgeist u. s. w. eben so plötzlich. So entfernt diese Mittel von dem meinigen zu seyn scheinen, so dürften sie ähnliche Wirkungen gehabt haben und als B ä d e r den Andrang des venösen Bluts nach der Haut gehoben und den Kreislauf auf seine neue Bahn geleitet haben. Die China, der Branntwein u. s. w. hätten dann nur nebenher — oder gar nicht gewirkt.

§. 406.

Eben so neu ist dem Neugebornen die Indifferentiirung mit dem Macrocosmus durch die Lungen und nur bei unge-

---

*) *David Hossack* Essays on various subjects of medical science New York 1824. Vol. 2.

störtem Leben kann sie angefangen werden, im entgegengesetzten Fall versteht das Kind, im eigentlichen Sinne des Worts, nicht zu respiriren und ist folglich asphyctisch, ohne dass irgend eine Alogotrophie diese Lebensbedingung hindert. Ein heftiger Reitz auf das Leben kann in diesem Fall das Kind zur Besinnung bringen und zum Athmen veranlassen. Electricität, Galvanismus u. s. w. sind theoretisch vorgeschlagen, aber zum Theil nicht bei der Hand, vielleicht auch zu local wirkend. Nach der ersten Sorge, die Haut des Kindes in ein ihr passendes Medium zu versetzen, indem man dasselbe in ein warmes Bad taucht und nachdem der Schlund von Schleim mit dem Finger gereinigt, ist in unserer Gebäranstalt und in der Privatpraxis ein Handgriff allgemein als hülfreich anerkannt. Das Kind wird aus dem Bade hervorgezogen, die Hebamme legt es auf ihre Hand und schlägt mit der flachen Hand mit möglichster Gewalt auf den Hintern, wodurch gewöhnlich aus dem Munde eine Menge Schleim hervorstürzt und das Kind zu athmen beginnt.

§. 407.

Die noch nicht gewohnte Aufnahme der dem jungen Organismo weniger assimilirten Nahrung in den Darmcanal kann bei unvollkommnem Leben auf zweierlei Art gestört werden.

1. Mund, Schlund und Magen haben das animale Sinnenleben, welches Verlangen und Abscheu bestimmt, noch ungeübt. Es entsteht daher bei schwächerm Leben entweder stets ungenügsames Verlangen nach Nahrung, oder Abscheu gegen alle Nahrung, Erbrechen und dessen beständiger Begleiter, Aufstossen und Schluchzen. Kleine Brechmittel, 8 — 10 Tropfen Brechwein, oder 20 Tropfen *Vini Ipecacuanhae* sind hier oft hülfreich.

2. Ist das Fremde aufgenommen und hat es die erste Assimilation im Magen erhalten, so geht das noch nicht flüssig Gemachte in den Zwölffingerdarm und den untern

Darmcanal, wo es dem künftigen Polaritätswechsel sich darbietet. Diese Assimilation wird vorzüglich mehr durch die empfindenden und locomotiven (positiven und negativen) Nerven des Spinalsystems bestimmt und steht mit dem Sinnenleben in verminderter Verbindung. Nicht vollkommen assimilirte Säfte können dadurch ohne Affection des Sinnenlebens aufgenommen werden und den Organismum unvollkommen ernähren. Wie bei allen Aufnahmen des der Vegetation Nachtheiligen in das lymphatische System (in die Wurzeln der Thierpflanze) ist Anschwellung (vermehrte Thätigkeit) der lymphatischen Drüsen die Folge, indem diese die Function haben, die aufgenommene Lymphe in ihren Theilen zu assimiliren, wie die Anastomosen und ihre grösseren Vereinigungen, Leber und Milz, diese Assimilation für das Venenblut bezwecken.

§. 408.

Bei neugebornen und jungen Kindern ist diese Assimilation im Darmcanal noch leicht gestört, die Störung im Magen ist die häufigste und leichteste, das Sinnenleben nimmt bald Theil daran und Aufschrecken im Schlaf, Uebelkeit, welche sich durch kleine Zuckungen der Gesichtsmuskeln und öftere Veränderung der Gesichtsfarbe verräth, sind die Folge davon; ist die Assimilation im Zwölffingerdarm und den dünnen Gedärmen gestört, so entsteht in leichten Fällen Störung im Lebersystem, Gelbsucht und missfarbige Leibesöffnung; ist dieselbe anhaltender, so schwellen die lymphatischen Drüsen des Mesenteriums auf, und die Ernährung wird unvollkommen, das Kind wird abgemagert (oft sehr schnell) und die Haut missfarbig. In dem leichtern Fall sind zwei bis drei Gran Rhabarber mit 6 bis 8 Gr. *Magnes.* und 2 Gr. *ferri suboxyd. nigri*, oder ℞. *rhei aquos* ℥ j *spir. sal. ammon. anisat. gtt.* XX heilsam, in beiden Fällen aber wiederholte lauwarme Bäder zu 28° Reaumur mit Abkochung von Weitzenkleien und lange fortgesetzter

Gebrauch von Eisenmitteln mit Rhabarber sehr sichtlich wohlthätig.

Häufig wird der Assimilationsprocess des untern Darmcanals dadurch bedeutend gestört, dass das Neugeborene noch keinen Willen anstrengt, den untern Darmcanal auszuleeren, in diesem Bedürfniss noch eben so unerfahren ist, wie andere im Athemholen und es bedarf nur der Angewöhnung. Oft bleibt selbst das *Meconium* noch zurück. Ausleerende Mittel, Kinderpulver u. s. w. können hier nichts wirken, oft selbst schädlich werden, auch Lavements entsprechen dem Bedürfniss nicht. *Suppositoria* von Speck u. s. w. reitzen den Schliessmuskel sicherer und sind von grossem Nutzen für die Zukunft, wenn sie regelmässig zu bestimmten Zeiten angewendet werden.

Cap. 11.

Cachexie des lymphatischen Systems.

§. 409.

Zweierlei Säfte sollen aus dem Digestionscanal in den allgemeinen Lebensquell, die Blutmasse, gebracht werden.

1. Das durch den Polaritätswechsel in diesen Organen entstandene Venenblut.

2. Der durch Indifferentiirung bereitete Nahrungssaft (*Chylus*). Beide haben keine individuelle Bestimmung, sie sollen nicht nach einem bestimmten Organ Blut zur Erhaltung führen, sondern das absolute Leben strebt das mit dem Macrocosmo mehr differentiirte Blut und den neu aufgenommenen Chylus zu indifferentiiren.

I. Es bedarf also in den Venen nicht der Locomotivität, welche vom Leben auf das individuelle Bedürfniss des Organismus angewandt wird und wodurch der Lebensprocess in einzelnen Theilen bald verstärkt bald schwächer wird, welche Congestionen jeder Art und Entzündungen ihren ersten Ursprung verdanken. Die Venen haben also nicht die zahlreichen Nerven und Muskelfasern, nicht die kräftige Expansion und Contraction wie die Arterien, sie sind Canäle des mit der Aussenwelt differentiirten Bluts, nicht active Leiter desselben. Inzwischen machen es die über das animale Leben der Venen von *Senac*, *Haller*, *Marx*, *Verschuir* u. s. w. angestellten Untersuchungen höchst wahrscheinlich, dass sie dieses animalen Lebens nicht ganz ermangeln, ohngeachtet die kräftigste Bewegung des Bluts in den Venen von der *Systole* und *Diastole* des Herzens, welche *Hippocrates* bereits mit einem Saugwerk zu vergleichen geneigt scheint, *L. De Corde*, herrührt *). Das mit dem Macrocosmo differentiirte Venenblut soll weder im Ganzen noch in seinen einzelnen Theilen aus dem Organismo weggeschafft, sondern nur mit ersterem wieder indifferentiirt werden, dazu wird es vom Leben in die Lungen geschafft.

§. 410.

Indem aber zu diesem Zwecke zwei Organensysteme (Venensystem und Lungen) eine gemeinschaftliche Thätigkeit haben, die für den Organismus, als Theil des Macrocosmus, die wichtigste ist, das Venensystem stets das Blut herbeiführen soll, welches die Lungen in einer gebenen Zeit indifferentiiren können, so muss diese Thätigkeit eine in der Zeit abwechselnde rhythmische seyn, von dem absoluten Leben, vorzüglich im Herzen realisirt. Durch Expansion und Contraction der Vorkammer und zweckmässiges Schliessen und Oeffnen derselben bringt das Leben das momentan nothwendige Maass in diese wechselseitige Einwirkung auf Venenblut und nur da ist vollkommne Gesundheit, vollkommne Harmonie mit dem Macrocosmo, wo dieser Rhythmus dem Verhältniss des Organismus gegen den Macrocos-

*) Die Beobachtungen über dieses animale Leben der Venen hat *Burdach* mit seiner ihn auszeichnenden Sorgfalt gesammlet. Physiologie B. 4.

mus vollkommen entspricht, wo das, durch die Anastomosensysteme in seinen Theilen assimilirte Venenblut vollkommen mit der Aussenwelt indifferentiirt wird. So sehr auch dieser Rhythmus des Herzens durch das allgemeine Gesetz der Einheit in der Mannigfaltigkeit, nach welcher nichts reales ausserhalb dieser Einheit real bleiben kann, begründet und durch die von dem animalen Leben unzertrennliche stete Wiederholung befestigt ist, so wird doch jede heftige Einwirkung auf das thierische Leben (jede heftige Perception) diesen Rhythmum stören und ihn im Verhältniss ihrer Heftigkeit momentan suspendiren (*Asphyxia*) ihn acceleriren oder retardiren. Ist die Perception bleibend, so werden diese Erscheinungeu in dem Rhythmus sich mannigfaltig verschieden in der Zeit manifestiren, indem das Leben stets strebt, den Normalrhythmus wieder herzustellen; auf dieser Manifestation des Lebens in der abgemessenen Vertheilung des Lebenssaftes (Circulation) beruhet die Lehre vom Pulse, die daher nie eine allgemeine werden kann, da das individuelle Leben in jedem Organismo momentan und im allgemeinen verschieden ist.

§. 411.

Diese feindlichen Störungen des rhythmischen Kreislaufs können nur von aussen entstehen und der Arzt forscht im realen nach, durch welche Organe dieselben eingeführt sind. Durch die Sinnesorgane als Affecte und Leidenschaften, durch die Lungen, durch Gemeinschaft des Lebens des Macrocosmus (πνευμα) mit dem Individuellen des Microcosmus; durch die Zeugungsorgane, durch die Haut, als vicariirendes Organ der Respiration und der Assimilation und vorzüglich durch die Verdauungsorgane als Hauptquell des venösen Bluts. Er wird sich aber stets erinnern, dass beide letzte Factoren dieser Störungen des Lebens des Macrocosmus (πνευμα) und des Microcosmus (Idee oder individuelles Leben) etwas unbegrenztes sind, das sich auf unendliche Art verändern kann, dass die Störungen in dem einen Organensystem auf mannigfaltige Art in die anderen momentan einwirken und dass daher seine Nachforschungen auf die subjective Individualität und die momentane Beschaffenheit des Lebens des Macrocosmus beschränkt seyn müsse.

§. 412.

Auf die Digestionsorgane als vorzüglichste Werkstatt der Venosität wirken die Störungen in den übrigen Organensystemen am häufigsten und stärksten und die Störungen in denselben manifestiren sich durch die Ausscheidungen aus denselben in begrenzten Stoffen. Dieses hat die ältesten Aerzte veranlasst, nach der Beschaffenheit dieser Ausscheidungen die Störungen des Lebens im Allgemeinen zu bestimmen; *Hippocrates* Benennung von Schleim, Galle und schwarze Galle bezeichnen unverkennbar umfassendere Begriffe von Lebensstörungen als ihnen die Späteren, alles im Begrenzten erklärend, beilegten; er sah diese Ausscheidungen als Folgen gestörter Lebensthätigkeiten, nicht als Ursache derselben an, und er konnte den mannigfaltig verschiedenen Lebensprocess einzelner Organe dadurch bezeichnen, ohne im Begrenzten denselben darzustellen. Genauere anatomische und physiologische Untersuchungen haben in dieser Rücksicht viel aufgeklärt, wenn wir den letzten Factor, das nicht im Begrenzten darzustellende *) Leben, stets mit berücksichtigen.

§. 413.

II. Das durch den Assimilationsprocess angeeignete Fremde kann nicht rhythmisch der Blutmasse zugeführt werden, indem der Bedarf desselben im Blute momentan nach der verschiedenen Thätigkeit der percipirenden, locomotiven und secernirenden Organe sehr verschieden ist, sowohl in

---

*) *Hippocrates* Ansichten sind hierüber vorzüglich in seinem ersten Buche De morbis mit dem ihm eigenen Scharfsinn ausgesprochen, in allen seinen Schriften aber wahrhaft practisch angewandt.

Rücksicht der Fähigkeit zu sensoriellen (thierischen) Lebensprocessen, als Blutkügelchen, Häuten und animalischen Fibern zu dienen, oder als Eierstoff, Leim, Fett u. s. w. die Pflanze mit dem thierischen zu vermitteln und ihre Formen dem thierischen Leben anzupassen. Dieses Bedürfniss des absoluten Lebens kann auch nur durch dieses allein, nach der fortschreitenden Entwickelung seiner Organe und nach den Einwirkungen der Aussenwelt bestimmt werden; daher finden wir keine Muskelfibern, keine Arterien und Venen in den lymphatischen Gefässen und Drüsen, welche eine rhythmische oder zu localen Bedürfnissen abzweckende Bewegung in denselben verursachen können, wenn wir auch wie bei den Nerven noch Blutgefässe beider Art in ihren Gebilddecken beobachten, welche die vegetative Bildung und die nöthige Absonderung der realen Stoffe zu ihrer Erhaltung beschaffen.

§. 414.

Wie die Nerven dienen sie dem absoluten Leben zur Erhaltung seines Communicationswerkzeugs, des Organismus, im Allgemeinen und werden von diesem zu lebendiger Thätigkeit unmittelbar erregt, jene zu Perceptionen des Idealen, diese zur Aufnahme des Realen. In dieser Absicht kann man ihr Leben und die dadurch bewirkte Bildung mehr negativ nennen. Kein einzelner Wille bestimmt ihre Entwickelung, sondern ein Ganzes trägt die Idee der Individualität, ist von dem Einflusse, welchen einzelne Nervenzweige und Arterien auf dieselbe haben könnten, möglichst entfernt. In mehreren Gebildsdecken muss erst das rothe Blut seine individuellen Bestimmungen ablegen, die Arterien müssen in mehr allgemein wollende seröse Gefässe übergehen, um den diese Organe einschliessenden Membranen (*Neurilema*, Gefässhaut der lymphatischen Gefässe — Keimhaut *blastoderma?*) einen für das ganze System passenden indifferentiirten Nahrungsstoff zu liefern, aus welchem die positive Seite (das Seyn), das Empfindende gebildet wird; daher werden die Arterien des Gehirns und Rückenmarks nicht mehr von Nerven begleitet und in den lymphatischen Drüsen ist die Existenz von Nervenzweigen zweifelhaft. Das Gebildete, das Seyn, bleibt aber in Rücksicht des Stoffs immer thierisch und kann nur aus dem ersten Grundstoff, dem thierischen Eiweissstoff, bestehen. Von andern mehr vegetirenden Organen, Zähne, Haare u. s. w. unterscheiden sie sich dadurch, dass diesen durch einen individuellen Lebensprocess in ihren Wurzeln auch eine individuelle Bildungsbestimmung (Idee) mitgetheilt wird, Arterien, Venen und Nervenzweige treten in der Wurzel zusammen, um dem Haar oder dem Zahn u. s. w. seine Bestimmung zu geben.

§. 415.

Das System der lymphatischen Gefässe kann wie das System der Nerven auf zweierlei Art in seinen Functionen gestört werden.

1. Durch äussere Reitze (Schädlichkeiten); in beiden Systemen strebt alsdann das Leben unmittelbar die Wirkungen des Reitzes zu entfernen und das Organ durch verstärktes vegetatives Leben, durch Expansion, normal herzustellen.

In den lymphatischen Gefässen und Drüsen erregt es vermehrtes vegetatives Leben (Hypertrophie). Die Gefässe und Drüsen schwellen auf. *Hippocrates* ist geneigt, alle weissen Organe Drüsen zu nennen, er nennt das Gehirnmark eine Drüse, und in allen Gelenken, Knorpeln und Knochen nimmt er die Gegenwart derselben an.

Zu dieser Hypertrophie muss auch das sensorielle Organensystem, dessen nächste Werkzeuge Arterien sind, beitragen, muss den Stoff für die verstärkte Hypertrophie zuführen. Ist die Hypertrophie in den Drüsen stärker, so wird dieser vermehrte Zufluss von Blut auch Röthe, Geschwulst und vermehrte Empfindung auch in den Organendecken erregen, die Drüse entzündet sich.

Schädlichkeiten der Aussenwelt (Gift) sowohl, als in absondernden, kranken eigenen Organen gebildete Schädlichkeiten (Krankheitsgifte) können auf diese Art die Hypertrophie hervorbringen. Die mit dem absondernden Organe in unmittelbarer Verbindung stehenden Organe und demnächst die Drüsen schwellen auf.

2. Oft manifestirt sich aber auch diese Hypertrophie in entfernten weissen Organen, im Zellgewebe, in den Gelenken und Knorpeln, Knochen und Nerven, ohne dass ein absonderndes Organ im eigenen Körper oder ein schädlicher Stoff in der Aussenwelt nachgewiesen werden kann, welcher diese Hypertrophie veranlasst hat, auch kein lymphatisches Gefäss, welches ihn aufgesogen.

In den Nerven können wir diese Wirkung des unmittelbaren Reitzes meisst nur in der veränderten Function beobachten, aber deutlich sehen wir auch da die Hypertrophie entstehen, wenn äussere oder innere Schädlichkeiten ihn afficiren, er expandirt sich bis zum flüssig werden.

§. 416.

In allen innern vegetativen (weissen) Organen (Drüsen des *Hippocrates*) erscheint uns die Hypertrophie als Krankheitssymptom, ohne dass wir die Quelle der Reitzung im Begrenzten darstellen können.

So sieht man häufig Krankheiten in einzelnen Organen oder in ganzen Systemen entstehen, wenn Flechten oder andere Alogotrophien der Haut unzeitig geheilt werden, Störungen des Sinnenlebens, wenn Oedem der Haut verschwindet u. s. w. Diese Erscheinungen des gestörten Lebens nannte *Hippocrates* αποστασεις *), Versetzungen der

*) Die richtige Deutung dieses Ausdrucks des *Hippocrates* hat *Foesius* mit Scharfsinn erklärt; er stimmt mit unsrer deutschen Versetzung oder Wanderung der Krankheit ganz überein, wobei es nicht zur Frage kömmt, durch welche Organe, Gefässe u. s. w. diese Veränderung der Krankheitsform bewirkt wird, weil das vegetative Leben ohne deutliche Differentiirung sie schafft. Sie unterscheidet sich von Metastasis dadurch, dass in dieser der ganze Krankheitsprocess in sensorieller, wie in vegetativer Form, auf ein anderes

Krankheit. Ohne Gefässe oder Leitungscanäle zu kennen, durch welche diese Versetzungen von einem Organe auf das andere geschehen könnten, sucht *Hippocrates* doch die Thätigkeit materiell darzustellen und nennt sie ῥεειν, fliessen, und das Factum ῥευμα, Fluss. Das, was fliesst, nennt er Schleim, φλεγμα, und die verschiedene Theilnahme, welche das System der Blutadern an diesen Hypertrophien nimmt, schreibt er der Zumischung der Galle zum Schleime in den Blutgefässen zu. Die Hypertrophie selbst nennt er im Allgemeinen οιδηματα, bezeichnet sie oft aber genauer in Rücksicht des Organs und der vorhandenen Entzündung als weiche schmerzlose und den Eindruck des Fingers aufnehmende Oedeme *); diese Benennung ist von den spätern Aerzten besonders beibehalten.

§. 417.

Da die lymphatischen Drüsen, welche er so genau beschreibt, die geringste Gemeinschaft mit dem Leben des übrigen Körpers haben und nur, wenn sie besonders afficirt werden, demselben Krankheit mittheilen **), so haben die Hypertrophien derselben einen eigenen Namen, χοιραδες, erhalten, und dieser hat sich in dem lateinischen Namen *scrofulae*, Scrofeln, bis auf diese Zeit erhalten. Er benennt andere locale Krankheiten, die sich bald durch Geschwulst, bald durch gestörte Perception verrathen, meist nach dem Organe, welches sie afficiren, mit verschiedenen Namen. Das Resultat seiner Lehre ist aber: dass alle Geschwülste, φυματα, ursprünglich von Schleim, (Hypertrophien) entstehen, welcher auf das kranke Organ geleitet ist, und dass der Verlauf dieser Ablagerungen um so mehr

---

Organ versetzt wird, in der αποστασις, die Vegetation allein, die dann in andern Organen auch andere Krankheitsformen hervorbringt. *Foesius* hat die verschiedenen Arten, nach *Hippocrates* Ansichten, genau dargestellt.

*) *Galen* Comment. I. in Lib. VI. Epidem. *Hippocratis.*

**) De glandulis.

entzündet wird, die Verwandlung des arteriellen Bluts in venöses in seinen Organendecken durch Versetzung um so häufiger wird, als die Galle in den Gefässen mit dem Schleime mehr gemischt wird. Wenn wir diese sinnliche Darstellung, aus der Erfahrung geschöpft, auf die Begriffe vom Leben anwenden, so heisst das: jede Hypertrophie ist eine Manifestation des vegetativen Lebens (des Vorherrschens der positiven expandirenden Polarität) und wird auf mannigfaltige Art in ihrer Form durch das sensorielle Leben vermittelst der Verwandlung des arteriellen Bluts in venöses modificirt. *Hippocrates* Ausspruch: *Morbi omnes hominibus ex bile et pituita oriuntur (De affectionibus L.)*, ist also auch für uns vollkommen überzeugend, wenn wir Wollen, negative Polarität, Verwandlung des arteriellen Bluts in venöses statt Galle, und Vegetation, positive Polarität statt Schleim setzen. Der ganze Lebensprocess zeigt uns, dass die alten Aerzte die Manifestationen des Lebens in ihren Producten richtig aufgefasst und in diesen Stoffen ausgesprochen haben; die spätern Aerzte fragten nach den Gefässen und Canälen, durch welche diese Stoffe geleitet, die Lebenserscheinungen bewirkten. Und da konnte keine Nachweisung geschehen, und die wichtigsten, eigentlich practischen Beobachtungen wurden als Hypothesen verworfen.

§. 418.

Jene Modificationen aber werden begünstigt:

1. Durch die erste, durch die Geburt mitgetheilte, erbliche Individualität.

2. Durch schädliche Einwirkungen der Aussenwelt.

3. Durch Krankheiten des eigenen Körpers.

4. Durch individuelle Beschaffenheit des Organs, auf welches sich die Hypertrophie (der Schleim) geworfen hat.

Scrofeln sind folglich nicht Krankheiten, die durch eine specifische Mischung des Organismus hervorgebracht, sondern Cachexien, die durch alle vier obige Ursachen zu lebensgefährlichen Krankheiten gesteigert, oder durch günstige Verhältnisse in diesen Ursachen zu unbedeutenden Missbildungen gemildert werden können. Daher sind die Benennungen von verschiedenen Arten dieser Hypertrophien, wenn sie als Krankheitsursache gebraucht werden, höchst schwankend. Scrofulöse, rhachitische, arthritische, rheumatische Uebel, geben keinen deutlichen pathologischen Begriff und keine therapeutische Indication, da wir die Beschaffenheit des Stoffs, welcher die individuellen Erscheinungen verursacht, als etwas Begrenztes nicht erkennen und also die Reagentien, durch welche er neutralisirt werden könnte, auch nicht bestimmen können.

Wir mögen also die Manifestationen des kranken Lebens mit *Hippocrates* sinnlich durch Schleim und Galle, oder nach äussern Ansichten von denselben durch positive und negative Polarität, durch erhöhetes vegetatives oder sensorielles Leben bezeichnen, so ist *Hippocrates* Ausspruch: dass alle Krankheiten aus Schleim und Galle entstehen, wahr.

§. 419.

Diese Krankheiten mit vorherrschender positiver Polarität sind den Versetzungen (αποστασεις) allein unterworfen. Sobald das Blutadersystem in den Organendecken bedeutenden Theil daran nimmt, sind sie den Versetzungen weniger unterworfen, das entzündete kranke Organ macht keine Versetzungen. Nur wenn die Entzündung durch äussere Affectionen oder durch Unfähigkeit der Gefässe, der negativen Polarität Genüge zu leisten, unterdrückt ist, entstehen dieselben. So lähmen Bleimittel die arterielle Thätigkeit, die Entzündung hört auf und die Apostase tritt ein; so sind diese Hypervegetationen in Organismen, die ihr Wollen (ihre negative Polarität) schwächer zu manifestiren fähig sind (αθυμοι), zu denselben weit geneigter, ohne dass die Entzündung selbst sich Anfangs schwächer manifestirt, sie verbreitet sich aber, statt sich auf das hypertrophische Organ allein zu richten (wird erysipelatös) und verschwindet, um der Apostase Raum zu machen.

Der Antheil des arteriellen Systems an der Hypertrophie kann weder durch Raum, noch durch Mischungsverhältnisse bestimmt werden, er wird durch das Polaritätsverhältniss allein bestimmt; je mehr positiv die Hypertrophie ist, je unbestimmter (αϑυμος) die negative, desto anomaler wird das Product der Indifferentiirung. Unsere bisherigen Beobachtungen darüber machen es wahrscheinlich, dass derselbe zu Anfang eine anomale Vegetation veranlasst, in deren Umfang das arterielle System zur Reaction erregt wird, die negative Polarität dann aber sich in dem Verhältniss mehr im ganzen Adersystem verbreitet, als die neue Vegetation weniger fähig ist, sich mit dieser negativen Polarität völlig zu indifferentiiren und dadurch seine positive Polarität (sein Seyn) in einer neuen Bildung (Eiter) mit der negativen zu indifferentiiren. Das Verhältniss dieser beiden Polaritäten gegen einander ist unendlich verschieden, weil seine letzte Ursache im Unbegrenzten liegt. Jede Impfung von thierischen Giften bildet zuerst eine solche Vegetation, ein w e i s s e r geschwollener Fleck bezeichnet die Impfstelle, demnächst wird diese Impfstelle ein kleiner Furunkel, nicht eine offene Eiterung, wie bei andern Verwundungen, und von diesem verbreiten sich die differentiirten Polaritäten auf beide Systeme, erregen Fieber im Blutadersystem, Alogotrophien in der Vegetation, wodurch die Krankheit einen bestimmten l o c a l e n Character erlangt. Anschwellung der nächsten lymphatischen Gefässe und Drüsen zeigen uns diesen Hergang oft, die Heftigkeit des Fiebers und die nicht zu beobachtende Ansteckung bei vielen Krankheiten verhindern die Beobachtung dieser Manifestationen.

§. 420.

Dieses Product entsteht durch neues Schaffen. Sind die gestörten (aus der Einheit des Organismus getretenen) Polaritäten vollkommen indifferentiirt, so hört der kranke Lebensprocess auf; sind sie es nicht, so hat die Absonderung die kranken Polaritäten noch getrennt in sich und ist ansteckender Stoff (*Contagium*)

Dieser ansteckende Stoff kann in andern Organismen ähnliche Trennungen der Polaritäten von der Einheit hervorbringen.

Von der individuellen Stimmung des Lebens des Angesteckten hängt es dann ab, ob eine Trennung der Polaritäten von der Einheit überhaupt entstehen und in welchem Verhältniss die kranken Polaritäten sich indifferentiiren können? Ob mit hinlänglicher Kraft des negativen Pols, wodurch Eiterung geschaffen wird, oder mit nicht zu indifferentiirender Polarität der Hypertrophie, wodurch unvollkommne, wässerigte Absonderung, erysipelatöse Entzündung, gänzliches Aufhören der Entzündung und Apostasen auf andere vegetative Organe, Gehirn, Gelenke u. s. w., entstehen. Diese individuelle Stimmung des Lebens ist momentan von der Einwirkung der Aussenwelt abhängig. Das πνευμα, der Polaritätswechsel mit dem Macrocosmus, aber auch unmittelbar auf das ganze Leben (nicht durch Vorstellungen) einwirkende Affecte, Traurigkeit, Schreck, Furcht u. s. w., können diese individuelle Stimmung des absoluten Lebens zu solcher Trennung fähiger machen, und so tragen epidemische Ursachen, das Leben unterdrückende Affecte u. s. w. zur Verbreitung von Contagien stets bei.

Das die Vegetation der Thierpflanze Bestimmende und Leitende, das Wollen, die negative Polarität des Lebens, wird durch die Reaction mit der Aussenwelt und mit den einzelnen eigenen Organen immer mehr bestärkt und weniger störbar. Der Fötus entwickelt bei den Thieren der höhern Classen zwar vegetativ die meisten sensoriellen Organe, sie liegen aber noch, wie das Leben, im Keime der Pflanze, sie streben weniger zur Einheit mitzuwirken; die Vegetation hat auch in allen diesen Erscheinungen des gestörten kranken Lebens das Uebergewicht, und alle oben genannte Ursachen, welche den Lebensprocess stören können, bringen ihre Folgen mehr in den vegetativen Organen hervor. Fast alle Apostasen gehen von einem vegetativen Systeme auf das andere, von den Ernährungsorganen auf das Gehirn und Nervenmark, von einer Drüse auf die andere, oder auf Knorpel und Bänder und Knochen über, ohne dass das Blutadersystem bedeutenden Theil daran nimmt.

§. 421.

Man hat unter dem Namen: scrofulöse Krankheiten, mannigfaltige locale Leiden befasst. Sicherer dürfte es aber für den practischen Arzt seyn, wenn er mit *Hippocrates* dieselben unter den Begriff von hinzugeleitetem Schleim oder mit uns unter den von vorherrschender positiver Polarität oder Cachexie ordnete, und die veranlasste chronische Entzündung einem zufälligen Reitze zuschrieb. So kann bei einem Kinde, dessen Gehirn uns hypertrophisch erscheint, ein unvorsichtig auf das Auge geleiteter Lichtstrahl eine sehr gefährliche Augenentzündung hervorbringen, welche man scrofulös zu nennen geneigt ist, ein unbedeutender Stoss auf den Kopf eines solchen Kindes chronische Entzündung in den Organendecken des Gehirns eine schnell oder langsam tödtende *phrenicula* (s. §. 65.); heftige Anstrengungen der Respirationsorgane, eine Luftröhrenentzündung, unverdauliche Speisen, Entzündung und Eiterung in den Drüsen des Darmcanals, schädliche Bewegungen der Extremitäten, den Uebergang der *arthrocace* in chronische Entzündung und Eiterung der Gelenke, ohne dass wir einen unmittelbaren Zusammenhang der Krankheit mit dem System der lymphatischen Drüsen nachweisen können. Wir dürfen also mit Sicherheit *Hippocrates* Ausspruch als begründet annehmen: die aufgeschwollenen lymphatischen Gefässe und Drüsen, wie jede Hypertrophie der vegetativen weissen Organe, sind ein Symptom der Cachexie und sind, so lange sie sich nur als Hypertrophie zeigen, kaum Krankheit zu nennen, können oft bei veränderter Lebensstimmung, verändertem Clima, Nahrung u. s. w. gänzlich verschwinden, oder unter schädlichen Einflüssen zu gefährlichen chronischen Entzündungen ausarten.

§. 422.

Die erste Anlage dieses Vorherrschens der Vegetation ist in der Erzeugung begründet. So erscheint es uns bald als Erbkrankheit, die sich in ganzen Geschlechtern bald in einzelnen bestimmten Organen, bald in verschiedenen Organen ausbildet, bald als Folge von momentanen Krankheiten der Aeltern zur Zeit der Erzeugung, bald als tief eingeprägter Character der Vegetation, von Geschlecht auf Geschlecht sich fortpflanzt, wie Varietäten in den Pflanzen; specifische Krankheitsgifte, die stets in der negativen Polarität des Lebens begründet sind, werden wenigstens nicht leicht fortgepflanzt, mir sind keine beweisende Beobachtungen dafür bekannt. Ich habe aber viele gesunde Kinder von venerischen Aeltern gesehen; ich sah eine Frau an dem nordischen Aussatze (Radesyge) seit Jahren schrecklich entstellt, welche während dieser Krankheit mehrere gesunde Kinder geboren hatte; hingegen hatte ich oft Ursache zu glauben, dass die Mutter an irgend einem Schleimflusse gelitten hatte, wenn einzelne Kinder in der Familie cachectisch geboren wurden.

§. 423.

Diese angeborne Cachexie manifestirt sich bei Neugebornen am häufigsten durch Alogotrophie des Kopfes, wo dann entweder die mehr gewölbte Stirn und der grössere Vorkopf die Hypertrophie der Sinnesorgane verräth, welche, wenn sie zunimmt, den angebornen Wasserkopf in seinen mannigfaltigen Abstufungen darstellt, dessen Hauptcharacter in den sensoriellen Lebensäusserungen grössere Neigung zu percipiren, bei verminderter Neigung zur Locomotivität, zum Wollen, ist, und das Vorherrschen des Sinnenlebens durch lebhafte, stark gefüllte und leicht bewegliche Augen verräth. Oder die Alogotrophie manifestirt sich im Hinterkopf, wo manche Schiefheit der Knochen bemerklich ist, wodurch das überwiegende Missverhältniss der Locomotivität zur Perception äusserlich angedeutet wird. Leichter Gebrauch der Muskelkräfte, grössere Neigung zu chronischen Entzündungen, vorzüglich in den Lungen.

§. 424.

Durch die Einwirkung der Aussenwelt wird diese angeborne Anlage erhöhet oder vermindert, also durch Erziehung des Schicksals oder der Pädagogik. Sie wird vermehrt, wenn die Hypertrophie der Sinnesorgane durch Trägheit, Mangel an Locomotivität, Mangel an beständiger vollkommner Indifferentiirung mit dem Macrocosmus (freie Respiration) begünstigt wird. Gezwungene mechanische Arbeit in verdorbener Luft ist für die dürftigen Classen, unzeitiges mechanisches Lernen, Mangel an freier und froher Bewegung in freier Luft, Anhäufung von sinnlichen Vorstellungen ohne eigene Theilnahme, für die gebildeten Classen das kräftige Beförderungsmittel, und so erzieht die nach ärmlichem Verdienst strebende Mutter ihr Kind auf dieselbe Art zum Krüppel und Kränkling, als die wohlhabende eitle, die aus ihrer kränklichen Frucht ein Muster der Erziehung, ihrer selbst, nicht des Kindes wegen, bilden mögte. Auf die entgegengesetzte Art wird die Cachexie im Hinterkopfe durch zu frühe und heftige Wollensübungen, schwere Arbeit, heftige viele wiederholte Leibesübungen, ungeregelte Willkühr u. s. w. erhöhet, und hat sehr häufig Eiterung von Lungenknoten zur Folge, wenn nach einem übermässig thätigen Leben grosse Ruhe und geistige Thätigkeit folgt. Sehr oft ist es mir deutlich geworden, dass bei jungen Männern, die ihre frühern Jahre in ungeregelter Willkühr verlebt, die tuberkulöse Schwindsucht sich schnell entwickelt, wenn sie ihre Lebensart plötzlich in eine sitzende, mehr beschauende, umänderten, sich mit grossem Eifer des Lernens beflissen, selbst da, wo ich keine Anlage zu dieser Krankheit in dem Bau des Brustkastens bemerken konnte.

§. 425.

In dem ersten und zweiten Jahre nach der Geburt ruht das Sinnenleben des Kindes noch in seiner Entwickelung, wie die Flügel des Schmetterlings in der Puppe. Ernährung der Thierpflanze ist in dieser Zeit das Hauptgeschäft des Lebens, und gleich den Thieren der niedrigern Ordnungen, hat es nur für sehr einfache Nahrung Geschmack; das Fremde erregt nur im Magen das lymphatische System, nur da wird dieses durch fremde Reitze zur Hypertrophie veranlasst. Die Drüsen des Mesenteriums schwellen in dieser Lebensperiode leicht auf — ob durch Ueberfüllung von eingesogenem, nicht gehörig assimilirtem Chylus? oder durch Apostasie? ist nicht zu bestimmen. Auf jeden Fall wird dadurch das Ernährungsgeschäft auf eine lebensgefährliche Art gestört, die *Atrophia ablactatorum* ist die Folge davon, die sich bald im Magen selbst als *Malacie*, bald in den Drüsen allein manifestirt. Selten oder nie reitzen aber diese gefährlichen χοιράδες im Mesenterio das Sinnenleben zur Reaction, zur Entzündung und Eiterung; so gefahrvoll sie dem ganzen vegetativen Leben werden können, so kehren sie doch leicht in ihre normale Function zurück, wenn sie mit den zweckmässigen Mitteln, Eisenmitteln, gelinden Abführungen und lauwarmen nährenden Bädern bekämpft werden. (S. §. 384.)

§. 426.

Je mehr das Sinnenleben in den Wächtern des Ernährungsprocesses, im Munde und Schlunde, zunimmt, je mehr dieses das Assimilirbare auszuwählen hat, je mehr die vegetative Thätigkeit in der Haut abnimmt, um so mehr wird die Thätigkeit des lymphatischen Systems in allen Höhlungen und im Parenchyma erhöhet, weil durch das animale Leben in diesem mehr Indifferentiirtes abgeschieden und durch das lymphatische System dem flüssigen Lebensquell, dem Blute, wieder zugeführt wird, wodurch die normale oder anomale Vegetation bestimmt wird. Die Drüsen am Eingange des Darmcanals, in der Nähe der die Nahrung sinnlich prüfenden Organe, erlangen dadurch eine vermehrte Thätigkeit und nehmen an Hypertrophien des Darmcanals um so leichter durch Apostasen Antheil. Wie sich diese Theilnahme der weissen Organe im Munde und Schlunde (Nervenendigungen oder Mündungen der lymphatischen Gefässe?) in dem ersten Kindesalter als Schwämmchen *(Aphthae)* zeigt, so werden später auch die Drüsen des Halses in die Apostase gezogen und schwellen auf, ohne dass das sensorielle Leben dadurch zur Reaction erweckt wird. Dieses sind die von *Hippocrates* bezeichneten und nur als Missbildungen genannten χοιραδες. Wie im frühesten Kindesalter die Schwämmchen ohne Theilnahme des sensoriellen Lebens erscheinen, mit keiner chronischen Entzündung verbunden sind, so können diese Scrofeln zu sehr bedeutender Grösse anschwellen, den ganzen Hals ungestalt machen, ohne dass chronische Entzündung durch sie erregt wird. Unverdauliche Nahrung, rohe Früchte u. s. w. befördern ihre Anschwellung, aber wohl nicht ihre Entzündung. Erst wenn das sensorielle Leben durch Affectionen des absoluten Lebens, durch Fieber, durch Umwandlungen des ganzen Lebens beim Eintritt der Pubertät u. s. w., durch sensorielle Affecte, Zorn, Eigensinn u. s. w. heftig aufgeregt wird, reagirt dasselbe gegen diese Hypertrophien. Mehr oder weniger heftige chronische Entzündungen, in den Drüsen, mit Eiterung oder scirrhöser Erhärtung, Mundfäule *(stomacace)* im Munde, zeigen sich in so mannigfaltigen Gradationen, wie sich die chronischen Entzündungen in der Arthrocace auf mannigfaltige Art zeigen.

§. 427.

Das sensorielle Leben manifestirt sich dann in den serösen Häuten, welche diesen Organen am nächsten sind und gleichsam ihre Organendecken genannt werden könnten, in den Nasenflügeln, den Lippen, der Bindhaut des Auges, durch Schmerzen und Absonderung im Ohr, auf der Zunge durch dunkle Röthe und Empfindlichkeit, am Zahnfleisch u. s. w. in mannigfaltigen Gradationen und Formen, von Geschwulst mit Röthe an bis zu den heterogensten Absonderungen und typhöser Entzündung, von rother glänzender trockner Zunge, welche oft lange der Vorläufer ist, bis zur lästigsten Mundfäule, von kleinen Hautausschlägen auf der behaarten Kopfhaut bis zum hässlichsten Kopfgrinde. Man könnte diese Congestionen, welche ihre nächste Ursache in Hypertrophien des Verdauungssystems haben, mit den Congestionen, durch Störung einzelner Organe veranlasst, vergleichen: mit Schmerz in der Mündung des Ausführungsganges bei Störungen in der Leber, der Milz, den Nieren, mit Hämorrhoidal-Congestionen, bei Hypertrophie im untern Darmcanal. Aber auch zufällige Reitze auf das lymphatische System, Vergiftungen, eiternde Wunden, Hautausschläge u. s. w. bringen solche apostasische Anschwellungen der Drüsen hervor; gewisse Fieber wählen sie als eine Art von Crise, welche aber nie ganz die Verstimmung hebt.

§. 428.

Nach welchen individuellen Gesetzen sich diese Congestionen, chronische Entzündungen und Absonderungen auf die einzelnen Organe verbreiten, ist unmöglich zu bestimmen, weil das Leben jedes einzelnen Organs von dem unbegrenzten, durch Einwirkung der Aussenwelt stets veränderten Leben abhängt. Die serösen Decken der äussersten Oeffnungen, die Lippen, Nase, Bindhaut der Augen, sind aber meist diesen chronischen Entzündungen in allen ihren mannigfaltigen Gradationen unterworfen. Die Drüsen am Halse können heftig aufschwellen, aber nur selten, und, wie ich glaube, erst spät im Fortgange der Krankheit sezzen sich ihre serösen Organendecken in Entzündung und noch seltner in Eiterung. Selbst aber auch nach langer Eiterung der Drüse scheint sie selbst in ihrer Function nicht gestört zu seyn, sie erscheint oft nach langer Eiterung unverletzt. Dieses wird uns erklärbar, wenn wir uns überzeugen müssen: dass die chronische Entzündung nicht in den lymphatischen Gefässen, sondern in den Organendecken der Drüse statt hat, die lymphatischen Gefässe sind auf dieselbe Art, wie die Marksubstanz in der *phrenicula*, oder wie der Tuberkel in den Lungen, im Zustande der Hypertrophie und können vermöge ihrer vegetativen Natur nicht entzündet werden. Eben so zweifelhaft ist es, ob und wie diese Drüsen zur Einführung eines ansteckenden Stoffs in die Blutmasse und dadurch zur Verbreitung der Krankheit auf den ganzen Organismum beitragen. Unsere physiologischen Kenntnisse dieser Organensysteme setzen uns noch nicht in den Stand zu bestimmen, ob sie in hypertrophischem Zustande mehr oder weniger absorbiren, ob ihre vorzüglichste Function: die absorbirte Lymphe zu assimiliren, durch diesen hypertrophischen Zustand vermehrt oder vermindert wird. Wir müssen uns bis jetzt nur an die pathologische Erfahrung halten, und die lehrt: dass ein ansteckender Stoff dem absoluten Leben die Krankheit mittheilen kann, ohne dass wir im lymphatischen System eine Veränderung bemerken können, und dass auch bei den ansteckendsten Giften die Drüsen bedeutend anschwellen, entzündet werden und in Eiterung gehen können, ohne dass das allgemeine Leben Theil an der Krankheit nimmt.

§. 429.

Der Name Scrofeln ist, nach *Hippocrates* Bestimmung, vorzüglich auf die Drüsen am Halse beschränkt, nach seinen allgemeinen Begriffen von Drüsen können aber alle weisse Geschwülste darunter begriffen werden, so wie er den Namen *Bubo* nur den entzündeten lymphatischen Drüsen giebt, aber alle entzündete Geschwülste, welche sich um einen Kern bilden und dadurch begrenzt werden, *fu-*

runculus, *carbunculus*, *phygethla*, dahin rechnet *). Nach diesem Begriffe können wir selbst die *Arthrocace* **), so lange keine Entzündung in ihr vorhanden ist, so wie die nicht entzündlichen Symptome der Rhachitis zu den Scrofeln, in *hippocratischem* Sinne, zählen, so wie die entzündeten Symptome in denselben zu den Bubonen. Den allgemeinen Character dieser vegetativen Apostasen nennt er Rheuma, und auch hier bestimmt die Theilnahme des sensoriellen Lebens an der Alogotrophie die Heftigkeit und Gefahr der Symptome, *rheumatismus calidus* und *frigidus*, *arthritis* u. s. w. Durch diese Ansicht werden alle Cachexien, nicht bloss dem Namen nach, sondern ihrer wahren Natur und selbst ihrer möglichen Heilmethode nach, unter einen practischen Begriff gebracht, sie sind alle abnorme Trennungen des Gemeinwirkens des vegetativen und sensoriellen Lebens, wo uns das Vorherrschen der Vegetation, die Hypertrophie, als das erste Symptom erscheint und die anomale Thätigkeit des sensoriellen Lebens zur Folge hat, wogegen in den acuten Krankheiten die anomale Thätigkeit im sensoriellen Leben zuerst entsteht, sich als allgemeines oder locales Fieber manifestirt, und sich durch Abscesse und Metastasen critisch entscheidet.

§. 430.

Die Natur aller Apostasen, sowohl der sich nur als Hypertrophie manifestirenden als der entzündlichen, hängt von der Störung in einzelnen Organen oder des ganzen Organismus ab, durch welche sie veranlasst sind: ihre Hauptquelle ist in dem Verdauungscanale, von da werden sie

---

*) De affectionibus p. 81.

**) βουβωνες heifsen im Allgemeinen die Weichen, und viele Stellen beweisen, dafs er nicht blofs die lymphatischen Drüsen in den Weichen, sondern jedes tiefer liegende Geschwür dahin zählte. *V. Foesii* Oeconomia *Hippocr.* p. 126.

leicht bösartig *). Dieser *hippocratische* Ausspruch bestimmt uns ihre Beurtheilung und therapeutische Behandlung. Werden sie durch zufällige Störungen in einzelnen Organen, z. B. Verwundungen, selbst mit giftigen Substanzen, z. B. Einimpfung von Blattern, Stichen giftiger Insecten, Ausschlägen auf der Haut u. s. w., nur als angeschwollene Drüsen veranlasst, so können sie, so lange sie nicht in Entzündung kommen, mit *Hippocrates* mehr als Verunstaltung angesehen werden, und nicht sie, sondern die eingeimpfte Krankheit bestimmt die Gefahr, sie verschwinden oft wieder oder bleiben als unschädliche Geschwülste eine Zeitlang zurück. In unsern Nosologien heissen diese Apostasen der Drüsen *scrofulae fugaces*, und hier glaubt man, nach dem Gang der Materie, die Leitung, welche sie veranlasst, oft deutlich zu erkennen, indem die lymphatischen Gefässe, welche von dem kranken Organ nach der Drüse führen, mit angeschwollen sind. In den meisten Fällen ist es aber unmöglich, diesen Zusammenhang zu bestimmen.

§ 431.

Der Arzt sieht dann auf jeden Fall die Geschwulst in den weissen Theilen als Symptom eines allgemeinen oder verborgenen Localleidens an, und die Beantwortung zweier Hauptfragen muss sein Verfahren bestimmen.

In welchem Maass sind diese Apostasen (sie mögen nun in den lymphatischen oder in einem andern weissen Organ, in den Gelenken, Bändern u. s. w. sich zeigen) ein Zeichen ihres Ursprungs, es sey aus einer localen oder allgemeinen Krankheit? Sehr viele Drüsen am Halse (χοιράδες) sind Apostasen von Hypertrophien des obern Darmcanals, diese sind vorzüglich vegetativer Natur und gehen am wenigsten

---

*) „Die Apostasen, wie die Drüsengeschwülste, sind Zeichen „der Orte, woher sie ihren Ursprung nehmen, oder sonstiger Lei- „den, vorzüglich der Eingeweide, und diese sind vorzüglich bösartig.“

in Entzündung und Eiterung. Man darf sie in dieser Rücksicht als unschädlich ansehen. Um so ernstlicher kann aber die Krankheit (Cachexie des obern Darmcanals) seyn, aus welcher sie entsprungen sind; dieses wird durch das ganze individuelle Leben des Kranken bestimmt. Missfarbige, sehr blasse oder schmutzige Haut, ungeregelter Appetit, Neigung zu harten oder selbst unverdaulichen Substanzen, Trägheit in der Muskelthätigkeit, abwechselnd Diarrhöe und Hartleibigkeit, noch mehr aber, wenn die Stühle oft grün oder sehr schleimig sind, zeigen auf eine ernste Cachexie des obern Darmcanals, welche durch Eisenmittel und Diät (s. §. 381.) sicher geheilt wird, wo hingegen alle *antiscrofulosa* unnütz, vielleicht selbst schädlich seyn dürften.

§. 432.

Nimmt das sensorielle System Theil an der Apostase, so entstehen die mannigfaltigen Entzündungen, auf den Lippen, an der Nase, in der Bindhaut der Augen u. s. w., in so mannigfaltigen Gradationen, dass man fast eben so leicht die verschiedenen Formen und Farben der Wolken bei Wetterveränderungen systematisch beschreiben könnte, als die verschiedenen Abstufungen und Verbreitungen dieser chronischen Entzündungen der Organendecken. Die nicht in begrenzten Begriffen darzustellende Individualität des Kranken und die nicht zu bestimmenden Störungen in den Assimilationsorganen machen die Erscheinungen bei jedem Kranken verschieden, und nur ein fest bestimmter Curplan, unter der Leitung eines vorsichtigen Arztes, kann, mit Geduld verfolgt, Besserung oder gänzliche Heilung versprechen, wobei dem Arzte das absolute Leben des Kranken, wenn es zur Reproduction des eigenen Organismus durch Zutrauen und frohe Hoffnung ermuthigt wird, zu Hülfe kömmt, welche Hülfe dieses besonders in gewissen Lebensperioden, bei glücklichen Veränderungen der Aussenwelt u. s. w. am kräftigsten leistet.

Die Hauptmomente dieses Curplans sind folgende:

1. Der Zweck aller Diätetik ist: dass die Einheit der beiden Lebensmanifestationen, der Vegetation (positiven Polarität des Seyns) und des Sinnenlebens, (der negativen Polarität, Blutgefässleben) in einer der Individualität angemessenen Thätigkeit erhalten werde. Wie Ruhe und Bewegung, flüssige und feste Nahrung, Respiration, Affecte und Leidenschaften der Individualität am zweckmässigsten anzupassen sind, muss der sorgfältige Arzt im einzelnen Falle beurtheilen, und *Hippocrates* Buch: Ueber Diät, giebt ihm darüber Aufschlüsse, die durch spätere einseitige Theorien über die allgemeine Wirkung dieser sogenannten sechs nicht natürlichen Dinge (*sex res non naturales*) mehr verdunkelt als aufgeklärt sind. Ob häufige Bewegung in freier Luft, Pflanzen- oder animalische Kost, Ruhe oder Thätigkeit des Sinnenlebens u. s. w. die eine oder die andere Polarität erhöhet oder vermindert, ist im Allgemeinen kaum zu bestimmen möglich; im einzelnen Falle, wo Gewohnheit, besondere Neigung, momentanes Bedürfniss u. s. w. die Hauptentscheidung sich anmaassen, unmöglich. Die Kranken dieser Art stehen in der Mitte zwischen Kindheit und Pubertät; es ist rathsam, durch mässige, mehr vegetabilische, als animalische Nahrung ihren Organismum mehr in der Kindheit zu erhalten, ihren Kräften keine unverhältnissmässige Anstrengung zuzumuthen, ihr Sinnenleben nicht den leeren nicht assimilirten Perceptionen zu überlassen, sie nicht bloss zum Schauen, sondern auch zum Handeln in gewissen Grenzen aufzumuntern und, um sie dazu immer mehr fähig zu machen, ihr Zutrauen zu sich selbst liebevoll zu erwecken, dass sie das *Aude valere* recht üben können. Der Arzt kann bei diesen Kranken ein wahrer Magnetiseur im ächten Sinne des Wortes werden. Gebote und Verbote in allen diesen nicht natürlichen Dingen sind daher oft gleich schädlich!

§. 433.

2. Der Kranke muss sich stets erinnern: dass er der Kindheit näher als dem Mannesalter steht, dass seine Vegetation noch mehr mit dem periodischen Wechsel des Lebens des Macrocosmus vereinigt ist, welches durch das eigene Wollen des Thiers immer mehr unterbrochen wird. Genaue Ordnung in allen Lebensfunctionen des Kranken ist daher von der grössten Wichtigkeit.

§. 434.

Der Darmcanal, als der Hauptquell der apostatischen Alogotrophien, muss nicht allein möglichst regelmässig seine Functionen verrichten, sondern es erregt ihn mehr dazu, wenn er von Zeit zu Zeit durch passende Abführungen dazu gereitzt wird. Mässige Abführungen von *Calomel* und *Jalappe* oder Rhabarber jeden Monat, oder nach Umständen öfterer, mildern die Neigung zu chronischen Entzündungen gewiss! In der Zwischenzeit können gelinde öffnende und bittere Mittel mit grossem Nutzen gebraucht werden. Es ist mein Zweck nicht, alle Arzneimittel dieser Classe zu nennen, die Materia medica giebt eine reichliche Zahl an, die einfach oder in mancherlei Zusammensetzungen gerühmt sind, in der individuellen Fällen aber von dem sorgfältigen Arzt untersucht werden müssen. Nur Folgendes muss stets dabei berücksichtigt werden:

Wir können keine specifische Scrofelschärfe annehmen, welche durch Zumischung einer andern Substanz neutralisirt würde; bei jeder Anomalie des Assimilationsprocesses muss auch anomale Mischung des Lebenssaftes des Bluts entstehen, welche durch die ausscheidenden Organe wieder berichtiget werden muss, und der Darmcanal ist das allgemein thätigste Organ in dieser Rücksicht.

§. 435.

Um diese Thätigkeit zu befördern, den Darmcanal thätiger zu machen, stehen dem Arzte die sogenannten auflösenden Mittel zu Gebote, die aber begreiflich nicht als allgemein wirkend anzuwenden sind, sondern der individuellen Dyscrasie angepasst werden müssen; ihre Wahl kann dadurch mit bestimmt werden, indem auf die übrigen Excretionsorgane Rücksicht genommen wird. Ist die Haut in ihrer Function gestört, deutlich leblos, oder sehr anomal, Flechtenausschlag von mancher Form absondernd, so werden Antimonialmittel am wirksamsten seyn und das alte *Decoctum lignorum* mit *Antimonio crudo* in einem Beutel abgekocht, ist nicht nach chemischen Gründen als unwirksam zu verwerfen. Kräftiger wirken der *Huxhamsche* Antimonialwein, der *Calx antimonii sulphurata* u. s. w. Alle diese metallischen nicht zu assimilirenden Mittel können die chronische Entzündung mindern und zur Regulirung der Lebenspolaritäten beitragen, dürfen aber nie als eigentliche *specifica antiscrofulosa* betrachtet werden. Fleissige Erfahrung, nicht bloss die eigene, sondern die von bewährten Aerzten jedes Zeitalters und jeder theoretischen Ansicht, können dem Arzte einigermaassen den Stoff darbieten, welchen er der Individualität anpassen soll, und ihn so in seiner Cur leiten. Von allen diesen Mitteln sind die Mercurialmittel unbezweifelt die kräftigsten, die chronische Entzündung zu heben, aber gewiss auch die gefährlichsten, eine andere Cachexie (Hypertrophie) hervorzubringen, daher sollte sie der vorsichtige Arzt zu diesem Zwecke nur im Nothfall und nur mit der grössten Vorsicht gebrauchen. Ich darf nach meiner Erfahrung versichern, dass ich von den Mercurialmitteln in den Skrofeln und allen verwandten Cachexien unverhältnissmässig mehr Nachtheil als bleibenden Nutzen gesehen habe, wenn sie leichtsinnig nur da angewandt wurden, wo der Arzt sicherer mit *Hippocrates* eine Hypertrophie als eine Missbildung ungestört gelassen hätte. Die theoretischen Ansichten von Auflösung u. s. w. haben hier zu vielen Missgriffen Anlass gegeben.

§. 436.

Eins der kraftigten Mittel gegen das Vorherrschen des vegetativen Lebens hat das Meer von jeher dargeboten. *Hippocrates* bestimmt die Wirkung des Salzwassers in seinem Sinne sehr richtig *) und empfiehlt das locale Waschen mit Seewasser gegen Flechten, als das sicherste und schnellste Mittel. Meine Erfahrungen bestätigen diesen Ausspruch vollkommen, kein Mittel hebt das Jucken schneller, als öfteres Waschen mit Seewasser und dieses Mittel hat mich mehrere male der Nothwendigkeit, Schwefelräucherungen anzuwenden, überhoben, die freilich bei hartnäckigen secernirenden Flechten das wirksamste sind.

Die neuere Chemie hat in der Jodine vielleicht den wirksamsten Bestandtheil des Meerwassers entdeckt, durch welche das Meerwasser selbst und viele sogenannte *remedia halietica* ihre grössere oder geringere Wirksamkeit erhalten. Die von *Orfila* und Andern angestellten Versuche mit Thieren haben beherzte practische Aerzte nicht abgehalten, mit dieser das Leben heftig afficirenden Substanz Versuche anzustellen, die einen glücklichen Erfolg gegeben haben. *Coindets* und Anderer Erfahrungen, die mit Umsicht und Sorgfalt gemacht sind, haben die Hoffnungen vermehrt. Ich habe in meiner eigenen Praxis nicht Gelegenheit genug gehabt, viele Erfahrungen darüber zu sammeln, da der eigentliche Kropf in hiesigen Gegenden eine sehr seltene Erscheinung ist, und die einzelnen Fälle, welche mir vorkamen und in spätern Jahren entstanden waren, den anhaltenden Gebrauch des gebrannten Schwamms (*spongia usta*) riethen; die eigentlichen von *Hippocrates* genannten Missbildungen ich aber lieber als Symptom einer Hypertrophie des Magens ansah und durch Diät u. s. w. glücklich bekämpfte. Inzwischen ist mir ein Fall vorgekommen, wo eine äusserlich sehr fühlbare grosse Geschwulst in der Gegend des Magens, welche seit mehreren Jahren heftige Symptome der

*) De aere, locis et aquis.

Dyspepsie, beständiges Erbrechen der genossenen Speisen, Abmagerung und schleichendes Fieber erregt hatte, durch den Gebrauch der ℞. *Jodinae* täglich dreimal zu acht und nach und nach zu mehreren Tropfen in dem Maass gehoben wurde, dass der Kranke nun seit mehreren Jahren von jenen Symptomen vollkommen befreit ist und seine verlornen Kräfte wieder erlangt hat. Eine Geschwulst in der untern Bauchgegend, die ihn nicht mehr belästigt, ist ihm übrig geblieben. — Ich überlasse es vorsichtigen Aerzten, die bisher bekannt gewordenen Erfahrungen genau zu prüfen, wenn sie in dringenden Fällen von diesem Mittel Gebrauch machen wollen.

Mit grösserer Bestimmtheit der wohlthätigen Wirkung bewährt sich mir häufig ein anderes halietisches Mittel, der Leberthran, dessen Wirkung ich bei der Arthrocace erwähnt habe, den ich aber auch in andern Cacochymien mit grossem Nutzen angewandt habe. Er beschwert die Verdauung nicht, befördert die nöthigen Absonderungen im untern Darmcanal und vermindert deutlich die Hypertrophie in den vegetativen Organen jeder Art.

Seewasser habe ich bei den eigentlichen Skrofeln, wenn ich Ursache hatte, zu fürchten, dass sie in chronische Entzündung übergehen könnten, mit Nutzen gebraucht. Alle diese halietischen Mittel haben das mit den Metallsalzen gemein, dass sie die Vegetation vermindern, dadurch aber auch leicht die Thätigkeit des Blutadersystems erhitzen, wobei dann jedes dieser Mittel seine individuelle Einwirkung auf das Leben beibehält. Die der Jodine sind unverkennbar heftig und häufen sich bei fortgesetztem Gebrauch. Wenn auch *Hippocrates* Ausspruch: dass die Drüsen in der geringsten Wechselwirkung mit dem übrigen Organismo stehen, unbezweifelt ist, so können doch alle innern oder äussern Mittel nicht anders auf die Drüsen wirken, als durch Affection des absoluten Lebens. Jodine und alle diese halietischen Mittel sollten also nur da angewandt werden, wo die Anschwellung der Drüsen mehr als eine Missbildung ist und ernstliche kranke Folgen drohet.

§. 437.

Noch ist eine Reihe von Mitteln, nämlich die narcotischen, zu erwähnen. Bei Kranken, deren Sensibilität zugleich sehr erhöhet ist, bei welchen der Schmerz grösser als die chronische Entzündung ist und Reitzungsfieber erregt, kann der Gebrauch der *Cicuta* von Nutzen seyn, bei geschwollenen Lippen, Nase, Mund mit bedeutendem Schmerz, bei Augenentzündung u. s. w., immer muss aber die Cachexie des Magens hauptsächlich berücksichtigt werden und Eisenmittel in verschiedenen Formen und Diät sind doch immer Hauptmittel.

§. 438.

Aeussere Mittel gegen chronische Entzündung müssen begreiflich dem individuellen Leben des einzelnen kranken Organs angemessen seyn, und ihre Anwendung muss daher die Chirurgie hauptsächlich lehren und wird es mit glorreichem Erfolg, wenn sie sich die *Hippocratischen* Grundsätze über Apostasen, chronische Entzündung und individuelles Leben der einzelnen Organe zu eigen macht und dann von der localen Behandlung nicht mehr erwartet, als sie leisten kann.

§. 439.

1. Es ist nicht wahrscheinlich, dass Gefässe der lymphatischen Drüsen als vegetative Organe an dem Entzündungsprocesse Theil nehmen, dieser hat in dem Parenchyma der Organendecken statt, auf ähnliche Art, wie in den Lungenknoten nicht das Neurilem eitert, sondern in dem umgebenden Parenchyma den Entzündungsprocess (das Vorherrschen der negativen Polarität) und dadurch bewirkte Eiterung hervorbringt, das in demselben enthaltene Nervenmark erst erweicht und endlich ganz flüssig wird. Daher sind Drüsenentzündungen jeder Art um so chronischer, als die kranke Drüse nicht leicht durch den Entzündungsprocess zerstört und dadurch die Ursache gehoben werden kann.

2. Durch feuchte Wärme wird der Entzündungsprocess befördert, ohne dass der Zweck erreicht wird.

3. Die Entzündung kann nur aufhören, wenn im Parenchyma kein Stoff zur Unterhaltung der negativen Polarität (kein positiver Stoff) vorhanden ist (trockne Wärme).

4. Dieses wird bezweckt, wenn in dem die Drüsen äusserlich umgebenden Parenchyma ein lebhafterer Lebensprocess (Wechsel der Stoffe) erregt wird, wodurch dem innern Parenchyma der positive Stoff entzogen wird.

5. Von der leichtesten Vermehrung der trocknen Wärme auf die äussern Bedeckungen an bis zu den heftigsten Reitzmitteln, wodurch Entzündung, Eiterung und selbst Zerstörung dieser äussern Decke hervorgebracht wird, hat der Arzt die äussern Mittel zu wählen, welche die chronische Entzündung in den Drüsen heben können.

6. Die Heftigkeit der Entzündung hängt nicht von dem räumlichen Verhältniss der Alogotrophie, sondern von dem specifischen Lebenscharacter derselben ab, der ihr durch Resorption oder Apostase mitgetheilt ist. So können eigentliche Skrofeln bei übrigens nicht sehr gestörtem Ernährungsprocesse eine ungewöhnliche Grösse erlangen, ohne entzündet zu werden, bei vermehrter Störung dieses Processes durch unverdauliche oder das Blutadersystem mehr reitzende Nahrung, feuchte Luft, vorzüglich feuchte und warme verdorbene Luft in engen Wohnungen u. s. w. fängt dieser Entzündungsprocess in unendlich mannigfaltigen Gradationen an, und noch heftiger wird er, wenn ein specifisches Gift ihn veranlasst hat, welches dann durch diesen Entzündungsprocess indifferentiirt wird, oder schwer zu heilende Drüseneiterungen veranlasst.

7. Von den practischen Erfahrungen des Arztes kann es hier allein bestimmt werden, in welchem Grade er diese Entzündung durch äussere trockene Wärme, nicht reitzende Pflaster, womit er den ganzen Umfang der Drüsen bedeckt, oder durch scharfe Reitzmittel befördern darf. Er erinnere sich aber, dass diese lymphatischen Drüsen die geringste Wechselwirkung mit dem absoluten Leben haben, dass leichtere oder heftigere Entzündungen darin vorgehen

können, ohne dass der übrige Organismus sehr davon afficirt wird und dass er daher nicht Ursache hat, diesen Entzündungsprocess sehr zu beschleunigen. In vielen Fällen reicht ein einfaches nicht reitzendes Pflaster zu, um ihn von der Drüse abzuwenden. Reitzende, nicht fette Pflaster und Breie von Sauerteig, Senf, Zwiebeln, Harzen, besonders von balsamischen Harzen sind von den ältesten Zeiten her mit Recht empfohlen, noch stärkere Reitze wandte später *Alibert* in einer Auflösung von *Argento nitrico* und *Carmichael* von caustischem Laugensalz an. Es ist nicht wahrscheinlich, dass irgend einem dieser Mittel eine specifische Wirkung zuzuschreiben sey, von der Sorgfalt des Arztes, nicht von dem specifischen Reitze des Mittels hängt es ab, durch Erregung von sensorieller Thätigkeit in dem äussern Parenchyma den Entzündungs- und Eiterungsprocess von dem Innern der Drüse abzuhalten. Durch einfache Senfpflaster mit Zwiebeln und Meerrettig sah ich solche Drügeschwulste vertheilt, in welchen man bereits Fluctuationen bemerkte.

Die Furcht, dass das Eiter die Krankheit in den innern Parenchyma verbreite, dürfte wohl selbst da, wo es von einer mehr specifischen Entzündung (venerischen, exanthamatischen u. s. w.) herrührt, ungegründet seyn, und ich glaube nicht, Nachtheil erfahren zu haben, wenn ich die einfache Drüseneiterung oder Bubonen u. s. w. eben so wie eiternde Weiberbrust nicht öffnete, sondern es wo möglich der Natur überliess, dem Eiter einen Ausweg zu machen.

FSC
www.fsc.org
MIX
Papier | Fördert gute Waldnutzung
FSC® C083411

Kolibri 360 GmbH
Ferdinand-Jühlke-Straße 7
99095 Erfurt, Deutschland
produktsicherheit@kolibri360.de